Lippincott®
Illustrated Reviews:
Inmunología

Lippincott®
Illustrated Reviews:
Inmunología

3.ª edición

Thao Doan, MD
Group Medical Director
AbbVie
North Chicago, Illinois

Fabio Lievano, MD
Vice President
AbbVie
North Chicago, Illinois

Michelle Swanson-Mungerson, PhD
Professor of Microbiology & Immunology
College of Graduate Studies
Midwestern University
Downers Grove, Illinois

Susan Viselli, PhD
Professor of Biochemistry & Molecular Genetics
College of Graduate Studies
Midwestern University
Downers Grove, Illinois

. Wolters Kluwer | Lippincott Williams & Wilkins
Health
Philadelphia · Baltimore · New York · London
Buenos Aires · Hong Kong · Sydney · Tokyo

Av. Carrilet, 3, 9.ª planta, Edificio D
Ciutat de la Justícia
08902 L'Hospitalet de Llobregat
Barcelona (España)
Tel.: 93 344 47 18
Fax: 93 344 47 16
Correo electrónico: consultas@wolterskluwer.com

Revisión Científica:
M. en C. José Luis Maldonado García
Laboratorio de Psicoinmunología
Instituto Nacional de Psiquiatría "Ramón de la Fuente Muñiz"
Coordinaciones de Enseñanza y Evaluación de Inmunología
Departamento de Bioquímica, Facultad de Medicina, CU.

Traducción:
Silvia Suárez Martínez

Dirección editorial: Carlos Mendoza
Editor de desarrollo: María Teresa Zapata
Gerente de mercadotecnia: Simon Kears
Cuidado de la edición: M&N Medical Solutrad, S.A. de C.V.
Maquetación: M&N Medical Solutrad, S.A. de C.V.
Adaptación de portada: Jesús Esteban Mendoza
Impresión: C&C Offset / Impreso en China

Dedicatoria

Este libro está dedicado a los trabajadores
de servicios de salud y científicos
investigadores que están ahora y a
quienes estarán en el futuro en el frente
de batalla. Esperamos que este texto
apoye sus esfuerzos y trabajo duro para
proporcionar la mejor atención y tratamientos
a sus pacientes alrededor del mundo.

Agradecimientos

Agradecemos profundamente al Dr. Carl Waltenbaugh y al Dr. Roger Melvold, quienes fueron coautores de las primeras dos ediciones. Este libro no existiría sin su pericia.

En esta esta tercera edición de *Lippincott® Illustrated Reviews: Inmunología* colaboramos y buscamos brindar información actualizada sobre Inmunología durante la pandemia de COVID-19. Esperamos que este libro de texto continúe auxiliando a estudiantes y profesionales de servicios de salud a comprender, apreciar y disfrutar esta disciplina.

Agradecemos a Lindsey Porambo, Andrea Vosburgh, Blair Jackson, Linda Christina, Justin Wright, entre otros miembros de Wolters Kluwer por su guía y apoyo.

Agradecemos a los miembros del profesorado y estudiantes de Inmunología alrededor del mundo, que brindaron su revisión crítica a las versiones previas de los capítulos revisados de esta edición. Apreciamos sus comentarios.

Agradecemos a la Dra. Barbara Hendrickson, a la Dra. Linda Scarazzini y al Dr. Roger Kobayashi por su apoyo. También estamos muy agradecidos por la ayuda de Faith Hwang, de la Dra. Whitney Krueger y del Dr. Ferdous Barlaskar, particularmente por algunas de las viñetas de pacientes.

Como siempre, agradecemos el amor y apoyo continuos de nuestras familias. Gracias a Thinh, Carolina, Darren y Phil.

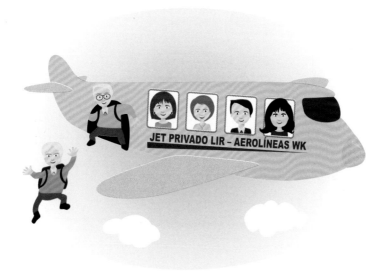

Revisores

Andrea Bottaro, PhD

Professor, Department of Biomedical Sciences

Cooper Medical School of Rowan University

Camden, New Jersey

Parameswaran Ramakrishnan, PhD, MS

Assistant Professor, Department of Pathology

Assistant Professor, Department of Biochemistry

School of Medicine

Case Western Reserve University

Cleveland, Ohio

Prefacio

El sistema inmune representa la integración elegante de las células y señales que protegen al anfitrión contra los patógenos. Esta respuesta coordinada proporciona no sólo defensa contra las infecciones, sino también protección contra el desarrollo de tumores.

Sin embargo, además de la protección, el sistema inmune puede promover patología. La autoinmunidad es la causa principal de más de 100 enfermedades crónicas graves y las consecuencias de la falla para inactivar o eliminar las células autorreactivas. La artritis reumatoide, la diabetes mellitus tipo 1, la psoriasis, el lupus eritematoso sistémico y la colitis ulcerativa son ejemplos de enfermedades autoinmunes.

Además, las respuestas excesivas o inapropiadas durante periodos prolongados o con la exposición repetida a antígenos pueden provocar daño de los tejidos del anfitrión. Estas respuestas se clasifican en cuatro tipos de enfermedades de hipersensibilidad. Las afecciones comunes mediadas por hipersensibilidad incluyen rinitis alérgica, anafilaxis, asma y enfermedad del suero.

A finales de 2019 se identificó un nuevo coronavirus que puede causar enfermedad humana, que varía desde síntomas leves a enfermedad grave y muerte. Este virus, designado coronavirus tipo 2 causante de síndrome respiratorio agudo grave (SARS-CoV-2), causa COVID-19. En marzo de 2020, la COVID-19 fue declarada pandemia global por la Organización Mundial de la Salud. Aunque el sistema inmune es necesario para proteger a los individuos contra este virus, las personas en estado crítico tienen respuestas inmunes exacerbadas que provocan falla orgánica múltiple. A nivel global, hasta septiembre de 2020, se habían informado más de 40 millones de casos confirmados de COVID-19 y más de un millón de muertes confirmadas en 219 países. Numerosos candidatos a vacunas se han evaluado hasta ahora, con el objetivo de prevenir la enfermedad de COVID-19. Se han desarrollado anticuerpos monoclonales para neutralizar SARS-CoV-2, los cuales están bajo investigación para profilaxis posexposición. Mientras aprendemos más sobre este nuevo virus, es imperativo apreciar tanto el poder del sistema inmune para sanar como su poder para dañar a través de sus respuestas inmunes exacerbadas (https://www.who.int/emergencies/diseases/novel-coronavirus-2019; consultado el 8 de noviembre de 2020).

La tercera edición de *Lippincott® Illustrated Reviews: Inmunología* describe la información actualizada, con el objetivo de proporcionar los hechos necesarios para comprender el papel básico del sistema inmune en la salud humana y en numerosas enfermedades. Esto con la esperanza de que ayudará al lector a comprender la inmunología y le permitirá contar con los fundamentos para comprender temas más complejos en el transcurso de sus estudios y posibles carreras en el campo científico o de servicios de salud.

Contenido

Siglas

A

Ab	Anticuerpo
ABO	Sistema de grupo sanguíneo principal de los seres humanos
ADCC	Citotoxicidad celular dependiente de anticuerpos
Ag	Antígeno
AINE	Fármaco antiinflamatorio no esteroideo
APC	Célula presentadora de antígeno
APECED	Poliendocrinopatía-candidiasis-distrofia ectodérmica autoinmunitaria
AR	Artritis reumatoide

B

β_2m	Beta (β) 2 microglobulina
B	Un componente de la vía alternativa del complemento
B, linfocito	Linfocito derivado de la médula ósea
B-1, linfocito	Población de linfocitos B autorrenovables
B-2, linfocito	Linfocito B tradicional
BCG	Bacilo de Calmette-Guérin
BCR	Receptor del linfocito B específico frente al antígeno
BTK	Tirosina cinasa de Bruton

C

C	Complemento
C, región	Región constante de una molécula o gen
C2, C3, C4, etc.	Componente de vías clásica o de unión de lectina del complemento
C3R	Receptor para el tercer componente del complemento
CCP	Péptidos cíclicos citrulinados
CD	Grupo de diferenciación
CEA	Antígeno carcinoembrionario de inmunoglobulina
CIITA	Transactivador de la clase II de histocompatibilidad principal
CL	Región constante de la cadena ligera de inmunoglobulina
CLP	Precursor linfocítico común
CMC	Candidiasis mucocutánea crónica
CML	Lisis mediada por células, *también* leucemia mielocítica crónica
CMVH	Citomegalovirus humano
COX	Ciclooxigenasa
CR	Receptor para el complemento
CS	Componente secretorio
CSF	Factor estimulante de colonias; líquido cefalorraquídeo
CTL	Linfocito T citotóxico, *también llamado* Tc
CTLA-4	Antígeno 4 asociado al linfocito T citotóxico, *también conocido como* CD152

D

DAF	Factor acelerador de la degradación
DAL	Deficiencias de adhesión del leucocito
DC	Dermatitis de contacto
DN	Doblemente negativo, para marcadores CD4 y CD8, en los timocitos
DP	Doblemente positivo, para marcadores CD4 y CD8, en los timocitos *y a veces* los linfocitos T

DTH	Hipersensibilidad retardada
DTP	Difteria-tétanos-tos ferina

E

EGC	Enfermedad granulomatosa crónica
EHRN	Enfermedad hemolítica del recién nacido
EIA	Inmunoanálisis enzimático, *también llamado* ELISA
EICA	Enfermedad de injerto contra anfitrión
ELISA	Inmunoanálisis enzimático sobre adsorbente, *también llamado* EIA
EM	Esclerosis múltiple

F

Fab	Fragmento univalente de unión al antígeno de inmunoglobulina
F(ab')$_2$	Fragmento divalente de unión al antígeno de inmunoglobulina
FARME	Fármacos antirreumáticos modificadores de la enfermedad
Fc	Fragmento constante o cristalizable de inmunoglobulina
FcR	Receptor para región Fc de inmunoglobulina
Fd	Porción de cadena pesada de fragmento Fab de inmunoglobulina
FIA	Fluoroinmunoanálisis
FITC	Isotiocianato de fluoresceína
FRA	Fiebre reumática aguda

G

GALT	Tejido linfático asociado al intestino
GEF	Factor de intercambio de nucleótidos de guanina
GITC	Receptor del factor de necrosis tumoral inducido por glucocorticoides
GM-CSF	Factor estimulante de colonias de granulocitos y monocitos
GTP	Trifosfato de guanosina

H

H, cadena	Cadena pesada de molécula de anticuerpo
H2 *o* H-2	Complejo principal de histocompatibilidad del ratón
HLA	Antígeno leucocítico humano, *también llamado* MHC humano

I

IC	Inmunidad celular
ICA	Injerto contra anfitrión
ICAM	Molécula de adhesión celular inmunitaria
IDCG	Inmunodeficiencia combinada grave
IDCV	Inmunodeficiencia común variable
IEP	Inmunoelectroforesis
IFN	Interferón, a menudo seguido de α, β o γ
Ig	Inmunoglobulina
IL	Interleucina
ITAM	Motivo tirosínico de activación del receptor inmunitario

J

J, cadena	Cadena de unión de algunas moléculas de anticuerpo
J, región	Región de unión de genes de Ig y de TCR
JAK	Cinasa Jano, y *a veces*, simplemente otra cinasa

K

kappa (κ)	Cadena ligera kappa (κ) de inmunoglobulina
KAR	Receptor activador de muerte celular
KIR	Receptor inhibidor de muerte celularr

L

L	Linfocitos
L, cadena	Cadena ligera de molécula de inmunoglobulina, designada κ o λ
LAK	Linfocito citolítico activado por linfocina
Lambda (λ)	Cadena ligera lambda (λ) de inmunoglobulina
LCR	Líquido cefalorraquídeo
LES	Lupus eritematoso sistémico
LFA	Antígeno de función del linfocito
LLA	Leucemia linfoblástica aguda
LLC	Leucemia linfocítica crónica
LLP	Linfoma de linfocitos pequeños
LPS	Lipopolisacárido (endotoxina)

M

MAC	Complejo de ataque a la membrana del complemento
MadCAM-1	Molécula de adhesión celular mucosa 1
MAGE	Antígeno asociado con melanoma (antígeno tumoral)
MALT	Tejido linfático asociado a mucosa
MAP	Proteína activada por mitógenos
MAPK	Proteína-cinasa activada por mitógeno (MAP) (MAPK, *también conocida como* ERK)
MAPKK	Cinasa de cinasa de MAP (MAPKK, *también conocida como* MAP2K o MEK)
MAPKKK	Cinasa de cinasa de cinasa de MAP (MAPKKK, *también conocida como* MAP3K o MEKK)
MASP	Serina-proteasa activada por MBL
MBL	Lectina de unión a manosa, *también* vía de la lectina de unión a manosa de activación del complemento
MCP	Proteína quimiotáctica del macrófago
MEK	Cinasa de cinasa de MAP, *también conocida como* MAP2K
MHC	Complejo principal de histocompatibilidad (I o II)
MIF	Factor inhibidor de la migración
MIP	Proteína inhibidora del macrófago
MLC	Cultivo de mezcla de linfocitos
MLR	Reacción de mezcla de linfocitos

N

NFAT	Factor nuclear de los linfocitos T activado
NFκB	Factor nuclear potenciador de las cadenas ligeras kappa de las células B activadas
NK	Linfocito citolítico natural (*natural killer*)
NKT	Linfocito T citolítico natural

P

P	Properdina
PAMP	Patrón molecular asociado a patógeno
PCR	Proteína C reactiva
PE	Ficoeritrina
PK	Proteína cinasa
PKC	Proteína cinasa C
PKR	Proteína cinasa dependiente de ARN
pMHC	Péptido unido por molécula de complejo principal de histocompatibilidad
PMN	Leucocito polimorfonuclear o neutrófilo
PPD	Derivado proteínico purificado de *Mycobacterium tuberculosis*
PRR	Receptor de reconocimiento del patrón

R

RA	Rheumatoid arthritis
RAG	Gen activador de la recombinación
RAST	Prueba de radioalergoadsorción, ELISA específico para IgE
Rh	Rhesus, un sistema antigénico de grupo sanguíneo humano
RIA	Radioinmunoanálisis

S

S	Célula estimuladora en el análisis MLR o CTL
SC	Sensibilidad de contacto
SD	Determinante definido mediante pruebas serológicas
SH	Dominio homólogo a Src
SLC	Sustituto de cadena ligera
SP	Una sola positividad para marcadores CD4 o CD8 en timocitos o linfocitos T
SRBC	Eritrocitos de cordero.
STAT	Transductores de la señal y activadores de la transcripción
SWA	Síndrome de Wiskott-Aldrich

T

T, linfocito	Linfocito derivado del timo
TAP-1, TAP-2	Transportador asociado al sistema de presentación antigénica
TARGA	Tratamiento antirretrovírico de gran actividad
Tat	Transactivador de la transcripción, una proteína del VIH
TATA	Antígeno de histocompatibilidad asociado a tumor
TB	Tuberculosis
Tc	Linfocito T citotóxico, *también llamado* CTL
TCR	Receptor específico para el antígeno del linfocito T
TdT	Desoxinucleotidil-transferasa terminal
TGF	Factor de crecimiento tumoral
Th	Linfocito T cooperador, designado Th1, Th2, Th17, etc.
TI	Independientes de T
TIL	Linfocitos infiltrados en el tumor
TK	Tirosina cinasa
TLR	Receptor tipo toll
TNF	Factor de necrosis tumoral
TNT	Trinitrotolueno
T_{reg}	Linfocito T regulador
TRF	Factor de reposición del linfocito T
Ts	Linfocito T supresor
TSA	Antígeno específico de tumor
TSTA	Antígeno de histocompatibilidad específico de tumor)

V

V_H	Variable region of immunoglobulin heavy chain
V, región	Región variable de una molécula o gen
V_H	Región variable de la cadena pesada de inmunoglobulina
VIH	Virus de inmunodeficiencia humana
V_L	Región variable de la cadena ligera de inmunoglobulina
VLA	Antígeno muy tardío
VSR	Virus sincitial respiratorio

Unidad I:
La percepción del ser: el concepto de lo propio y el reconocimiento de lo propio/extraño

ΓΝΩΘΙΣΑΥΤΟΝΙ (*"Conócete a ti mismo"*)
—Palabras grabadas originalmente en oro en el pórtico del
Templo de Apolo en Delfos.

Este aforismo corto pero con profundo significado resume una necesidad básica de todas las formas de vida.

De alguna manera, la mayoría de los organismos de nuestro mundo viven solos; están compuestos por células individuales o partículas y, como tales, su necesidad de reconocerse a sí mismos es aparentemente simple. La célula individual o partícula es "yo" y el resto de células o partículas son "ellos". Necesitan percibir con cuáles de "ellos" es apropiado aparearse, o quizá congregarse, pero su versión de lo propio está limitada por su membrana.

Los organismos multicelulares tuvieron que enfrentarse a un nuevo problema durante su evolución. Renunciaron a parte de su independencia a cambio de las ventajas de pertenecer a una entidad más grande: un organismo compuesto de múltiples unidades semiindependientes. Al principio, cualquiera de esas unidades era casi como cualquier otra dentro de la estructura general de la entidad; de manera que extender el concepto de lo propio para incluir otras unidades que eran idénticas en esencia quizás fue un salto relativamente pequeño. "Yo" se convirtió en "nosotros", pero sólo como muchos "yo". A medida que los organismos se volvieron más complejos y sus diferentes células se dividieron el trabajo, generaron una gama de células con diferentes formas y funciones. La distinción de "yo" o "nosotros" de "ellos" se convirtió en un proceso cada vez más complejo: esa célula adyacente, que parece tan diferente del "yo", ¿es realmente parte de "nosotros" o se trata de un intruso procedente de "ellos"?

El desarrollo de relaciones de comensalismo entre organismos (p. ej., la combinación de musgo y hongos para formar líquenes o la existencia de microbiota en el intestino y la piel de los humanos) requirió más preguntas: ¿la presencia de un intruso representa una amenaza o se le puede ignorar con seguridad?; si representa una amenaza, ¿qué debería hacerse para eliminarla?

Estas preguntas son puntos a partir de los cuales opera el sistema inmune. El sistema inmune humano utiliza varios mecanismos para formular y responder tales cuestiones. Algunos de esos mecanismos han trabajado ampliamente durante millones de años; otros se han desarrollado en tiempo más reciente a partir de grupos más restringidos de organismos. Esta unidad es una introducción de conceptos para entender cómo el sistema inmune humano se ocupa de estas cuestiones.

La necesidad de reconocer lo propio

1

I. GENERALIDADES

Muchos organismos y sus moléculas asociadas suponen una amenaza constante para el cuerpo humano. El sistema inmune humano –conjunto de mecanismos defensivos que identifican y neutralizan esas amenazas– es capaz de distinguir los organismos y moléculas **"extraños"** frente a las **"propias"** (todo lo que es parte del cuerpo) (figura 1-1). Las amenazas pueden invadir el cuerpo desde el exterior (p. ej., organismos infecciosos o agentes tóxicos) o producirse a partir de cambios dañinos dentro del organismo (p. ej., una célula normal que sufre una transformación maligna y se convierte en célula cancerígena); por fortuna, el sistema inmune incluye tres líneas de defensa (figura 1-2). La primera protección consiste en barreras mecánicas (p. ej., la piel), químicas (p. ej., la acidez del estómago) y biológicas (p. ej., los microbios comensales) que protegen el organismo. Si estos elementos fallan, se activan la segunda y la tercera líneas de sistemas protectores: primero, el sistema inmune innato, y después, el sistema inmune adaptativo.

A fin de detectar posibles amenazas, los sistemas inmunes innato y adaptativo usan receptores tanto solubles como anclados en la superficie de las células. No obstante, esos receptores se generan de diferentes maneras y proporcionan una clara distinción entre los dos sistemas (figura 1-3).

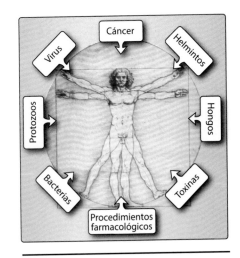

Figura 1-1
Amenazas para el individuo. El cuerpo está expuesto de forma continua a numerosos agentes infecciosos, células cancerígenas, moléculas tóxicas e incluso a fármacos.

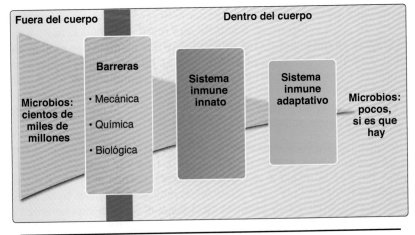

Figura 1-2
Protección y respuesta frente a la invasión microbiana. La protección inicial está formada por un conjunto de barreras. Cuando éstas se rompen, los microbios invasores activan el sistema inmune innato y, si es necesario, el adaptativo.

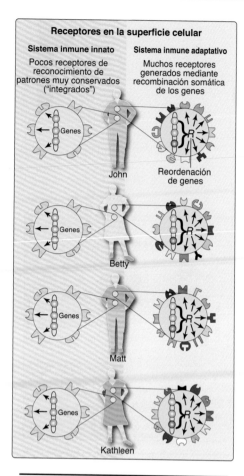

Receptores en la superficie celular

Sistema inmune innato
Pocos receptores de reconocimiento de patrones muy conservados ("integrados")

Sistema inmune adaptativo
Muchos receptores generados mediante recombinación somática de los genes

Genes

John

Reordenación de genes

Genes

Betty

Genes

Matt

Genes

Kathleen

Figura 1-3
Receptores innatos de reconocimiento de patrones y receptores adaptativos de origen somático. Cada individuo expresa receptores de reconocimiento de patrones (sistema inmune innato) y receptores de origen somático (sistema inmune adaptativo).

Algunos receptores identifican y se unen a moléculas propias, mientras que otros reconocen y se adhieren a moléculas extrañas. Algunos receptores de moléculas extrañas que se expresan en bajas cantidades y están "integrados" en el genoma, existen en todos los individuos sanos. Dichos receptores detectan de forma específica moléculas producidas por diferentes organismos (p. ej., moléculas comunes en células bacterianas pero no en células humanas). De estos receptores "de estructuras comunes", denominados **receptores de reconocimiento del patrón** (PRR, *pattern recognition receptors*), se conocen casi un centenar y forman parte del **sistema inmune innato**, la segunda línea de defensa (figura 1-4 A). Las células y las moléculas del sistema inmune innato responden con rapidez a invasiones microbianas y, a menudo, son suficientes para eliminar muchas infecciones.

Después de las barreras y del sistema inmune innato, el **sistema inmune adaptativo** (figura 1-4 B), con sus células y moléculas distintivas, es el tercer nivel de defensa contra posibles amenazas para el cuerpo. Durante su desarrollo, los linfocitos derivados de la médula ósea y del timo (linfocitos B y T, respectivamente) generan distintos receptores. Cada linfocito produce de forma aleatoria un receptor único, a través del reordenamiento de algunos fragmentos génicos que dan lugar a un gen fusionado que codifica el receptor. Estos **receptores de origen somático** se generan al azar antes de cualquier contacto con lo propio o lo extraño (en el capítulo 8 se describe este proceso con detalle). Por tanto, con la combinación de múltiples fragmentos génicos, cada individuo puede producir enormes cantidades de linfocitos B y T, cada uno con receptor único. Un proceso posterior, donde los receptores son revisados de forma exclusiva en cada individuo, da lugar a la retención de un grupo de receptores que es exclusivo para ese sujeto y su entorno. Además, las respuestas iniciales de las células del sistema inmune adaptativo frente a una determinada amenaza o estímulo pueden conducir, durante encuentros ulteriores con la misma amenaza o estímulo, a respuestas aumentadas o reprimidas. Esta habilidad para modular la respuesta inmune frente a sustancias encontradas en múltiples ocasiones es la base de la **memoria inmune**, una de las características que distinguen al sistema inmune adaptativo del innato.

Tanto el sistema inmune innato como el adaptativo involucran distintas moléculas y células. Algunas de estas estructuras sólo se encuentran en uno de los dos sistemas, mientras que otras contribuyen tanto a las respuestas innatas como a las adaptativas. Por ejemplo, las células del sistema innato pueden actuar por sí mismas para resistir la invasión de organismos infecciosos; sin embargo, algunas también son fundamentales en la activación de las células del sistema adaptativo y pueden, a su vez, experimentar un aumento de actividad dirigido por las células del sistema adaptativo activadas.

El sistema inmune tiene diversos mecanismos de defensa contra los agentes extraños: muerte, ingestión o aislamiento. Una vez reconocidos los intrusos, muchos de estos mecanismos también implican la proliferación de células relevantes del anfitrión, con el fin de proveer suficientes células para la defensa. Como muchos sistemas biológicos, el sistema inmune utiliza la redundancia —múltiples mecanismos con funciones que se superponen— para asegurar que si un proceso no es eficaz, otro pueda serlo.

Con el tiempo, los anfitriones y los microbios cambian sus tácticas varias veces. Algunos microbios desarrollan maneras de evadir algunas respuestas inmunes. Los anfitriones, en consecuencia, crean estrategias defensivas adicionales. A la larga, algunos microbios podrían evadir estas estrategias.

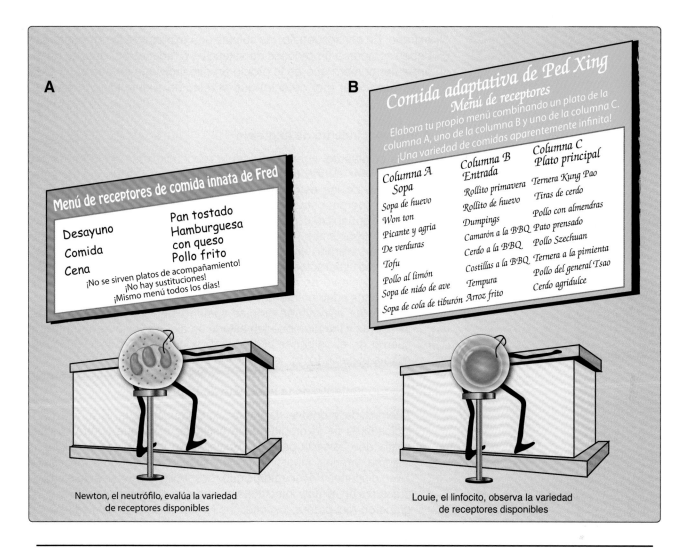

Figura 1-4
Diversidad de receptores de los sistemas inmunes innato y adaptativo. **A.** Los receptores del sistema inmune innato (receptores de reconocimiento de patrones) están limitados en número y diversidad, y son comunes entre diferentes individuos normales. **B.** Los receptores de origen somático presentes en linfocitos del sistema inmune adaptativo se basan en combinaciones génicas aleatorias que resultan en la producción de un número muy elevado de receptores diferentes.

Las innovaciones microbianas estimulan el desarrollo de mecanismos de defensa adicionales. Por este motivo, la relación entre el anfitrión y el microbio es, en esencia, una lucha continua.

II. CONCEPTO INMUNOLÓGICO DE LO PROPIO

Si el lector tuviera que describir lo que le hace único como individuo, tal vez listaría algunas de sus características (p. ej., color de los ojos, cabello y piel, grupo sanguíneo); quizá enumeraría cualidades que no posee (p. ej., lipopolisacáridos, hemaglutininas, plumas, escamas, alas). El sistema inmune hace distinciones similares. Por ejemplo, los receptores conservados del sistema inmune innato se seleccionaron durante la evolución para reconocer solo moléculas extrañas indicadoras de la presencia de un intruso, como el lipopolisacárido de la superficie de numerosos tipos de bacterias. Por otro lado, los receptores de alta variabilidad de la respuesta inmune adaptativa, generados *de novo* en ciertas células somáticas de cada individuo, reconocen tanto lo propio como lo extraño. En consecuencia, las células que expresan estos receptores se deben someter a un proceso de selección o "educación" que les permita aprender primero qué es lo propio en ese individuo en particular y después considerar (por defecto) que el resto de elementos constituyen lo extraño.

A. Reconocimiento de lo propio

Las células del cuerpo utilizan el reconocimiento de lo propio para determinar si una molécula o célula que acaba de ser detectada dispone de las estructuras que demuestran que es una parte del propio cuerpo; este reconocimiento es importante por diferentes motivos. La habilidad de reconocer lo propio permite que las células de los organismos multicelulares sepan si otras células, con las cuales han entrado en contacto, pertenecen al mismo organismo y si es seguro interactuar con ellas. En muchas respuestas inmunes, el reconocimiento de tales estructuras propias es necesario para que las células puedan interactuar con éxito y desarrollar algunas funciones. Estas estructuras propias suelen estar ausentes en microbios invasores y también pueden estarlo en algunas células anómalas del cuerpo (p. ej., algunas células cancerígenas) y en individuos de la misma especie (p. ej., en un tejido trasplantado).

B. Reconocimiento de la ausencia de lo propio

Además de promover la interacción productiva, la ausencia de los indicadores de lo propio puede estimular el ataque contra cualquier célula que carezca de ellos. Por ejemplo, determinadas células del sistema inmune innato (linfocitos citolíticos naturales; NK, *natural killer*) disponen de receptores que reconocen las señales de estrés expresadas en células infectadas o cancerígenas. Mediante un segundo grupo de receptores, los linfocitos NK examinan las células alteradas para determinar si poseen la cantidad suficiente de un tipo particular de moléculas de la superficie celular denominadas MHC-I (complejo principal de histocompatibilidad clase I *[major histocompatibility complex]*) que deberían existir en todas las células normales nucleadas del cuerpo. La expresión de las moléculas del MHC-I puede perderse por completo en algunas células a causa de infección vírica o porque se vuelvan cancerosas. Las células de otras personas (p. ej., en el tejido trasplantado) también pueden dejar de expresar las moléculas del MHC-I apropiadas. Los linfocitos NK pueden detectar esta expresión reducida y destruir esas células.

C. Reconocimiento de lo extraño

La habilidad de reconocer algo que no es propio y que no se ha encontrado antes representa un importante reto biológico. El sistema inmune enfrenta eso utilizando los receptores de reconocimiento del patrón y los receptores de origen somático ya mencionados (figura 1-3). Los primeros son receptores genéticamente estables seleccionados de forma evolutiva para reconocer y unir estructuras producidas por organismos filogenéticamente distantes (p. ej., microbios) o por células propias como respuesta a una agresión (p. ej., infección o daño). Los receptores de linfocitos de origen somático son muy variables y están basados en un número relativamente pequeño de genes que se transmiten de forma rutinaria de una generación a otra, pero que se reestructuran de forma aleatoria en cada linfocito. El resultado es la generación de un vasto grupo de receptores en cada individuo, algunos de los cuales serán capaces de reconocer y unir lo extraño.

1. **Vía de los receptores de reconocimiento del patrón (PRR,** *pattern recognition receptors*). Los PRR están diseñados para reconocer y unir únicamente estructuras extrañas que son abundantes en el mundo microbiano pero que no se expresan de manera característica en las células normales del anfitrión. Las estructuras de estos receptores están directamente codificadas en el genoma. Por este motivo, se transmiten a través de generaciones y se expresan en todos los individuos de una misma especie de forma esencialmente idéntica; este tipo de reconocimiento es una característica del sistema inmune innato. Los PRR identifican estructuras típicamente asociadas con microbios pero no a células anfitrionas. Algunos PRR (p. ej., receptores de tipo toll) se encuentran en la membrana de diversos tipos celulares, mientras que otros (p. ej., algunas moléculas del sistema del complemento) son solubles y se encuentran en el citoplasma o en los líquidos corporales. La función de los PRR se explica con más detalle en los capítulos 2 y 5, que tratan la respuesta inmune innata.

2. **Vía de los receptores generados por recombinación somática.** Un subgrupo de leucocitos, los linfocitos T y B, son las únicas células capaces de producir los receptores generados por recombinación somática del sistema inmune adaptativo. Cada linfocito T o B utiliza la reordenación del ADN para desarrollar un receptor único (descrito con más detalle en el capítulo 8). Aunque cada célula emite un solo tipo de receptor que reconoce una única estructura, el número de células que experimentan este proceso permite el desarrollo de un conjunto de receptores capaz de reconocer más de 10^{10} estructuras diferentes. Dado que cada una de esas células genera su único receptor de forma aleatoria, algunas desarrollan receptores capaces de reconocer lo propio, mientras que otras producen receptores que reconocen lo extraño. En consecuencia, los linfocitos T y B se someten a procesos de "educación" para eliminar a los que portan receptores que podrían reconocer y atacar estructuras normales dentro del organismo. Además, algunos linfocitos desarrollan receptores que no son capaces de interactuar de forma adecuada con otras células del cuerpo y, por consiguiente, también son eliminados. Una vez activados, los linfocitos T y B restantes pueden producir respuestas inmunes potentes y letales dirigidas a la eliminación de células y moléculas extrañas.

III. MEMORIA INMUNE

Las células y las moléculas del sistema inmune innato tratan cada encuentro con un determinado invasor microbiano como si lo estuvieran reconociendo por primera vez. El sistema adaptativo, por el contrario, tiene la capacidad de beneficiarse del primer encuentro con un estímulo particular (p. ej., un microbio específico) para modificar o adaptar su respuesta a cualquier encuentro posterior con el mismo estímulo (figura 1-5). Esta **memoria inmune** permite que el sistema inmune adaptativo amolde sus respuestas a las células o moléculas que encuentra en múltiples ocasiones. En algunos casos (p. ej., ante microbios comunes), las respuestas ulteriores pueden ser más rápidas y vigorosas para aumentar la velocidad de eliminación de tales microbios, a menudo antes de que su presencia sea detectada por otros mecanismos. En otros casos, las respuestas inmunes contra determinadas sustancias extrañas pueden estar reprimidas, como ocurre ante células y moléculas no dañinas que se encuentran en la piel, en el aire que respiramos o en la comida

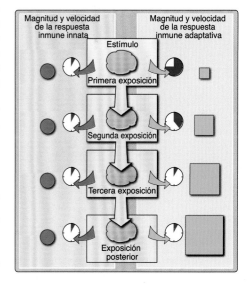

Figura 1-5
Memoria inmune. El sistema inmune innato reacciona ante cierto estímulo con intensidad constante, independientemente del número de veces que haya sido expuesto a ese estímulo. El sistema inmune adaptativo puede adaptar y modificar su respuesta después de cada exposición a un estímulo determinado.

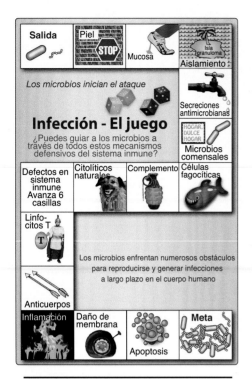

Figura 1-6
Mecanismos de defensa inmunes. El sistema inmune utiliza un arsenal de mecanismos de protección para inhibir o destruir los microbios invasores. Esta ilustración incluye algunos (la secuencia puede variar).

o agua que consumimos. Por tanto, la memoria inmune proporciona al cuerpo la capacidad de tratar de forma diferencial las partículas extrañas peligrosas o las potencialmente inocuas.

IV. MECANISMOS DE DEFENSA

El sistema inmune es, junto con los sistemas nervioso y endocrino, uno de los mayores sistemas de comunicación del cuerpo. La mayoría de las respuestas inmunes requieren interacciones fructíferas entre múltiples células y moléculas.

Una vez que el sistema inmune inicia la eliminación de una partícula peligrosa, dispone de tres mecanismos generales: aislar la amenaza, degradarla o ingerirla; incluso puede combinar estas acciones. Dentro de dichas categorías generales, hay numerosos tipos de mecanismos (figura 1-6) para inhibir la dispersión o crecimiento de los invasores microbianos, o para matarlos. Las barreras mecánicas (p. ej., la piel y las mucosas), las barreras químicas (p. ej., moléculas microbicidas) y las barreras biológicas (p. ej., la presencia de microbios comensales) oponen resistencia a la entrada inicial de microbios al cuerpo. A los patógenos que consiguen entrar, el sistema inmune puede aislarlos dentro de estructuras (p. ej., granulomas), para restringir su capacidad de dispersión hacia otras partes del cuerpo.

Las defensas del cuerpo pueden degradar las células extrañas, al dañar físicamente sus membranas u obligarlas a entrar en **apoptosis** (muerte celular programada). Las células **fagocíticas** capturan e ingieren microbios y restos celulares. La ingestión y consiguiente degradación de microbios o restos celulares también induce a algunas células fagocíticas a secretar moléculas que activan de forma selectiva otros elementos del sistema inmune. Los linfocitos NK pueden detectar y destruir células anfitrionas con ciertas características anormales (p. ej., derivadas de infecciones víricas). Los anticuerpos (producidos por linfocitos B) y las moléculas de complemento pueden unirse a los microbios e iniciar su destrucción, mientras que los linfocitos T atacan de forma directa o indirecta a microbios y células infectadas. Tras percibir la presencia de una amenaza, muchas células del sistema inmune también proliferan con rapidez para asegurar una población celular suficiente para enfrentar esa amenaza.

Aplicación clínica 1-1. Pandemia de enfermedad por coronavirus 2019

Una pandemia es el brote global de una enfermedad. Ocurre cuando un nuevo agente infecta a las personas y se propaga de manera sustancial. Ya que hay poca o ninguna inmunidad preexistente contra el nuevo patógeno, se disemina en todo el mundo.

Los coronavirus son una gran familia de virus que causa enfermedades como el resfriado común y trastornos más graves, como el síndrome respiratorio del Medio Oriente (MERS, *Middle East respiratory syndrome*) y el síndrome respiratorio agudo grave (SARS, *severe acute respiratory syndrome*). Los coronavirus se transmiten de los animales a los humanos y entre estos últimos.

En enero de 2020 se informó de un brote de enfermedad respiratoria causada por un nuevo coronavirus en Wuhan, China. El agente se esparció con rapidez alrededor del mundo y fue detectado en todos los continentes habitados. A principios de abril de 2020, más de un millón de personas estaban infectadas en todo el orbe, y la cantidad de casos en Estados Unidos, España, Italia, Alemania y Francia excedió a la de China. La tasa de muerte sigue en evaluación. El virus fue nombrado "SARS-CoV-2", y la enfermedad que causa se denominó "enfermedad por coronavirus 2019 (Covid-19)". Se trata de una nueva cepa de coronavirus descubierta en 2019 no identificada antes en humanos.

La intensidad del nuevo trastorno varía desde muy leve (que incluye algunos casos sin síntomas) hasta grave, con daños que producen la muerte. Las personas de edad avanzada o de otras edades con enfermedades crónicas graves (p. ej., problemas cardiacos o pulmonares y diabetes) parecen estar en mayor riesgo de padecer la manifestación grave de Covid-19.

Los signos comunes de infección incluyen síntomas respiratorios, fiebre, tos, disnea y dificultad respiratoria. En casos más graves ocurre neumonía, síndrome respiratorio agudo grave, insuficiencia renal e incluso la muerte.

En pacientes con Covid-19, la linfopenia (cifras anormalmente bajas de linfocitos en sangre) es lo más común.

Fuentes: https://www.who.int/health-topics/coronavirus; https://www.cdc.gov/coronavirus/2019-ncov/cases-updates/summary.html

Resumen del capítulo

- El sistema inmune distingue las células y las moléculas que pertenecen al cuerpo (**propias**) de aquellas que no lo son (**extrañas**) mediante los sistemas inmunes innato y adaptativo.
- Para detectar las posibles amenazas, los sistemas inmunes innato y adaptativo utilizan receptores solubles y de superficie celular.
- Las células y las moléculas del sistema inmune innato responden con rapidez a la invasión microbiana y, a menudo, son suficientes para la defensa.
- Las células utilizan el reconocimiento de lo propio para determinar si una molécula o célula que acaba de ser detectada dispone de estructuras que demuestren que pertenece al propio cuerpo.
- El reconocimiento de algo extraño y que no se ha detectado con anterioridad se consigue mediante receptores de reconocimiento del patrón y receptores de origen somático.
- La **memoria inmune** permite que el sistema inmune adaptativo amolde sus respuestas frente a las partículas que enfrenta en múltiples ocasiones.
- El sistema inmune puede eliminar las amenazas mediante el **aislamiento**, la **degradación** o la **ingestión** de las mismas, o combinando estas acciones.

Preguntas de estudio

1.1. El reconocimiento inmune de las moléculas que pertenecen a lo propio es importante para:

A. Activar los linfocitos citolíticos naturales del sistema inmune innato.

B. Determinar si es seguro interactuar con esa molécula.

C. Provocar en un linfocito T o B la síntesis de un receptor mediante recombinación somática contra esa molécula.

D. Estimular la unión de receptores de reconocimiento del patrón.

E. Inducir un ataque contra la célula que expresa esa molécula propia.

La respuesta correcta es B. La identificación de lo propio indica al sistema inmune que la célula o molécula reconocida no es un enemigo. Los linfocitos citolíticos naturales (NK) utilizan este mecanismo de reconocimiento de lo propio para interrumpir su ataque contra células que ellos perciben como anómalas. Los linfocitos B y T generan receptores independientemente del encuentro inicial con las moléculas propias. Por otro lado, los receptores de reconocimiento del patrón están genéticamente programados para reconocer lo extraño. Si se induce el ataque contra alguna célula que expresa una molécula propia, el reconocimiento inmune viola su "pacto de no agresión" contra las células y las moléculas del anfitrión y da origen a un problema interno denominado autoinmunidad.

1.2. Los linfocitos citolíticos naturales evalúan si otras células son anómalas mediante la detección en la superficie celular de tipos y niveles de:

A. Moléculas del MHC de la clase I.

B. Moléculas extrañas.

C. Patrones moleculares asociados con patógenos.

D. Receptores de reconocimiento del patrón.

E. Receptores de superficie generados por recombinación somática.

La respuesta correcta es A. Las moléculas del MHC clase I participan en la identificación de lo que es propio. Se encuentran en todas las células nucleadas del anfitrión. Los linfocitos citolíticos naturales (NK), al contactar con células que muestran señales de estrés, deciden destruirlas o no después de evaluar si expresan los tipos y las cantidades adecuadas de moléculas del MHC-I. Pese a que son miembros del sistema inmune innato, los linfocitos NK no reconocen los patrones moleculares asociados con patógenos ni los receptores de reconocimiento del patrón. Los linfocitos NK son incapaces de reconocer los receptores de origen somático en la superficie celular.

1.3. Los receptores de reconocimiento del patrón se unen a:

A. Linfocitos B y T.

B. Moléculas asociadas con células del anfitrión.

C. Moléculas del MHC-I.

D. Linfocitos citolíticos naturales.

E. Patrones moleculares asociados con patógenos.

La respuesta correcta es E. Los receptores de reconocimiento del patrón (PRR) están codificados por el genoma para unir moléculas expresadas de forma amplia en el mundo microbiano pero no en las células del anfitrión. En consecuencia, los PRR no pueden reconocer moléculas asociadas con el anfitrión, como las moléculas del MHC clase I; o las células provenientes del anfitrión, como los linfocitos B, T o citolíticos naturales (NK).

1.4. Los receptores generados por recombinación somática que se encuentran en los linfocitos B o T:

A. Están unidos solo a moléculas del MHC-I.

B. Están codificados en la línea germinal para reconocer los patrones moleculares asociados con patógenos.

C. Se producen por primera vez tras el encuentro inicial con lo extraño.

D. Son idénticos entre individuos.

E. Se generan de forma aleatoria durante el desarrollo.

La respuesta correcta es E. Los linfocitos B, provenientes de la médula ósea, y los linfocitos T, derivados del timo, generan receptores de origen somático durante su desarrollo. A diferencia de los linfocitos citolíticos naturales (NK), los linfocitos B y T son incapaces de determinar la cantidad de moléculas del MHC-I existentes en la superficie de las células nucleadas. Asimismo, a diferencia de los receptores del sistema inmune innato, los receptores somáticos de los linfocitos T y B se generan de forma aleatoria y varían mucho entre individuos. Los receptores de linfocitos T y B se forman antes de que se produzca la estimulación del antígeno.

1.5. La memoria inmune hace referencia a:

A. La activación de células fagocíticas para ingerir microbios invasores.

B. Los cambios en las respuestas inmunes adaptativas que se producen tras sucesivos encuentros con el antígeno.

C. La constancia de la respuesta del sistema inmune innato frente a las partículas microbianas.

D. El reconocimiento de patrones moleculares asociados con patógenos mediado por los receptores de reconocimiento del patrón.

E. La estimulación de apoptosis en células del anfitrión defectuosas que muestran niveles reducidos de moléculas del MHC-I.

La respuesta correcta es B. Una de las características principales del sistema inmune adaptativo es la capacidad de alterar en forma progresiva su respuesta luego de la exposición reiterada a un estímulo antigénico. Mientras realiza esta función, debe recordar la exposición previa, proceso conocido como memoria. Pese a que son miembros del sistema inmune innato y no poseen memoria inmune, las células fagocíticas pueden estar influidas por el sistema inmune adaptativo. La constancia de las respuestas inmunes cuando se comparan sucesivos encuentros con el estímulo es una de las características principales de la respuesta inmune innata. La memoria del sistema inmune adaptativo no se transmite genéticamente de una generación a otra. La detección de la disminución de expresión del MHC-I es una función de los linfocitos citolíticos naturales (NK), miembros del sistema inmune innato.

1.6. El virus de la gripe infecta a los humanos e induce una respuesta inmune que, a menudo, resulta insuficiente para proteger al individuo de la enfermedad o la muerte. ¿Cuáles de las siguientes estructuras se encuentran en los virus de la gripe, lo que les permite ser reconocidos por el sistema inmune humano?:

A. Moléculas del MHC-I.

B. Moléculas del MHC-II.

C. Patrones moleculares asociados con patógenos.

D. Receptores de reconocimiento del patrón.

E. Receptores de origen somático.

La respuesta correcta es C. Las moléculas en la superficie del virus que no se encuentran en la superficie de las células del anfitrión forman parte del conjunto de patrones moleculares asociados con patógenos. Los receptores de reconocimiento del patrón se encuentran en las células del anfitrión. Las moléculas del MHC-I y II existen en las células del anfitrión pero no en los virus. Los receptores generados por recombinación somática se encuentran en los linfocitos T y B.

1.7. La activación inicial de la respuesta inmune a infecciones es causada por interacciones entre:

A. Células B y coronavirus.

B. Linfocitos citolíticos naturales y moléculas MHC-I.

C. Células T y péptidos de coronavirus.

D. Receptores de reconocimiento de patrones y ARN de coronavirus.

E. Moléculas de anticuerpos y proteínas espícula de coronavirus.

La respuesta correcta es D. De manera típica, los receptores de reconocimiento de patrones son la primera respuesta al ataque de un patógeno. En caso de virus con ARN, los receptores de reconocimiento de patrones que se unen al ARN viral pueden inducir activación de las células innatas para comenzar la respuesta inmune contra el patógeno. Los linfocitos citolíticos naturales (NK) del sistema inmune innato son la segunda línea de defensa. Las células T y B del sistema inmune adaptativo son el tercer nivel de defensa. La producción de anticuerpos de la memoria inmune permite al sistema inmune adaptativo responder al virus en encuentros subsecuentes.

1.8. La activación inicial de la respuesta inmune a infecciones se debe a interacciones entre:

A. Moléculas MHC-I.

B. Moléculas MHC-II.

C. Patrones moleculares relacionados con el patógeno.

D. Receptor de reconocimiento de patrones.

E. Receptores de origen somático.

La respuesta correcta es E. Los receptores de origen somático en las células B y T son capaces de generar una respuesta inmune de memoria. Las moléculas MHC-I existen en las células nucleadas del anfitrión. Los linfocitos citolíticos naturales (NK), después de contactar con las células que expresan señales de estrés, deciden eliminarlas o no al evaluar si expresan los tipos y cantidades adecuados de moléculas MHC-I. Las moléculas MHC-II encontradas sobre todo en los linfocitos B, monocitos y células dendríticas son importantes para iniciar la respuesta inmune. Los receptores de reconocimiento de patrones (primera respuesta al ataque de patógenos) detectan y se unen a los patrones moleculares relacionados con el invasor.

2

Antígenos y receptores

I. GENERALIDADES

Las respuestas inmunes comienzan por la interacción entre un **ligando** y una proteína **receptora** localizada en la superficie de un leucocito (glóbulo blanco). El contacto inicia la activación de esta célula. Otros receptores son proteínas solubles secretadas por los leucocitos. Los ligandos pueden expresarse en forma de moléculas de superficie celular (p. ej., en microbios) o como moléculas solubles secretadas por las células. La eficacia de la interacción suele aumentar cuando la **afinidad** entre el ligando y el receptor es mayor (figura 2-1).

Los factores que influyen en la unión de un ligando con un receptor de superficie son varios: la forma y la carga afectan la **afinidad** de unión; la suma de afinidades cuando están involucrados múltiples receptores **(avidez)**; las señales intracelulares que se desencadenan, y la presencia de otros receptores con capacidad de modular el efecto en cuestión. El contexto en el cual las células reciben los estímulos puede determinar si responden o no a los mismos (figura 2-2).

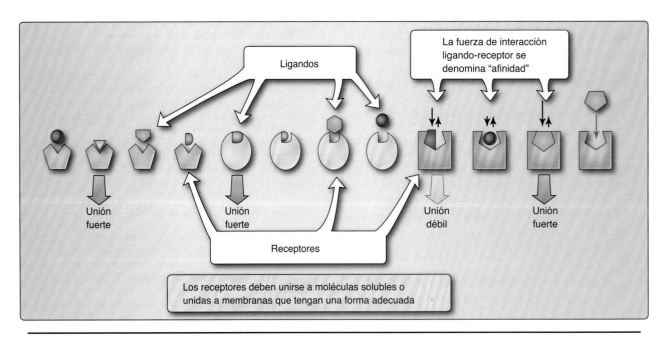

Figura 2-1
Interacciones receptor-ligando. Los receptores se unen a moléculas o ligandos que pueden ser solubles o estar unidos a membranas. Si la unión es suficiente, el receptor es capaz de proporcionar una señal a la célula.

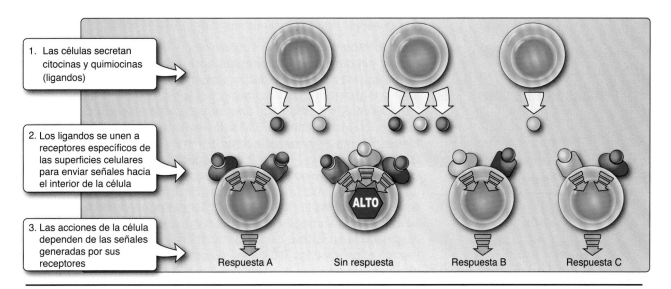

Figura 2-2
El contexto receptor-ligando influye en el resultado final. Una célula integra mensajes derivados de múltiples receptores para finalmente determinar la acción a desarrollar.

A menudo, las células deben integrar la información de varios receptores activados —algunos proporcionan señales positivas y otros negativas— para determinar su función final. Los ligandos reconocidos por las células de los sistemas inmunes innato y adaptativo se denominan en conjunto **antígenos**. La parte más pequeña de un antígeno, identificable de forma individual y reconocida por un receptor, se conoce como **epítopo**.

El sistema inmune innato emplea un grupo limitado de receptores para reconocer los epítopos expresados por muchos microorganismos. El sistema inmune adaptativo, por otro lado, produce un vasto número de receptores específicos para cada epítopo; pero sólo se generan en los **linfocitos derivados de la médula ósea (linfocitos B)** y los **linfocitos derivados del timo (linfocitos T)**. El reconocimiento preciso de determinadas características moleculares de los epítopos por parte de los receptores de los linfocitos B y T constituye un paso inicial importante en la generación de una respuesta inmune. Como ocurre con todos los receptores, tanto la naturaleza molecular del antígeno como la forma de interactuar con los receptores leucocíticos influyen en la respuesta inmune derivada de la activación de estos receptores tan especializados.

II. ANTÍGENOS

Un **antígeno** se define como una molécula extraña o externa que el sistema inmune reconoce. Los antígenos son organismos, moléculas o parte de una molécula; pueden ser simples o complejos, de origen proteico, glucídico o sintético. A menudo, el término se asocia con las moléculas reconocidas por los receptores tan diversos que se encuentran en los linfocitos T y B. En este texto se mantiene ese uso y se reservan los términos "antígeno" y "epítopo" para las sustancias que son reconocidas y unidas por los receptores de linfocitos T y B generados por recombinación somática. No obstante, cabe destacar que las moléculas designadas como antígenos en este contexto también pueden unirse a otros tipos de receptores en otras células.

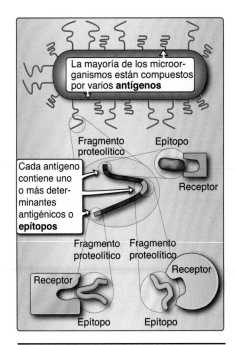

Figura 2-3
Epítopos y antígenos: grados de complejidad. Los antígenos complejos pueden contener un número importante de epítopos diferentes.

A. Epítopos: unidades básicas de reconocimiento

Los receptores para los antígenos reconocen unas regiones aisladas que se denominan **determinantes antigénicos** o **epítopos**. Estas son las partes más pequeñas de un antígeno que los receptores de linfocitos T y B generados por recombinación somática pueden detectar (figura 2-3). Distintos linfocitos, cada uno con receptores específicos para un solo epítopo, pueden reconocer diferentes epítopos en el mismo antígeno de forma conjunta. Algunos receptores, como los producidos por los linfocitos B, pueden reconocer sus epítopos específicos tanto si forman parte de moléculas libres solubles o de moléculas unidas a superficies como si se tratara de fragmentos degradados (proteolíticos) de antígenos. Otros receptores, incluidos los de linfocitos T, sólo se pueden unir a epítopos que se encuentran en fragmentos pequeños adheridos a moléculas especializadas de la superficie celular del anfitrión y que presentan dichos fragmentos a los linfocitos T. De acuerdo con la naturaleza de las respuestas inmunes que generan, los antígenos/epítopos se dividen en tres grandes tipos funcionales: inmunógenos, haptenos y tolerógenos.

B. Inmunógenos

Los inmunógenos contienen epítopos que inducen la respuesta inmune y además son las dianas de dicha respuesta (tabla 2-1). La magnitud de la respuesta innata es la misma, independientemente de cuántas veces se haya enfrentado al mismo inmunógeno. Por el contrario, la reexposición del sistema inmune adaptativo a un mismo inmunógeno suele aumentar la intensidad de la respuesta inmune específica contra ese epítopo. A pesar de que los epítopos en los antígenos se pueden unir a receptores solubles o presentes en superficies celulares, no todos los antígenos son inmunógenos. Es lamentable que los términos "antígeno" e "inmunógeno" se utilicen como sinónimos de forma indiscriminada. En este libro el término "inmunógeno" alude a una sustancia o antígeno que provoca una respuesta positiva específica, y el término "antígeno" se emplea para describir una molécula o célula reconocida por el sistema inmune. Algunas moléculas no inmunógenas (p. ej., los haptenos) se pueden unir a un inmunógeno. En este contexto, el inmunógeno se denomina **acarreador**.

C. Haptenos

Los **haptenos** son moléculas pequeñas, por lo común no inmunógenas y a menudo de origen no biológico, que se comportan como epítopos sintéticos. No pueden inducir una respuesta inmune específica por sí solos y, por tanto, no son inmunógenos. Sin embargo, cuando un hapteno se fija químicamente a un inmunógeno (también denominado **acarreador**), se pueden generar respuestas inmunes contra el hapteno o contra los epítopos existentes en el inmunógeno (tabla 2-1).

D. Tolerógenos

Durante el desarrollo del **repertorio** inmune (la suma de todos los epítopos contra los cuales un individuo ha generado receptores inmunológicos), lo primero que se desarrolla es la **tolerancia** a las moléculas y células de origen propio; por tanto, en el estado normal de salud se mantiene la falta de respuesta inmune contra los antígenos propios. Los antígenos no propios se reconocen después como extraños. En ocasiones la tolerancia se genera más adelante en la vida (p. ej., a los antígenos que se suministran por vía oral). Los **tolerógenos** inducen la falta de activación (anergia) de las respuestas inmunes adaptativas. Al contrario que los inmunógenos, la exposición a un tolerógeno provoca una respuesta disminuida y no una incrementada.

Tabla 2-1. Inmunógenos y haptenos

Inyección con	Estructura	Respuesta a un epítopo proteico	Respuesta a los haptenos	Comentarios
Inmunógeno o acarreador		Sí	No aplica	Una proteína inyectada (a veces denominada acarreador) que estimula una respuesta inmune se denomina inmunógeno
Epítopo sintético o hapteno		No aplica	No	La inyección de una molécula sintética, en este caso 2,4-dinitrofenil-tirosina, no estimula por sí misma una respuesta inmune, y se denomina hapteno
Conjugado hapteno-acarreador		Sí	Sí	La inyección de un hapteno conjugado químicamente con un acarreador estimula una respuesta inmune contra los epítopos del acarreador y el hapteno
Hapteno NO conjugado con un acarreador		Sí	No	La inyección de un hapteno no conjugado y un acarreador no estimula respuesta alguna

E. Inmunogenicidad

Aunque no existen reglas seguras para saber si una sustancia es inmunógena antes de exponerse al sistema inmune, existen ciertas características a tener en cuenta:

- **Tamaño.** Las proteínas mayores de 10 kDa suelen ser más inmunógenas.
- **Complejidad.** Las proteínas complejas, con numerosos epítopos diferentes, tienen más probabilidades de inducir una respuesta inmune que los péptidos sencillos, que sólo contienen uno o pocos epítopos.
- **Conformación y accesibilidad.** Los epítopos deben estar expuestos y ser accesibles al sistema inmune.
- **Propiedades químicas.** Un inmunógeno proteico se debe fragmentar con la acción de las enzimas en las células fagocíticas. Por ejemplo, los polipéptidos que contienen L-aminoácidos suelen ser buenos inmunógenos, mientras los que incluyen D-aminoácidos tienen poca capacidad inmunógena, dado que las enzimas proteolíticas sólo son capaces de fragmentar las

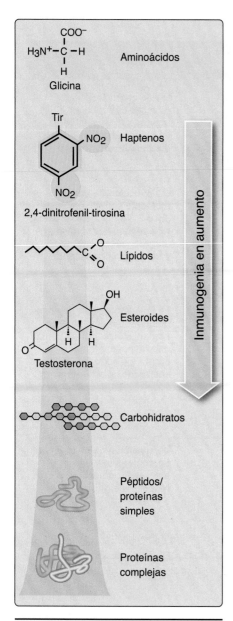

Figura 2-4
Factores que rigen la inmunogenia.
En general, a mayor tamaño y
complejidad del antígeno, mayores son
la variedad de los posibles epítopos y la
inmunogenia del antígeno.

formas ʟ de los aminoácidos. Muchos glúcidos, esteroides y lípidos tienden a ser malos inmunógenos. Los aminoácidos y haptenos no son, por sí mismos, inmunógenos (figura 2-4).

III. RECEPTORES

El sistema inmune depende de los receptores y los ligandos que se unen a ellos para su funcionamiento. La unión de ligandos a receptores es el desencadenante de varias posibles actividades que dependen del receptor en particular, de su ligando y del tipo de célula o molécula a la que está asociado dicho receptor. Algunos receptores pueden unir moléculas que generan señales entre células, otros rastrean el entorno para detectar intrusos y otros examinan a sus vecinos para comprobar que pertenecen a lo propio y no representan una amenaza.

A. Receptores preformados

La defensa inicial contra un microorganismo infeccioso procede de elementos del sistema inmune innato que contienen receptores preformados capaces de iniciar una respuesta rápida; esta respuesta confiere cierto grado de protección mientras el sistema inmune adaptativo se prepara para actuar.

1. **Receptores de reconocimiento del patrón.** Los receptores del sistema inmune innato reconocen **patrones** estructurales (similitudes en cuanto al diseño) que no suelen existir en el anfitrión pero sí en los microbios. Estos **receptores de reconocimiento del patrón** (PRR, *pattern recognition receptors*) están presentes de forma soluble (p. ej., proteínas del complemento, que constituyen un tipo concreto de sistema de defensa inmune que se tratará más adelante en este capítulo) o bien en la superficie de las células del anfitrión. Asimismo, reconocen **patrones moleculares asociados con patógenos** (PAMP, *pathogen-associated molecular patterns*), que incluyen combinaciones de azúcares, algunas proteínas, lípidos y ácidos nucleicos asociados, en general, a los microbios (figura 2-5). La unión de PRR con PAMP desencadena varias formas de inflamación dirigidas a la destrucción de los patógenos. Ejemplos de receptores en esta categoría son los de tipo NOD, receptores RIG-1 y receptores de lectina tipo C.

   Los receptores tipo dominio de oligomerización para unión a nucleótido, o **receptores tipo NOD** (NLR) son un grupo especializado de sensores de PAMP intracelulares que regulan la respuesta inmune innata del anfitrión contra las bacterias. Facilitan el ensamblaje de inflamasomas que activan mediadores inflamatorios de la familia de las caspasas. Los receptores tipo gen 1 inducibles por ácido retinoico (**RIG-1**) son PRR implicados en la respuesta de los sistemas inmune innatos a los virus. Los receptores de lectina tipo C (**CLR**) incluyen una familia de receptores dependientes de calcio que se unen a carbohidratos y ayudan en la respuesta inmune innata contra hongos y micobacterias (tabla 2-2).

2. **Receptores tipo toll.** En los humanos, los PRR también incluyen **receptores tipo toll** (TLR, *toll-like receptors*), que están en varias células del anfitrión (tabla 2-2). Cuando se activan mediante la unión a un PAMP de la superficie de un organismo infeccioso, los TLR son mediadores en la generación de respuestas de defensa como la activación transcripcional, la síntesis y secreción de **citocinas** (moléculas secretadas por las células del sistema

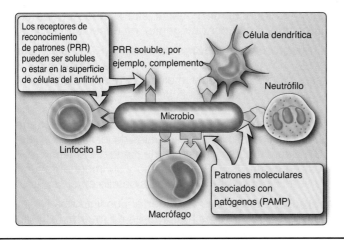

Figura 2-5
Los receptores de reconocimiento de patrones (PRR) detectan y se unen a patrones moleculares asociados con patógenos (PAMP).

inmune para promover la inflamación), y la atracción de macrófagos, neutrófilos, **linfocitos citolíticos naturales** (NK, *natural killers*) y células dendríticas hacia el foco de infección. Hay varios TLR, por lo que esta familia de PRR puede promover la respuesta inmune innata contra numerosos tipos de patógenos, incluidas bacterias, hongos y virus.

3. **Receptores activadores de muerte.** Los linfocitos citolíticos naturales o células NK son parte del linaje linfocítico; pero no expresan los tipos tan variables de receptores específicos de antígeno que se localizan en los linfocitos B y T. No obstante, disponen de

Tabla 2-2. Receptores de reconocimiento de patrones

Receptores de reconocimiento de patrones	Reconoce los siguientes PAMP	Factor de transcripción activado	Citocina producida/ tipo de célula activado	Protege contra los siguientes patógenos
CLR	Extracelulares (carbohidratos)	NF-κB	Células Th17 (producción de IL-17)	Hongos y micobacterias
NLR	Intracelulares (peptidoglucanos)	N/A Formación de inflamasoma	IL-1β e IL-18	Bacterias
RIG-1	PAMP intracelulares (citoplásmicos)	IRF-3 y NF-κB	Interferones tipo 1 e IL-1β	Virus
TLR (2-1, 2-2, 2-6 y 5)	Extracelulares (lipopéptidos, peptidoglucano, flagelina)	NF-κB (MYD88)	Interferones tipo 1 e IL-1β	Bacterias y hongos
TLR3	Intracelulares (ssARN y ds ARN)	IRF-3 es dominante	Interferones tipo 1 y citocinas proinflamatorias	Virus
TLR (7, 8, 9)	Intracelulares (ARN, ADN, CpG)	NF-κB (MYD88)	Citocinas proinflamatorias	Virus (ARN/ADN), unidades CpG de ADN de bacterias/hongos
TLR4	Extracelulares (LPS), mananos micóticos y proteínas ENV de RSV	IRF-3 y NF-κB (MYD88)	Interferones tipo 1 y citocinas proinflamatorias	Bacterias, hongos y RSV

Abreviaturas: CLR, receptor de lectina tipo C; dsARN, ARN de hebra doble; ENV, envoltura; IL, interleucina; IRF-3, factor regulador de interferón 3; LPS, lipopolisacárido; NLR, receptor tipo NOD; PAMP, patrones moleculares asociados con patógeno; RIG-1, gen 1 inducible por ácido retinoico; RSV, virus respiratorio sincicial; ssARN, ARN de hebra sencilla; Th17, linfocito T colaborador 17;TLR, receptor tipo toll.

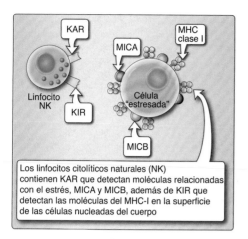

Figura 2-6
Receptores activadores de muerte
(KAR) y receptores inhibidores de
muerte (KIR).

receptores capaces de detectar alteraciones en las células del
anfitrión infectadas por patógenos, en especial por virus.

Los **receptores activadores de muerte** (KAR, *killer activation receptors*), ubicados en la superficie de los linfocitos NK, permiten
a estas células reconocer moléculas relacionadas con el estrés
celular (denominadas moléculas **MICA** y **MICB** en los humanos)
expresadas por células del anfitrión enfermas o con anomalías por
diversos patrones como la infección. La unión de las moléculas
MICA o MICB a los KAR superficiales de los linfocitos NK mueve a
las NK a aproximarse y destruir una diana del anfitrión (p. ej., célula
infectada) (figura 2-6). Este proceso y su importante función en la
inmunidad innata se tratan con más detalle en el capítulo 4.

4. **Receptores inhibidores de muerte.** Los linfocitos NK utilizan los
denominados **receptores inhibidores de muerte** (KIR, *killer inhibition receptors*), para controlar las moléculas del **complejo principal
de histocompatibilidad** (MHC, *major histocompatibility complex*) de
clase I que suelen estar en la superficie de las células nucleadas del
cuerpo (figura 2-6). Al controlar las moléculas del MHC-I, los linfocitos NK determinan la normalidad de las células del anfitrión.

Los procesos relacionados con enfermedades, como algunas
formas de cáncer o infecciones víricas, provocan la disminución
de moléculas del MHC-I en la superficie de la célula afectada.
El linfocito NK, una vez unido a una célula diana mediante sus
KAR, usa los KIR para analizar la expresión de las moléculas del
MHC-I en la superficie de esa célula. Si los linfocitos NK determinan que el nivel está por debajo de la normalidad, provocan
la muerte de la célula diana. Si, por el contrario, determinan que
los niveles son normales, cancelan el proceso de inducción de
muerte y la célula diana se libera sin ser dañada.

5. **Receptores para el complemento.** El **sistema del complemento** es un grupo complejo de moléculas solubles que generan
varias reacciones para atraer células inmunes hacia el foco de infección y facilitar la destrucción de los microbios. Algunas de esas
actividades inician tras la unión de ciertos componentes del complemento, o sus fragmentos, a las superficies microbianas, con
el consiguiente "marcaje" del microbio para que otros elementos
del sistema inmune lo destruyan. Los **receptores para el complemento** existentes en la superficie de las células fagocíticas y
linfocitos B reconocen los fragmentos de complemento y promueven la unión, ingestión y degradación interna de los microbios
marcados con dichos fragmentos (figura 2-7).

6. **Receptores para el Fc.** Las **inmunoglobulinas** (p. ej., las que
se unen a epítopos y que se denominan **anticuerpos**) están cla-
sificadas como IgA (inmunoglobulina A), IgD, IgE, IgG e IgM, en
función de su estructura. Pese a que los detalles estructurales y
funcionales de las inmunoglobulinas se tratan en los capítulos 8
y 9, es importante mencionar aquí que la unión de un anticuerpo
IgA, IgG o IgM a un epítopo induce un cambio de conformación
en la "cola" o **región Fc** del anticuerpo.

Los **receptores para el Fc** (FcR) están expresados en la superficie de
las células fagocíticas (figura 2-8). Dichas células reconocen y unen anticuerpos unidos a epítopos (reconocibles por la conformación alterada
de la región Fc), lo que induce la fagocitosis del complejo epítopo-anti-
cuerpo-FcR. Los anticuerpos que no se han unido a uno o más epítopos
tampoco se unen a los FcR, de manera que un anticuerpo que no se ha
unido a un epítopo se mantiene en circulación. El receptor para el Fc que
se une a la IgE es una excepción, ya que se une a moléculas IgE que no
han encontrado aún a sus epítopos. Las señales intracelulares solo se
producen hasta que el anticuerpo IgE se une al antígeno apropiado.

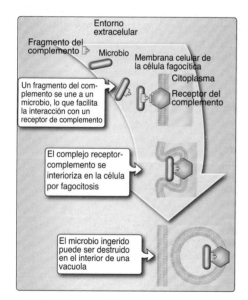

Figura 2-7
Receptores de complemento. La
ocupación de los receptores de
complemento en la superficie de las
células fagocíticas facilita la unión,
ingestión y destrucción de los microbios.

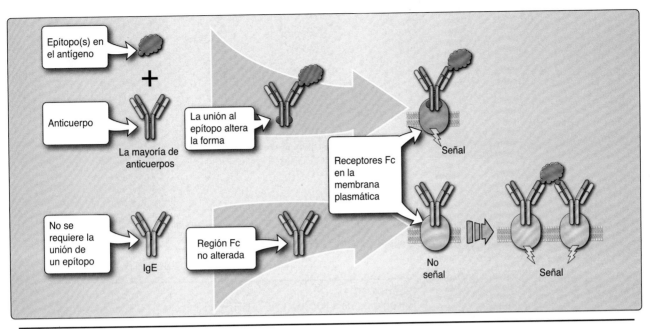

Figura 2-8
Receptores Fc. Del mismo modo que los receptores de complemento, los receptores Fc permiten que las células fagocíticas identifiquen e ingieran microbios y moléculas que los anticuerpos han "marcado" para su destrucción. No obstante, el receptor de IgE es una excepción, porque se une a IgE libre y no genera señalización intracelular hasta que se produce la unión de un antígeno a la IgE.

B. Receptores generados por recombinación somática

Los receptores preformados del sistema inmune innato (p. ej., PRR, TLR y receptores para el complemento) se codifican en la línea germinal y pasan de forma intacta de una generación a otra. Por el contrario, los receptores especializados de los linfocitos B y T del sistema inmune adaptativo se vuelven a generar en los linfocitos de cada individuo mediante reordenaciones cromosómicas y mutaciones al azar. El resultado es un vasto conjunto de receptores específicos para detalles moleculares muy precisos que se encuentran en epítopos únicos, que quizá se reconocerán en un futuro.

1. **Receptores del linfocito B.** Los BCR (*B cell receptors*) son inmunoglobulinas monoméricas fijadas a la superficie celular (véase el capítulo 8) asociadas con heterodímeros denominados Igα e Igβ (figura 2-9), los cuales se encuentran, a su vez, unidos mediante puentes de disulfuro. Cuando un BCR se une a un epítopo, las colas citoplásmicas de Igα e Igβ inician una cascada de señales intracelulares que puede conducir a la activación del linfocito B. Además, algunos linfocitos B activados maduran y acaban diferenciándose en **células plasmáticas**, las cuales secretan inmunoglobulinas que tienen la misma especificidad de unión a un epítopo que el BCR de dichos linfocitos. La estructura y la función de las inmunoglobulinas se describen con mayor detalle en los capítulos 8 y 9.

2. **Receptores del linfocito T.** Los TCR (*T cell receptors*) tienen estructura similar a la de las moléculas de inmunoglobulina. Son heterodímeros formados por un par de cadenas αβ o γδ (en la figura 2-10 se muestra un receptor αβ; los receptores γδ tienen estructuras similares). Los TCR siempre están unidos a la membrana y reconocen los antígenos en combinación con las moléculas MHC. Asimismo, están asociados con las moléculas transmembranales que **forman el complejo CD3 ("*cluster*" de diferenciación 3).** El complejo CD3 funciona de forma similar al

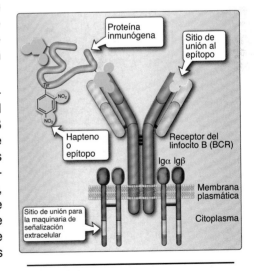

Figura 2-9
Las inmunoglobulinas funcionan como receptores de linfocitos B (BCR). Los linfocitos B disponen de receptores compuestos por dos cadenas grandes (pesadas) idénticas y dos cadenas pequeñas (ligeras) idénticas. Moléculas como Igα y Igβ están asociadas con los BCR y ayudan a generar la señal intracelular cuando el BCR se une a un epítopo.

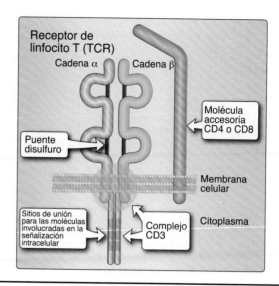

Figura 2-10
Receptores de linfocitos T αβ (TCR). Los linfocitos T disponen de receptores compuestos por dos cadenas, ya sea una combinación αβ (mostrada) o una combinación γδ. El complejo CD3 está asociado con el TCR y facilita la señalización intracelular (véase el capítulo 10).

heterodímero Igα e Igβ de los BCR, ya que conecta el TCR con las moléculas de señalización intracelular. También existe una molécula accesoria adicional, ya sea CD4 o CD8, que funciona como un tipo de correceptor del TCR. La estructura y la función de los receptores de los linfocitos T se describen con mayor detalle en los capítulos 8 y 9.

Resumen del capítulo

- Los antígenos contienen uno o más **epítopos** o determinantes antigénicos, que son unidades básicas reconocidas por los receptores del sistema inmune.

- Los antígenos se clasifican como: **inmunógenos**, si estimulan una respuesta inmune; **haptenos**, si inducen una respuesta inmune solo si están fijados en moléculas acarreadoras inmunógenas; o **tolerógenos**, si hacen que las células del sistema inmune dejen de responder de forma selectiva ante la reexposición a esas mismas moléculas.

- Los receptores preformados en la superficie de las células del **sistema inmune innato** permiten una respuesta rápida del anfitrión contra un patógeno. El sistema inmune adaptativo utiliza receptores generados por mutación somática.

- Los **receptores de reconocimiento del patrón** (PRR) se unen a **patrones moleculares asociados con patógenos** (PAMP), que son combinaciones de azúcares, proteínas, lípidos y ácidos nucleicos presentes en los patógenos. Esto origina la inducción de un estado de inflamación que tiene como objetivo la destrucción del patógeno.

- Los **receptores tipo toll** (TLR) actúan como mediadores en la producción de citocinas para promover la inflamación y el tráfico de células inmunes hacia el foco de infección.

- Los **receptores tipo NOD** (NLR) son un grupo especializado de sensores PMAP intracelulares que regulan la respuesta inmune innata del anfitrión contra bacterias.

- Los **linfocitos citolíticos naturales** (NK) utilizan **receptores activadores de muerte** (KAR) para identificar células propias anómalas, y **receptores inhibidores de muerte** (KIR) para inhibir la destrucción de estas células si no es conveniente eliminarlas.

- Los **receptores para el complemento** están en la superficie de las células fagocíticas y de los linfocitos B. Permiten el reconocimiento de microbios e inmunocomplejos.

- Los **receptores para el Fc** (FcR) se unen a complejos epítopo-anticuerpo y estimulan la fagocitosis.

- Las inmunoglobulinas monoméricas funcionan como **receptores del linfocito B** (BCR) específicos frente a un epítopo. En la maduración, los linfocitos B se diferencian en **células plasmáticas** que secretan inmunoglobulinas con especificidad idéntica a la del BCR unido a la membrana.

- Los **receptores del linfocito T** (TCR) solo se encuentran unidos a la membrana y reconocen péptidos fijados en las moléculas del **complejo principal de histocompatibilidad** (MHC).

Preguntas de estudio

2.1 El dansilo (5-dimetilaminonaftaleno-1-sulfonilo) es una molécula sintética que se une a los receptores de ciertos linfocitos B; pero no los estimula para producir anticuerpos específicos contra dicha molécula, a menos que ésta esté conjugada a una molécula más grande e inmunógena, como la albúmina de suero bovino. Estas observaciones indican que el dansilo es:

A. Adyuvante.
B. Acarreador.
C. Hapteno.
D. Inmunógeno.
E. Tolerógeno.

La respuesta correcta es C. El dansilo es un hapteno, ya que tiene las siguientes características: es una molécula sintética, no estimula una respuesta inmune por sí solo y cuando se encuentra conjugado a una molécula inmunógena puede estimular una respuesta inmune contra el dansilo o contra el inmunógeno. Un adyuvante aumenta la intensidad de la respuesta inmune. Una molécula acarreadora también es un inmunógeno. Un inmunógeno es una sustancia que estimula una respuesta inmune. Un tolerógeno provoca una falta de respuesta.

2.2 ¿Cuál de las siguientes moléculas es más probable que induzca una mayor respuesta inmune adaptativa en un hombre de 25 años?

A. Proteína plasmática de 250 000 Da procedente del mismo hombre de 25 años.
B. Toxina de 150 000 Da producida por bacterias.
C. Proteína plasmática de 500 Da procedente de un chimpancé.
D. Molécula de colesterol de 400 Da procedente de una mujer no emparentada.
E. Glúcido de 200 Da común a todas las especies.

La respuesta correcta es B. Las toxinas bacterianas son, a menudo, muy inmunógenas. Por lo general, las personas no generan respuesta inmune adaptativa contra sus propias proteínas plasmáticas. Una proteína plasmática de 500 Da procedente de un chimpancé es tan pequeña que no la detecta el radar del sistema inmune adaptativo, tal vez porque no dispone de suficientes epítopos. Una molécula de colesterol quizá no es inmunógena, a pesar de su tamaño. Las respuestas inmunes en individuos normales no se dirigen a carbohidratos expresados en sus propios tejidos o fluidos.

2.3 En el inicio de su desarrollo, la unión de un receptor para el antígeno de un linfocito a su epítopo específico puede dar origen a la inactivación o muerte de la célula. En estas circunstancias, al epítopo en cuestión se le describe como:

A. Adyuvante.
B. Acarreador.
C. Hapteno.
D. Inmunógeno.
E. Tolerógeno.

La respuesta correcta es E. Un tolerógeno es una molécula que provoca falta de respuesta selectiva por parte del sistema inmune adaptativo. Por el contrario, un adyuvante sirve para aumentar la inmunogenicidad. Un acarreador y un inmunógeno inducen respuestas inmunes adaptativas, en tanto que un hapteno no puede inducir una respuesta inmune a menos que esté químicamente conjugado a un inmunógeno.

2.4 Los linfocitos citolíticos naturales (NK) lisan los linfocitos B infectados por el virus de Epstein-Barr que tienen expresión deficiente del MHC-I. Los receptores de los linfocitos NK que inician el proceso lítico son:

A. Receptores para el complemento.
B. Receptores para el Fc.
C. Receptores activadores de muerte.
D. Receptores inhibidores de muerte.
E. Receptores del linfocito T.

La respuesta correcta es C. Los linfocitos NK analizan las células nucleadas mediante receptores activadores de muerte (KAR), los cuales detectan moléculas de estrés (MICA y MICB) expresadas en la superficie de las células como respuesta a una infección intracelular. La infección por el virus de Epstein-Barr hace que las células expongan en su superficie moléculas de estrés y, a la vez, disminuyan los niveles de expresión de las moléculas del MHC-I. La activación de los KAR estimula el proceso de lisis por parte de los linfocitos NK. La muerte de las células diana se ejecuta a menos que los receptores inhibidores de muerte (que reconocen el MHC-I en la superficie de las células diana) sean activados de forma correcta. Si la activación de los KIR no es suficiente, el proceso lítico iniciado por los KAR procede hasta llegar a término. Los receptores para el complemento se unen a fragmentos activados del complemento que se forman en el entorno extracelular. Los receptores para el Fc reconocen anticuerpos que han unido antígenos en el entorno extracelular. Los linfocitos NK no expresan inmunoglobulinas.

2.5 La incorporación de macrófagos, donde los anticuerpos actúan como mediadores, ocurre por la acción de:

A. Receptores para el complemento.

B. Receptores para el Fc.

C. Receptores activadores de muerte.

D. Receptores de reconocimiento del patrón.

E. Receptores tipo toll.

La respuesta correcta es B. La unión a un epítopo provoca un cambio conformacional en la porción Fc de la molécula de anticuerpo. Los receptores para el Fc (FcR) reconocen y se unen a las moléculas de anticuerpo que han sufrido este cambio conformacional, y la activación de los FcR por parte de los anticuerpos unidos a epítopos estimula la fagocitosis de las células y moléculas que los anticuerpos han "marcado" para su destrucción. Los receptores para el complemento se unen y facilitan la fagocitosis de células y moléculas marcadas con componentes o fragmentos del complemento. Los receptores activadores de muerte, los receptores de reconocimiento del patrón y los receptores tipo toll no reconocen los complejos de antígeno-anticuerpo.

2.6 Una niña de siete años tiene antecedentes de alergia a los cacahuates (maní), con síntomas que incluyen prurito y habones generalizados después de comerlos; los síntomas se volvieron más graves tras sucesivas exposiciones a esos frutos. Lo más probable es que para la niña cada cacahuate sea un:

A. Adyuvante.

B. Hapteno.

C. Inmunógeno.

D. Antígeno para el sistema inmune innato.

E. Tolerógeno.

La respuesta correcta es C. Las exposiciones repetidas a los cacahuates intensifican la reacción inmune, lo que indica la posibilidad de que la niña haya desarrollado respuesta inmune adaptativa contra una proteína del vegetal. Un tolerógeno debería servir para disminuir la respuesta inmune tras repetidas exposiciones. Es poco probable que exista un adyuvante que intensifique la respuesta alérgica de la niña ante este alimento. Los cacahuates inducen la respuesta por sí mismos, mientras que un hapteno no induciría tal respuesta inmune. El hecho de que la respuesta inmune se intensifique tras repetidas exposiciones descarta que se trate de una respuesta del sistema inmune innato.

2.7 La unión a un epítopo antes de la ocupación de los receptores para el Fc no es necesaria para:

A. Las moléculas acarreadoras.

B. Los conjugados hapteno-acarreador.

C. Los haptenos.

D. La IgE.

E. La IgG.

La respuesta correcta es D. Los receptores para el Fc solo se unen a la "cola" o región Fc de las moléculas de inmunoglobulina (Ig). Solo la IgE se une a un receptor para el Fc apropiado antes de unirse a un epítopo. No se requiere la unión a un receptor para el Fc en los haptenos, los acarreadores o sus conjugados.

2.8 Las células del sistema inmune se activan mediante la unión de los receptores de la superficie a sus ligandos. En general, la acción está determinada por:

A. Un único receptor por célula.

B. Un solo tipo de receptor presente en todas las células.

C. La integración de señales generadas por múltiples receptores en células individuales.

D. Múltiples receptores que solo se unen a ligandos solubles.

E. Receptores no específicos capaces de reconocer un amplio conjunto de ligandos.

La respuesta correcta es C. Las células disponen de muchos tipos de receptores, cada uno capaz de unirse de forma específica a diferentes ligandos. Las señales generadas tras la unión de varias combinaciones de receptores en la superficie de una célula son integradas por esa célula y utilizadas para determinar la acción a desarrollar.

2.9 Con base en los lineamientos ya estudiados, ¿cuál de las siguientes características puede conferir mayor inmunogenicidad a una molécula?

A. Una proteína de 5 kDa.

B. Un péptido simple.

C. Una proteína con varios epítopos "enterrada" en su interior.

D. Un polipéptido que contiene D-aminoácido.

E. Una proteína con epítopos numerosos y diversos.

La respuesta correcta es E. Una proteína con numerosos epítopos diversos tiene mayor probabilidad de inducir una respuesta inmune que un péptido simple. En general, las proteínas mayores a 10 kDa, que son complejas y tienen diversos epítopos accesibles con facilidad, son las más inmunogénicas. Además, las proteínas inmunogénicas deben ser capaces de escindirse enzimáticamente por los fagocitos. Las enzimas proteolíticas escinden sólo formas L de aminoácidos.

2.10 Un receptor encontrado en un monocito se une a un lipopolisacárido en las bacterias gramnegativas. Es probable que dicho receptor sea miembro de la siguiente familia:

A. Receptores de complemento.
B. Receptores de Fc.
C. Receptores activadores de muerte.
D. Receptores de inmunoglobulina de superficie.
E. Receptores tipo toll.

La respuesta correcta es E. Los receptores tipo toll (TLR) se encuentran en varias células del anfitrión y median la generación de las respuestas defensoras hacia el sitio de infección. Los receptores de complemento se unen y facilitan la fagocitosis de células y moléculas marcadas por componentes o fragmentos de complemento. Los receptores de Fc (FcR) reconocen y se unen a moléculas de anticuerpo alteradas de manera conformacional, estimulando la fagocitosis de las células y moléculas marcadas para su destrucción. Los linfocitos NK utilizan los receptores activadores de muerte que detectan moléculas de estrés expresadas en las células en respuesta a la infección intracelular. El receptor de inmunoglobulina de superficie es otra manera de describir al receptor de células B y, por definición, la inmunoglobulina de superficie solo se encuentra en las células B.

Unidad II:
El sistema inmune innato

"[...] con la finalidad de matar al enemigo, nuestros hombres deben estar llenos de ira [...]"

—Sun Tzu, *El arte de la guerra,* hacia el año 500 a.C.

Las defensas inmunes iniciales del ser humano dependen de células y moléculas que han actuado de forma admirable durante cientos de millones de años. En los inicios de la historia de la vida, los organismos desarrollaron mecanismos para determinar si una célula era "propia o extraña", "amiga o enemiga". A medida que la vida se diversificó, diferentes grupos de organismos desarrollaron moléculas especializadas con distribución restringida. Por ejemplo, las bacterias expresaban moléculas que no existían en protozoos, algas, árboles ni humanos. Con el tiempo, esos marcadores específicos de grupo permitieron que ciertos organismos (p. ej., animales multicelulares) codificaran y sintetizaran receptores capaces de reconocer y unir moléculas características de otros grupos (p. ej., bacterias). Como resultado, los organismos codificaron en sus genomas una serie de receptores integrados capaces de distinguir ciertos tipos de estructuras extrañas.

Al reconocer y unirse a un intruso, inicia una serie de reacciones enzimáticas que podrían destruir de forma directa al extraño o al menos volverlo más sensible a algún otro mecanismo de destrucción. Otros receptores se sitúan en la superficie de ciertas células del anfitrión que se desplazan por todo el cuerpo. Estas células, denominadas genéricamente fagocitos, suelen ejercer la función de conserje, pues eliminan los escombros del cuerpo. Sin embargo, cuando realizan su labor y sus receptores detectan la presencia de algo extraño, los fagocitos sufren un cambio y adquieren la capacidad de atacar y destruir a los intrusos interceptados. El sistema inmune innato humano se construye sobre estos receptores integrados, solubles y unidos a la membrana.

Barreras a la infección

3

I. GENERALIDADES

Vivimos en un mundo microbiano. Nuestros cuerpos están rodeados de enormes cantidades de microbios (tabla 3-1); tales organismos, las moléculas que producen y algunas moléculas de otras fuentes ambientales (p. ej., los venenos) pueden dañar las células y los tejidos humanos. El cuerpo tiene diversas **barreras** mecánicas, químicas y biológicas que proveen la primera línea de defensa contra la entrada de microbios hacia el entorno aséptico y rico en nutrientes de nuestros tejidos. Cabe imaginar esas barreras como los fosos y las murallas que ofrecen la protección inicial a los habitantes de un castillo ante el ataque de los enemigos.

II. BARRERAS FÍSICAS

Las primeras barreras mecánicas que protegen el cuerpo contra los microbios invasores son la epidermis y los queratinocitos de la piel; el epitelio de las mucosas del tubo digestivo y de los aparatos respiratorio y genitourinario, y los cilios del aparato respiratorio (figura 3-1). Estas protecciones físicas también incorporan obstáculos químicos y biológicos que minimizan o evitan la entrada de organismos potencialmente patógenos al interior del cuerpo.

A. Piel

La epidermis o capa más externa varía de grosor, desde 0.05 hasta 1.5 mm, dependiendo de su localización (figura 3-2). La capa más externa de las cinco que forman la epidermis, el estrato córneo, está compuesta por células escamosas queratinizadas, muertas y dispuestas en capas; producidas por los queratinocitos de las cuatro capas subyacentes, las células de la epidermis ofrecen una barrera hermética que evita que ocurra la deshidratación y representan un entorno seco e inhóspito para los microbios de la superficie de la piel. La división continuada de los queratinocitos y el constante desprendimiento de la capa epidérmica superficial hace que los microbios adheridos a las superficies cutáneas se eliminen.

B. Mucosas

El epitelio de las mucosas recubre todas las cavidades del cuerpo que tienen contacto con el entorno, como las vías respiratorias, el tubo digestivo y el aparato genitourinario (figura 3-3); dicho epitelio contiene células caliciformes que secretan moco. Se estima que solo el tubo digestivo produce cada día cuatro litros de moco (a pesar de

Tabla 3-1. Entorno microbiano humano

Localización	Carga bacteriana	
Piel	10^3 por cm^2	10^{12} total
Cuero cabelludo	10^6 por cm^2	—
Moco nasal	10^7 por g	—
Saliva	10^8 por g	—
Boca	—	10^{10} total
Heces	>10^8 por g	—
Tubo digestivo	—	10^{14} total

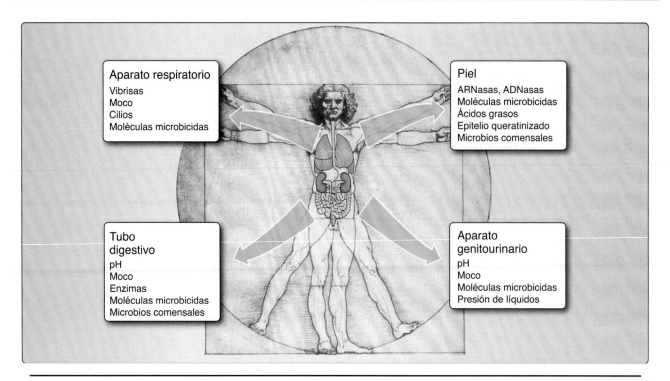

Figura 3-1
Barreras protectoras del cuerpo humano; estas estructuras son la primera línea de defensa y evitan o retardan la entrada de células y moléculas nocivas hacia el interior del organismo.

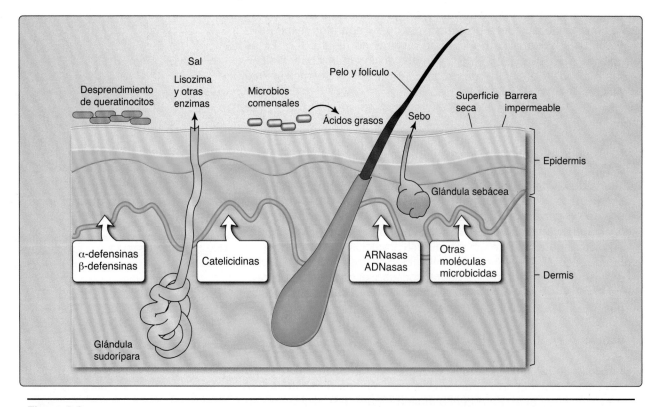

Figura 3-2
La piel contiene varios mecanismos de defensa. La epidermis proporciona una barrera seca y hermética, con células muertas (queratinocitos) que se desprenden de forma continua. Las glándulas dérmicas bañan la epidermis con moléculas microbicidas, así como sebo y sudor; de manera que se genera un pH ácido y se deposita sal en la superficie de la piel. La dermis contiene moléculas de defensa adicionales y células fagocíticas (p. ej., neutrófilos y macrófagos) que atacan a los invasores. Los microbios comensales secretan ácidos grasos que inhiben la colonización por parte de otros microbios.

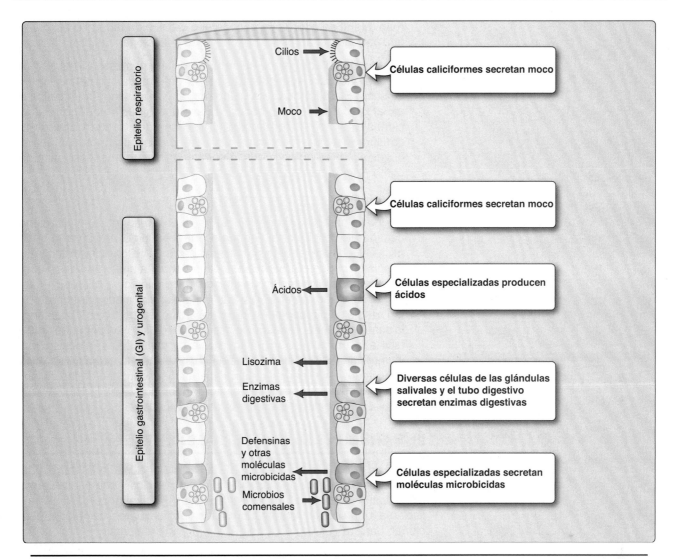

Figura 3-3
Mecanismos de defensa de las membranas mucosas. El moco atrapa a los microbios y partículas (los cuales, en las vías respiratorias, son barridos por los cilios hacia afuera). Hay microbios comensales protectores y se producen numerosas moléculas microbicidas, enzimas y ácidos.

que una gran cantidad se reabsorbe en el intestino grueso). En el aparato respiratorio, el moco atrapa bacterias, hongos y otras partículas que son inhaladas. En el tubo digestivo, el moco y las mucosas ayudan a proteger las células epiteliales y los tejidos subyacentes contra el daño provocado por enzimas digestivas y facilitan el flujo de la materia ingerida a lo largo del intestino. Las superficies mucosas del epitelio húmedo facilitan el intercambio de moléculas con el entorno y resisten la invasión microbiana. Además, el desprendimiento de las células epiteliales intestinales tiene efecto protector similar al del desprendimiento de los queratinocitos en la piel.

C. Aparato respiratorio

La turbulencia aérea causada por los pelos existentes en las fosas nasales deposita las partículas mayores de 10 μm en la mucosa nasal. Los **cilios** con forma de pelos del epitelio que recubre los conductos del aparato respiratorio ayudan a mantener limpio el sistema, ya que mueven hacia el exterior las secreciones que contienen microbios y partículas atrapadas, para que sean expulsadas mediante procesos de tos y estornudos. El batido rítmico de los cilios del epitelio respiratorio se altera con el consumo crónico de tabaco o alcohol, lo que conduce al aumento del riesgo de infecciones respiratorias.

La importancia del moco secretado por las membranas del aparato respiratorio está ejemplificada por la enfermedad genética fibrosis quística. El trastorno es causado por un gen mutado que codifica un canal iónico defectuoso del cloro, de manera que se generan secreciones anormalmente espesas y viscosas que pueden obstruir los conductos respiratorios. Como resultado, los individuos con fibrosis quística sufren infecciones respiratorias recurrentes de bacterias como *Pseudomonas aeruginosa*.

D. Vía urinaria

De forma parecida al movimiento hacia el exterior de las secreciones del aparato respiratorio, la orina ayuda a inhibir el movimiento de los microbios desde el entorno exterior hacia la vejiga y los riñones. La expulsión periódica de orina estéril proporciona una presión de líquido dirigida hacia el exterior que inhibe el movimiento de microbios hacia el interior y a lo largo de las vías urinarias; ese mecanismo protector tan simple se puede alterar con la inserción terapéutica de una sonda, la cual incrementa el riesgo de infecciones de las vías urinarias porque facilita la entrada de microbios hacia su interior. Las infecciones de vías urinarias a causa del sondaje suponen casi la mitad de todas las infecciones intrahospitalarias. El aparato genitourinario de las mujeres está protegido también por las secreciones ácidas de la vagina y moléculas microbicidas secretadas por las mucosas.

III. BARRERAS QUÍMICAS Y AMBIENTALES

El pH ácido de la piel, el estómago y la vagina funciona como barrera química contra los microbios. Las moléculas microbicidas, como las α-defensinas, las β-defensinas, la catelicidina, las ARNasas, las ADNasas y la lisozima, que son secretadas por varios tipos celulares, también proporcionan barreras protectoras contra el entorno ambiental.

A. Potencial de hidrógeno (pH)

La mayoría de los patógenos son muy sensibles a un entorno donde el pH ácido inhibe el crecimiento de posibles microorganismos dañinos.

1. **Piel.** Este órgano contiene glándulas generadoras de aceites y de sudor (las glándulas sebáceas y sudoríparas, respectivamente) y algunos de esos productos son ligeramente ácidos. En general, la piel tiene pH de alrededor de 5.5. El **sebo** es una mezcla de lípidos producidos por las glándulas sebáceas, crea niveles de pH menos favorables para el crecimiento microbiano. Su secreción excesiva está, a menudo, asociada con piel, grasa y acné, sobre todo en adolescentes, ya que dicho material puede obturar los poros (atrapando y reteniendo microbios) y crear niveles de pH menos favorables para el crecimiento microbiano.

2. **Estómago.** En comparación con el colon, el estómago tiene muy pocas bacterias por su ambiente altamente ácido (pH entre 1.0 y 3.0). Ese ambiente evita que los microbios ingeridos colonicen los intestinos.

3. **Vagina.** La vagina y el cuello uterino en las mujeres sanas suelen tener pH entre 4.4 y 4.6, como resultado de la producción de ácido láctico por parte de las bacterias comensales del género *Lactobacillus* (véase más adelante IV. Barreras biológicas: microbios comensales).

B. Acción microbicida de las moléculas secretadas

Varios tejidos que están en contacto con el entorno exterior sintetizan y secretan distintas **moléculas microbicidas** que actúan mediante inhibir o matar a los microbios que intentan colonizar al individuo. A continuación, se consideran algunas de las principales moléculas microbicidas.

1. **Piel.** Está protegida, en parte, por varios péptidos antimicrobianos secretados por diversos tipos celulares del tejido; entre ellos se encuentran las α-defensinas, las β-defensinas y la catelicidina. Todas estas moléculas son capaces de inhibir el crecimiento microbiano mediante acción directa, dañando las membranas microbianas y causando su lisis. También pueden actuar como sustancias quimiotácticas para células del sistema inmune innato, y facilitar la ingestión y destrucción de microbios por parte de las células fagocíticas. Los ácidos grasos liberados por algunos microbios comensales de la piel también sirven para inhibir el crecimiento de otras bacterias.

    En la piel existen otras moléculas con actividad enzimática. El sudor contiene **lisozima,** una enzima que rompe el peptidoglucano (un constituyente de la mayor parte de las paredes celulares bacterianas). También hay moléculas que actúan sobre el ARN y el ADN de un amplio abanico de microbios. Las **ARNasas** y **ADNasas,** de hecho, son tan potentes que se necesita el uso de guantes de protección cuando se desarrollan técnicas de biología molecular; no para proteger las manos, sino para proteger el material que se está manipulando, de la destrucción por parte de las enzimas de la piel. Por último, la evaporación del sudor crea un ambiente ligeramente salado que inhibe el crecimiento de muchas bacterias.

2. **Vías respiratorias.** Para proteger las superficies mucosas de los pulmones, algunas células del epitelio respiratorio secretan moléculas microbicidas como las β-defensinas; éstas y otras moléculas en las vías respiratorias pueden unirse a los microbios y hacerlos más susceptibles a la ingestión y destrucción que llevan a cabo las células fagocíticas.

3. **Tubo digestivo.** Se defiende de muchas formas contra los microorganismos patógenos. Además del bajo pH del estómago, algunas células epiteliales secretan moléculas microbicidas, como las α-defensinas y la criptidina, que ayudan a destruir muchos posibles patógenos. Las glándulas salivales, el estómago y el intestino delgado liberan unas 22 enzimas digestivas diferentes; entre éstas, la lisozima que se encuentra en la saliva. Tales enzimas ayudan al proceso digestivo, pero también son eficaces para matar y degradar numerosos patógenos que pueden haber sido ingeridos.

4. **Lágrimas.** Son producto de las glándulas lagrimales, unas estructuras pequeñas con forma de almendra situadas por encima de la esquina más externa del ojo. Como parte de la protección de los ojos, las secreciones de las glándulas lagrimales contienen lisozima.

IV. BARRERAS BIOLÓGICAS: MICROBIOS COMENSALES

Los **microbios comensales** son los que se encuentran en simbiosis con el cuerpo. La piel y el tubo digestivo están colonizados por alrededor de 500 especies de bacterias comensales y otras variedades microbianas. Ese conjunto representa casi 95% de las células presentes en un cuerpo humano común (tabla 3-2). Los microbios comensales que colonizan la

Tabla 3-2. Microbios comensales

Zona del cuerpo		Organismos comunes (bacterias, a menos que se indique lo contrario)
Piel		Género *Acinetobacter* Género *Staphylococcus*
	Cuero cabelludo	Género *Malassezia* (hongo)
	Glándulas sebáceas	Género *Propionibacterium*
Boca/garganta		Género *Actinomyces* Género *Fusobacterium* Género *Lactobacillus* Género *Leptotrichia* Género *Mycoplasma* Género *Neisseria* Género *Staphylococcus* Género *Streptococcus*
Cavidad nasal/faringe		Género *Corynebacterium* *Haemophilus influenzae* *Neisseria meningitidis* Género *Staphylococcus* Género *Streptococcus*
Estómago		*Helicobacter pylori*
Intestino delgado/grueso		Género *Bacteroides* Género *Bifidobacterium* (lactantes alimentados con leche materna) *Candida albicans* (hongo) Género *Clostridium* Género *Enterobacter* *Escherichia coli* Género *Klebsiella* Género *Lactobacillus* (lactantes alimentados con leche preparada) Género *Proteus* *Pseudomonas aeruginosa* Género *Streptococcus*
Vías respiratorias superiores		*Corynebacterium catarrhalis* *Neisseria meningitidis* Género *Streptococcus* (α-hemolítico)
Aparato genitourinario	Orificio de la uretra	Género *Corynebacterium* *Enterococcus faecalis* *Staphylococcus epidermidis*
	Vagina	*Candida albicans* (hongo) Género *Corynebacterium* Género *Lactobacillus* Género *Streptococcus*
Ojo	Superficie	Género *Staphylococcus* Género *Streptococcus* *Branhamella catarrhalis*

Aplicación clínica 3-1. Infección hospitalaria

Una mujer de 60 años de edad es evaluada en el hospital, con cuadro de fiebre, enrojecimiento y dolor a la palpación en el sitio de inserción del catéter desde hace un día. En fecha reciente se le diagnosticó leucemia y empezó a recibir quimioterapia hace varios días. En la exploración física destacan la fiebre alta, el enrojecimiento y el dolor a la palpación en el sitio de inserción del catéter en el brazo izquierdo. Los hemocultivos revelan *Staphylococcus aureus* resistente a la meticilina.

Esta paciente tiene una infección adquirida en el hospital además de inmunodepresión subyacente causada por quimioterapia para la leucemia. Hay que eliminar de inmediato el catéter y tratarla con antibióticos intravenosos.

piel y el tubo digestivo "defienden" su territorio e inhiben el establecimiento de otros microbios con potencial patógeno. En el tubo digestivo, estos microbios también ayudan al proceso digestivo.

Excepto en circunstancias especiales, los microbios comensales no son patógenos; por ejemplo, pueden causar trastornos en personas inmunodeprimidas (es decir, cuyos sistemas inmunes no funcionan de manera eficaz). La introducción en el cuerpo de utensilios médicos, como las sondas, también puede provocar que las bacterias comensales de la piel entren en zonas del cuerpo que suelen ser estériles. Cualquier alteración de la microbiota normal del cuerpo puede conducir a la enfermedad. La colitis seudomembranosa es causada por *Clostridium difficile,* bacteria que produce una toxina que daña el tubo digestivo y provoca diarrea, contracciones abdominales y fiebre. El problema en ocasiones inicia después de un tratamiento con antibióticos de amplio espectro. Una explicación para esto es que el uso de antibióticos reduce los niveles normales de bacterias comensales del tubo digestivo, lo que permite el establecimiento y la proliferación de *C. difficile.*

Aplicación clínica 3-2. *Clostridioides difficile*

Una mujer de 65 años de edad es evaluada en la sala de urgencias por dolor abdominal tipo cólico que ha empeorado, además de múltiples deposiciones blandas al día, con cuatro días de evolución. La paciente tiene antecedentes de colitis ulcerativa. Antes de este episodio ha sido estable, con una o dos evacuaciones al día. Hace alrededor de cuatro semanas fue diagnosticada con bronquitis aguda que se resolvió con antibióticos.

A la exploración física su temperatura es de 38.4 °C y su abdomen muestra hipersensibilidad difusa. Los estudios de laboratorio revelan leucocitosis.

Es probable que la paciente tenga colitis por *Clostridioides difficile* relacionada con antibióticos, lo cual complica su colitis ulcerativa subyacente. El uso reciente de antibióticos incrementa el riesgo de infección por esta bacteria.

C. difficile es la causa de casi 500 000 casos de enfermedad por año y puede afectar a personas de todas las edades. Más de 80% de las muertes ocurren en sujetos de 65 años de edad o mayores. Los pacientes que reciben antibióticos tienen 7 a 10 veces mayor probabilidad de padecer infección por *C. difficile* mientras reciben el medicamento o durante el mes siguiente.

Fuente: https://www.cdc.gov/cdiff/what-is.html

Resumen del capítulo

- El cuerpo dispone de diversas **barreras** mecánicas, químicas y biológicas que son la primera línea de defensa contra la entrada de microbios y moléculas tóxicas.

- Las barreras mecánicas iniciales que protegen al cuerpo contra los microbios invasores son la epidermis y los queratinocitos de la piel; el epitelio de las mucosas del tubo digestivo y los aparatos respiratorio y genitourinario, y los cilios de las vías respiratorias.

- El pH ligeramente ácido de la piel y la vagina inhibe el crecimiento bacteriano. El pH altamente ácido del estómago tiene poder inhibitorio muy elevado.

- Las **moléculas microbicidas** inhiben el crecimiento de los microbios. En la piel encontramos moléculas como las ARNasas y ADNasas, las defensinas y la catelicidina. Algunas células del epitelio respiratorio secretan β-defensinas; algunas células epiteliales secretan α-defensinas y criptidinas.

- Los **microbios comensales** son aquellos que se encuentran en simbiosis con el cuerpo, en tanto que los que colonizan la piel y el tubo digestivo inhiben el establecimiento de otros microbios potencialmente patógenos.

Preguntas de estudio

3.1 Una mujer de 30 años de edad sufrió candidiasis vaginal (infección micótica) tras recibir tratamiento con antibióticos contra infección en los senos paranasales. Una posible explicación para la infección micótica es que los antibióticos provocaron en la vagina la reducción de:

A. La secreción de lisozima.

B. La secreción de moco.

C. Bacterias normales comensales.

D. pH.

E. ARNasas y ADNasas.

La respuesta correcta es C. El uso de antibióticos puede reducir las poblaciones normales de microbios comensales, lo que aumenta la oportunidad de colonización de microbios más patógenos. Los antibióticos no alteran la secreción de moco y moléculas microbicidas de las mucosas de la vagina. Del mismo modo, el pH tampoco se reduce por el uso de antibióticos.

3.2 Las personas con fibrosis quística sufren infecciones recurrentes por bacterias como *Pseudomonas aeruginosa,* por cambios en las vías respiratorias que incluyen:

A. Disminución en la secreción de lisozima.

B. Disminución en la secreción de moco.

C. Disminución en el pH.

D. Aumento de espesor y viscosidad de las secreciones.

E. Aumento de secreciones acuosas.

La respuesta correcta es D. El defecto genético en la fibrosis quística hace que el moco sea espeso y viscoso. El moco no disminuye en volumen, pH o contenido enzimático; tampoco aumenta en volumen.

3.3 Durante su estancia en el hospital, se colocó una sonda uretral a un varón de 70 años de edad, que a continuación sufrió cistitis (infección de la vejiga urinaria). Es muy probable que un factor que contribuyó al surgimiento de la infección es:

A. La facilitación del intercambio de moléculas con el entorno mediada por células epiteliales.

B. La introducción de microbios en la uretra durante la colocación de la sonda.

C. La secreción de moco de las células epiteliales que recubren la vía urinaria.

D. El pH en la orina estéril del paciente sondado.

E. La secreción de sudor y sebo por parte de las glándulas sudoríparas y sebáceas.

La respuesta correcta es B. La colocación de una sonda en la uretra puede facilitar el acceso de microbios desde la superficie externa. La sonda no altera por sí misma el pH de la orina ni la producción de moco. Tampoco afecta al aparato respiratorio o las glándulas de la piel.

3.4 ¿Cuál de los siguientes es un ejemplo de barrera de pH fisiológica normal ante la colonización microbiana?

A. El pH de la vía respiratoria entre 9.0 y 11.0.

B. El pH de la piel de aproximadamente 8.0.

C. El pH del estómago entre 1.0 y 3.0.

D. El pH en el tubo digestivo superior entre 6.5 y 7.5.

E. El pH vaginal de aproximadamente 7.0.

La respuesta correcta es C. El pH normal del estómago está entre 1.0 y 3.0. Los valores proporcionados para el aparato respiratorio, la piel, el tubo digestivo superior y la vagina no son normales.

3.5 ¿Cuál de las siguientes opciones describe una relación correcta entre una molécula soluble y su acción microbicida en el aparato respiratorio?

A. Las β-defensinas aumentan la susceptibilidad de los microbios a la fagocitosis.

B. La ADNasa daña mediante acción enzimática las membranas microbianas.

C. Los ácidos grasos de los microbios comensales degradan el peptidoglucano microbiano.

D. Las secreciones lagrimales facilitan la ingestión de los microbios por las células fagocíticas.

E. La lisozima degrada el ADN y el ARN producidos por los microbios patógenos.

La respuesta correcta es A. Las β-defensinas pueden unirse a los microbios y hacerlos más proclives a ser ingeridos por los fagocitos. El peptidoglucano de las paredes celulares bacterianas es degradado por la lisozima, no por los ácidos grasos ni la ADNasa. La lisozima no actúa sobre el ARN o el ADN. El líquido lagrimal contiene lisozima que actúa sobre el peptidoglucano microbiano, no sobre las células fagocíticas del anfitrión.

3.6 Una mujer de 67 años de edad desarrolló colitis pseudomembranosa después de recibir antibióticos para bronquitis. Una posible explicación para la colitis es la reducción inducida por antibióticos de lo siguiente en el colon:

A. Secreción de lisozima.

B. Secreción de moco.

C. Bacterias comensales normales.

D. pH.

E. ARNasas y ADNasas.

La respuesta correcta es C. El uso de antibióticos puede reducir la población normal de los microbios comensales normales, lo que aumenta la oportunidad de colonización por microbios más patógenos. La fisiopatología de la colitis pseudomembranosa, que es inflamación grave del revestimiento interno del intestino, no se relaciona con cambios en la secreción de lisozima ni de moco, con el pH, ni con ARNasas ni ADNasas.

3.7 ¿Cuál de las siguientes opciones describe a los microbios comensales?

A. Existen sólo en el tracto gastrointestinal.

B. Existen en relación simbiótica con el cuerpo.

C. Producen toxinas que cruzan el epitelio.

D. Proporcionan nutrientes para los patógenos.

E. Inducen inflamación en condiciones homeostáticas.

La respuesta correcta es B. Los microbios comensales están en relación simbiótica con el organismo. Colonizan varios sitios del cuerpo, incluidos la piel y el tracto gastrointestinal, donde inhiben el establecimiento de otros microbios potencialmente patógenos, en parte al utilizar los nutrientes requeridos para el crecimiento y toxicidad de los patógenos.

4 Células de la respuesta inmune innata

I. GENERALIDADES

Los glóbulos blancos o **leucocitos** desempeñan la función de centinelas y defensores contra la infección, y vigilando los tejidos y los órganos del cuerpo. Se mueven por el organismo a través de los sistema circulatorios linfático y sanguíneo, y pueden salir y volver a entrar en la circulación para moverse a través de los tejidos corporales. Como "soldados" del sistema inmune, los leucocitos tienen funciones especializadas en la defensa del cuerpo. Así, su clasificación se basa en su morfología y, en especial, en el número de lóbulos que posee su núcleo y la presencia o ausencia de gránulos visibles al microscopio en su citoplasma (figura 4-1). La estructura histológica es, a menudo, una pista para definir la función de la célula. Algunos leucocitos atacan de manera directa a los organismos invasores; otros producen moléculas solubles que se reparten por todo el cuerpo y amplifican la lucha contra microbios. Algunos leucocitos son autónomos y se oponen a los microbios sin la intervención de otras células; otros necesitan ayuda. Los leucocitos se pueden encontrar como células individuales a lo largo del cuerpo, como acumulaciones dentro de los órganos linfáticos (p. ej., el bazo o los ganglios linfáticos) y en los lugares de infección o inflamación. El conocimiento de la función que desempeña cada leucocito es importante para entender la función inmunitaria.

Todas las células sanguíneas proceden de **células troncales hematopoyéticas pluripotentes**, denominadas así porque cada una es capaz de producir todos los leucocitos, así como los eritrocitos (linaje eritrocítico) y las plaquetas (linaje trombocítico). Las células troncales pluripotentes residen en la médula ósea y son la fuente de linfocitos y células plasmáticas; macrófagos, monocitos y células dendríticas, y de granulocitos (neutrófilos, eosinófilos y basófilos). Las células del **linaje mieloide**, en especial las que contienen gránulos citoplásmicos (eosinófilos, basófilos y neutrófilos), junto con las células fagocíticas no granulares (monocitos, macrófagos y células dendríticas), están involucradas en la respuesta innata. Otras células derivadas del linaje mielocítico participan en el transporte del oxígeno y el dióxido de carbono (eritrocitos o glóbulos rojos) y en la coagulación de la sangre (plaquetas). La mayoría de las células derivadas del linaje linfoide (linfocitos y células plasmáticas) son responsables de la respuesta inmune adaptativa (véase la Sección III, Leucocitos granulares). Otras células (los linfocitos citolíticos naturales o linfocitos NK [*natural killer*] y los fagocitos) sirven de puente entre la respuesta inmune innata y adaptativa.

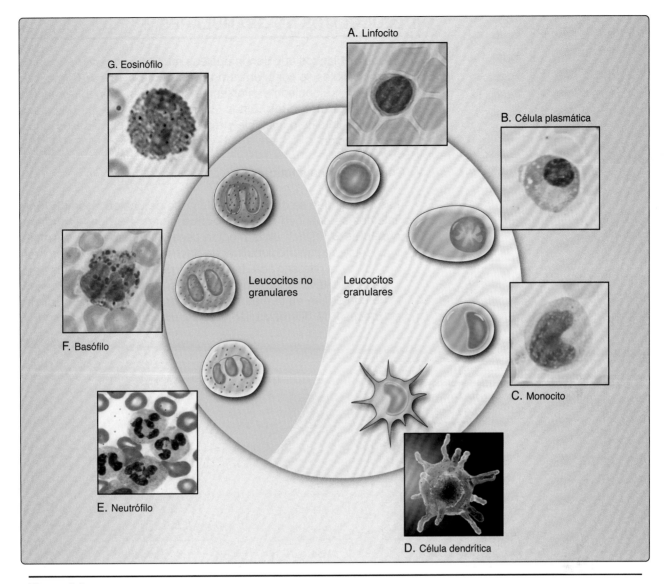

Figura 4-1
Tipos de leucocitos. Los glóbulos blancos o leucocitos se clasifican, en líneas generales, por la ausencia (no granulares) o presencia (granulares) de inclusiones citoplásmicas o gránulos. **A.** Entre los linfocitos se encuentran las variedades T, B y linfocitos citolíticos naturales (NK, *natural killer*). **B.** Los linfocitos B que aumentan de tamaño y se convierten en células secretoras de inmunoglobulinas se conocen como células plasmáticas. **C.** Los monocitos son células fagocíticas en la circulación y reciben el nombre de macrófagos cuando acceden a los tejidos. **D.** Las células dendríticas son células fagocíticas que disponen de extensiones citoplásmicas en forma de ramas. **E.** Los neutrófilos tienen núcleos multilobulados y gránulos citoplásmicos que se tiñen con colorantes de pH neutro. **F.** Los basófilos tienen núcleos bilobulados y gránulos citoplásmicos que se tiñen con colorantes de pH básico. **G.** Los eosinófilos tienen núcleos bilobulados y gránulos citoplásmicos que se tiñen con colorantes de pH ácido.

II. LEUCOCITOS NO GRANULARES

Los glóbulos blancos que tienen núcleos multilobulados y gránulos citoplásmicos visibles se conocen como **granulocitos**, mientras que los de
núcleo único no lobulado y citoplasma con pocos o ningún gránulo se
denominan **agranulocitos**. Estos últimos proceden de los precursores
de los linajes linfoide o mieloide y representan 35 a 38% de los leucocitos en circulación.

A. Células del linaje linfoide

Las células que se diferencian a lo largo de una de las varias líneas
linfoides se conocen como **linfocitos** (figura 4-2). Los **linfocitos B**
o **células B** residen en la médula ósea y son capaces de sintetizar
moléculas de inmunoglobulina; de hecho, los linfocitos B y su progenie aún más diferenciada, las **células plasmáticas**, son las únicas
capaces de llevar a cabo dicha síntesis. Otras células del linaje linfoide con origen en la médula ósea migran al timo, donde culminan
su proceso de diferenciación y son marcadas en ese entorno. Los

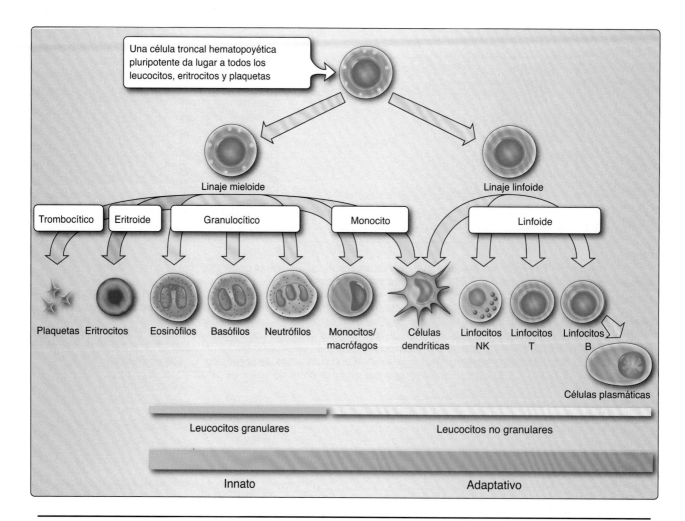

Figura 4-2
Linajes hematopoyéticos. Las células troncales (madre) pluripotentes de la médula ósea dan lugar a todas las células
de la sangre. Las del linaje mieloide se diferencian en plaquetas, eritrocitos, eosinófilos, basófilos (y mastocitos),
neutrófilos, monocitos/macrófagos y algunas células dendríticas. Las células del linaje linfoide se diferencian en
linfocitos T y B, linfocitos citolíticos naturales (NK) y algunas células dendríticas.

timocitos que salen del timo se conocen como linfocitos derivados del timo o **linfocitos T (células T)**. Aquí se considera la diferenciación y función de los linfocitos B, células plasmáticas y linfocitos T, así como su participación en la función inmune adaptativa, en los capítulos 7 a 21.

Un tercer tipo de célula del linaje linfoide diferente de los linfocitos B y T y sus progenies es el **linfocito citolítico natural** (NK, *natural killer*). Estas células grandes, no fagocíticas y granulares, se llaman así por su capacidad de destruir células anómalas del anfitrión (p. ej., infectadas o tumorales) (figura 4-3). Representan 5 a 10% de los linfocitos en circulación.

Las **células linfoides innatas** son derivadas linfoides que se encuentran en numerosos tejidos como la piel, los pulmones y el tracto gastrointestinal. Responden con rapidez a señales de tejidos infectados o lesionados; liberan numerosas citocinas y llegan a promover respuestas inmunes en estos tejidos de barrera. Los linfocitos NK se consideran un tipo de células linfoides innatas; sin embargo, además de los tejidos mencionados, circulan en la sangre.

B. Células del linaje monocítico

Las células mononucleares que se diferencian a partir de precursores mieloides se conocen como **monocitos** en circulación o **macrófagos** cuando entran en los tejidos; estas células son los "barrenderos" del cuerpo, pues fagocitan o recogen restos celulares, células y partículas extrañas, y las degradan por acción enzimática. Asimismo, existe otro grupo de células fagocíticas, con orígenes tanto mieloides como linfoide, denominadas en conjunto **células dendríticas**, en referencia a sus proyecciones citoplásmicas en forma de ramas.

1. **Monocitos y macrófagos.** Los monocitos son células mononucleares grandes y representan 5 a 7% de los leucocitos en la sangre periférica (figura 4-4). Los monocitos pasan 1 o 2 días en la circulación (su vida media es de alrededor de 8.4 h), luego atraviesan el endotelio y entran en los tejidos de todo el cuerpo, donde se convierten en macrófagos y residen durante un tiempo que puede ser de algunos meses. Tanto los macrófagos como los monocitos controlan de forma activa su entorno mediante la fagocitosis y actúan como barrenderos que eliminan los restos celulares. Los materiales ingeridos son degradados mediante acción enzimática.

2. **Células dendríticas.** Presentes en todo el organismo, pero sobre todo en las zonas que pueden ser entradas de microbios (p. ej., la piel, los pulmones, el tubo digestivo), estas células se denominan así por sus proyecciones citoplásmicas en forma de ramas (figura 4-5). Como otros fagocitos, las células dendríticas incorporan de forma activa las células y las partículas de su entorno mediante el proceso de fagocitosis (véase el capítulo 20). Además, las células dendríticas toman muestras de abundantes cantidades de líquidos extracelulares mediante macropinocitosis, proceso por el que sus proyecciones citoplásmicas rodean e incorporan el líquido tisular, las moléculas y las partículas contenidas en él. Las células dendríticas pueden derivar de células de los linajes mieloide y linfoide (también denominado plasmacitoide). Como células fagocíticas activas, las células dendríticas constituyen importantes defensas inmunes innatas.

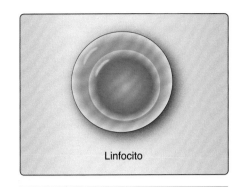

Figura 4-3
Linfocito. Exceptuando pequeñas diferencias de tamaño (intervalo de 4 a 15 μm), los distintos linfocitos suelen parecerse mucho y tienen núcleos grandes con muy poco citoplasma, pese a que pueden variar funcionalmente.

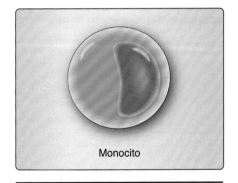

Figura 4-4
Monocito. Los fagocitos mononucleares circulantes se denominan monocitos. Cuando abandonan la circulación y entran en los tejidos reciben el nombre de macrófagos.

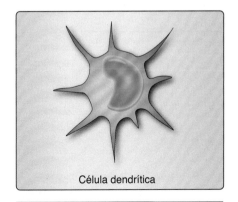

Figura 4-5
Célula dendrítica. Son fagocitos eficaces que usan sus extensiones citoplásmicas para tomar muestras de su entorno.

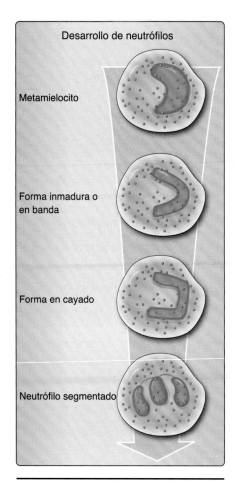

Desarrollo de neutrófilos

Metamielocito

Forma inmadura o
en banda

Forma en cayado

Neutrófilo segmentado

Figura 4-6
Desarrollo de los neutrófilos. Son los
leucocitos más numerosos y resultan
fundamentales en la protección del
cuerpo contra la invasión microbiana.
Requieren alrededor de dos semanas
para madurar a partir de metamielocitos,
pasando por diferentes estadios
intermedios y convirtiéndose al final en
neutrófilos maduros segmentados.

III. LEUCOCITOS GRANULARES

Los leucocitos que contienen gránulos citoplásmicos visibles se conocen
como granulocitos; estas células poseen núcleos multilobulados y gránulos citoplásmicos que contienen aminas (que se tiñen con colorantes
básicos), proteínas básicas (que se tiñen con colorantes acidófilos o eosinófilos) o ambos (tinción neutra).

A. Neutrófilos

Son la población más abundante entre los leucocitos y representan
alrededor de 60% de éstos en sangre periférica. También se denominan **células polimorfonucleares (PMN)**, por el número variable
de segmentos nucleares que poseen (2 a 5). En los adultos sanos,
cada día entran en circulación más de 100 mil millones de neutrófilos con vida media de unas siete horas. Se requieren alrededor de
2 semanas para que los metamielocitos (un estadio intermedio en el
proceso de diferenciación de los neutrófilos, con un núcleo en forma
de riñón) se diferencien desde la forma inmadura o en banda (con un
núcleo alargado) al estadio en cayado (con núcleo en forma de U) y
por último al estadio segmentado o maduro (figura 4-6). Los neutrófilos son muy eficaces en la destrucción de bacterias. El aumento en
el número de neutrófilos en sangre periférica suele indicar infección
aguda. A medida que las reservas de PMN en la médula ósea se
agotan durante una enfermedad infecciosa, varios metamielocitos y
formas inmaduras aumentan en la circulación.

B. Basófilos y mastocitos

Los gránulos citoplásmicos ácidos de los **basófilos** contienen aminas vasoactivas (p. ej., histamina) que provocan la contracción del
músculo liso y se pueden teñir fácilmente con colorantes básicos
(figura 4-7); estas células bilobuladas se encuentran en cantidades
reducidas en la sangre periférica (0 a 1%) o en su forma residente
en tejidos, conocida como **mastocitos**. Tanto los basófilos como los
mastocitos son importantes en las reacciones alérgicas de la respuesta inmune adaptativa (expuesta en el capítulo 14).

C. Eosinófilos

Reciben esta denominación por sus gránulos con afinidad por la eo-
sina (un colorante utilizado en histología). Son granulocitos bilobulados con gránulos citoplásmicos que contienen proteínas básicas.
Aunque comprenden entre 0 y 5% de los leucocitos de la sangre
periférica, los eosinófilos participan de forma activa en las respuestas inmunes innata y adaptativa frente a infecciones por parásitos
helmintos (gusanos) (figura 4-8).

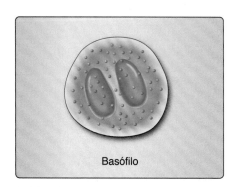

Basófilo

Figura 4-7
Basófilo. La liberación de sus gránulos
citoplásmicos (desgranulación) disemina
aminas vasoactivas y otras moléculas
asociadas con las reacciones alérgicas.

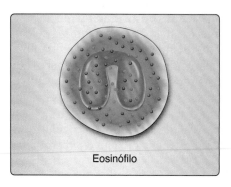

Eosinófilo

Figura 4-8
Eosinófilo. La liberación de
los gránulos citoplásmicos por
parte de los eosinófilos provee
moléculas que son potentes
armas contra los gusanos
parasitarios.

Resumen del capítulo

- Todas las células de origen hematopoyético derivan de **células troncales (madre) hematopoyéticas pluripotentes** que tienen la capacidad de generar todos los tipos de **leucocitos**, eritrocitos y plaquetas.

- Las células del **linaje mieloide** (**eosinófilos**, **basófilos**, **neutrófilos**, **monocitos**, **macrófagos** y algunas **células dendríticas**) participan en las defensas inmunes innatas.

- Muchas células derivadas del linaje linfoide (**linfocitos** y **células plasmáticas**) son responsables de la respuesta inmune adaptativa.

- Los **leucocitos no granulares** derivan de precursores de linajes linfoide y mieloide y representan entre 35 y 38% de los leucocitos en circulación.

- Los **linfocitos B** y las **células plasmáticas** son las únicas células capaces de sintetizar inmunoglobulinas.

- Las células mononucleares (**monocitos** y **macrófagos**) son los "barrenderos" del cuerpo. Fagocitan, es decir, recogen restos celulares, células extrañas y partículas, y las degradan por acción enzimática.

- Los **mastocitos** son similares a los basófilos, pero se encuentran en el tejido conjuntivo.

- Los **linfocitos citolíticos naturales** (NK) son linfocitos granulares grandes, no fagocíticos, que provocan la muerte de células anfitrionas anómalas (p. ej., infectadas o malignas) y representan de 5 a 10% de todos los linfocitos en circulación.

- Las **células linfoides innatas** son linfocitos encontrados en numerosos tejidos, en particular en la piel, los pulmones y el tracto gastrointestinal.

- El 60% de todos los leucocitos en sangre periférica son **neutrófilos**. Estas células son muy eficaces en la destrucción de las bacterias.

Preguntas de estudio

4.1 ¿Cuál de los siguientes tipos celulares destaca por su presencia en los lugares de infección por helmintos?

  A. Basófilos.
  B. Eosinófilos.
  C. Linfocitos.
  D. Monocitos.
  E. Neutrófilos.

La respuesta correcta es B. Los eosinófilos contienen gránulos citoplásmicos que funcionan como fuertes agentes contra la infección por gusanos parásitos (helmintos). Los basófilos no migran a los lugares de infección. Aunque los linfocitos, los monocitos y los neutrófilos se mueven a esos lugares, los eosinófilos son los únicos que llegan a sitios con infección por gusanos parásitos.

4.2. ¿De cuál de las siguientes familias de leucocitos son miembros los linfocitos citolíticos naturales (NK)?

  A. Basófilos.
  B. Eosinófilos.
  C. Linfocitos.
  D. Monocitos.
  E. Neutrófilos.

La respuesta correcta es C. A los linfocitos citolíticos naturales (NK) se les describe a menudo como linfocitos no T no B que además son grandes y granulares. Aunque contienen gránulos citoplásmicos, éstos son mucho menores que los que se encuentran en los granulocitos (basófilos, eosinófilos y neutrófilos). Los linfocitos NK no son de la familia de los monocitos.

4.3 Un chico de 16 años de edad sufre apendicitis aguda causada por infección. ¿Qué células sanguíneas es más probable que aumenten como resultado de su enfermedad?

  A. Basófilos.
  B. Eosinófilos.
  C. Linfocitos.
  D. Monocitos.
  E. Neutrófilos.

La respuesta correcta es E. El aumento considerable de los neutrófilos sanguíneos es una característica de la infección. Los basófilos y eosinófilos pocas veces están en la circulación en cantidades mayores a 5% de los leucocitos sanguíneos. El número de monocitos y linfocitos sólo aumenta de forma notable en las enfermedades crónicas.

4.4   ¿Cuáles de las siguientes son células efectoras impor-
      tantes en las reacciones alérgicas?

      A. Basófilos.
      B. Células dendríticas.
      C. Linfocitos.
      D. Monocitos.
      E. Neutrófilos

La respuesta correcta es A. Los basófilos sanguíneos y los mastocitos residentes en tejidos son responsables de las respuestas alérgicas causadas por la liberación de aminas vasoactivas contenidas dentro de sus gránulos citoplásmicos. Las células dendríticas, los linfocitos y monocitos participan en las respuestas inmunes adaptativas, pero no son los efectores en las reacciones alérgicas. Los neutrófilos destruyen de forma activa las bacterias invasoras.

4.5   ¿Cuáles de las siguientes células controlan su entorno
      extracelular por macropinocitosis?

      A. Basófilos.
      B. Células dendríticas.
      C. Eosinófilos.
      D. Macrófagos.
      E. Neutrófilos.

La respuesta correcta es B. Las células dendríticas usan dos mecanismos para controlar su entorno extracelular. Uno es la fagocitosis, al capturar por endocitosis las moléculas y las células que se encuentran unidas a los receptores de la superficie celular. El otro es la macrofagocitosis, que implica la absorción de líquidos extracelulares mediante proyecciones citoplásmicas. Los basófilos, los eosinófilos, los macrófagos y los neutrófilos no usan la macrofagocitosis.

4.6   Los eritrocitos proceden de:

      A. Células del linaje granulocítico.
      B. Células del linaje linfoide.
      C. Células del linaje monocítico.
      D. Células del linaje mieloide.
      E. Células del linaje trombocítico.

La respuesta correcta es D. Los eritrocitos o glóbulos rojos proceden de las células del linaje mieloide; su función es singular en la sangre, porque transportan gases entre los pulmones y los tejidos. Ninguno de los otros linajes granulocíticos (basófilos, eosinófilos y neutrófilos), linfoide (linfocitos B y T, linfocitos citolíticos naturales y células plasmáticas), monocíticos (monocitos, macrófagos y células dendríticas) ni trombocíticos (plaquetas) produce células que realicen el intercambio gaseoso.

4.7   ¿Qué subgrupo de los siguientes tipos celulares cul-
      mina su proceso de diferenciación en el timo?

      A. Basófilos.
      B. Eosinófilos.
      C. Linfocitos.
      D. Monocitos.
      E. Neutrófilos.

La respuesta correcta es C. Los linfocitos derivados del timo, o linfocitos T, son un subgrupo de linfocitos. Ninguno de los otros tipos celulares se diferencia en el timo.

4.8   Hace tres días un chico sano de 19 años de edad
      sufrió una herida en la piel durante un partido de fut-
      bol. Ayer tenía síntomas parecidos a los de una gripe
      suave. De repente, esta mañana, se encontró mal: con
      fiebre, dolores musculares generalizados y mareo;
      poco después perdió la conciencia. Al llegar a urgen-
      cias, su temperatura era de 37.8 °C y su frecuencia
      cardiaca de 136 pulsaciones/min. El recuento de leu-
      cocitos sanguíneos fue de 22 000 células/μL (intervalo
      de referencia: de 4 500 a 12 500 células/μL). Lo más
      probable es que el tipo celular predominante en la san-
      gre de este paciente fuera:

      A. Linfocitos B.
      B. Neutrófilos inmaduros y maduros.
      C. Monocitos y macrófagos.
      D. Linfocitos citolíticos naturales.
      E. Linfocitos T.

La respuesta correcta es B. El número de neutrófilos circulantes (sobre todo la forma segmentada) aumenta con rapidez tras una infección aguda; por la elevada incorporación de estas células, algunas formas inmaduras entran en circulación antes de madurar. Los linfocitos B y T, los linfocitos citolíticos naturales, los monocitos y los macrófagos no experimentan el mismo aumento.

4.9 Las células del linaje linfoide:

A. Son la población de leucocitos más numerosa.

B. Consisten en linfocitos B, T y citolíticos naturales.

C. Contienen gránulos citoplásmicos variados.

D. Se diferencian a partir de precursores mieloides.

E. Fagocitan restos celulares y células extrañas.

La respuesta correcta es B. Los linfocitos, entre ellos los linfocitos derivados de la médula ósea (linfocitos B), los derivados del timo (linfocitos T) y los citolíticos naturales, se diferencian a partir de células del linaje linfoide. Además, los linfocitos representan menos de 40% de los leucocitos sanguíneos (los neutrófilos son los más numerosos). Las células del linaje linfoide son leucocitos no granulares y tienen poca capacidad fagocítica.

4.10 Las células linfoides innatas:

A. Son la población más numerosa de leucocitos.

B. Consisten en las células B.

C. Contienen gránulos citoplásmicos visibles.

D. Se diferencian de los precursores de las células mieloides.

E. Se encuentran en numerosos tejidos, en particular en la piel, los pulmones y el tracto gastrointestinal.

La respuesta correcta es E. Las células linfoides innatas se encuentran en numerosos tejidos, en particular la piel, los pulmones y el tracto gastrointestinal; estas células provienen del progenitor linfoide común y responden con rapidez a las señales de tejidos infectados o lesionados. Los neutrófilos son la población de leucocitos más numerosa. Las células linfoides innatas no son células B ni provienen de precursores celulares mieloides, y no contienen gránulos citoplásmicos evidentes.

4.11 ¿Cuáles de las células siguientes son las primeras en dirigirse a los sitios de infección e inflamación?

A. Basófilos.

B. Linfocitos.

C. Mastocitos.

D. Monocitos.

E. Neutrófilos.

La respuesta correcta es E. Los neutrófilos constituyen casi 60% de los leucocitos en sangre periférica y por ello son la población leucocitaria más numerosa. Más de 100 000 millones de neutrófilos entran a la circulación cada día en adultos sanos; los neutrófilos son muy eficaces para eliminar bacterias. Con frecuencia, el incremento de la cantidad de neutrófilos en sangre periférica indica que hay infección aguda. Aunque los linfocitos, monocitos y neutrófilos migran también a los sitios de infección, los neutrófilos son los primeros leucocitos en llegar. Los basófilos y mastocitos no realizan ese movimiento. Los basófilos y mastocitos son importantes en reacciones alérgicas de la respuesta inmune adaptativa.

5 Funciones del sistema inmune innato

I. GENERALIDADES

Cuando los microbios atraviesan la primera línea de defensa del cuerpo, es decir, las barreras mecánicas, químicas y biológicas, el **sistema inmune innato** proporciona la segunda línea de defensa general y la primera línea de defensa inmune contra la infección. Como sus componentes están siempre activados o casi activados, las respuestas del sistema inmune innato ocurren mucho más rápido que las del sistema inmune adaptativo, que proporciona la tercera línea de defensa general y la segunda línea de defensa inmune.

Una vez que el sistema adaptativo participa en la defensa, los sistemas innato y adaptativo suelen interaccionar entre ellos para coordinar sus actividades. Con la finalidad de responder con rapidez, los componentes del sistema inmune innato están genéticamente programados para reconocer moléculas asociadas con numerosas clases de patógenos. La respuesta inmune innata incluye la rápida destrucción de organismos infecciosos, la activación de las células fagocíticas y la respuesta protectora localizada conocida como **inflamación**. Durante la inflamación, las células y las moléculas del sistema innato, y algunas veces las del sistema adaptativo, son estimuladas para que aíslen y destruyan los agentes infecciosos y, a continuación, estimulen la reparación del tejido.

II. RECONOCIMIENTO

El sistema inmune innato usa un número limitado de receptores de **reconocimiento del patrón** (**PRR**, *pattern recognition receptors*) para reconocer los **patrones moleculares asociados con patógenos** (**PAMP**, *pathogen-associated molecular patterns*), características estructurales conservadas que se expresan en los microbios pero no en el anfitrión (figura 2-5). A diferencia de los receptores del sistema inmune adaptativo presentes en los linfocitos B y T, de origen somático y específicos de epítopo, los genes de los PRR están codificados e integrados en el genoma y no requieren modificaciones adicionales. Dado que el anfitrión no produce PAMP, el sistema inmune innato es capaz de discriminar entre lo propio y lo extraño.

A. Patrones moleculares asociados con patógenos

El sistema inmune innato distingue entre microbios infecciosos y células del organismo no infecciosas (células propias) mediante el reconocimiento de un número limitado de estructuras moleculares expresadas de forma amplia en los virus y bacterias. Los PAMP pueden ser azúcares, proteínas, lípidos, ácidos nucleicos o combinaciones de estas moléculas. Los PRR en la superficie de las células fagocíticas reconocen los PAMP, ya sea de forma directa o indirecta, gracias a la acción de los PRR en la superficie de la célula o a la existencia de moléculas solubles que se unen al microbio antes de que ocurra el contacto con el receptor en la superficie celular (p. ej., el complemento y los receptores de complemento, expuestos más adelante en este capítulo). La unión a los PAMP inmoviliza al organismo infeccioso y puede culminar en la ingestión del mismo por parte de los fagocitos. Además, la ocupación de los PRR suele conducir a la activación de las células del anfitrión, lo que provoca un cambio en su actividad y un aumento de la secreción de sustancias antimicrobianas por parte de estas células (figura 5-1).

Dos sustancias bacterianas comunes que contienen PAMP son el **lipopolisacárido** (LPS) y el peptidoglucano. El primero es un constituyente principal de la membrana externa de las bacterias gramnegativas. En la superficie de los monocitos, macrófagos, células dendríticas, mastocitos y células epiteliales intestinales se encuentran el receptor de tipo toll 4 (TLR4, *toll-like receptor 4*; tabla 2-2) y otras moléculas de superficie que se unen al LPS. Los **peptidoglucanos** son componentes importantes de la pared celular de las bacterias grampositivas y son reconocidos por los receptores TLR2 en la superficie de las células del anfitrión (figura 5-2). Los peptidoglucanos también se expresan en grado menor y con una forma ligeramente diferente en bacterias gramnegativas. Como resultado de la ocupación de estos receptores, los microbios son ingeridos y degradados, el macrófago se activa y ocurren la producción de citocinas y el inicio de la respuesta inflamatoria (véase la Sección IV A, Mecanismos celulares de defensa; A. Fagocitosis).

B. Receptores de reconocimiento del patrón

Los PRR son proteínas extracelulares o unidas a la membrana en la superficie de las células fagocíticas en circulación. Durante el reconocimiento de los PAMP se pueden ocupar múltiples receptores al mismo tiempo para mediar la internalización, activar la destrucción de los microbios e inducir la producción de citocinas proinflamatorias y quimiocinas.

1. **TLR.** Son receptores que actúan como mediadores en el reconocimiento de diversos patógenos. Tras la unión de los PAMP, la transducción de señales de los TLR hacia el núcleo conduce al aumento de la expresión de genes que codifican citocinas y otras moléculas involucradas en la actividad antimicrobiana. El resultado es la síntesis y secreción de citocinas que estimulan la inflamación y el reclutamiento de leucocitos hacia el foco de infección (véase el capítulo 2).

2. **Receptores basureros (*scavengers*).** Están implicados en la unión de lipoproteínas de baja densidad modificadas, algunos polisacáridos y algunos ácidos nucleicos. Participan en la internalización de bacterias y en la fagocitosis de células del anfitrión que experimentan apoptosis.

3. **Opsoninas.** Son moléculas que, cuando están unidas a la superficie de los microbios, los hacen más atractivos para las células fagocíticas, facilitando su destrucción. Las opsoninas se unen a las superficies microbianas. Los receptores de las opsoninas existen en la superficie de las células fagocíticas. El consecuente aumento de destrucción de los microbios por fagocitosis se denomina opsonización.

C. Marcadores de lo propio anómalo

Una maniobra evasiva que los microorganismos utilizan a veces para evitar el reconocimiento por parte del sistema inmune es la subversión de las células del anfitrión. Algunos virus hacen que la célula infectada reduzca su expresión de moléculas del complejo principal de histocompatibilidad de clase I (MHC-I, *major histocompatibility complex I*), que son fundamentales para el funcionamiento correcto del sistema inmune adaptativo (capítulos 7 y 10). En ocasiones se producen cambios similares en las células que experimentan una transformación

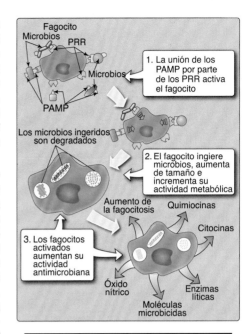

Figura 5-1
La unión PRR-PAMP activa los fagocitos. El reconocimiento y unión de los PAMP existentes en la superficie de los microbios por parte de los PRR en la superficie de los fagocitos, los activa para que ingieran y degraden los microbios.

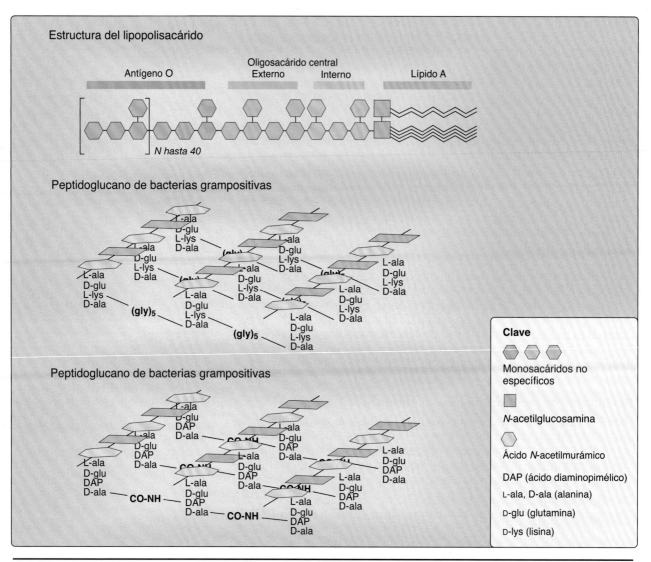

Figura 5-2
Estructuras del lipopolisacárido y el peptidoglucano. Los principales PAMP bacterianos se encuentran en los lipopolisacáridos (carbohidratos + lípidos) de las bacterias gramnegativas y en los peptidoglucanos (carbohidratos + proteínas) asociados con lasbacterias gramnegativas y grampositivas.

oncógena. Las células del anfitrión que se vuelven anómalas como resultado de estos sucesos pueden alertar al sistema inmune sobre su situación mediante la expresión de moléculas en su superficie que actúan como señales de estrés. En los humanos, entre estas moléculas se encuentran algunas proteínas de choque térmico y dos moléculas conocidas como MICA y MICB (figura 5-3). Estas señales de estrés son detectadas por diversos receptores, entre ellos algunos de los TLR (p. ej., TLR2 y TLR4) (tabla 2-2) y los receptores activadores de muerte (KAR, *killer activation receptors*) de los linfocitos citolíticos naturales (NK, *natural killer*) (véase la Sección IV B, Mecanismos celulares de defensa; B. Respuestas de los linfocitos citolíticos naturales).

III. MECANISMOS DE DEFENSA SOLUBLES

Además de las acciones de las propias células, el sistema inmune innato utiliza moléculas solubles para protegerse contra infecciones víricas, para ladestrucción lítica de los microbios o para aumentar la proclividad de los microbios a ser ingeridos por las células fagocíticas.

A. Interferones de tipo I

Los **interferones** de tipo I (IFN) se producen por un subgrupo de células dendríticas **(IFN-α)**, células no leucocitarias como los fibroblastos **(IFN-β)** y otras células en respuesta a una infección vírica (figura 5-4). Los IFN-α e IFN-β se generan con rapidez (en 5 minutos) por células cuyos PRR interaccionan con los PAMP víricos. Los IFN de tipo I secretados inducen tanto a las células infectadas por virus como a las no infectadas a activar numerosas defensas antivíricas, entre ellas la cinasa dependiente de ARN (PKR, *RNA dependent protein kinase*) y diversas vías de apoptosis. Además, los IFN-α e IFN-β influyen en las actividades de los macrófagos y las células dendríticas.

Ciertas proteínas virales, incluidas algunas de patógenos humanos importantes, como el virus Zika (ZIKV) y el virus del dengue (DENV), pueden interrumpir los efectos virales de los interferones tipo 1. Está demostrado que las proteínas virales de esas dos enfermedades transmitidas por mosquitos antagonizan y suprimen las propiedades antivirales y de señalización de los interferones tipo 1. De este modo, en ocasiones los patógenos pueden evadir los efectos antivirales del sistema inmune innato.

B. Moléculas microbicidas

Varias células de la piel y las mucosas, como las células epiteliales, los neutrófilos y los macrófagos, secretan péptidos ricos en cisteína denominados **defensinas**. Estos productos forman canales en las membranas de las bacterias que provocan el flujo de ciertos iones hacia el interior del invasor y con ello la muerte del mismo. Otras moléculas con función microbicida son la catelicidina, la lisozima, y las ADNasas y ARNasas, tal como se expuso en el capítulo 3.

C. Complemento

Esta palabra es el nombre colectivo para un sistema de enzimas y proteínas, de las ramas innata y adaptativa del sistema inmune, que funcionan como mecanismos solubles de protección contra los patógenos que evaden el contacto celular. Varias proteínas reguladoras

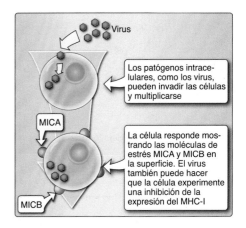

Figura 5-3
La infección de las células puede conducir a la expresión de moléculas de estrés en su superficie. En respuesta a una infección vírica, las células del anfitrión pueden expresar moléculas de estrés como MICA y MICB en su superficie y también pueden experimentar una reducción de la expresión en superficie de las moléculas del MHC-I. Estos cambios en la superficie pueden ser detectados por los linfocitos citolíticos naturales (NK), cuyo objetivo es eliminar las células infectadas por el virus.

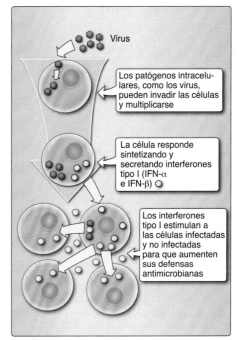

Figura 5-4
Respuesta mediada por el interferón tipo I ante la invasión por microbios intracelulares. Algunas células responden a la infección mediante producir y secretar interferones tipo I que señalizan las células adyacentes para que activen sus defensas antimicrobianas.

Aplicación clínica 5-1. Virus Zika: comprender las respuestas inmunes del anfitrión es la clave de la terapia

Fue identificado a finales de la década de 1940-1949 en el bosque Zika, de Uganda; pero el virus Zika (ZIKV) no se conoció bien hasta que ocurrieron brotes grandes en América en 2015 y 2016. Los casos declinaron en 2017, pero a finales de 2018 se informó que la transmisión activa de este agente abarcaba más de 86 países y territorios. Es un patógeno del género *Flavivirus* transmitido por mosquitos. Ese género también incluye al virus del dengue (DENV), el virus de la fiebre amarilla y el virus del Oeste del Nilo. Aunque la mayoría de los individuos con ZIKV son asintomáticos o desarrollan una enfermedad parecida a influenza, algunos padecen formas graves. Los neonatos pueden desarrollar microcefalia y otras anomalías, mientras que los adultos pueden presentar síndrome de Guillain-Barré, meningoencefalitis y falla multiorgánica. No se dispone de medicamentos ni vacunas contra ZIKV; por tanto, la investigación para mejorar la comprensión de la base molecular de la infección y las respuestas inmunes del anfitrión es fundamental para desarrollar estrategias para tratar y prevenir esta enfermedad.

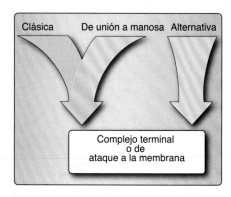

Figura 5-5
Tres vías de activación del complemento conducen a la formación de un complejo de ataque a la membrana.

que se encuentran en circulación o unidas a membranas celulares propias controlan el sistema del complemento.

En el sistema inmune innato, el complemento puede activarse a través de dos rutas: la **vía alternativa**, en la que el antígeno es reconocido por características particulares en su superficie, o la **vía de la lectina de unión a manosa** (**MBL**, *mannose-binding lectin*).

El complemento también puede activarse en el sistema inmune adaptativo a través de la vía clásica, que inicia con los complejos antígeno-anticuerpo (figura 5-5). Independientemente de la vía de activación, las funciones del complemento son la lisis de bacterias, células y virus; la estimulación de la fagocitosis (opsonización), la inducción de inflamación con secreción de moléculas inmunorreguladoras, y la eliminación de inmunocomplejos circulantes.

Nomenclatura del complemento
- Los componentes C1 a C9, B, $\overline{D}$ y P son componentes innatos del complemento (proteínas).
- Al referirse a los fragmentos de origen proteolítico de los componentes innatos del complemento utilizamos letras en minúsculas (p. ej., C4a, C5b, Bb). Se asigna la letra "a" a los fragmentos de menor tamaño y la letra "b" a los de mayor tamaño.
- Una barra horizontal por encima del nombre del componente o complejo indica la posesión la posesión de actividad enzimática, por ejemplo, $\overline{C4bC2b}$.

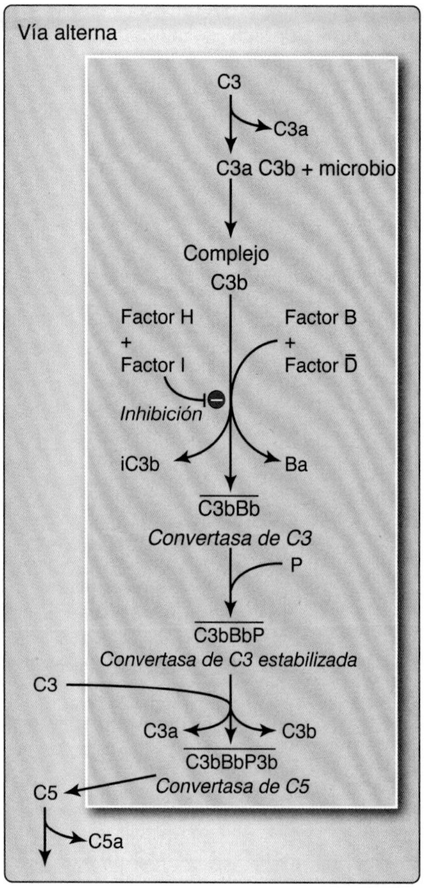

---

1. **Vía alternativa.** Esta ruta es iniciada por los constituyentes de la superficie celular que el anfitrión reconoce como extraños, por ejemplo, el LPS (figura 5-6). Varias enzimas (p. ej., la calicreína, la plasmina y la elastasa) fragmentan C3, el componente del complemento más abundante en el plasma (~1 300 mg/mL), en diferentes fragmentos más pequeños. Uno de ellos, el fragmento C3b (que está continuamente presente, tiene vida media corta y es inestable), es la principal opsonina del sistema del complemento y se une con facilidad a receptores en las superficies celulares (figura 5-7).

   1. El C3b se une al **factor B**.
   2. El factor B del complejo es fragmentado por el **factor D** para generar $\overline{C3bBb}$, una **convertasa de C3** inestable.
   3. Dos proteínas, el inhibidor de C3b (**I**) y la β_1H-globulina (**H**), funcionan como importantes inhibidores que generan una forma inactiva de C3b (C3bi) para evitar la amplificación excesiva y descontrolada de la vía alternativa.
   4. De forma alternativa, el $\overline{C3bBb}$ se une a la **properdina (factor P)**, para dar lugar a $\overline{C3bBbP}$, una **convertasa de C3 estable**.
   5. Fragmentos de C3b adicionales se unen al complejo para formar $\overline{C3bBbP3b}$, también conocido como la **convertasa de C5**; este producto fragmenta el C5 en C5a y C5b.
   6. El C5b se inserta en la membrana celular, lo que constituye un paso necesario para que se forme el **complejo de ataque a la membrana** (**MAC**, *membrane attack complex*) y se lise la célula diana.

Figura 5-6
Vía alterna de activación del complemento. Comienza con la unión de C3b a una superficie microbiana, esta vía origina una producción amplificada de C3b y la formación de una convertasa de C5.

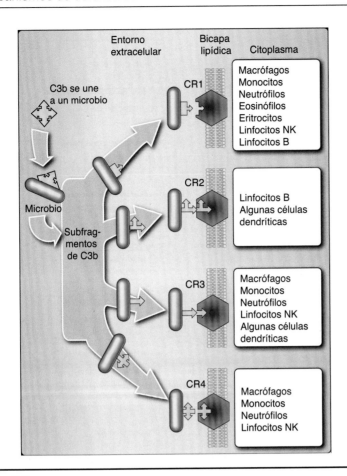

Figura 5-7
Múltiples funciones del fragmento de complemento C3b.

2. **Vía terminal o lítica.** Es factible que inicie a partir de las tres vías de activación del complemento: la vía alternativa, la vía MBL o la vía clásica. La unión de C5b a las membranas bacterianas inicia la formación del **MAC** y la lisis de esa célula (figura 5-8). La unión de C5b conduce a la unión consecutiva de C6, C7 y C8. Por su parte, C8 proporciona una fuerte estructura de anclaje en la membrana y facilita la subsiguiente unión de múltiples moléculas de C9, que acabarán formando un poro en la membrana. La pérdida de la integridad de la membrana resulta en un flujo de electrolitos descontrolado y provoca la muerte lítica de la célula (figura 5-9).

3. **Vía de la lectina de unión a manosa.** Las lectinas son una familia de proteínas que se unen a glúcidos específicos. La vía de lectina de unión a manosa es activada por la **MBL**. Esta lectina se une a carbohidratos en la forma de residuos que contienen manosa presentes en las glucoproteínas de ciertos microbios (p. ej., especies de *Listeria, de Salmonella* y *Candida albicans*). La MBL es una proteína de fase aguda; una de tantas proteínas séricas cuyas concentraciones aumentan con rapidez en respuesta a una infección, inflamación u otras formas de estrés. La MBL, una vez unida a un residuo apropiado que contenga manosa, puede interaccionar con la **serina-proteasa activada por MBL** (**MASP**, *MBL-activated serine protease*). La activación de la MASP conduce a la subsiguiente activación de los componentes C2, C4 y C3 (figura 5-10).

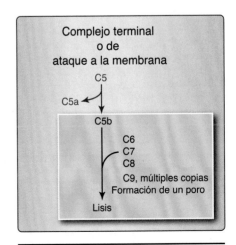

Figura 5-8
Complejo terminal o de ataque a la membrana (MAC). El MAC forma un poro en la superficie de los microbios sobre los que se deposita, lo que provoca su muerte lítica.

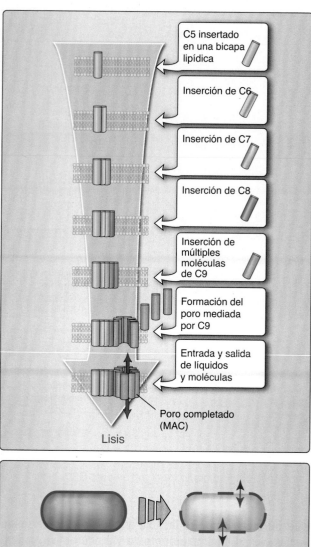

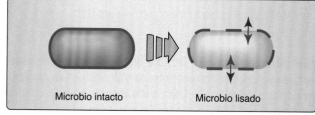

Figura 5-9
Inserción del complejo de ataque a la membrana (MAC) en la membrana celular. La formación del MAC requiere la adición secuencial de complementos, empezando por C5a y acabando con componentes múltiples de C9, para formar el poro en la membrana microbiana.

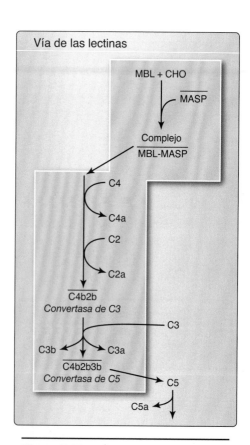

Figura 5-10
Vía de activación del complemento mediada por la lectina de unión a manosa (MBL). La vía de las lectinas se inicia por la unión de éstas a ciertas glucoproteínas presentes en las superficies bacterianas, y origina la formación de una convertasa de C3 (que genera C3b) y una convertasa de C5 (que puede conducir a la formación del complejo de ataque a la membrana, MAC).

4. **Anafilotoxinas.** Incluyen sustancias derivadas de la activación del complemento; pueden desencadenar la liberación de mediadores inflamatorios provenientes de las células endoteliales, fagocitos y mastocitos; también llegan a provocar la contracción del músculo liso, fuga capilar e incluso choque anafiláctico en una reacción alérgica grave. Los fragmentos de menor tamaño (C3a, C4a, C5a) generados por la fragmentación de C3 y C5 por la vía alternativa, y C3, C4 y C5 por la vía de la MBL, son las moléculas que conforman las **anafilotoxinas**. Atraen y activan diferentes tipos de leucocitos (tabla 5-1). Además, dirigen a otras células adicionales al foco de infección para ayudar a eliminar los microbios. C5a ejerce los efectos más potentes, seguido de C3a y C4a.

Tabla 5-1. Anafilotoxinas en orden decreciente de potencia

Fragmento	Actúa sobre	Acciones
C5a	Células fagocíticas	Aumento de fagocitosis
	Células endoteliales	Promoción de la marginación (la adherencia de los fagocitos a las paredes de los vasos sanguíneos antes de la extravasación)
	Neutrófilos	Activación del endotelio vascular
	Mastocitos	Atracción/activación de neutrófilos
		Desgranulación de los mastocitos
C3a	Células fagocíticas	Aumento de fagocitosis
	Células endoteliales	Promoción de la marginación
	Mastocitos	Activación del endotelio vascular
		Desgranulación de los mastocitos (liberación de los gránulos citoplásmicos)
C4a	Células fagocíticas	Aumento de fagocitosis
	Mastocitos	Desgranulación de los mastocitos

D. Citocinas y quimiocinas

Las **citocinas** son proteínas pequeñas que incluyen interferones, interleucinas y factores de crecimiento secretados por leucocitos y otras células. Participan en la inmunidad innata, la inmunidad adaptativa y la inflamación (tabla 5-2). Actúan de forma no específica frente al antígeno y participan en una amplia gama de actividades biológicas que incluyen la quimiotaxis, la activación de células específicas y la inducción de cambios fisiológicos generales.

Las **quimiocinas** son un subgrupo de citocinas de bajo peso molecular y patrones estructurales particulares que están involucradas en la migración inducida por factores químicos o **quimiotaxis** de los leucocitos. Las funciones de las citocinas y quimiocinas específicas se describen en el contexto de las respuestas inmunes en las que participan (tabla 5-2).

Tabla 5-2. Citocinas y quimiocinas producidas por fagocitos activados

Citocina/quimiocina	Actúa sobre	Acciones
Interleucina 1 (IL-1)	Endotelio vascular	Aumento de permeabilidad del endotelio vascular
		Estimula la producción de IL-6
Interleucina 6 (IL-6)	Hígado	Producción de proteínas de fase aguda (p. ej., proteína C reactiva); aumento de temperatura (fiebre)
Interleucina 8 (IL-8), una quimiocina	Endotelio vascular	Activación del endotelio vascular
		Atracción/activación de neutrófilos
Interleucina 12 (IL-12)	Linfocitos NK	Activación de los linfocitos NK
		Influencia sobre la diferenciación de los linfocitos
Factor de necrosis tumoral a (TNF-a)	Endotelio vascular	Aumento de permeabilidad del endotelio vascular
		Activación de endotelio vascular

Abreviatura: NK, linfocito citolítico natural.

IV. MECANISMOS CELULARES DE DEFENSA

Además de los mecanismos de defensa solubles provistos por el complemento, citocinas y quimiocinas, el sistema inmune innato utiliza los mecanismos celulares para combatir la infección. Los receptores que reconocen ligandos en los microorganismos patógenos inducen la inflamación y destrucción de los microbios por parte de los fagocitos. Además, los linfocitos NK detectan y destruyen las células del anfitrión que han sido infectadas, dañadas o transformadas. A continuación se consideran cada una de estas acciones celulares.

A. Fagocitosis

Es la ingestión y degradación de microbios y otras partículas por parte de algunas células como los macrófagos, las células dendríticas, los neutrófilos e incluso los linfocitos B antes de su activación. Estas células no sólo defienden al cuerpo mediante la ingestión de microbios, sino también con la eliminación de los restos celulares y las partículas producidas por los procesos fisiológicos normales.

En la fagocitosis participan receptores de la superficie celular asociados a regiones de la membrana plasmática especializadas, denominadas **invaginaciones cubiertas de clatrina**. Las células dendríticas utilizan un mecanismo adicional para controlar grandes cantidades de moléculas solubles, proceso conocido como **macropinocitosis**. En este fenómeno no participa la clatrina; en su lugar, **las rugosidades o extensiones de la membrana plasmática**, que son proyecciones de la superficie celular ricas en actina, se pliegan sobre la membrana para incorporar líquido extracelular en grandes vesículas intracelulares.

1. **Reconocimiento y unión de los microbios por parte de los fagocitos.** La fagocitosis comienza cuando un fagocito se une a una célula o molécula que ha traspasado las barreras del cuerpo. La unión tiene lugar a través de diversos receptores en la superficie de los fagocitos (figura 5-11). Éstos incluyen PRR (incluso TLR), que reconocen las moléculas relacionadas con los microbios; **receptores para el complemento** (**CR**, *complement receptors*), que reconocen ciertos fragmentos del complemento (especialmente C3b) que se adhieren a las superficies microbianas; receptores para el Fc, que reconocen las inmunoglobulinas que se han unido a las superficies microbianas u otras partículas (véase el capítulo capítulo 11); receptores depuradores y otros.

2. **Ingestión de microbios y otras sustancias.** Tras la unión a la membrana celular, un microorganismo o partícula extraña es "ingerido" mediante unas extensiones del citoplasma y la membrana plasmática denominadas **seudópodos** y se dirige hacia el interior de la célula por un proceso de interiorización o **endocitosis** (figura 5-12). Además de la fagocitosis, las células dendríticas pueden formar proyecciones de la membrana plasmática y envolver grandes cantidades de líquido extracelular para formar vesículas citoplásmicas independientes de la unión de las partículas a la membrana celular. Una vez interiorizadas, las bacterias son retenidas dentro de **vacuolas fagocíticas**, también denominadas **fagosomas**, que están dentro del citoplasma. La unión e ingestión de microbios provoca cambios en la célula fagocítica: ésta aumenta su tamaño, se vuelve más activa buscando microbios para reconocerlos e ingerirlos, e incrementa la producción de moléculas que contribuyen a la destrucción de los microbios ingeridos, y o que actúan como agentes quimiotácticos y activadores de otros leucocitos.

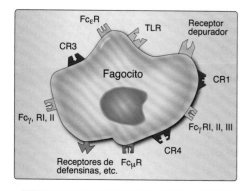

Figura 5-11
Receptores en las células fagocíticas. La fagocitosis se inicia cuando cualquiera de los diferentes tipos de receptores en la superficie de la célula fagocítica reconoce una molécula apropiada que indica la presencia de una célula o molécula extraña.

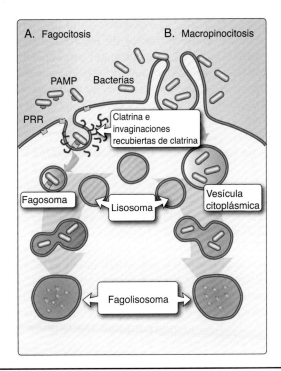

Figura 5-12
La fagocitosis y la formación del fagosoma y el fagolisosoma. **A.** Durante la fagocitosis, las moléculas y partículas son capturadas e ingeridas por receptores asociados con regiones de la membrana denominadas invaginaciones recubiertas de clatrina. **B.** Durante la macropinocitosis, las extensiones de la membrana plasmática capturan líquidos extracelulares cuyos contenidos son ingeridos a continuación. En ambos casos, los fagolisosomas degradan el material ingerido.

3. **Destrucción de microbios y otras partículas y moléculas ingeridas.** Los fagosomas que contienen los microbios o moléculas ingeridas se fusionan con los **lisosomas** para formar los **fagolisosomas**. Los lisosomas utilizan múltiples mecanismos para destruir y degradar invasores, entre ellos:

   • Hidrolasas ácidas lisosómicas, que son enzimas hidrolíticas que funcionan en pH ácido e incluyen varias proteasas, nucleasas y lipasas.

   • Radicales derivados del oxígeno, como los radicales superóxido (O_2^-), hipoclorito ($HOCl^-$), peróxido de hidrógeno (H_2O_2) y los radicales hidroxilo ($OH^\bullet$), que son muy tóxicos para los microbios. La acción combinada de estas moléculas implica una fase de gran consumo de oxígeno conocida como **estallido oxidativo** (figura 5-13).

   • Óxido nítrico (NO).

   • Disminución del pH.

   • Otras moléculas microbicidas.

4. **Secreción de citocinas y quimiocinas.** Una vez activados, los fagocitos secretan citocinas y quimiocinas que atraen y activan otras células involucradas en las respuestas inmunes innatas (tablas 5-2 y 6-2). Las citocinas son proteínas secretadas que funcionan como mensajeros químicos e incluyen moléculas como la **interleucina 1 (IL-1)** y la **IL-6**, que inducen la producción de pro-

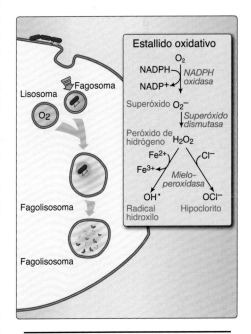

Figura 5-13
Estallido oxidativo. Los fagolisosomas contienen enzimas capaces de generar radicales libres que pueden destruir los microbios de manera eficiente.

teínas que conducen a la elevación de la temperatura corporal. Otras citocinas, como el **factor de necrosis tumoral** α (**TNF-α**, *tumor necrosis factor-α*), aumentan la permeabilidad de los epitelios vasculares locales para estimular el movimiento de células y moléculas solubles desde los vasos sanguíneos hacia los tejidos. Y otras citocinas, como la **IL-8** y la **IL-12**, atraen y activan los leucocitos como los neutrófilos y los linfocitos NK.

B. Respuestas de los linfocitos citolíticos naturales (NK)

Los linfocitos NK detectan las células del anfitrión anómalas y determinan su destrucción (figura 5-14). Los linfocitos NK poseen **KAR**, como NKG2D, que reconocen a las moléculas asociadas con estrés, entre ellas las MICA y las MICB en humanos, las cuales aparecen en la superficie de las células del anfitrión infectadas o transformadas. La unión de KAR a una MICA o una MICB indica a esta célula NK que algo no está bien con la célula objetivo y genera una señal de inducción de muerte celular. Sin embargo, antes de destruir una célula diana los linfocitos NK utilizan **receptores inhibidores de muerte** (**KIR**, *killer inhibition receptors*) para controlar la presencia de moléculas del MHC-I en la superficie de dicha célula diana. Algunos virus y neoplasias malignas reprimen la expresión de estas moléculas. Si los niveles de unión KIR-MHC-I son insuficientes, el linfocito NK destruye la célula diana. Si la unión de los KIR es suficiente, tendrá acción dominante sobre la señal generada por los KAR, de manera que la célula del anfitrión podrá sobrevivir.

V. INFLAMACIÓN

Los componentes de los sistemas inmunes innato y adaptativo pueden responder a ciertos antígenos mediante un proceso conocido como inflamación. Los puntos cardinales de la inflamación son el **dolor**, el **calor**, el **enrojecimiento** *(rubor)*, la **hinchazón** *(tumor)* y la **pérdida de función** *(functio laesa)*. Los capilares distendidos a causa de una vasodilatación provocan enrojecimiento **(eritema)** y aumento de la temperatura tisular. El aumento de la permeabilidad capilar permite el flujo de líquido y células hacia el tejido afectado, lo que contribuye a la hinchazón **(edema)**. Las células fagocíticas atraídas al foco de infección liberan enzimas líticas, que también dañan las células sanas. El pus se forma por acumulación de células muertas y líquido, mientras que los mediadores liberados por las células fagocíticas estimulan los nervios y provocan dolor.

El sistema inmune innato contribuye a la inflamación mediante la activación del complemento por la vía alternativa y por la vía de las lectinas, la atracción y activación de las células fagocíticas que a continuación secretarán citocinas y quimiocinas, la activación de los linfocitos NK, la alteración de la permeabilidad vascular y el aumento de la temperatura corporal (figura 5-15 y tabla 5-2). El sistema inmune adaptativo también está implicado en la inflamación, aspecto que se considera en el capítulo 13.

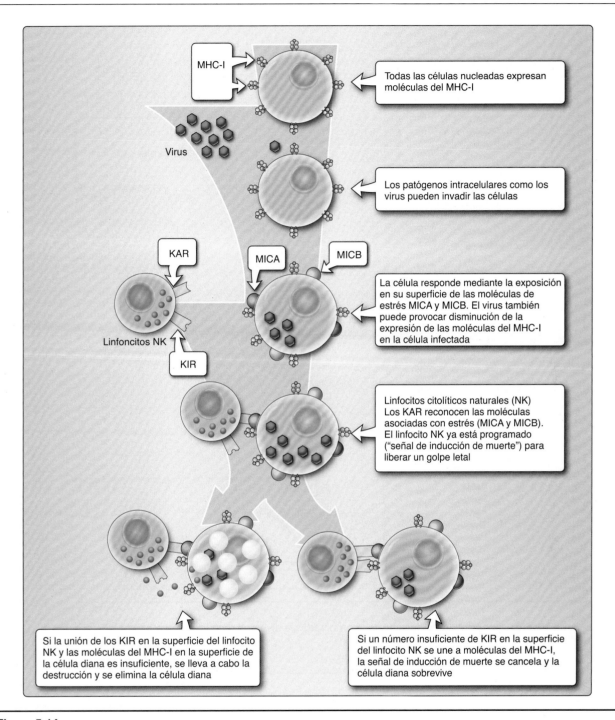

Figura 5-14
Respuestas de los linfocitos citolíticos naturales (NK) mediadas por los KIR y los KAR. Los linfocitos NK disponen de receptores activadores de muerte (KAR), como NKG2D, que reconocen moléculas asociadas con estrés (p. ej., MICA y MICB en humanos) en la superficie de las células anómalas del anfitrión. La unión de un KAR a MICA o MICB proporciona una señal de muerte. El linfocito NK también utiliza receptores inhibidores de muerte (KIR) para controlar las moléculas del MHC-I en la superficie de la célula diana. Si no se produce suficiente unión KIR-MHC-I, el linfocito NK procede a inducir la destrucción de la célula diana del anfitrión. No obstante, la unión suficiente de los KIR domina por encima de la señal de muerte generada por los KAR, lo que asegura la supervivencia de la célula del anfitrión.

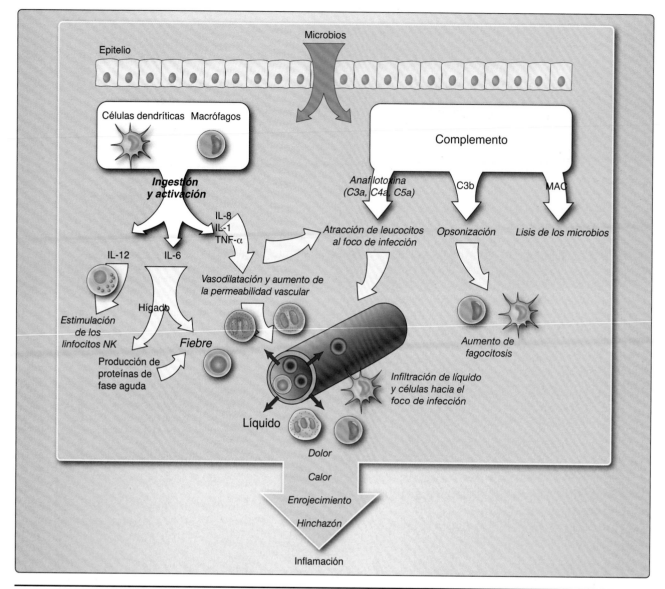

Figura 5-15
Inflamación. La inflamación es resultado de la acción combinada de diversas respuestas inmunes a la infección y al daño.
Se acompaña de dolor, calor, enrojecimiento e hinchazón.

Resumen del capítulo

- El **sistema inmune innato** proporciona un rápido mecanismo de defensa inicial contra la infección mediante la utilización de receptores programados por mecanismos génicos para reconocer características estructurales de los microbios que no están presentes en el anfitrión.

- Los **receptores de reconocimiento del patrón (PRR)** en la superficie o interior de las células fagocíticas se unen a los **patrones moleculares asociados con patógenos (PAMP)**. Los PAMP son glúcidos, proteínas, lípidos y ácidos nucleicos conservados y específicos de los microbios.

- Entre las estructuras frecuentes de las bacterias que contienen **PAMP** están el **lipopolisacárido** y los **peptidoglucanos**.

- La unión de los **PRR** a los **PAMP** da origen a la **fagocitosis** y la degradación enzimática del microorganismo infeccioso. El reconocimiento por los PRR puede conducir a la activación de las células del anfitrión y la secreción de sustancias antimicrobianas por parte de dichas células.

- Los **receptores tipo toll** son PRR que se unen a PAMP específicos; esta unión envía señales para la síntesis y secreción de citocinas para estimular la inflamación e incorporar leucocitos en el foco de infección.

Resumen del capítulo (continuación)

- Los **basurero (*scavenger*)** son PRR involucrados en la interiorización de bacterias y en la fagocitosis de las células del anfitrión que experimentan apoptosis.
- Las **opsoninas** se unen a los microbios y facilitan su fagocitosis.
- Las células infectadas o transformadas exponen moléculas de estrés en su superficie y algunas veces muestran menor expresión de moléculas del MHC-I.
- Los **receptores activadores de muerte (KAR)** reconocen las moléculas de estrés en la superficie de los linfocitos NK. Los **receptores inhibidores de muerte (KIR)** en la superficie de los linfocitos NK determinan la cantidad de moléculas del MHC-I en la superficie de las células diana.
- Las moléculas de defensa solubles son los **interferones** de tipo I, las **defensinas**, el **complemento** y las **citocinas**.
- El **complemento** es un sistema de enzimas y proteínas que funciona en las ramas innata y adaptativa del sistema inmune. En el sistema inmune innato, el complemento se puede activar a través de la **vía alternativa** o la **vía de las lectinas de unión a manosa**.
- La **fagocitosis**, un mecanismo directo para combatir la infección, consiste en la ingestión y degradación de microbios por parte de las células fagocíticas, las cuales secretan citocinas y quimiocinas para atraer y activar otras células del sistema inmune innato. Tanto la descarga oxidativa, que produce diversos metabolitos del oxígeno muy reactivos, como una serie de enzimas de degradación son mecanismos importantes de destrucción de los microbios ingeridos.
- El sistema inmune innato contribuye a la **inflamación** mediante la activación de las vías del complemento, la atracción y activación de las células fagocíticas que secretan citocinas y quimiocinas, la activación de los linfocitos NK, la alteración de la permeabilidad vascular y el aumento de la temperatura corporal.
- Los puntos cardinales de la inflamación son **dolor**, **calor**, **enrojecimiento** (*rubor*), **hinchazón** (*tumor*) y **pérdida de función** (*functio laesa*).

Preguntas de estudio

5.1. Los patrones moleculares asociados con patógenos (PAMP):

A. Permiten que los linfocitos B y T reconozcan las bacterias y las destruyan.

B. Son reconocidos por receptores de reconocimiento del patrón del sistema inmune innato.

C. Se parecen mucho a las proteínas y los azúcares de la superficie de las células del anfitrión.

D. Contienen péptidos ricos en cisteína que forman canales en las membranas bacterianas.

E. Inducen la secreción de interferones por parte de las células del anfitrión infectadas por virus.

La respuesta correcta es B. Los receptores de reconocimiento de patrones del sistema inmune innato se unen a PAMP, patrones estructurales compuestos por proteínas, azúcares y lípidos presentes en la superficie de los microbios, pero no en el anfitrión. Este mecanismo permite el reconocimiento rápido y preciso de los posibles microorganismos patógenos. Por el contrario, los linfocitos B y T son componentes del sistema inmune adaptativo en los cuales los receptores generados por recombinación somática reconocen los detalles moleculares precisos de los antígenos en contraposición a las características estructurales amplias existentes en los patrones moleculares asociados con los microorganismos patógenos.

5.2 A un hombre de 76 años de edad le diagnostican una septicemia por *Escherichia coli*. La respuesta inmune inicial contra *E. coli* (bacteria gramnegativa) debe incluir:

A. La unión a través de proteínas ligadoras del LPS y su entrega a receptores de la superficie de los macrófagos.

B. La formación de receptores generados por recombinación somática específicos frente a *E. coli*.

C. La generación y secreción de anticuerpos específicos que reconocen *E. coli*.

D. La producción de citocinas específicas frente a *E. coli* por parte de los linfocitos.

E. La estimulación de los KAR en la superficie de los linfocitos NK.

La respuesta correcta es A. La respuesta inicial a bacterias gramnegativas es que la proteína de unión a LPS, presente en la circulación sanguínea y en los líquidos tisulares, reconoce el LPS de las bacterias. A continuación, el complejo LPS-proteína de unión a LPS es entregado a la membrana celular de un macrófago, donde los receptores de LPS residentes, compuestos por un complejo de proteínas (TLR4-CD14-MD-2), se unen al LPS bacteriano. Como resultado de la ocupación del receptor, los microbios son ingeridos y degradados, se activa el macrófago y todo ello da lugar a la producción de citocinas y la inducción de inflamación. Las acciones de los receptores generados por recombinación somática de los linfocitos B y T y de los anticuerpos forman parte de la respuesta inmune adaptativa, en contraposición con la respuesta innata inicial. Las citocinas no tienen actividades específicas de antígeno, y los receptores activadores de muerte en la superficie de los linfocitos NK reconocen moléculas asociadas a estrés en la superficie de las células anómalas del anfitrión.

5.3   La proteína-cinasa dependiente del ARN bicatenario
       actúa como mediadora en la acción de:

       A. Las quimiocinas.
       B. El complemento.
       C. Las defensinas.
       D. Los linfocitos citolíticos naturales.
       E. Los interferones de tipo I.

La respuesta correcta es E. La proteína-cinasa dependiente del ARN bicatenario (PKR), una cinasa de los aminoácidos serina o treonina, es un componente de las respuestas del anfitrión frente a infecciones y diversas situaciones de estrés celular. La PKR es un mediador clave de la acción del IFN, la primera línea de defensa contra la infección vírica. Las quimiocinas son un subgrupo de citocinas de baja masa molecular que afectan a la quimiotaxis de los leucocitos. El complemento proporciona un mecanismo soluble de protección contra los microorganismos patógenos que evaden el contacto con las células del sistema inmune. Las defensinas son péptidos que forman canales en las membranas celulares de las bacterias, lo que permite un aumento de la permeabilidad a ciertos iones y provoca la muerte de varias bacterias. Los linfocitos citolíticos naturales detectan las células anómalas del anfitrión y determinan su destrucción.

5.4   ¿Cuáles de los siguientes casos son ejemplos de moléculas que se expresan en las superficies celulares de las células humanas enfermas o anómalas?

       A. Defensinas α y β.
       B. Convertasa de C3 y properdina.
       C. Citocinas y quimiocinas.
       D. Interferón α e interferón β.
       E. MICA y MICB.

La respuesta correcta es E. MICA y MICB se expresan en la superficie de células humanas anormales o que no están sanas. Las defensinas aumentan la permeabilidad de las bacterias a ciertos iones, lo que provoca la muerte de las bacterias. Tanto la convertasa de C3 como la properdina son componentes de la vía del complemento, un mecanismo soluble de protección contra patógenos que evaden el contacto con las células del sistema inmune. Las citocinas y quimiocinas son secretadas por varios leucocitos y por células endoteliales, y están involucradas en la inmunidad innata, la inmunidad adaptativa y la inflamación. Las citocinas actúan de forma no específica de antígeno y están implicadas en una amplia gama de actividades biológicas; las quimiocinas son un subgrupo de citocinas implicadas en la quimiotaxis. Los interferones de tipo I (IFN-α e IFN-β) son secretados por algunas células infectadas por virus en respuesta a la infección.

5.5.   La vía alternativa del complemento es iniciada por:

       A. Los constituyentes de la superficie celular considerados extraños para el anfitrión.
       B. Los residuos que contienen manosa presentes en las glucoproteínas de la superficie de ciertos microbios.
       C. La estimulación de los KAR en la superficie de los linfocitos NK.
       D. La formación de complejos anticuerpo-antígeno.
       E. La unión de receptores de tipo toll a patrones moleculares asociados con patógenos.

La respuesta correcta es A. La ruta alterna comienza cuando los componentes de la superficie celular se reconocen como extraños. Los residuos que contienen manosa presentes en las glucoproteínas de la superficie de ciertos microbios activan la vía de complemento mediada por las lectinas de unión a manosas. Los receptores activadores de muerte en la superficie de los linfocitos NK reconocen moléculas asociadas con el estrés en la superficie de las células anómalas del anfitrión. Los complejos antígeno-anticuerpo no son necesarios para iniciar la vía alternativa del complemento. La unión de los receptores de tipo toll a los patrones moleculares asociados con patógenos estimula la síntesis y secreción de citocinas que favorecen la inflamación y el reclutamiento de leucocitos hacia el foco de infección.

5.6 Las células dendríticas obtienen muestras de las moléculas solubles en un proceso que implica:

A. Hidrolasas ácidas.

B. Invaginaciones cubiertas de clatrina.

C. Receptores activadores de muerte.

D. Lectinas de unión a manosa.

E. Rugosidades de la membrana.

La respuesta correcta es E. La macropinocitosis utilizada por las células dendríticas implica la formación de rugosidades en la membrana, que son proyecciones de la superficie celular que contienen actica y se pliegan sobre la membrana para envolver fluidos extracelulares en vesículas intracelulares grandes. La clatrina no está implicada ni las invaginaciones cubiertas de clatrina (parecidas a las usadas en la fagocitosis). Las hidrolasas ácidas son enzimas hidrolíticas que degradan proteínas, nucleasas y lípidos dentro de los lisosomas. Los receptores activadores de muerte se encuentran en las células NK y reconocen moléculas relacionadas con estrés en la superficie de las células humanas anormales. La vía de lectina de unión a manosa (MBL) de la activación del complemento inicia por la unión de ciertas glucoproteínas encontradas con frecuencia en las superficies microbianas.

5.7 ¿Cuál de los siguientes es un componente potente de las anafilotoxinas?

A. C5a.

B. Defensina.

C. Interferón-α.

D. Lectina de unión a manosa.

E. MICA.

La respuesta correcta es A. C5a, junto con C3a y C4a, es producto de la activación del complemento que es un componente de la anafilotoxina. Las defensinas forman canales iónicos en las bacterias y les inducen la muerte. Los interferones tipo 1 inducen respuestas antivirales. La lectina de unión a manosa es una vía de activación del complemento, pero por sí misma no es un componente de anafilotoxina. MICA es una señal de estrés encontrada en células humanas anormales.

Unidad III:
El sistema inmune adaptativo

"Aquellos que no pueden recordar el pasado están condenados a repetirlo".

—George Santayana, 1863–1952

En un momento dado, algunos tipos de animales empezaron a añadir aún más componentes a su caja de herramientas inmunes, las cuales permitieron al cuerpo complementar el sistema inmune innato con un nuevo juego de mecanismos protectores que constituyen el sistema inmune adaptativo. Entre las nuevas capacidades, presente en organismos tan ancestrales como los corales, estuvo el desarrollo de moléculas que sirvieron como marcas de identificación para todas las células de organismos determinados. Aunque esas moléculas podían variar en el contexto de una población, cada uno de esos individuos (y cada célula dentro de ese individuo) expresaba solo una o algunas de las formas. Así, la distinción de lo propio frente a lo extraño podía requerir la ausencia de moléculas extrañas y, además, la presencia de moléculas propias particulares.

Asimismo, quizás hace unos 500 millones de años, en algunos de los peces primitivos apareció una segunda característica que proporcionó un medio de expansión de varios receptores que se podían generar para la detección de las moléculas propias y extrañas. Aparecieron enzimas capaces de eliminar y reorganizar segmentos de ADN para crear nuevos grupos de genes que codificaban receptores. Ese mecanismo dio a cada individuo la capacidad de usar un número limitado de genes (100 o menos) para generar muchos millones de receptores diferentes y aumentar muchísimo las posibilidades de reconocimiento del sistema inmune. Sin embargo, esa diversidad está distribuida por el cuerpo de forma clonal. En lugar de disponer de células inmunes especializadas, cada una con el mismo grupo de millones de receptores, el sistema inmune adaptativo consiste en millones de células especializadas, cada una con un solo tipo de receptor reorganizado. Esta capacidad se mantiene restringida a los peces y el resto de vertebrados que evolucionaron a partir de ellos.

La naturaleza clonal del sistema inmune adaptativo permitió la aparición de una tercera característica que dio al sistema inmune la capacidad de alterar sus respuestas a moléculas (tanto libres como unidas a la membrana) con las que se había enfrentado en múltiples ocasiones. Esta capacidad de modificar su actividad en función de las exposiciones previas es la base de la memoria inmune.

La combinación de "marcadores propios", los receptores generados tras la reorganización del ADN y la memoria inmune permiten que el sistema inmune adaptativo realice algunas funciones que el sistema innato no puede desarrollar. Sin embargo, los sistemas inmunes innato y adaptativo también interactúan de forma constante. El sistema innato es necesario para "encender" el sistema inmune adaptativo. El sistema inmune adaptativo, a su vez, puede identificar un abanico muy amplio de dianas (p. ej., una parte específica de una molécula específica de un organismo infeccioso específico) y luego dirigir y focalizar las actividades destructoras del sistema innato contra esas dianas.

Moléculas del sistema inmune adaptativo

6

I. GENERALIDADES

El sistema inmune adaptativo utiliza una gran variedad de moléculas para realizar sus actividades. Algunas de estas moléculas también son utilizadas por el sistema inmune innato (véase capítulo 5), mientras que otras, como los receptores del linfocito B (BCR, *B cell receptors*) específicos frente al antígeno y los receptores del linfocito T (TCR, *T cell receptors*), son exclusivas del sistema inmune adaptativo. Los linfocitos B sintetizan las inmunoglobulinas que se encuentran en su superficie. Cada linfocito B sintetiza inmunoglobulinas de una sola especificidad, capaz de unirse a una estructura molecular determinada (epítopo). Las inmunoglobulinas de la superficie de los linfocitos B funcionan como BCR. Los linfocitos B estimulados pueden acabar diferenciándose en células plasmáticas que secretan formas solubles de dichas inmunoglobulinas. Las inmunoglobulinas reconocen y se unen a los mismos epítopos que activan la vía clásica del complemento. Los linfocitos T expresan una gran variedad de TCR asociados a la membrana. Cada linfocito T produce TCR con una única especificidad que reconocen un epítopo peptídico específico dentro de una molécula del complejo principal de histocompatibilidad (MHC, *major histocompatibility complex*). La ocupación de los BCR y los TCR con un epítopo conduce a la activación de vías de transducción de señales y a la expresión de moléculas tanto solubles (citocinas y quimiocinas) como unidas a la membrana (receptores y moléculas de adhesión).

II. INMUNOGLOBULINAS

Los **linfocitos B** (**células B**) sintetizan las **inmunoglobulinas**, mientras las **células plasmáticas** las sintetizan y además las secretan. Estas células plasmáticas son linfocitos B con una diferenciación terminal. El término **anticuerpo** se aplica a una molécula de inmunoglobulina con especificidad por un epítopo de las moléculas que conforman los antígenos (véase el capítulo 2). Los anticuerpos se unen a los antígenos de forma no covalente con la finalidad de inmovilizarlos, convertirlos en no peligrosos o "marcarlos" para que los otros componentes del sistema inmune los destruyan y eliminen. Cuando desempeñan estas funciones, los anticuerpos facilitan la función de otras células y moléculas del sistema inmune de identificar e interaccionar con los antígenos. Dado que los anticuerpos suelen estar en forma soluble, se consideran componentes importantes en las respuestas inmunes humorales (solubles) (véase el capítulo 11).

A. Estructura básica

La **inmunoglobulina** humana contiene cuatro polipéptidos: dos cadenas ligeras idénticas y dos cadenas pesadas idénticas asociadas mediante **puentes disulfuro** (figura 6-1) para formar una unidad monomérica. Las cadenas pesadas y ligeras están alineadas de manera que la porción amino-terminal (extremo N terminal) de una cadena pesada y de una cadena ligera forman una región de unión a epítopo

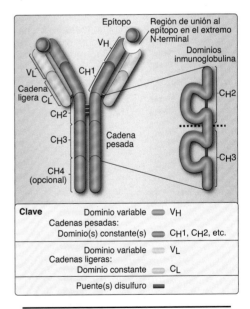

Figura 6-1
Monómero de inmunoglobulina. Contiene dos cadenas ligeras (L) idénticas y dos cadenas pesadas (H) idénticas conectadas mediante puentes disulfuro. Cada cadena contiene un dominio variable y uno o más dominios constantes.

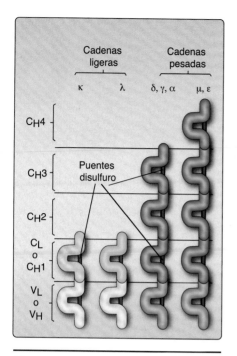

Figura 6-2
Dominios de inmunoglobulina. Las
cadenas ligeras son de dos tipos
(κ y λ), mientras que existen cinco
tipos de cadenas pesadas (α, δ, γ, ε
y μ). Las cadenas ligeras y pesadas
de las inmunoglobulinas son divisibles
en dominios que consisten en
aproximadamente 110 aminoácidos
y contienen un puente disulfuro
intracatenario. C_H, dominio constante
de la cadena pesada; C_L, dominio
constante de la cadena ligera; V_H,
dominio variable de la cadena pesada;
V_L, dominio variable de la cadena ligera.

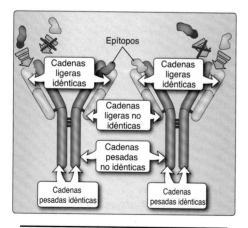

Figura 6-3
Regiones de unión a epítopo de las
inmunoglobulinas. Dos regiones
idénticas de unión a epítopo se forman
por emparejamiento de un dominio V_L y
un dominio V_H.

(véase más adelante). Cada cadena pesada y ligera se puede subdividir en regiones homólogas denominadas **dominios**. Las **cadenas ligeras**, denominadas κ (kappa) o λ (lambda), están codificadas en los cromosomas 2 y 22, respectivamente. Existen cinco tipos de **cadenas pesadas**, todas codificadas en el cromosoma 14 y denominadas μ (mu), δ (delta), γ (gamma), ε (épsilon) y α (alfa). Las formas diferentes de las cadenas ligeras (κ y λ) y de las cadenas pesadas (μ, δ, γ, ε y α) se conocen como **isotipos**. La clase o subclase de inmunoglobulina está determinada por el isotipo de la cadena pesada.

1. **Cadenas ligeras.** Un monómero de inmunoglobulina contiene dos cadenas ligeras κ idénticas o dos cadenas ligeras λ idénticas, pero nunca una de cada cual. Las cadenas ligeras (L) contienen un **dominio variable (V_L)** y un **dominio constante (C_L)** (figura 6-2). Cada dominio está formado por alrededor de 110 aminoácidos y un puente disulfuro intracatenario. Las regiones variables (tanto en las cadenas ligeras como en las pesadas) reciben esta denominación por la variación existente en su secuencia de aminoácidos entre las inmunoglobulinas sintetizadas por diferentes linfocitos B.

2. **Cadenas pesadas.** Contienen un dominio variable (V_H) y 3 o 4 dominios constantes (C_H) (figura 6-2). Los dominios variables de las cadenas pesadas (H) son muy diversos y los dominios constantes muestran variabilidad relativamente limitada para los miembros de un mismo isotipo. Las cadenas pesadas δ, γ y α están formadas por tres dominios constantes (C_H1, C_H2, C_H3) y las cadenas pesadas μ y ε tienen un cuarto dominio constante (C_H4), lo que las hace más largas y pesadas que las cadenas pesadas δ, γ o α.

3. **Sitios de unión al antígeno.** Un dominio variable de la cadena ligera y otro en la cadena pesada forman juntos un bolsillo denominado **región de unión al antígeno** (epítopo) de la molécula de inmunoglobulina. Dado que un monómero de inmunoglobulina contiene dos cadenas ligeras idénticas y dos cadenas pesadas idénticas, los dos sitios de unión al antígeno de cada inmunoglobulina monomérica también son idénticos (figura 6-3). La variabilidad entre la secuencia de aminoácidos de los dominios V_L y V_H, junto al emparejamiento aleatorio de las cadenas ligera y pesada que se produce de forma independiente en cada linfocito B, crean un conjunto de sitios de unión capaces de reconocer muchos epítopos diferentes.

4. **Características de las inmunoglobulinas.** La acción enzimática de la pepsina o la papaína puede partir las moléculas de inmunoglobulina en fragmentos separados (figura 6-4). Los puentes disulfuro mantienen las cadenas pesadas unidas en o cerca de una **región bisagra** rica en prolina, que confiere flexibilidad a la molécula de inmunoglobulina.

Los fragmentos de inmunoglobulina son los siguientes:

- **Fab** (*fragment antigen-binding*) o fragmento de unión al antígeno (epítopo). Se produce por la escisión de la molécula de inmunoglobulina, donde la **papaína** actúa como mediador. Contiene V_H, C_H1, V_L y C_L. La papaína genera dos fragmentos Fab a partir de un monómero de inmunoglobulina; cada uno tiene un sitio de unión a epítopo.

- **Fc** o fragmento constante (cristalizable). Se genera por escisión de la molécula de inmunoglobulina con papaína. La porción Fc contiene las regiones C_H2, C_H3 y (para la IgM y la IgE) C_H4 de la molécula de inmunoglobulina. Se encarga de muchas actividades biológicas que tienen lugar tras el reconocimiento de un epítopo.

- **Fd** es la porción de cadena pesada (V_H, C_H1) de un Fab.

- **Fd´** es una porción de cadena pesada (V_H, C_H1) de un Fab. La comilla (´) denota aminoácidos extra por un sitio de escisión por la pepsina.

- **F(ab´)₂** es una molécula dimérica producida por una escisión donde la **pepsina** actúa como mediador. A partir de un monómero de inmunoglobulina, se genera un único fragmento F(ab´)₂ que contiene dos segmentos (V_H, C_H1´) unidos por puentes disulfuro. Un F(ab´)₂ contiene dos sitios de unión a epítopo.

B. Isotipos

Los isotipos de las cadenas pesadas (μ, δ, γ, α y ε) también determinan el isotipo o clase de las inmunoglobulinas (IgM, IgD, IgG, IgA e IgE, respectivamente) (tabla 6-1). En condiciones normales, los humanos producen los cinco isotipos de inmunoglobulinas. De los dos isotipos de las cadenas ligeras, un linfocito B determinado sólo producirá cadenas κ o λ, nunca las dos. Los linfocitos B expresan los monómeros de inmunoglobulina en la superficie como receptores específicos de epítopo; estos linfocitos B sólo producen y exponen un isotipo de la cadena pesada, con la excepción de los linfocitos B no estimulados, que expresan IgM e IgD. Cuando se secretan a los líquidos corporales, las IgG e IgE solubles se mantienen monoméricas, la IgM soluble forma un pentámero y la IgA soluble puede encontrarse en forma monomérica o dimérica.

- La **IgM** se encuentra ya sea como monómero unido a la superficie celular ($2\mu + 2\kappa$ o 2λ) o como pentámero secretado con 10 cadenas H y L unidas por puentes disulfuro y una cadena J "de unión" (cinco monómeros + J; por ejemplo, $5 \times [2\mu + 2\kappa$ o $2\lambda] + J$). La mayoría de los linfocitos B no estimulados exponen IgM en sus superficies. En general, la IgM es la primera inmunoglobulina que se forma después de la estimulación antigénica. La IgM es eficaz tanto en la inmovilización del antígeno **(aglutinación)** (véase el capítulo 20, figura 20-2) como en la activación de la vía clásica del complemento.

- La **IgD** tiene estructura monomérica ($2\delta + 2\kappa$ o 2λ) y se encuentra de forma casi exclusiva en la superficie de los linfocitos B. No se sabe mucho sobre su función, aunque puede servir como un receptor específico de epítopos para la célula B.

- La **IgG** se encuentra en forma monomérica ($2\gamma + 2\kappa$ o 2λ) tanto en la superficie celular como en las moléculas secretadas. Son cuatro las subclases (γ_1, γ_2, γ_3 y γ_4) de cadenas pesadas γ que se encargan de las cuatro subclases de IgG humanas, **IgG1, IgG2, IgG3** e **IgG4**. De manera conjunta, las subclases de IgG conforman la mayor parte de la inmunoglobulina en el suero. Muchos anticuerpos IgG activan el complemento (véase más adelante), opsonizan y neutralizan los microorganismos y los virus e inician la citotoxicidad celular dependiente de anticuerpo de manera eficaz; además, desempeñan una gran variedad de funciones de hipersensibilidad.

- La **IgA** está presente tanto en forma monomérica como dimérica. La IgA monomérica ($2\alpha + 2\kappa$ o 2λ) se encuentra en el suero. La inserción de una cadena J o de unión a dos monómeros de IgA origina la formación de un dímero. Las células epiteliales utilizan un receptor especializado para transportar el dímero de IgA hacia las superficies mucosas. Este receptor especializado se convierte en una molécula accesoria que se une a los dímeros de IgA y se conoce como el **componente secretorio** (CS) $[2 \times (2\alpha + 2\kappa$ o $2\lambda) + J + CS]$. Los dímeros secretados de IgA se encuentran en el moco, la saliva, las lágrimas, la leche materna y las secreciones gastrointestinales. El CS proporciona un aumento de resistencia a la degradación enzimática. Las dos isoformas de IgA (α_1 y α_2) ejercen funciones ligeramente diferentes. Mientras que la IgA1 predomina en el plasma sanguíneo y en las secreciones por encima del diafragma, la IgA2 secretada representa la mayoría de la IgA presente en la luz de la porción inferior del tubo gastrointestinal. Cada día se sintetizan y secretan grandes cantidades de IgA a través de las superficies mucosas del tubo gastrointestinal, las vías respiratorias y otros epitelios secretores. Cada día se produce una cantidad de IgA mayor que la de todo el resto de isotipos juntos.

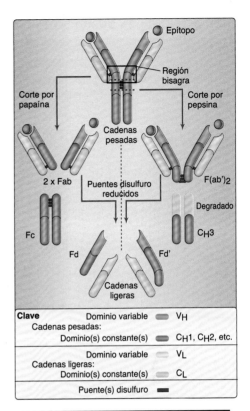

Clave		
Cadenas pesadas:	Dominio variable	V_H
	Dominio(s) constante(s)	C_H1, C_H2, etc.
Cadenas ligeras:	Dominio variable	V_L
	Dominio(s) constante(s)	C_L
Puente(s) disulfuro		

Figura 6-4
La fragmentación enzimática de las inmunoglobulinas determina las características. La papaína corta las cadenas pesadas para formar dos fragmentos Fab (cada uno de los cuales contiene un sitio de unión) y un fragmento Fc. La pepsina corta las cadenas pesadas hasta el punto de que se genera un fragmento F(ab´)₂, el cual contiene dos sitios de unión asociados, y un trozo restante de cadena pesada que es degradado y eliminado.

Tabla 6-1. Isotipos de inmunoglobulinas

Isotipo	Cadenas pesadas[a]	Subclases de cadenas pesadas	Cadenas adicionales	Fórmula[a]	Número de monómeros[b]	Subclase
IgM	μ			$2\mu^d + 2\kappa$ o 2λ	1	
	μ		Cadena J	$5[2\mu + 2\kappa$ o $2\lambda] + J$	5	IgM
IgD	δ			$2\delta + 2\kappa$ o 2λ	1	
IgG	γ			$2\gamma + 2\kappa$ o 2λ	1	
		γ_1		$2\gamma_1 + 2\kappa$ o 2λ	1	IgG1
		γ_2		$2\gamma_2 + 2\kappa$ o 2λ	1	IgG2
		γ_3		$2\gamma_3 + 2\kappa$ o 2λ	1	IgG3
		γ_4		$2\gamma_4 + 2\kappa$ o 2λ	1	IgG4
IgA	α			$2\alpha + 2\kappa$ o 2λ	1	
		α_1		$2\alpha_1 + 2\kappa$ o 2λ	1 — suero	IgA1
			Cadena J y SC[f]	$2[2\alpha_1 + 2\kappa$ o $2\lambda] + J + SC^f$	2 — exterior[g] de la parte superior del cuerpo y del tubo digestivo	sIgA1
		α_2		$2\alpha_2 + 2\kappa$ o 2λ	1 — suero	IgA2
			Cadena J y SC[f]	$2[2\alpha_2 + 2\kappa$ o $2\lambda] + J + SC^f$	2 — exterior[g] tubo digestivo	sIgA2
IgE	ε			$2\varepsilon + 2\kappa$ o 2λ	1	

[a]Todos los monómeros contienen dos cadenas pesadas idénticas (μ, δ, γ, α o ε) y dos cadenas ligeras idénticas (κ o λ).
[b]Número de subunidades monoméricas expresadas en la superficie de la célula B (siempre 1) o en la forma secretada por una célula plasmática.
[c]Peso molecular.
[d]La cola citoplásmica en el extremo carboxiterminal de la cadena m del monómero de IgM unido a la superficie celular difiere de manera significativa de la cadena μ presente en la forma pentamérica secretada de IgM.

Tabla 6-1 (continuación)

Valencia	PM^c	Vida media (días)	Niveles en suero (mg/dL)	Porcentaje	Representación gráfica
2	180 000				
5	900 000	5.5	45-150^e	5-8	
2	180 000	2.8	3	<1	
2	150 000	23	720-1 500^e	75-85	
2	150 000	23	430-1 050		
2	150 000	23	100-300		
2	150 000	8	30-90		
2	150 000	23	15-60		
	170 000	5.8	90-325	10-16	
2	170 000	5.8	80-290		
4	390 000	no disponible	no disponible		
2	170 000	5.8	10-35		
4	390 000	no disponible	no disponible		
2	190 000	2.5	0.03	<1	

^{e} Concentraciones en suero para todos los miembros de esta clase.
^{f} Componente secretor.
^{g} La forma dimérica se transporta a través de células epiteliales especializadas hacia el entorno exterior. La subclase sIgA1 se encuentra en las lágrimas, las secreciones nasales, la saliva y la leche. La subclase sIgA2 se encuentra en el tubo gastrointestinal.

- La **IgE** existe en el suero en concentraciones relativamente bajas; la mayor parte se adsorbe en las superficies de los mastocitos y los eosinófilos. Su fórmula estructural básica es ($2\varepsilon + 2\kappa$ o 2λ). Los mastocitos y los basófilos disponen de receptores específicos de isotipo (FcεRI) que reconocen la porción Fc de las moléculas de IgE libres. El entrecruzamiento de la IgE en la superficie de los mastocitos mediado por la unión a un antígeno desencadena la liberación de histamina y otros mediadores inflamatorios, lo que genera reacciones de hipersensibilidad inmediata (alergia).

III. VÍA CLÁSICA DE ACTIVACIÓN DEL COMPLEMENTO

La interacción de un anticuerpo con un antígeno inicia la **vía clásica** de activación del complemento (figura 6-5); esta cascada bioquímica de enzimas y fragmentos proteínicos facilita la destrucción de microbios por parte del **complejo de ataque a la membrana** (**MAC**, *membrane attack*

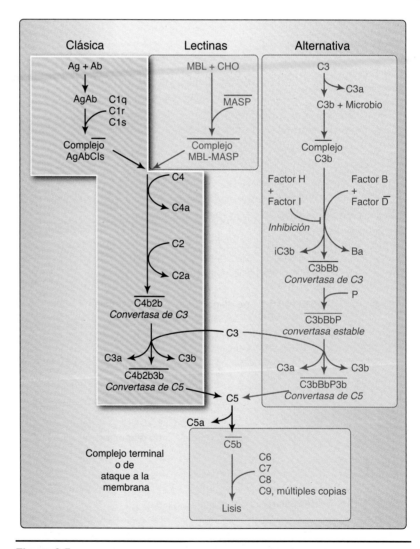

Figura 6-5
Vía clásica de activación del complemento. La ruta inicia por la unión de un anticuerpo (casi siempre una IgM o IgG) a un antígeno y después al componente C1 del complemento. La vía produce una convertasa de C3 (responsable de la escisión de C3 en sus partes constituyentes: C3a, C3b, etc.) y una convertasa de C5 (que puede conducir a la formación del complejo de ataque a la membrana [MAC]).

complex). Tal destrucción se produce con el aumento de la opsonización a través de la unión de C3b a las superficies microbianas y la producción de las **anafilotoxinas** C3a, C5a y C4a. La cascada comienza con la activación del componente C1.

A. Activación de C1

La unión de un anticuerpo IgM o IgG a un antígeno provoca un cambio conformacional en la región Fc de la molécula de inmunoglobulina. Este cambio permite la unión del primer componente de la vía clásica, C1q. Cada cabeza de C1q se puede unir a un dominio C_H2 (en la porción Fc) de la molécula de anticuerpo. Tras unirse al anticuerpo, C1q experimenta un cambio conformacional que da origen a la unión secuencial y a la activación de las proteasas de serina C1r y C1s. El complejo C1qrs tiene actividad enzimática tanto para C4 como para C2, lo cual se indica con una barra horizontal ya sea C1$\overline{qrs}$ o C1$\overline{s}$.

B. Producción de la convertasa de C3

La activación de C1$\overline{qrs}$ conduce a la escisión rápida y a la activación de los componentes C4, C2 y C3. De hecho, las vías de activación del complemento, tanto la clásica como la de la lectina de unión a manosa (MBL, *mannose-binding lectin*), son idénticas en cuanto a la escisión y activación de C4, C2 y C3 (figura 6-6).

C. Producción de la convertasa de C5

La unión de $\overline{C4b2b}$ a C3b conduce a la formación del complejo $\overline{C4b2b3b}$. Este complejo es una convertasa de C5 que inicia la construcción del complejo de ataque a la membrana sobre las superficies microbianas (figuras 5-8, 5-9 y 6-5). Así, como en el caso de la vía alternativa (figura 5-7) y la vía MBL (figura 5-10), la producción de la convertasa de C5 por la vía clásica conduce a la generación e inserción de una estructura capaz de dañar las superficies celulares.

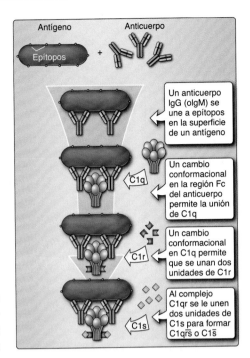

Figura 6-6
Activación del componente de complemento C1. La activación de C1 implica la unión y activación en serie de sus tres subunidades (C1q, C1r, C1s).

IV. MOLÉCULAS DEL COMPLEJO PRINCIPAL DE HISTOCOMPATIBILIDAD

El **complejo principal de histocompatibilidad** (**MHC**), también denominado complejo del **antígeno leucocítico humano** (**HLA**, *human leukocyte antigen*), es un segmento del cromosoma 6 que contiene varios genes que son fundamentales para la función inmune (figura 6-7). Algunos de estos genes codifican varias enzimas y moléculas estructurales necesarias para la activación y función de los linfocitos B y T. Las moléculas codificadas pertenecen a tres grupos o clases que se conocen como moléculas del MHC (o HLA) de clases I, II y III. Entre las moléculas del MHC-III se encuentran los componentes C4, Bf y C2 del complemento. Las moléculas del MHC-I y MHC-II ejercen funciones por completo diferentes.

A. Moléculas del MHC-I

Tienen masa molecular de 45 kDa, se expresan de forma codominante y se encuentran en la superficie de todas las células nucleadas asociadas a β_2-microglobulina (β_2m, 12 kDa). Hay tres locus génicos, HLA-A, B y C, que son muy polimórficos, con más de 100 alelos en cada locus (figura 6-7). En total, cada célula puede tener al mismo tiempo en su superficie hasta seis moléculas de clase I diferentes (si existe heterocigosidad en los tres locus).

Las moléculas del MHC-I se pliegan para formar una cavidad entre los dominios α_1 y α_2 que se une de forma no covalente a un péptido de 8 a 9 aminoácidos (figura 6-8). A causa de pequeñas variaciones

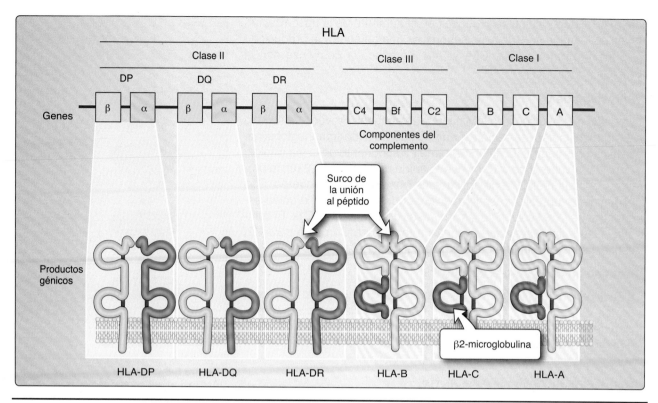

Figura 6-7

Organización génica y proteica de los MHC de las clases I, II y III. Localizados en el cromosoma 6, los genes del HLA (antígeno leucocitario humano) están organizados como se muestra en el gráfico: agrupados en las clases I, II y III, en función de sus características estructurales y funcionales.

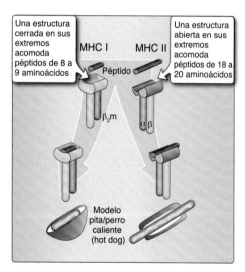

Figura 6-8

Las moléculas del MHC-I (HLA-A, HLA-B o HLA-C), asociadas con la β_2-microglobulina (β_2m), forman hendiduras cerradas que pueden acoplar péptidos de entre 8 y 9 aminoácidos de longitud. Las moléculas del MHC-II son heterodímeros (DPβ + DPα, DQβ + DQα o DRβ + DRα) que forman hendiduras de unión al péptido con extremos abiertos, de manera que se pueden unir a ellas péptidos de entre 18 y 20 aminoácidos de longitud.

estructurales en la cavidad de unión (o bolsillo de unión) entre las diferentes formas alélicas, algunos péptidos pueden acoplarse mejor que otros en las cavidades de algunas moléculas del MHC-I. Otras moléculas de la clase I ("no clásicas" o de la clase Ib), por ejemplo, las codificadas por los locus *HLA-E, HLA-F, HLA-G, HLA-H*, muestran variabilidad y distribución tisular limitadas y pueden presentar fragmentos de glúcidos y péptidos (figura 13-14).

B. Moléculas del MHC-II

Las moléculas del MHC II normalmente sólo se expresan en la superficie de las células dendríticas, los macrófagos y los linfocitos B; en algunos linfocitos T activados y en algunas células epiteliales especializadas del timo y el intestino. Se expresan en codominancia como heterodímeros unidos de forma no covalente. Una cadena α de 32-38 kDa y una cadena β de 29-32 kDa forman una cavidad de unión (dominios α_1 y β_1) que puede acomodar péptidos de 18 a 20 aminoácidos de longitud (figura 6-8). Los locus α y β (DPα, DPβ, DQα, DQβ, etc.) están codificados dentro de las regiones *HLA-DP, HLA-DQ* y *HLA-DR* (figura 6-7). Tras su síntesis, las cadenas α y β del MHC-II sólo se combinan con otras cadenas codificadas dentro de la misma región (p. ej., DPα sólo se asocia con DPβ pero nunca con DQβ o DRβ). Sin embargo, dentro de cada una de estas regiones, las cadenas α pueden combinarse con cadenas β codificadas en el mismo cromosoma *(cis)* o en otro miembro del par de cromosomas *(trans)*. Esta propiedad, denominada **complementación *cis-trans***, permite que los individuos heterocigotos para uno o más de los locus de clase II puedan producir una mayor variedad de dímeros de clase II de la que generarían si fueran homocigotos. El abanico de las distintas moléculas del MHC de las clases I y II que se expresan puede afectar la capacidad inmune global de un individuo.

V. RECEPTORES DEL LINFOCITO T

El TCR específico de antígeno es un heterodímero formado por un par de polipéptidos αβ o γβ. (Nota: pese a la similitud en la terminología, los locus/moléculas del TCR αβ y los locus/moléculas del MHC-II αβ son genes y moléculas diferentes). Cada uno de los polipéptidos del TCR contiene dominios variables y constantes que difieren, tanto a nivel génico como molecular, de las inmunoglobulinas. La expresión de un heterodímero αβ o γδ se determina al inicio del desarrollo del linfocito T, y los descendientes clonales retienen el mismo tipo de TCR.

A. Estructura básica

El TCR está unido a la membrana del linfocito T. Las colas citoplásmicas cortas de las cadenas polipeptídicas αβ o γδ no disponen de secuencias de señal o motivos tirosínicos de activación del receptor inmune (ITAM, *immunoreceptor tyrosine activation motifs*) que puedan iniciar las señales de activación hacia el núcleo (véase el capítulo 8). Las moléculas del complejo CD3 (CD3δ, CD3γ, CD3ε y CD247 [cadena ζ]), que se asocian de forma no covalente al TCR, proporcionan esas señales. A diferencia de los anticuerpos, los TCR no pueden reconocer epítopos solubles; sólo se unen a los fragmentos de las moléculas que se acoplan dentro de las cavidades de unión de las moléculas del MHC-I y MHC-II y forman, por tanto, complejos péptido + MHC **(pMHC)**. La interacción del TCR con un pMHC se estabiliza mediante la interacción asociada de CD4 o CD8 con los dominios constantes de las moléculas del MHC-I o del MHC-II, respectivamente (figura 6-9).

B. Regiones variables y constantes

Cada cadena polipeptídica del par que conforma el TCR contiene una región variable (V_α o V_β, V_γ o V_δ) y una región constante (C_α o C_β, C_γ o C_δ). Juntas, las regiones variables de las cadenas α y β (o γ y δ) forman regiones hipervariables o **regiones determinantes de complementariedad** que interactúan con el pMHC. De forma similar a las inmunoglobulinas, cada linfocito T expresa un solo TCR. Así, a diferencia de las inmunoglobulinas, los linfocitos T deben "ver" un pMHC y no reconocen los péptidos solubles.

VI. MOLÉCULAS DE INTERACCIÓN CELULAR

Muchas respuestas inmunes adaptativas e innatas requieren interacción entre los leucocitos, las que ocurren en forma de contactos directos entre las células o mediante la emisión y recepción de señales vía moléculas solubles. Los leucocitos responden a esas señales con el aumento o disminución de sus funciones, migrando a sitios anatómicos específicos, o determinando la supervivencia o destrucción de una célula dentro del cuerpo.

A. Citocinas

Son mensajeros proteínicos solubles de bajo peso molecular implicados en todos los aspectos de la respuesta inmune innata y adaptativa, como la proliferación y la diferenciación, la inflamación y la reparación. Al principio se les denominó *linfocinas* y *monocinas*, para aludir a su origen linfocítico o monocítico; pero ahora se sabe que esas sustancias son producidas por una gran variedad de leucocitos y células no leucocíticas, de hecho, se ha identificado un gran número de citocinas, aunque el conocimiento de sus funciones aumenta a medida que se aprende más acerca de su trascendencia en el organismo (tabla 6-2). Muchas citocinas son fundamentales para

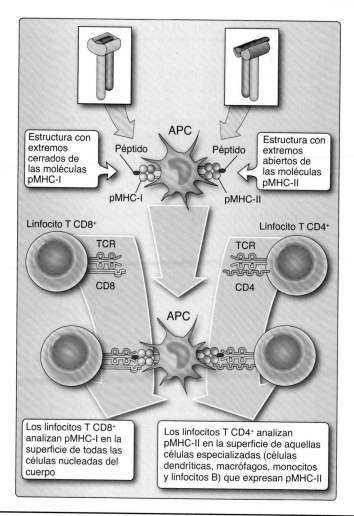

Figura 6-9
Los linfocitos T CD4+ y CD8+ sólo interaccionan con péptidos unidos a moléculas del MHC de clase II o de clase I. APC, células presentadoras de antígenos (*antigen precenting cell*); TCR, receptores del linfocito T (*T cell receptors*).

regular el desarrollo de linfocitos y para determinar los tipos de respuestas inmunes a partir de estímulos específicos.

B. Quimiocinas

Algunas citocinas de baja masa molecular, conocidas como **quimiocinas** (citocinas quimiotácticas), estimulan el movimiento de los leucocitos, que son guiados por gradientes de concentración de quimiocinas hacia el foco de una infección o inflamación (proceso denominado *alojamiento*). Las quimiocinas se dividen en cuatro tipos en función de la presencia de ciertos motivos estructurales como el número y el intervalo entre los aminoácidos cisteína: C, CC, CXC y CX_3C.

C. Moléculas de adhesión

A menudo, los leucocitos deben interaccionar de forma directa para contactar con otras células bajo condiciones que de alguna manera son adversas; por ejemplo, durante el flujo rápido de líquidos dentro del sistema circulatorio o cuando la unión entre ligando y receptor es débil. Las **moléculas de adhesión** proporcionan el contacto estable entre células, necesario para las respuestas tanto innatas como adaptativas, así como para otras muchas actividades interce-

Tabla 6-2. Citocinas[a]

Origen	Origen celular	Diana	Función	Receptor
IL-1α/β	M, DC, End	T, B, M, End, otras	Proinflamatoria; activación de leucocitos, aumento de la adhesión al endotelio	CD121a, IL-1RAP o CD121b
IL-2	T	T, B, NK	Proliferación de linfocitos T, B y NK, regulación	CD122/CD25/ C132
IL-3	T, Mas, NK	Eri, G	Proliferación y diferenciación de precursores hematopoyéticos	CD123/CD131
IL-4	Mas, T	B, T, M	Diferenciación de linfocitos Th2 y B, inhibe la diferenciación de Th1, promueve la activación alternativa de M	CD124/CD132
IL-5	Mas, T, Eos	Eos, B	Crecimiento y diferenciación de células B y eosinófilos	CD125/CD131
IL-6	T, M, End	T, B, otras	Hematopoyesis, diferenciación, inflamación; promueve la polarización de Th17 y Tfh	CD126/CD130
IL-7	Estroma de la médula ósea y del timo	pB, pT	Proliferación de pre/prolinfocitos B y timocitos, aumento de citocinas proinflamatorias	CD127/CD132
IL-8/CXCL8	M, L, otras	PMN, Bas, L	Quimiotáctica	CD128 (CXCR1), CXCR2
IL-9	T	T, Mas	Potencia la producción de citocinas	CD129/CD132
IL-10	Th, M	T, B, Mas, M, CD	Inhibe la producción de IL-2 por APC, IFN-γ, TNF-β e IL-2 por parte de linfocitos Th1; DTH; estimula linfocitos Th2	CD210/CDW210B
IL-11	Estroma de la médula ósea	Estroma de médula, megacariocitos	Producción de plaquetas	IL-11Rα/CD130
IL-12	CD, M	T, NK	Potencia la producción de IFN-γ y TNF-α por parte de T y NK, inhibe la producción de IL-10	CD212/IL-12Rβ
IL-13	Th2, Mas, NK	B, M	Incremento de moco por las células epiteliales, activación alternativa de macrófagos, promueve el cambio de isotipo de las células B a IgE	CD213a1/ CD213a2/ CD132
IL-15	M, T, NK, CD, B, Epi	T, NK	Supervivencia y proliferación de células T de memoria CD8+; proliferación de células NK	IL-15Rα/CD122/ CD132
IL-16	Eos, T CD8+T, MC	T CD4+	Quimiotáctico para CD4	CD4
IL-17	(T)	Epi, End, M	Proinflamatoria; aumenta la producción de citocinas y quimiocinas	CD217/IL-17RC
IL-18	M, CD	Th1, NK, M	Induce la producción de IFN-γ, aumenta la actividad de NK; induce GM-CSF, TNF e IL-1β	CD218a/CD218b
IL-23	CD	Gran variedad, M	Promueve la expansión y supervivencia de las células Th17; induce a las citocinas proinflamatorias por M	CD212/IL23R
TGF-β	T, M, otros	T, B, M	Cicatrización: disminuye la proliferación y función efectora; promueve la diferenciación de Th17 y Treg. B: disminuye la proliferación, promueve el cambio de isotipo a IgA, M: disminuye su activación	TGFβR1, TGFβR2, TGFβR3
TNF-α	M[c], T, NK	M, PMN, T, End, otras	Mediador de reacciones inflamatorias	CD120a o CD120b
TNF-β (linfotoxina)	L	Gran variedad	Mediador de reacciones inflamatorias	CD120a o CD120b
IFN-α	L, CD, M	Gran variedad	Aumenta la expresión del MHC I, inhibe la proliferación vírica	IFNAR1/CD118

Tabla 6-2 (Continuación)

Origen	Origen celular	Diana	Función	Receptor
IFN-β	CD, fibroblastos	Gran variedad	Aumenta la expresión del MHC-I, inhibe la proliferación vírica	IFNAR1/CD118
IFN-γ	CD8⁺, (CD4⁺) NK	T, B, M, NK, gran variedad	Antivírico, antiparasitario, inhibe la proliferación, aumenta la expresión de MHC de las clases I y II	CD119/IFNGR2
M-CSF	M, End, otras	M, precursores hematopoyéticos	Proliferación y diferenciación de monocitos	CD115
G-CSF	M, End	G	Proliferación y diferenciación de granulocitos	CD114
GM-CSF	T, M, End	PG, pMie	Estimula la proliferación y diferenciación de granulocitos y células de linaje mielocítico	CD116/CD131
BAFF	CD, M, B	B	Supervivencia y proliferación de células B	BAFFR, TACI, BCMA

Abreviaturas: APC, célula presentadora de antígenos; B, linfocitos B; Bas, basófilos; BCMA, antígeno de maduración de células B; CD, células dendríticas; DTH, hipersensibilidad retardada; End, endotelio; Eos, eosinófilos; Epi, epitelio; Eri, eritrocitos; G, granulocitos; IFN, interferón; Ig, inmunoglobulina; IL, interleucina; L, linfocitos; M, macrófagos; Mas, mastocitos; MHC, complejo principal de histocompatibilidad; Mie, mieloide; NK, linfocitos citolíticos naturales; oligo, oligodendrocitos; paréntesis (), subgrupo celular; pB, progenitoras de células B; PG, progenitoras de granulocitos; PMN, células polimorfonucleares; pMie, progenitoras mieloides; pT, progenitoras de células T; T, linfocito T; TACI, activador transmembrana e interactor de CAML; Tfh, célula T colaboradora folicular; TGF, factor de crecimiento transformador; Th, T colaborador; TNF, factor de necrosis tumoral.

[a] Los paréntesis se utilizan para indicar que solo un subgrupo de los tipos celulares designados produce la citocina.

lulares. Aunque podría parecer una actividad simple, la habilidad de las células para examinar la superficie de otras células y establecer contactos estables con ellas es vital. Para que las células se puedan comunicar y para que los receptores y los ligandos en las superficies celulares puedan interaccionar, las células deben ser capaces de establecer y mantener contactos prolongados entre las superficies.

Los tipos de moléculas de adhesión son las cadherinas, miembros de la superfamilia de inmunoglobulinas, selectinas e integrinas. Mientras las cadherinas ayudan a mantener las interacciones entre células durante el desarrollo y dentro de los tejidos, los otros tres tipos de moléculas de adhesión son importantes en la circulación de las células inmunes a los sitios de inflamación e infección.

1. Las **integrinas** se encuentran en la superficie de muchos tipos de leucocitos y son heterodímeros que consisten en varias combinaciones de cadenas α y β (p. ej., $\alpha_5\beta_1$ en la superficie de monocitos y macrófagos). Las integrinas interaccionan con otras moléculas portadoras de un motivo de la superfamilia de las inmunoglobulinas (el cual se encuentra en una gran variedad de células y dispone del puente disulfuro intracatenario generalizado; la figura 6-2) y con la matriz extracelular. Su función principal es aumentar la fuerza del contacto entre los leucocitos y muchos tipos celulares (p. ej., el endotelio vascular), para que las interacciones sean más duraderas. En los siguientes capítulos se habla de forma específica de algunas integrinas y sus funciones, con descripción más detallada de las diversas respuestas inmunes.

2. Las **selectinas** tienen distribución tisular limitada. Están diseñadas para identificar tejidos concretos y facilitar la interacción de determinadas combinaciones celulares. Por ejemplo, los linfocitos recientemente diferenciados necesitan migrar hacia los ganglios linfáticos para proceder al siguiente estadio de diferenciación. Ese movimiento es posible por las interacciones entre las

selectinas de la superficie de los linfocitos (p. ej., **CD62L**, también conocida como L-selectina) y las adresinas (p. ej., GlyCAM-1) localizadas en la superficie de las células del endotelio vascular alto de los vasos sanguíneos que pasan a través de los ganglios linfáticos. Otras selectinas y miembros de la superfamilia de inmunoglobulinas ayudan a conducir linfocitos y otras células hacia el intestino, el epitelio y los sitios de inflamación tisular. En los próximos capítulos se habla de determinadas selectinas, su adherencia y sus actividades, con descripción más detallada de varias respuestas inmunes (véase también el capítulo 13).

D. Moléculas de grupo de diferenciación

Las moléculas de grupo de diferenciación (**CD**, *cluster of differentiation*) están localizadas en la superficie de muchos tipos celulares y, a menudo, sirven como indicadores de las capacidades funcionales de los leucocitos y otras células. Se han identificado más de 350 moléculas CD y este número continúa en aumento. Por fortuna, para la comprensión básica de los mecanismos que actúan como mediadores de la respuesta inmune adaptativa, sólo es necesario conocer algunas de estas moléculas. Las siguientes son algunas de las moléculas que se encuentran con frecuencia.

- El *complejo CD3* contiene varias moléculas asociadas al TCR. Este complejo está compuesto por seis polipéptidos (2 CD3ε + 1 CD3γ + 1 CD3δ + 1 homodímero CD247 ζ-ζ) y sus funciones son ayudar al TCR, además de transducir la señal transmembranaria cuando se activa el TCR.

- El *CD4* es una cadena sencilla que pertenece a la superfamilia de las inmunoglobulinas; está expresado en la superficie de aproximadamente dos tercios de los linfocitos T maduros. Las moléculas de CD4 reconocen una región de las moléculas del MHC-II que no se une al péptido. Como resultado, los linfocitos T CD4$^+$, también conocidos como linfocitos T cooperadores (Th), están "limitados" al reconocimiento de complejos pMHC-II.

- El *CD8* es una molécula de superficie de doble cadena que expresa, en forma de homodímero (αα) o heterodímero (αβ), aproximadamente un tercio de los linfocitos T maduros. Las moléculas de CD8 reconocen una región de las moléculas del MHC-I que no se une al péptido. Los linfocitos T CD8$^+$, "limitados" al reconocimiento de complejos pMHC-I, también se conocen como linfocitos T citotóxicos (Tc).

E. Moléculas de transducción de señales

Los leucocitos utilizan sus receptores de la superficie celular para controlar su entorno extracelular. La unión de ciertos ligandos provoca un cambio conformacional en el receptor o en sus moléculas accesorias. A continuación, este cambio se comunica hacia el interior de la célula a través de la cola citoplásmica del receptor (la parte que se encuentra en el interior de la célula), de manera que se inicia una cascada de transducción de señales dentro de la célula. Dichas cascadas a menudo involucran la unión de una o más proteínas transmisoras de señales intracelulares específicas. Con frecuencia, la ocupación del receptor con su ligando inicia una serie de señales químicas que regulan la transcripción génica en el núcleo y la alteración de la actividad celular. Se describen dos vías transductoras de señales que usan la fosforilación de tirosinas. Las tirosinas fosforiladas son de vida corta y la aparición de la fosfotirosina es una señal intracelular muy potente.

1. **Vía JAK-STAT.** Son muchos los estímulos extracelulares que activan una vía de transducción de señales mediada por cinasa Jano (JAK, *Janus kinase*), transductores de señales y activadores de transcripción (STAT, *signal transducers and activators of transcription*). La unión de ligandos (p. ej., citocinas, factores de

crecimiento, etcétera) induce la dimerización de los polipéptidos del receptor y se une a proteínas de transducción de señales citosólicas que incluyen JAK cinasas, causando su activación (figura 6-10). Las JAK activadas son tirosina cinasas que fosforilan las tirosinas presentes en la porción intracelular de las cadenas del receptor. Las tirosinas fosforiladas proporcionan puntos de anclaje para los dominios homólogos al dominio 2 del SRC (SH2) presentes en las moléculas STAT citosólicas inactivas u otros mediadores intracelulares. Las JAK asociadas al receptor fosforilan las moléculas STAT unidas al receptor, lo que permite que las STAT se disocien de la cola citoplásmica y dimericen con otra STAT fosforilada. El dímero STAT se transloca hacia el núcleo, donde se une a los elementos de respuesta específicos en el ADN y regula la transcripción génica.

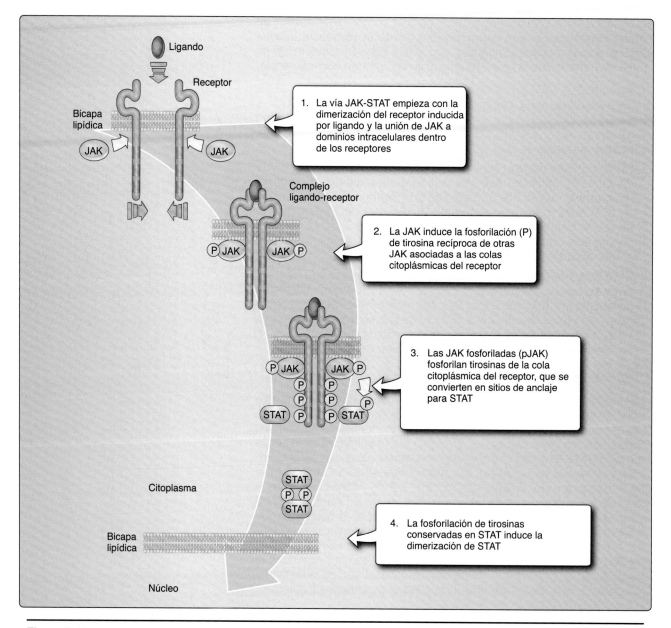

Figura 6-10
Vía de transducción de señales mediada por JAK-STAT. La ocupación por un ligando (p. ej., una citocina) induce la dimerización del receptor, así como la unión y la activación de JAK (cinasas Jano) citosólicas. La fosforilación de STAT induce su dimerización, su translocación al núcleo y su unión a elementos de respuesta específicos presentes en el ADN.

2. **Vía Ras-MAP cinasa.** Esta ruta se denomina así por Ras, una proteína de unión al trifosfato de guanosina (GTP, *guanosine triphosphate*), y la proteína MAP (activada por mitógenos, *mitogen-activated protein*). Después de la unión ligando-receptor, la dimerización del receptor promueve la fosforilación de los dominios tirosina cinasa intracelulares en la cola citoplásmica de un receptor catalítico con actividad tirosina cinasa intrínseca; o permite la activación de las tirosina cinasas asociadas con el receptor, tales como las JAK (figura 6-11). La fosfotirosina del receptor proporciona un punto de "anclaje" o unión a la adaptadoras específicas con dominios SH2 (p. ej., SHC y Grb2). Tras el anclaje,

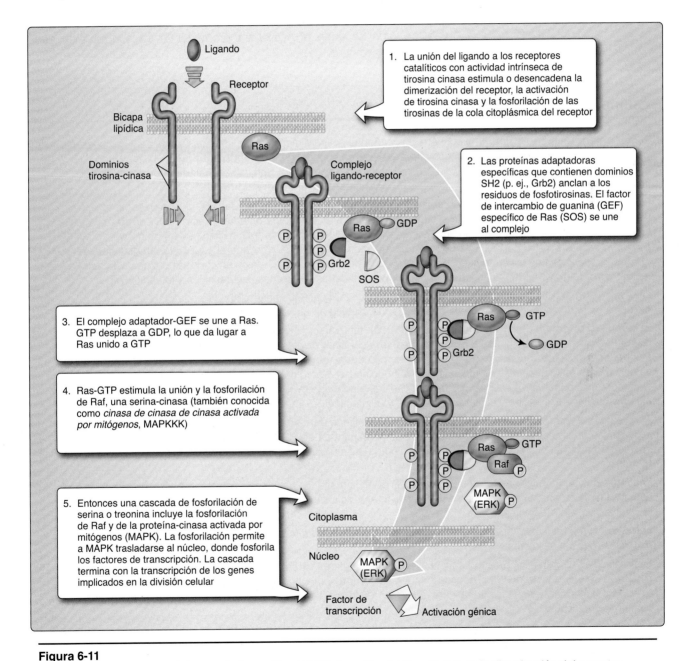

Figura 6-11
Vía de transducción de señales mediada por Ras-MAPK. La unión del ligando induce la dimerización del receptor, la actividad tirosina cinasa intrínseca mediada por la cola citoplásmica del receptor y su fosforilación. Una cascada de fosforilación secuencial, en la que participan diversos intermediarios, resulta en la fosforilación de la MAPK y su movimiento hacia el núcleo, y culmina con la unión de factores de transcripción a los elementos de respuesta específicos presentes en el ADN.

SHC activa su dominio SH3 y se une a la proteína SOS; esta última es un factor de intercambio de nucleótidos de guanina (GEF, *guanine nucleotide exchange factor*) para Ras, una proteína monomérica localizada en la membrana. El complejo SHC-SOS-Ras intercambia GDP por GTP en la molécula Ras. Ras-GTP estimula la unión de la serina cinasa Raf (también conocida como MAPKKK, cinasa de cinasa de cinasa activada por mitógenos, *mitogen-activated protein kinase kinase kinase*). Raf inicia una cascada de fosforilación secuencial en la que participan MAPKK (también conocida como MEK, que transloca al núcleo) y MAPK (también conocida como ERK, cinasa regulada por señales extracelulares, *extracellular-signal regulated kinases*). La cascada termina en una fosforilación de factores de transcripción que se unen al ADN para promover la transcripción de genes específicos.

Resumen del capítulo

- El **monómero de inmunoglobulina** contiene dos cadenas polipeptídicas ligeras idénticas y dos cadenas pesadas idénticas unidas por puentes disulfuro. Las **cadenas ligeras** contienen un **dominio variable** y un **dominio constante**. Las **cadenas pesadas** contienen un dominio variable y 3 o 4 dominios constantes. La combinación de dominios variables de una cadena ligera y una cadena pesada forma un **sitio de unión al epítopo**.

- Los individuos normales expresan cinco **clases** o **isotipos** de inmunoglobulinas: la **IgM**, la más pesada, está presente bien como un monómero unido a la superficie celular, bien como un pentámero secretado. La **IgD**, un monómero, se expone casi exclusivamente en la superficie de los linfocitos B. La **IgG** humana es un monómero presente en cuatro subclases: **IgG1**, **IgG2**, **IgG3** e **IgG4**. La **IgA** monomérica está en el suero y, en su forma dimérica, se encuentra asociada con las superficies mucosas y las secreciones. La **IgE** existe en concentraciones séricas relativamente bajas; la mayor parte se absorbe sobre la superficie de los mastocitos, los basófilos y los eosinófilos.

- La unión de un anticuerpo IgM o IgG a un antígeno provoca un cambio conformacional en la porción Fc de la molécula de inmunoglobulina, lo que da origen a la **vía clásica** de activación del complemento.

- El **complejo principal de histocompatibilidad (MHC)**, también conocido como complejo de **antígeno leucocítico humano (HLA)**, es un segmento del cromosoma 6 que contiene diversos genes fundamentales para la función inmune. Las moléculas del **MHC I** se expresan de forma codominante y, en asociación con la β_2-microglobulina **(β_2m)**, se encuentran en la superficie de todas las células nucleadas. Por lo común, las **moléculas del MHC-II** sólo se expresan en la superficie de las células dendríticas, los macrófagos y los linfocitos B, algunos linfocitos T activados y algunas células epiteliales especializadas del timo y el intestino.

- El receptor del linfocito T específico frente al antígeno contiene parejas polipeptídicas heterodiméricas $\alpha\beta$ o $\gamma\delta$. Cada polipéptido contiene una región variable y una región constante. Los $\alpha\beta$TCR reconocen y unen péptidos que se encuentran acoplados dentro de la cavidad de unión de las moléculas del MHC-I o II como complejos péptido + MHC **(pMHC)**.

- Las **citocinas** son mensajeros proteínicos solubles de baja masa molecular que están implicados en todos los aspectos de la respuesta inmune innata y adaptativa, entre ellos la proliferación y la diferenciación celular, así como la inflamación y la reparación.

- Las citocinas de baja masa molecular conocidas como **quimiocinas** (citocinas quimiotácticas) estimulan el movimiento de los leucocitos.

- Las moléculas de adhesión proporcionan contactos intercelulares estables. Las **integrinas** se encuentran en la superficie de una gran variedad de leucocitos. Las **selectinas** y miembros de la **superfamilia de Ig** tienen distribución tisular limitada y están diseñadas para identificar tejidos particulares y facilitar las interacciones de determinadas combinaciones celulares.

- Las **moléculas de grupo de diferenciación** se encuentran en la superficie de una gran variedad de tipos celulares y sirven como indicadores de las capacidades funcionales de los leucocitos y otras muchas células.

- Los leucocitos utilizan receptores para controlar su entorno extracelular. La unión de un ligando por parte de un receptor da lugar a la transducción de señales desde el receptor ocupado por el ligando hasta el núcleo. En este proceso ocurren fenómenos de fosforilación de serinas o tirosinas. Dos vías transductoras de señales de tirosina cinasa usadas con frecuencia emplean las cinasas JAK-STAT y Ras-MAPK.

Preguntas de estudio

6.1 Los receptores del linfocito T específicos frente al epítopo (TCR) se encuentran:

A. Tanto en forma de proteínas citosólicas como unidas a la membrana.

B. En el plasma sanguíneo, la linfa y los líquidos de secreción.

C. En la superficie de las células plasmáticas.

D. Como polipéptidos transmembranarios.

D. En la bicapa lipídica nuclear.

La respuesta correcta es D. Los receptores específicos frente al epítopo de los linfocitos T (TCR) se exponen como moléculas unidas a la membrana en la superficie de estas células. Los TCR no se encuentran como moléculas solubles. Las moléculas específicas de epítopo producidas por las células plasmáticas son genéticamente distintas de las moléculas del receptor del linfocito T.

6.2 Los anticuerpos (inmunoglobulinas):

A. Son sintetizados y secretados tanto por los linfocitos B como por los T.

B. Se unen de forma simultánea a varios epítopos diferentes.

C. Contienen cuatro cadenas polipeptídicas ligeras diferentes.

D. Reconocen epítopos específicos junto con moléculas propias.

E. Marcan los antígenos para su destrucción y eliminación.

La respuesta correcta es E. Los anticuerpos se unen a epítopos existentes en los antígenos, con el fin de identificarlos y marcarlos para ser destruidos a continuación por otros elementos del sistema inmune. Sólo los sintetizan los linfocitos B y las células plasmáticas. La molécula de anticuerpo contiene 2 (IgD, IgG, IgE y la IgA sérica), 4 (IgA secretoria) o 10 (IgM secretada) sitios *idénticos* de unión al epítopo. Un monómero de anticuerpo contiene dos cadenas ligeras idénticas y dos cadenas pesadas idénticas. El reconocimiento de lo propio no es necesario para las moléculas de anticuerpo.

6.3 Las regiones constantes de los cinco tipos principales de cadenas pesadas de las moléculas de inmunoglobulina determinan el:

A. Epítopo de la molécula.

B. Fragmento Fab de la molécula.

C. Isotipo de la molécula.

D. Motivo tirosínico de activación de la molécula.

E. Dominio variable de la molécula.

La respuesta correcta es C. Las regiones constantes de la cadena pesada determinan el isotipo de la inmunoglobulina: mu (μ, IgM), delta (δ, IgD), gamma (γ, IgG), épsilon (ε, IgE) y alfa (α, IgA). Los fragmentos Fab son productos de la escisión enzimática de los monómeros de inmunoglobulina. Los motivos tirosínicos de activación del receptor inmune no están presentes en las moléculas de inmunoglobulina. Los dominios variables muestran gran variabilidad en su secuencia de aminoácidos cuando se comparan diferentes inmunoglobulinas, incluso cuando éstas comparten isotipo.

6.4 Cuando la pepsina fragmenta una molécula de inmunoglobulina, el/los productos:

A. Son cadenas pesadas y ligeras individuales.

B. No pueden unirse más al antígeno.

C. Consisten en dos fragmentos de unión a antígeno separados.

D. Cristalizan a bajas temperaturas.

E. Es una molécula dimérica capaz de unirse al antígeno.

La respuesta correcta es E. La escisión enzimática del monómero de inmunoglobulina tras la acción de la pepsina tiene lugar en un punto distal tanto del dominio variable como de los puentes disulfuro que mantienen las cadenas pesadas unidas; dichos puentes se mantienen intactos y se genera una molécula con dos sitios de unión al epítopo. Los puentes disulfuro intercatenarios no se ven alterados por la escisión que produce la pepsina. El sitio de unión al epítopo se mantiene intacto tras la escisión de la cadena pesada por parte de la pepsina. La escisión del monómero de inmunoglobulina mediada por la papaína tiene lugar en un punto distal del dominio variable, pero proximal a los puentes disulfuro de las cadenas pesadas, lo que da origen a dos fragmentos Fab independientes, cada uno de ellos capaz de unirse al epítopo. La pepsina degrada mediante acción enzimática la porción C_H2 de la molécula de inmunoglobulina y da lugar a fragmentos que rara vez —o nunca— forman cristales.

6.5 En un individuo con reacción de hipersensibilidad inmediata (alergia) frente a los ácaros, ¿el entrecruzamiento de cuál de las siguientes moléculas específicas frente a los ácaros estimulará la liberación de mediadores inflamatorios?

A. Histamina.
B. IgA.
C. IgE.
D. IgG.
E. Mastocitos.

La respuesta correcta es C. El entrecruzamiento de la IgE unida a la superficie de los basófilos y los mastocitos provoca la desgranulación celular y la liberación de aminas vasoactivas responsables de la inflamación. En los seres humanos, ni la IgA ni la IgG se asocian a las respuestas alérgicas. La histamina liberada de los mastocitos es el resultado del entrecruzamiento de la IgE unida a su superficie.

6.6 La vía clásica de activación del complemento empieza con:

A. La activación de C1.
B. La escisión y la activación de C4, C2 y C3.
C. La unión de la IgA a un epítopo específico.
D. La iniciación de la formación del complejo de ataque a la membrana.
E. La producción de la convertasa de C3.

La respuesta correcta es A. La vía clásica de activación del complemento empieza con el reconocimiento de los complejos antígeno-anticuerpo por el primer componente del complemento, C1q. Los pasos siguientes de la vía clásica implican la activación de los componentes C4, C2, C3 y la producción de la convertasa de C3 que da lugar a la producción de la convertasa de C5 y a la entrada en el complejo de ataque de la membrana. La unión del antígeno mediante la IgA no activa la vía clásica.

6.7 La vía clásica del complemento tiene como finalidad:

A. La segmentación de inmunoglobulinas en fragmentos Fc.
B. Facilitar la destrucción de los microbios.
C. Reconocer los epítopos específicos en la superficie de los microbios.
D. Regular el desarrollo de los linfocitos.
E. Estimular la liberación de histamina.

La respuesta correcta es B. El complemento facilita la lisis de los microbios mediante el reconocimiento de aquellos marcados con anticuerpos; con la opsonización de microbios por la unión de los fragmentos de C3, y por la liberación de las anafilotoxinas C3a, C5a y C4a. Las moléculas de inmunoglobulina no son escindidas por el complemento. La vía clásica sólo se activa mediante los complejos antígeno-anticuerpo y por sí misma no reconoce los epítopos microbianos. El complemento no participa en el desarrollo de los linfocitos ni estimula la liberación de histamina.

6.8 En los humanos, las moléculas del MHC-II son expresadas por:

A. Todas las células nucleadas.
B. Los linfocitos B, las células dendríticas y los macrófagos.
C. Los eritrocitos.
D. Los mastocitos.
E. Los linfocitos T no estimulados.

La respuesta correcta es B. Los linfocitos B, las células dendríticas, los monocitos y los macrófagos expresan las moléculas del MHC-II de forma constitutiva. Sólo existe un subgrupo de células nucleadas que expresan las moléculas del MHC-II y no incluye a los mastocitos ni a los linfocitos T no estimulados. Los eritrocitos no expresan las moléculas del MHC-II.

6.9 La estructura básica del receptor del linfocito T consiste en:

A. Un heterodímero $\alpha\beta$ o $\gamma\delta$ unido a la membrana.
B. Un complejo de cadenas pesadas y ligeras unidas por puentes disulfuro.
C. Moléculas CD3 y CD247 unidas de forma covalente.
D. Complejos péptido-MHC.
E. Homodímeros solubles que se unen al antígeno.

La respuesta correcta es A. El receptor del linfocito T (TCR) es un heterodímero compuesto por cadenas polipeptídicas $\alpha\beta$ o $\gamma\delta$. Ni los heterodímeros $\alpha\beta$ o $\gamma\delta$ ni sus moléculas asociadas (CD3 y CD247) están unidos por puentes disulfuro. El TCR reconoce complejos pMHC en la superficie de las células presentadoras de antígeno. Los TCR sólo se encuentran en la superficie de los linfocitos T y no son solubles.

6.10 La migración de un linfocito B a un sitio específico (como el ganglio linfático) depende en parte del uso de:

A. Los anticuerpos.

B. El CD8.

C. El CD3.

D. El complemento.

E. Las selectinas.

La respuesta correcta es E. Las selectinas son moléculas de adhesión que participan en el reconocimiento entre diferentes tipos celulares y los tejidos. Los anticuerpos no funcionan como guía para tal alojamiento. El CD8 y el CD3 se expresan en la superficie de los linfocitos T, no en los B, y no son responsables del alojamiento de los linfocitos. Los fragmentos del complemento pueden ser quimiotácticos para los leucocitos, pero atraen a estas células hacia el sitio donde se producen las respuestas inmunes excepto hacia los órganos específicos.

6.11 ¿Cuál de las siguientes moléculas se expresa en un linfocito T maduro que funciona como linfocito T cooperador?

A. CD4$^+$.

B. CD8$^+$.

C. GlyCAM-1.

D. IgA.

E. CD62L.

La respuesta correcta es A. Los linfocitos T CD4$^+$ también se denominan linfocitos T cooperadores. CD4 estabiliza la interacción de la célula T con célula presentadora de antígenos (APC, *antigen precenting cell*); al unirse a MHC-II. Los linfocitos T CD8$^+$ ejercen funciones citotóxicas. GlyCAM-1 es una molécula de adhesión presente en ciertas células epiteliales vasculares de los ganglios linfáticos para permitir que los linfocitos CD62L1 salgan de la vasculatura y entren a los ganglios linfáticos. Las IgA e IgG no se expresan en los linfocitos T.

6.12 Tras la unión de una citocina a su receptor específico en la superficie celular, un linfocito activa una JAK (Janus cinasa). En esta vía, ¿cuál de los siguientes elementos pasará al núcleo celular para regular la transcripción?

A. JAK.

B. Ras.

C. Proteínas adaptadoras que contienen SH2.

D. Dímeros STAT.

E. Tirosina cinasa.

La respuesta correcta es D. Las proteínas STAT se fosforilan por las JAK cinasas y luego se dimerizan antes de su translocación al núcleo. Las JAK son tirosina cinasas citosólicas que se unen al dominio intracelular del receptor para la tirosina fosforilada y nunca entran en el núcleo. Ras es una proteína que se une a GTP, se encuentra asociada con la membrana y se une a proteínas citosólicas con dominios SH2 que también se unen a fosfotirosinas presentes en la porción intracelular del receptor. Los receptores catalíticos envían señales mediante el estímulo de tirosina cinasas, ya sea propias del receptor (actividad intrínseca) o asociadas con el receptor, pero sin formar parte de éste (p. ej., JAK), ninguna de las cuales entra en el núcleo.

7

Células y órganos

I. GENERALIDADES

A diferencia de las células del sistema inmune innato, que muestran formas claramente distintas, los linfocitos del sistema inmune adaptativo se parecen mucho unos a otros, a excepción de su tamaño, que puede ser pequeño (4-7 μm), intermedio (7-11 μm) o grande (11-15 μm). Los linfocitos se clasifican, en términos generales, según los receptores específicos de antígeno que generan mediante reorganizaciones génicas y por los órganos donde se desarrollan. Estas células con frecuencia muestran combinaciones de moléculas adicionales en la superficie que sirven de marcadores moleculares de su función. Además, las células del sistema inmunitario adaptativo reciben un entrenamiento especializado (en el timo o la médula ósea), residen en áreas especializadas (el bazo, los ganglios linfáticos y las zonas de acumulación de linfocitos), pueden diferenciarse y son transportadas de un sitio anatómico a otro por medio de la sangre o a través de su propio sistema circulatorio linfático.

II. LINFOCITOS

El sistema inmune debe ser capaz de distinguir sus propias moléculas, células y órganos **(lo propio)** de todo aquello de origen foráneo **(lo extraño)**. El sistema inmune innato lo consigue mediante la expresión en la superficie de sus células de receptores de reconocimiento del patrón (PRR, *pattern recognition receptors*), que reconocen estructuras en los organismos potencialmente invasores (véase el capítulo 5). El sistema inmune adaptativo, por otro lado, usa los receptores generados por recombinación somática de los linfocitos T y B (TCR [*T cell receptors*] y BCR [*B cell receptors*]), los cuales son específicos a un epítopo. Estos receptores se crean de nuevo y de forma aleatoria en cada uno de los linfocitos T o B mediante un proceso de recombinación génica que antecede al encuentro con un antígeno (véase capítulo 8). No existen dos personas, ni siquiera hermanos gemelos idénticos, con el mismo sistema inmune adaptativo. Por lo general, los linfocitos se diferencian por el lugar donde experimentan maduración: en el timo (**linfocitos derivados del timo** o **linfocitos T** y **linfocitos T citolíticos naturales** o **linfocitos NKT** [*natural killers T*]) o en la médula ósea (**linfocitos B** o **células B**). También se distinguen por el tipo de receptores que tienen en su superficie celular: TCR (linfocitos T y linfocitos NKT), BCR o inmunoglobulinas (linfocitos B) o ninguno de los dos (linfocitos NK).

A. Células derivadas del timo

Los linfocitos T son fundamentales en la mayoría de las respuestas inmunes adaptativas. Participan de forma directa en las respuestas inmunes, además de la dirección y la regulación de las actividades de otras células. Los linfocitos T se originan a partir de células troncales (madre) hematopoyéticas de la médula ósea. Los que son inmaduros, denominados protimocitos, migran hacia el timo donde, como timocitos, desarrollan TCR y se controla su capacidad de distinguir entre lo propio y lo extraño. Pese a que la mayoría de timocitos son eliminados, los que sobreviven y son capaces de proseguir el proceso de diferenciación y maduración se convierten en linfocitos derivados del timo o linfocitos T y entran a la circulación. Las vías de desarrollo de los linfocitos T se tratan con mayor detalle en el capítulo 9. Aunque los linfocitos T muestran una gran diversidad en el contexto de la respuesta inmune adaptativa (capítulos 8 a 19), todos pueden identificarse por la presencia de la molécula CD3 (grupo de diferenciación 3), que está asociada con el TCR en la superficie del linfocito T. Existen otras dos moléculas CD, CD4 y CD8, que también se usan para identificar los subgrupos de linfocitos T CD3⁺, así como para distinguir su posible función inmune.

1. Los **linfocitos T CD4⁺** representan casi dos tercios de los linfocitos T CD3⁺ maduros. Las moléculas CD4 en la superficie de estos linfocitos T reconocen una región de las moléculas del complejo principal de histocompatibilidad de clase II (MHC-II, *major histocompatibility complex II*) que no se une al péptido (figura 7-1). Por

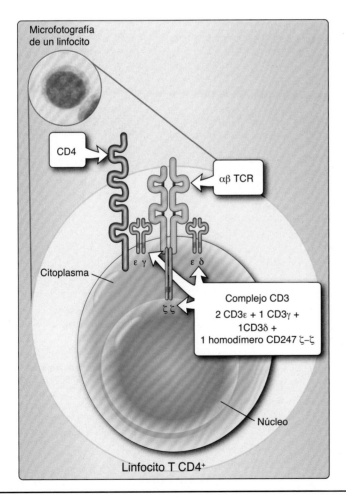

Figura 7-1
Los linfocitos T CD4⁺ son los caballos de carga del sistema inmune adaptativo y representan aproximadamente dos tercios de los linfocitos. En su superficie muestran receptores de linfocito T (TCR) asociados con las moléculas del complejo de señalización CD3, además de moléculas CD4.

tanto, los linfocitos T CD4+, también conocidos como linfocitos T cooperadores, están "limitados" al reconocimiento de complejos péptido-MHC (pMHC) de clase II.

2. Los **linfocitos T CD8+** representan aproximadamente un tercio de los linfocitos T CD3+ maduros. Las moléculas CD8 en la superficie de estas células reconocen la región de las moléculas del MHC-I que no se une al péptido. En consecuencia, los linfocitos T CD8+ están "limitados" al reconocimiento de complejos pMHC-I (figura 7-2). Según su función, también se conocen como **linfocitos T citotóxicos (Tc)**. Los linfocitos Tc identifican las células del cuerpo que han sido infectadas por organismos intracelulares, como virus y bacterias, y eliminan las células portadoras de esos organismos.

B. Células derivadas de la médula ósea

No todos los linfocitos originados en la médula ósea están destinados a ser educados en el timo. Ciertas células del linaje linfocítico se mantienen y desarrollan en la médula ósea y son precursoras de los linfocitos productores de inmunoglobulinas. Estos linfocitos derivados de la médula ósea, también conocidos como linfocitos B o

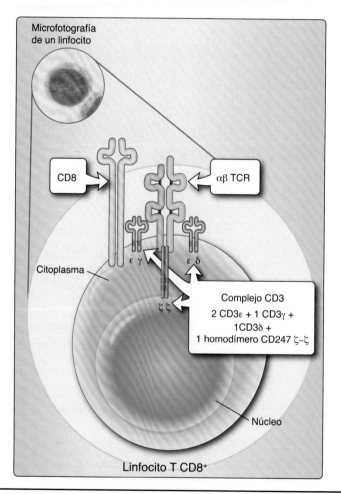

Figura 7-2
Los linfocitos T CD8+ representan aproximadamente un tercio de los linfocitos T de la sangre periférica. Exponen receptores de linfocito T (TCR) asociados con moléculas CD3 y dímeros CD8 en su superficie.

células B, sintetizan las inmunoglobulinas y las exponen en su superficie, donde funcionan como BCR. Las células plasmáticas derivan de linfocitos B diferenciados y maduros, y ambos sintetizan y secretan inmunoglobulinas.

1. **Linfocitos B.** Se generan a partir de células madre hematopoyéticas pluripotentes que residen en la médula ósea. A diferencia de otros linfocitos, éstos no migran al timo, sino que se desarrollan en la médula ósea (figura 7-3). Los linfocitos B derivan de dos linajes distintos: los linfocitos B-1 y los linfocitos B-2. Los B-1 son los primeros en desarrollarse durante la etapa embrionaria y constituyen una población con capacidad autorregeneradora que reside en las cavidades pleural y peritoneal. Por el contrario, los linfocitos B convencionales, o linfocitos B-2, que se generan durante o después del periodo neonatal, son repuestos de forma continua desde la médula ósea y están ampliamente distribuidos por los tejidos y órganos linfoides. Cada linfocito B es específico, es decir, produce inmunoglobulinas de una sola especificidad capaz de reconocer un solo epítopo. Como en el caso de los linfocitos T, es la extrema diversidad entre los linfocitos B, con cada célula produciendo un único tipo de inmunoglobulina, lo que genera la diversidad general de la respuesta mediada por inmunoglobulinas (o anticuerpos) (figura 7-3).

2. **Células plasmáticas.** Derivan de linfocitos B diferenciados de forma terminal y son células que sintetizan y secretan inmuno-

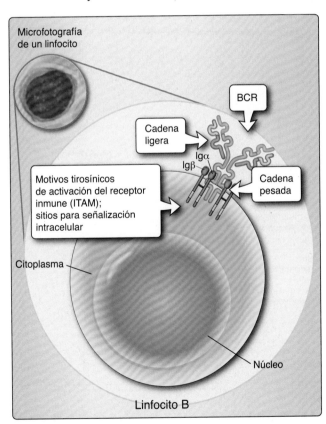

Figura 7-3
Los linfocitos derivados de la médula ósea o linfocitos B sintetizan inmunoglobulinas que están expuestas en su superficie. En la superficie funcionan como el receptor del linfocito B (BCR) específico para un epítopo. Las moléculas Igα e Igβ asociadas al BCR envían señales al interior de la célula cuando un epítopo se une al BCR.

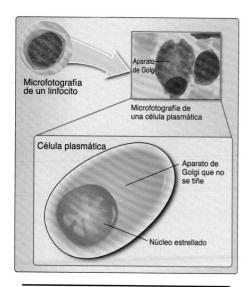

Figura 7-4

Las células plasmáticas son linfocitos B que han experimentado diferenciación terminal que sintetizan y secretan inmunoglobulinas. Desde el punto de vista anatómico se distinguen de los linfocitos, y su citoplasma muestra aumento de ribosomas y un retículo endoplásmico. Las moléculas de inmunoglobulina se montan dentro del aparato de Golgi (que no se tiñe) antes de ser exportadas hacia los líquidos extracelulares.

globulinas. Dejan de utilizar las inmunoglobulinas como receptores en la membrana y, en su lugar, las secretan en los líquidos extracelulares. Las células plasmáticas, con el aumento de tamaño y de actividad, constituyen fábricas de grandes cantidades de inmunoglobulinas durante su corta vida, de menos de 30 días. Se caracterizan por tener citoplasma basófilo, un núcleo con forma estrellada en su interior y aparato de Golgi que no se tiñe con facilidad (figura 7-4).

C. Linfocitos citolíticos naturales

Entre 5 y 10% de los linfocitos de la sangre periférica no expresan marcadores de linfocitos T (CD3) ni B (inmunoglobulina de superficie). Dichas células, conocidas como **linfocitos citolíticos naturales** o **linfocitos NK** (*natural killer*), tienen la capacidad de destruir ciertas células infectadas por virus; también eliminan las células tumorales sin necesidad de sensibilización previa (véanse los capítulos 4 y 5). Su apariencia granular se explica por la presencia de gránulos citoplásmicos que contienen perforina y granzima, sustancias que pueden liberarse para dañar las membranas de las células objetivo. Los linfocitos NK se desarrollan en la médula ósea y no disponen de TCR generado por reorganización de los genes del TCR (véase el capítulo 8). Sin embargo, disponen de otros grupos de receptores, denominados receptores activadores de muerte (KAR, *killer activation receptors*) y receptores inhibidores de muerte (KIR, *killer inhibition receptors*), que les permite diferenciar a las células del anfitrión de las que han de ser destruidas (figura 7-5, izquierda). Además, un subgrupo único de los linfocitos T citolíticos naturales (NKT, llamados así porque comparten algunas características funcionales con los linfocitos NK), se desarrollan en el timo y expresan un TCR reorganizado

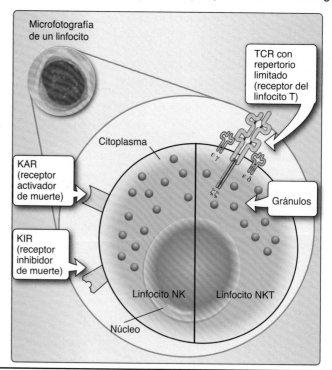

Figura 7-5

Los linfocitos citolíticos naturales (linfocitos NK) y los linfocitos T citolíticos naturales (linfocitos NKT) sirven de puente entre los sistemas inmunes innato y adaptativo. Los linfocitos NK son característicamente grandes y granulares, que no expresan TCR ni BCR y disponen de receptores para moléculas de estrés (receptores activadores de muerte o KAR) y receptores para moléculas del MHC-I (receptores inhibidores de muerte o KIR). A diferencia de los linfocitos NK, los linfocitos NKT expresan bajos niveles de TCR con repertorios extremadamente limitados.

con repertorio muy limitado (figura 7-5, derecha). A diferencia de los linfocitos T comunes, los NKT responden a los lípidos, los glucolípidos o los péptidos hidrófobos de una molécula especializada del MHC-I no clásico, CD1d, y secretan con rapidez grandes cantidades de citocinas, como la interleucina 4 (IL-4) e interferón-γ, después de su activación.

III. TEJIDOS Y ÓRGANOS LINFOIDES

Los leucocitos se encuentran en el cuerpo en forma de células sueltas, en los tejidos y en la circulación, como acumulaciones linfáticas (p. ej., las placas de Peyer) o dentro de órganos linfoides (p. ej., el timo, el bazo y los ganglios linfáticos) (figura 7-6); estos órganos se clasifican como órganos **primarios** y **secundarios**. Los linfocitos se desarrollan en los órganos primarios: el timo y la médula ósea. Los órganos linfoides secundarios (p. ej., el bazo, los ganglios linfáticos y las acumulaciones linfáticas) atrapan y concentran inmunógenos y proporcionan un entorno donde grandes cantidades de células inmunes pueden establecer contactos entre ellas. Las reacciones inmunes específicas se inician gracias a las interacciones que tienen lugar en los órganos linfoides secundarios.

A. Órganos primarios

Los órganos linfoides primarios, el timo y la médula ósea, funcionan como centros de educación de los linfocitos. Aunque todos los linfocitos se originan dentro de la médula, los destinados a convertirse en linfocitos T son enviados al timo en un estadio temprano. Otras células del linaje linfocítico que se mantienen en la médula ósea se convertirán en linfocitos B. Las células del estroma dentro del timo y la médula ósea ejercen un estricto control del desarrollo de los linfocitos T y B. Los detalles sobre el desarrollo de los linfocitos B y T se describen en los siguientes capítulos.

1. **Timo.** El **timo** bilobulado es el primer órgano linfoide que se desarrolla. Aumenta de tamaño durante la vida fetal y neonatal y experimenta una involución progresiva después de la pubertad. Las células progenitoras originadas en la médula ósea denominadas protimocitos están destinadas al linaje de linfocitos T y migran a través de la circulación hacia la corteza del timo. En este nuevo entorno, reciben el nombre de **timocitos corticales** (figura 9-2) y adquieren un TCR incipiente, así como las moléculas de superficie CD4 y CD8.

   Uno de los primeros retos de estos timocitos **doblemente positivos** (DP, pues expresan ambas moléculas: CD4 y CD8) se conoce como **selección positiva**; se trata del reconocimiento del MHC-I (CD8) o del MHC-II (CD4) (figura 7-7). La incapacidad de reconocerlo apropiadamente implica que el timocito DP morirá por muerte celular programada (apoptosis). Los timocitos que "aprueban" la selección positiva dejan de expresar ambas moléculas, CD4 y CD8, para convertirse en células de **una sola positividad** (SP) respecto a uno de los dos marcadores, ya sea linfocitos CD4⁺ o CD8⁺. Los timocitos de una sola positividad se trasladan a la médula del timo, donde se enfrentan a células presentadoras de antígenos. En este estadio, a través de un proceso de **selección negativa**, los que muestran una fuerte interacción con el MHC o pMHC se destruirán mediante apoptosis. El timo procesa cantidades enormes de timocitos, pero el número de éstos que completan el proceso con éxito es inferior a 5%. Los procesos de selección positiva y negativa se estudian con más detalle en el capítulo 9.

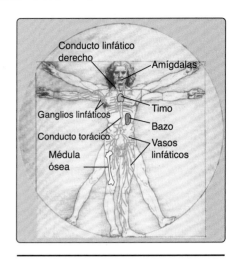

Figura 7-6
Vías linfáticas, órganos tejidos linfoides. Las vías linfáticas sirven de sistema de drenaje para eliminar los restos celulares y los microbios de los tejidos del cuerpo hacia los ganglios linfáticos. Los vasos linfáticos troncales se juntan para formar el conducto torácico, que retorna el líquido (linfa) hacia la circulación cardiovascular.

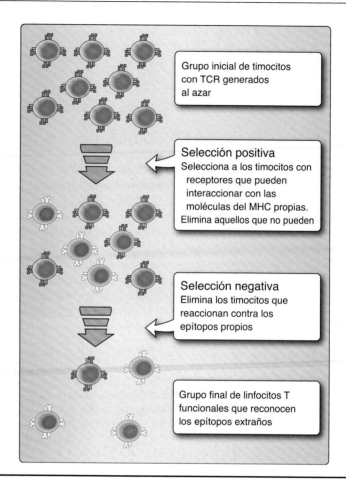

Figura 7-7
La educación tímica: muchos son "admitidos" pero pocos se "gradúan".
Los timocitos "novatos" se denominan doblemente positivos (DP) porque
expresan las dos moléculas CD4 y CD8 además de los receptores de
linfocito T (TCR). *Selección positiva:* los timocitos que reconocen al MHC-I
(usando el CD8) o al MHC-II (CD4) pasan su primer examen y continúan su
desarrollo; los que no lo hacen, mueren. *Selección negativa:* los timocitos
que muestran interacción fuerte con el MHC o combinaciones péptido-MHC
fallan y son destruidos por apoptosis. Las pocas células que sobreviven a la
selección negativa son destinadas a "graduarse" en el timo como linfocitos T.

2. **Médula ósea.** Las células del linaje linfocítico destinadas a convertirse en linfocitos productores de inmunoglobulinas pasan sus
fases de diferenciación iniciales dentro de la **médula ósea**. Asimismo, desarrollan sus BCR mediante la reordenación del ADN,
expresan las moléculas auxiliares como Igα e Igβ y comienzan
a exponer IgM en su superficie antes de abandonar la médula
ósea. Como en el caso de los linfocitos T en el timo, las interacciones con las células del estroma de la médula ósea sirven para
controlar con mucha precisión el desarrollo de los linfocitos B.
Todavía dentro de la médula ósea, los BCR de algunos linfocitos
B generados de forma aleatoria pueden reconocer y unirse a las
moléculas existentes en su entorno local. Por definición, estos
linfocitos B serían autorreactivos. En esta fase inicial del desarrollo, la unión del BCR desencadena una señal de muerte por
apoptosis para la célula que lo expresa; este mecanismo elimina
las células que reaccionan contra lo propio. Las vías de desarrollo de los linfocitos B se tratan con mayor detalle en el capítulo 9.

B. Tejidos y órganos linfoides secundarios

Las interacciones celulares son fundamentales para el desarrollo de las respuestas inmunes adaptativas. Los tejidos linfáticos secundarios funcionan como aparatos de filtración que eliminan de la circulación la materia extraña, las células muertas y los agregados proteínicos. Los órganos linfoides secundarios son muy ricos en vasos sanguíneos y linfáticos que facilitan el movimiento de los linfocitos, los monocitos y las células dendríticas hacia dentro y fuera de estos órganos. Las regiones especializadas del sistema vascular, denominadas vénulas de endotelio alto, permiten la migración de las células entre la sangre y los tejidos u órganos a través de los cuales pasan. El hecho de que los órganos linfoides secundarios tengan un número abundante de leucocitos facilita las interacciones celulares, lo que proporciona a los leucocitos un entorno en el cual pueden intercambiar señales reguladoras, experimentar maduración y proliferar antes de entrar de nuevo en la circulación. Los órganos linfoides secundarios más importantes son el bazo y los ganglios linfáticos. Las amígdalas y las placas de Peyer también actúan como órganos linfoides secundarios.

1. **Bazo.** Es el órgano linfoide más grande; elimina materia particulada de la sangre y concentra los antígenos y los microbios que circulan por ésta. Además de los linfocitos B y T, y otros leucocitos, el bazo contiene grandes cantidades de células plasmáticas que secretan inmunoglobulinas hacia la circulación. Desde el punto de vista histológico, el bazo se divide en la pulpa blanca rica en linfocitos y la pulpa roja rica en eritrocitos. La pulpa blanca envuelve las arteriolas pequeñas.

2. **Ganglios linfáticos.** Son pequeños órganos linfoides secundarios o periféricos, de forma redonda u ovalada, que se distribuyen a lo largo del sistema circulatorio linfático en forma de acumulaciones de leucocitos (figura 7-6). Estos ganglios funcionan como filtros de purificación de la **linfa**, el líquido y el contenido celular del sistema circulatorio linfático, y proporcionan sitios para la concentración de los linfocitos, los monocitos y las células dendríticas, de manera que se puedan iniciar las respuestas inmunes.

   Desde el punto de vista anatómico, un ganglio linfático se divide en **corteza** y **médula** (figura 7-8). El **retículo** o estructura en forma de red de este órgano está compuesto por fagocitos y tipos especializados de células dendríticas y reticulares. Los linfocitos están distribuidos sobre todo en dos zonas de la corteza (figura 7-9). La **corteza superficial** contiene acumulaciones de linfocitos en forma de **nódulos** o **folículos**. En ocasiones, esta zona se conoce como área independiente del timo y contiene sobre todo linfocitos B. Cuando se produce una respuesta inmune, los folículos desarrollan una zona central, con grandes cantidades de células en estado de proliferación, denominada **centro germinal**. La **corteza profunda** es la zona rica en linfocitos T. Las células en circulación entran en la zona cortical más externa a través de los vasos sanguíneos o linfáticos y, a continuación, se infiltran hacia la corteza profunda y la médula antes de salir del ganglio linfático y proseguir su camino.

3. **Tejidos linfáticos asociados con mucosas.** Además del bazo y los ganglios linfáticos, existen otros sitios que facilitan la interacción entre los leucocitos circulantes, como las amígdalas en la nasofaringe y las placas de Peyer en las superficies subyacentes a la mucosa del intestino delgado (figura 7-10); estos tejidos linfáticos secundarios defienden las superficies mucosas y están localizados en zonas que pueden ser puerta de entrada de microbios. Las placas de Peyer funcionan de forma similar a los ganglios linfáticos y el bazo, con células que ingresan por el extremo cortical, lo que promueve la mezcla de células presentadoras de antígenos, linfocitos B y linfocitos T, además de la salida de células por el extremo medular.

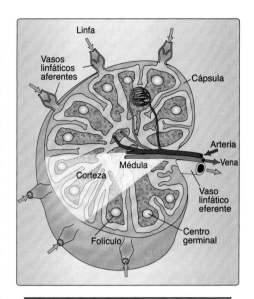

Figura 7-8
Circulación de la linfa a través de un ganglio linfático. Los vasos linfáticos aferentes penetran en la región cortical del ganglio linfático. La linfa, rica en leucocitos y restos, se filtra a través de todo el ganglio linfático, donde se encuentra con células fagocíticas (macrófagos y células dendríticas) que eliminan de la linfa las células muertas o en proceso de destrucción, los restos celulares y los microorganismos. La linfa "filtrada" sale del ganglio linfático a través del vaso linfático eferente. Los vasos del sistema cardiovascular transportan leucocitos hacia y desde el ganglio linfático.

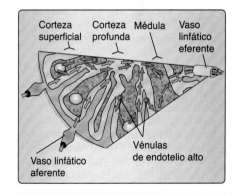

Figura 7-9
Sección del ganglio linfático de la figura 7-8 (note el *triángulo blanco*). Las vénulas de endotelio alto especializadas son una puerta de entrada hacia el ganglio linfático para los leucocitos procedentes del sistema cardiovascular. Las zonas donde abundan los linfocitos B (corteza superficial y centros germinales) son sitios anatómicos para la producción de inmunoglobulinas. La corteza profunda y la región medular son regiones de alojamiento y activación del linfocito T.

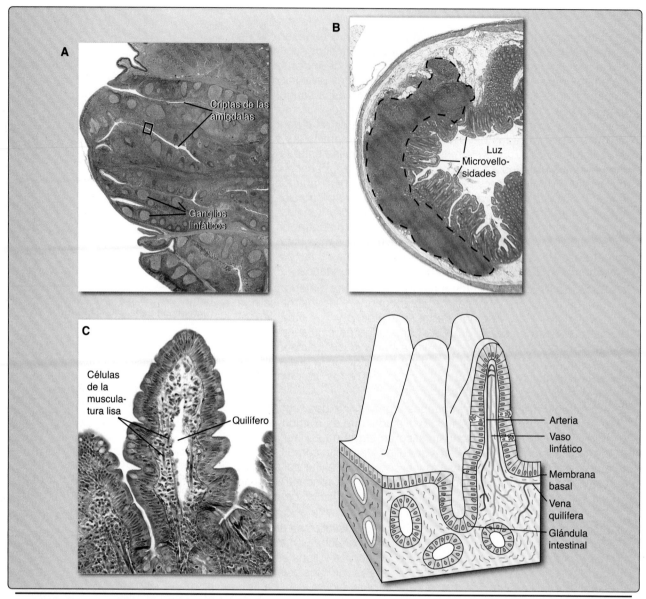

Figura 7-10
Los tejidos linfáticos asociados con mucosas están localizados en zonas estratégicas que constituyen una entrada potencial de microbios. **A.** Las amígdalas se ubican en forma de anillo de defensa alrededor de la nasofaringe, a la puerta de entrada de los aparatos respiratorio y digestivo. **B.** Las placas de Peyer son acumulaciones linfáticas que se encuentran por debajo de las microvellosidades del intestino delgado (dentro de la zona delimitada por la línea de puntos). **C.** Las microvellosidades intestinales contienen linfocitos intraepiteliales, leucocitos intersticiales y vasos linfáticos de drenaje (quilíferos) que funcionan tanto para recoger muestras del entorno intestinal como para defender el intestino de la invasión microbiana.

C. Sistema circulatorio linfático

Los leucocitos y sus productos utilizan dos sistemas circulatorios distintos. Uno, el sistema cardiovascular, se encarga de la circulación de la sangre por todo el cuerpo. El otro sistema, el circulatorio linfático (figura 7-6), es una red capilar extensa que recolecta **linfa**, un líquido acuoso transparente que contiene leucocitos y restos celulares procedentes de varios órganos y tejidos. Los vasos linfáticos que se encuentran dentro de las microvellosidades del intestino delgado, denominados quilíferos, contienen un líquido blanco lechoso, el quilo, producido por la digestión. Los capilares linfáticos desembocan en grandes vasos linfáticos que, a su vez, desembocan en los órganos linfoides donde se produce la filtración. Al final, los vasos linfáticos troncales se juntan para formar el conducto torácico, que dirige el drenaje de la linfa hacia la vena subclavia.

Hace muy poco se descubrió un sistema linfático en el cerebro. Los vasos linfáticos cerebrales conectan el cerebro con el sistema inmune. Se determinó que el **sistema linfático cerebral** está conectado para drenar líquido intersticial del cerebro hacia los ganglios linfáticos cercanos, lo que ayuda a eliminar desechos, mantener el equilibrio hidroelectrolítico dentro del líquido cefalorraquídeo y reabsorber solutos. A medida que la persona envejece, se ralentiza el movimiento de líquido en el cerebro. La alteración del drenaje de proteínas a través de los vasos linfáticos puede estar implicada en la patogenia de la enfermedad de Alzheimer.

Es importante señalar que cerca de 50 millones de personas en el mundo tienen demencia. La enfermedad de Alzheimer es la forma más común de demencia y puede contribuir hasta con 60 a 70% de los casos (consulte https://www.who.int/news-room /fact-sheets/detail/dementia).

Resumen del capítulo

- Los **linfocitos T CD4+** son aproximadamente dos tercios de los linfocitos T CD3+ maduros. Las moléculas CD4 expuestas en la superficie de estas células reconocen una región en la molécula del MHC-II que no se une al péptido.

- Los **linfocitos T CD8+** representan alrededor de un tercio de los linfocitos T CD3+ maduros. Las moléculas CD8 expuestas en su superficie reconocen una región en la molécula del MHC-I que no se une al péptido.

- Los **linfocitos B** forman dos linajes distintos: linfocitos B-1 y B-2. Los B-1 se desarrollan antes que los B-2. Cada linfocito B es específico, es decir, produce inmunoglobulinas de una sola especificidad antigénica que sólo reconoce un epítopo.

- Las **células plasmáticas** derivan de linfocitos B diferenciados de forma terminal y son células productoras y secretoras de inmunoglobulinas.

- Entre 5 y 10% de los linfocitos de sangre periférica no expresan marcadores de linfocito T (CD3) o linfocito B (inmunoglobulina de superficie). Estas células se conocen como **linfocitos citolíticos naturales (linfocitos NK)** para hacer referencia a su capacidad de destruir ciertas células tumorales sin la necesidad de una sensibilización previa.

- Los órganos linfoides están clasificados en primarios y secundarios. Los linfocitos se desarrollan en los órganos primarios: el **timo** y la **médula ósea**. Los órganos linfoides secundarios incluyen el **bazo**, los **ganglios linfáticos** y las acumulaciones linfáticas. Estos órganos atrapan y concentran inmunógenos, y proporcionan sitios donde grandes cantidades de células inmunes circulantes pueden establecer contactos entre sí. El órgano linfoide secundario de mayor tamaño, el bazo, elimina la materia particulada de la sangre y concentra los antígenos y los microbios que circulan por la sangre.

- Además del bazo y los ganglios linfáticos, otros lugares que facilitan la interacción entre los leucocitos circulantes son las amígdalas en la nasofaringe y las placas de Peyer en las superficies subyacentes a la mucosa del intestino delgado.

- Los ganglios linfáticos están localizados a lo largo de los vasos linfáticos que contienen **linfa**, una mezcla acuosa con restos celulares y leucocitos. Estos ganglios actúan como filtros para eliminar los restos celulares y los microorganismos de la linfa antes de que ésta retorne al sistema circulatorio cardiovascular.

- El sistema linfático cerebral conecta el sistema inmune con el cerebro. Ayuda a drenar líquido del cerebro hacia los ganglios linfáticos cercanos y mantiene el equilibrio de iones y agua mientras elimina desechos.

Preguntas de estudio

7.1 Cuando los receptores de los linfocitos T se coexpresan junto a las moléculas CD8, están limitados al reconocimiento y la unión de fragmentos peptídicos asociados con:

A. Moléculas CD3.
B. Moléculas CD4.
C. Moléculas del MHC-I.
D. Moléculas del MHC-II.
E. Moléculas del MHC-III.

La respuesta correcta es C. Los linfocitos T CD8⁺ están limitados al reconocimiento de complejos pMHC I. Las moléculas CD3 están asociadas con el TCR en la superficie de los linfocitos T y se encuentran en los linfocitos T maduros, tanto en los CD4⁺ como en los CD8⁺. Los linfocitos T CD4⁺ están limitados al reconocimiento de los complejos pMHC-II. Las moléculas del MHC-III son los componentes del complemento C4, Bf y C2 y no están implicadas en el reconocimiento por linfocitos T.

7.2 Los linfocitos B sintetizan y expresan inmunoglobulinas:

A. Que contienen múltiples especificidades contra epítopos.
B. En fagosomas citoplásmicos.
C. En complejos de membrana que también contienen CD3.
D. En su superficie celular.
E. Sólo después de abandonar la médula ósea.

La respuesta correcta es D. Los linfocitos B sintetizan y expresan inmunoglobulinas en su superficie celular. Las inmunoglobulinas en cada linfocito B tienen especificidad contra un solo epítopo, no contra varios. Los fagosomas citoplásmicos están implicados en la degradación de material no deseado. Los complejos de membrana que también contienen CD3 son los receptores del linfocito T (TCR) en la superficie de los linfocitos T. Los linfocitos B expresan IgM en la superficie antes de abandonar la médula ósea.

7.3 Los órganos linfoides primarios son aquellos donde:

A. Por lo común se inician las respuestas inmunes adaptativas.
B. Los aparatos de filtración eliminan la materia extraña.
C. Grandes cantidades de leucocitos circulantes establecen contacto entre ellos.
D. Los linfocitos experimentan su diferenciación inicial.
E. Los receptores de reconocimiento de patrones se unen a los antígenos.

La respuesta correcta es D. Los órganos linfoides primarios son sitios donde los linfocitos experimentan su diferenciación inicial. Los linfocitos maduros que han abandonado los órganos linfoides primarios inician las respuestas inmunes adaptativas. Los órganos linfoides secundarios contienen sistemas de filtración para eliminar materiales extraños. Los leucocitos circulantes se encuentran en la sangre y en la linfa, así como en los órganos linfoides secundarios, pero no en los órganos linfoides primarios. Los receptores de reconocimiento del patrón (PRR) se expresan en las células del sistema inmune innato (véase capítulo 5).

7.4 El timo es el sitio donde se produce la diferenciación inicial de:

A. Los linfocitos B.
B. Los eritrocitos.
C. Las células madre hematopoyéticas.
D. Los linfocitos citolíticos naturales.
E. Los linfocitos T.

La respuesta correcta es E. El timo es el sitio de la diferenciación inicial de los linfocitos T. Los eritrocitos se desarrollan a partir de precursores eritrocíticos en la médula ósea. Las células madre hematopoyéticas se diferencian hacia cualquiera de los distintos linajes dentro de la médula ósea. Los linfocitos citolíticos naturales (NK) se desarrollan dentro de la médula ósea y no disponen de TCR reorganizado.

7.5 Los ganglios linfáticos tienen dos regiones principales:

A. Corteza y médula.
B. Linfa y corteza.
C. Retículo y corteza.
D. Linfa y médula.
E. Retículo y médula.

La respuesta correcta es A. Los ganglios linfáticos se dividen en la corteza y la médula. La linfa es el líquido acuoso del sistema circulatorio linfático, que contiene leucocitos y restos celulares de varios órganos y tejidos. El retículo se refiere a la red de ganglios linfáticos que están compuestos de fagocitos y tipos especializados de células reticulares y dendríticas.

7.6 ¿Cuál de las siguientes moléculas se expresa en la superficie de los linfocitos CD4+ maduros?

A. Receptor del linfocito B.
B. CD1d.
C. CD3.
D. CD8.
E. CD19.

La respuesta correcta es C. Los linfocitos T maduros (tanto los CD4+ como los CD8+) expresan CD3, un complejo molecular asociado con el TCR. Los linfocitos CD4+ son linfocitos T con función T cooperadora y no expresan receptores de los linfocitos B. El CD1d es una molécula especializada del MHC-I no clásico presente en la superficie de los linfocitos NKT. El CD8 es una molécula expresada por los linfocitos T citotóxicos y supresores. El CD19 se expresa en la superficie de los linfocitos B.

7.7 La selección positiva se refiere a:

A. La capacidad de las células de una sola positividad de unirse a los MHC de las clases I y II.
B. La adquisición del TCR por los timocitos corticales.
C. La migración de las células madre al timo para convertirse en linfocitos T.
D. La muerte celular programada de los linfocitos T de una sola positividad.
E. El reconocimiento del MHC por los timocitos CD4+ CD8+.

La respuesta correcta es E. La selección positiva se refiere al reconocimiento de las moléculas del MHC-I (por CD8) o MHC-II (por CD4) por parte de los timocitos doblemente positivos (CD4+CD8+). Los timocitos de una sola positividad (y los linfocitos T) son solo CD4+ o solo CD8+ y reconocen solo el MHC-II (CD4) o el MHC-I (CD8), pero no ambos. Los timocitos corticales adquieren un TCR naciente, así como las moléculas de superficie CD4 y CD8, lo que da origen a la formación de timocitos doblemente positivos (CD4+CD8+). Los linfocitos T precursores migran de la médula ósea al timo antes de adquirir CD4 y CD8, proceso en el que entran como timocitos corticales. Las células que no consiguen completar la selección positiva se eliminan mediante apoptosis.

7.8 ¿Cuál de los siguientes es un órgano linfoide primario?

A. Médula ósea.
B. Ganglio linfático.
C. Placas de Peyer.
D. Bazo.
E. Amígdala.

La respuesta correcta es A. La médula ósea es un órgano linfoides primario. Los ganglios linfáticos, las placas de Peyer, el bazo y las amígdalas son todos órganos linfoides secundarios.

7.9 La pulpa blanca del bazo tiene un gran número de:

A. Eritrocitos que transportan hemoglobina.
B. Linfocitos T CD4+CD8+ que se unen al MHC.
C. Linfocitos citolíticos naturales que reconocen dianas.
D. Células plasmáticas que secretan inmunoglobulinas.
E. Células precursoras que se diferencian en linfocitos B maduros.

La respuesta correcta es D. La pulpa blanca del bazo es rica en células plasmáticas secretoras de inmunoglobulinas, además de linfocitos B y T. Los eritrocitos se encuentran en la pulpa roja del bazo. Los linfocitos T CD4+CD8+ se encuentran en el timo. Los linfocitos citolíticos naturales desempeñan sus funciones en la sangre periférica. Los precursores de los linfocitos B se encuentran en la médula ósea.

7.10 Un linfocito en la circulación periférica carece de CD3 en su superficie. Es incapaz de secretar inmunoglobulinas y carece de expresión de inmunoglobulinas en su superficie. Con base en esta información, la identidad de dicha células es una:

A. Célula B.

B. Célula T CD4$^+$.

C. Célula T CD8$^+$.

D. Célula NK.

E. Célula plasmática.

La respuesta correcta es D. Entre 5 y 10% de los linfocitos circulantes son células NK. Carecen de los marcadores de superficie encontrados en las células B (inmunoglobulina de superficie) y de las células T (CD3). Tanto las células T maduras CD4$^+$ como CD8$^+$ expresan CD3 en su superficie. Las células plasmáticas derivan de células B terminalmente diferenciadas y sintetizan y secretan inmunoglobulinas.

7.11 Una conexión principal entre el cerebro y el sistema inmune ocurre a través de:

A. El sistema linfático.

B. El sistema cardiovascular.

C. Placas de Peyer.

D. Amígdalas.

La respuesta correcta es A. El sistema linfático cerebral es la conexión principal entre el cerebro y el sistema inmune. El sistema cardiovascular concierne a la sangre, tanto a los componentes solubles como a las células, y existe una barrera entre la sangre y el cerebro (barrera hematoencefálica) que evita las interacciones directas entre ellos. Las amígdalas en la nasofaringe y las placas de Peyer en las superficies submucosas del intestino delgado facilitan las interacciones entre los linfocitos circulantes, pero no entre el cerebro y el sistema inmune.

Generación de diversidad inmunitaria: receptores para el antígeno de los linfocitos

8

I. GENERALIDADES

La especificidad por el epítopo de las moléculas de inmunoglobulina producidas por los linfocitos B y la de los receptores del linfocito T (TCR, *T cell receptors*) ya está determinada antes de que éstos se encuentren con el antígeno. Además, varias posibles especificidades de unión a epítopos exceden por mucho el número de genes existentes dentro del genoma humano. Este hecho presenta una paradoja: ¿cómo genera el sistema inmunitario un conjunto tan diverso de moléculas específicas de antígeno a partir de un número limitado de genes? La solución genética del sistema inmunitario es fascinante y elegante.

II. PROPIEDADES DE LOS RECEPTORES PARA EL ANTÍGENO DE LOS LINFOCITOS

Los dominios situados en los extremos aminoterminales de las cadenas pesadas y ligeras de las inmunoglobulinas (regiones variables o V_H y V_L) producidos por diferentes linfocitos B muestran variabilidad elevada en su secuencia de aminoácidos. Por el contrario, otras áreas, denominadas regiones C o constantes, muestran variabilidad limitada dentro del grupo de inmunoglobulinas de un mismo isotipo, aunque estén producidas por diferentes linfocitos B. Las cadenas ligeras tienen un solo dominio constante (C_L, también designado como C_κ para las cadenas kappa o C_λ para las cadenas lambda), y las cadenas pesadas contienen múltiples dominios constantes C_H1, C_H2, C_H3 y, para algunas, C_H4. Los segmentos génicos de las cadenas pesadas o ligeras de ADN que codifican tanto las regiones variables como las constantes sufren un proceso de reordenamiento, después son transcritas a ARN y traducidas en un único polipéptido de cadena pesada o ligera. Los individuos heredan de forma codominante los conjuntos de alelos materno y paterno para los locus de la cadena ligera y la cadena pesada. Un linfocito B o célula plasmática sólo puede expresar un alelo de la cadena ligera kappa (V_κ C_κ) o de la lambda (V_λ C_λ), ya sea el materno o el paterno, con la exclusión de todos los demás (figura 8-1). Del mismo modo, un único linfocito B solo puede expresar el alelo materno o paterno $V_H C_H$ de la cadena pesada, pero no ambos. La restricción de la expresión de $V_L C_L$ y $V_H C_H$ a un único miembro de cada par de cromosomas se denomina **exclusión alélica**; sin embargo, las contribuciones combinadas de todos los linfocitos B conllevan que tanto el **alotipo** (forma alélica) materno como el paterno sean expresados en cada individuo.

Los mismos principios se pueden aplicar a los genes que codifican los receptores de linfocito T $\alpha\beta$ y $\gamma\delta$, que disponen de cadenas ligeras (α o γ)

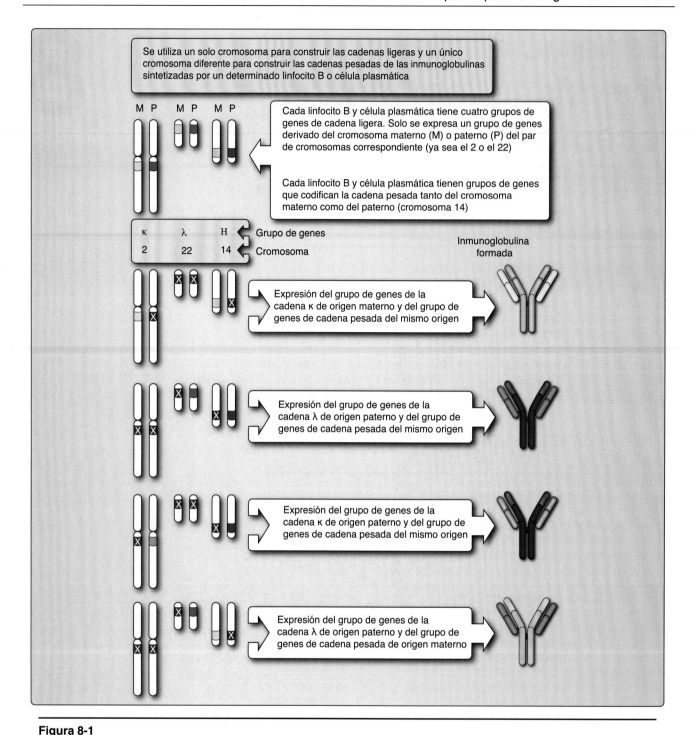

Figura 8-1

Exclusión alélica. Los grupos de genes de las cadenas ligeras y pesadas de las inmunoglobulinas se localizan en diferentes pares de cromosomas. Cada par contiene un cromosoma de origen materno y uno de origen paterno. Cada linfocito B y su progenie utiliza solo uno de los cromosomas de cada par para codificar sus cadenas ligeras (cromosoma 2 o 22) y pesadas (cromosoma 14). Un linfocito B determinado utiliza los mismos grupos de genes de región variable para las inmunoglobulinas que produce durante toda su vida, con la exclusión de todos los demás.

y cadenas pesadas (β o δ). Cada cadena contiene una región variable en su extremo amino y una región constante en su extremo carboxílico. Las regiones variables de las cadenas están determinadas por el reordenamiento del ADN que las codifica, y la producción de un transcrito de ARNm incluye tanto la región variable como la constante. El corte y empalme *(splicing)* del ARNm, que después se traduce en forma de cadenas polipeptídicas, une las regiones variable y constante.

III. REORDENAMIENTO DEL ADN

Los inmunólogos estiman que cada persona puede producir una variedad de receptores individuales específicos de antígeno capaces de unirse a 10^{15} epítopos diferentes. El reordenamiento del ADN cromosómico es responsable de una parte importante de la diversidad en la especificidad de los receptores de linfocitos T y B por el epítopo. El reordenamiento se produce, tanto a nivel del ADN como del ARN, mediante

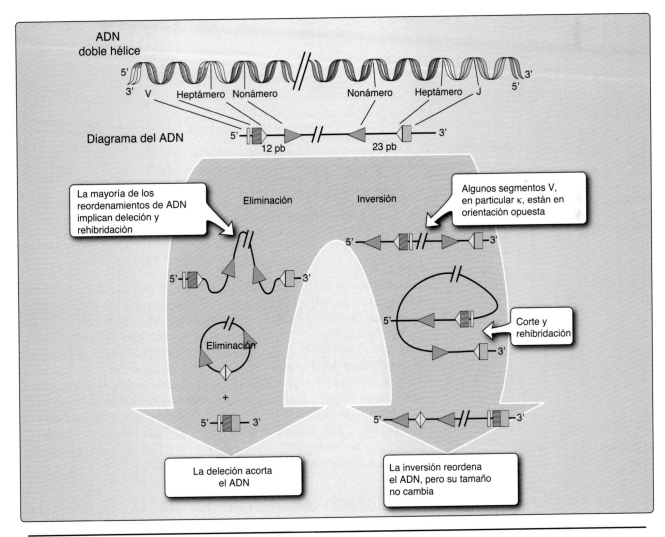

Figura 8-2
Reordenamiento de un cromosoma. Los segmentos de ADN que codifican una serie de genes se reordenan mediante la deleción del ADN intermedio. La unión de los segmentos restantes (un proceso denominado hibridación) pone juntos los segmentos génicos que estaban inicialmente separados en el cromosoma. Además, el reordenamiento del ADN ocurre a veces con la inversión de segmentos de ADN, lo que produce el cambio de la secuencia lineal de genes sin eliminar el ADN intermedio. pb, pares de bases.

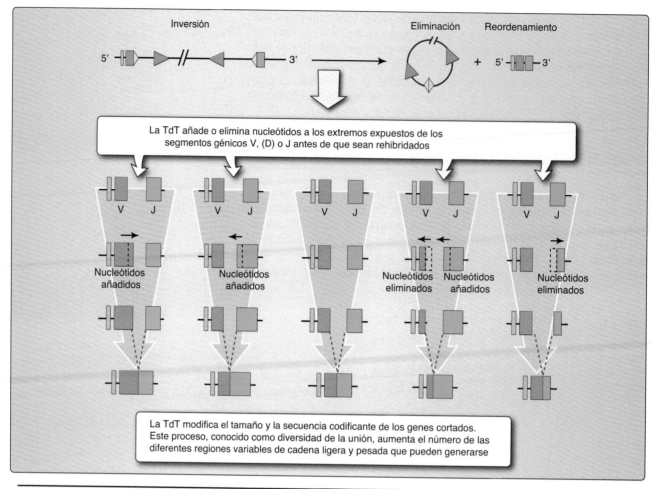

Figura 8-3
La diversidad de la unión. La desoxinucleotidil-transferasa terminal (TdT) puede añadir o eliminar los extremos expuestos del ADN antes de la hibridación, lo que introduce una variación adicional a la secuencia de nucleótidos.

la **eliminación** de los nucleótidos, seguida de una hibridación que junta dos segmentos génicos que antes estaban separados (figura 8-2). La **inversión** de ciertas secuencias de ADN, en especial dentro de V_κ, conduce a la hibridación de secuencias de nucleótidos del mismo tamaño que la original (figura 8-2). Una variación adicional viene generada por la **diversidad de la unión** (figura 8-3), de manera que la desoxinucleotidil-transferasa terminal (TdT) modifica los extremos expuestos de los segmentos génicos (genes V, D y J) que son reordenados mediante la adición o eliminación de nucleótidos antes de que los segmentos génicos se unan. Así, incluso si se tuvieran que unir dos genes iguales, la secuencia de nucleótidos en sus zonas de unión podría ser diferente y variaría la secuencia de aminoácidos codificada.

IV. RECEPTORES DEL LINFOCITO T

Como ya se comentó, los linfocitos T expresan en su superficie receptores distintivos específicos de epítopo (TCR, *T cell receptor*), que son heterodímeros compuestos por pares de cadenas ligera-pesada, ya sea $\alpha\beta$ o $\gamma\delta$. Cada polipéptido contiene una región variable y una región constante. Los linfocitos T expresan y exponen complejos del receptor

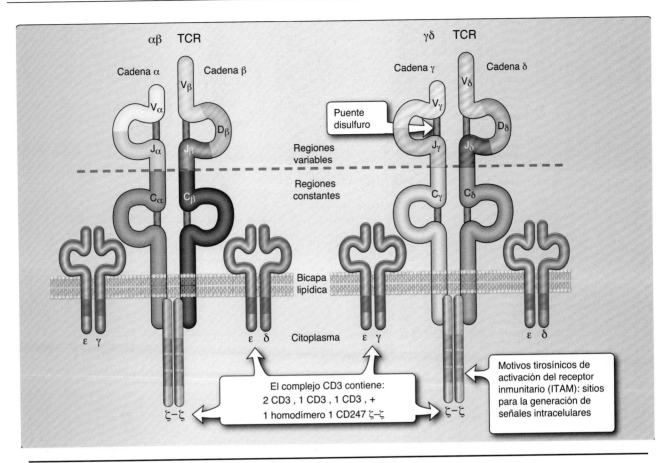

Figura 8-4
Receptores de linfocitos T (TCR). Los linfocitos T expresan heterodímeros TCR αβ o γδ. El complejo CD3 se asocia con el TCR para transducir una señal hacia el interior de la célula cuando el TCR se une a un complejo péptido-MHC.

de linfocito T (TCR) compuestos por un par heterodimérico TCR αβ o γδ (nunca ambos), asociado con CD3 (γ, δ y ε y un homodímero de cadenas CD247 ζ) y moléculas CD4 o CD8. Las moléculas transmembranarias asociadas, como CD4 y CD8, estabilizan la interacción del TCR con una combinación de péptido específico del complejo principal de histocompatibilidad (pMHC, *peptide major histocompatibility complex*). Otras moléculas, como las del complejo CD3, participan en la transducción de señales tras la ocupación del TCR con su ligando (figura 8-4). A la corta cola citoplásmica del TCR le falta la secuencia productora de señales o motivos tirosínicos de activación del receptor inmunitario (ITAM, *immunoreceptor tyrosine-based activation motifs*). Las moléculas CD3 y CD247 proporcionan estas señales. A diferencia de los anticuerpos, los TCR no pueden unirse a epítopos libres: sólo pueden unirse a fragmentos de polipéptidos más grandes fraccionados por alguna actividad enzimática y presentados en los complejos pMHC.

A. Grupos de genes que codifican los receptores del linfocito T

Los grupos de genes en el cromosoma 14 que codifican las cadenas α y δ del TCR están dispuestos de manera que el grupo entero de segmentos génicos para la cadena δ (D_δ, J_δ y C_δ) queda dentro de un grupo de segmentos génicos, en específico entre los grupos de segmentos D_α y J_α (figura 8-5). Los genes que codifican las cadenas β y δ están localizados en grupos separados en el cromosoma 7.

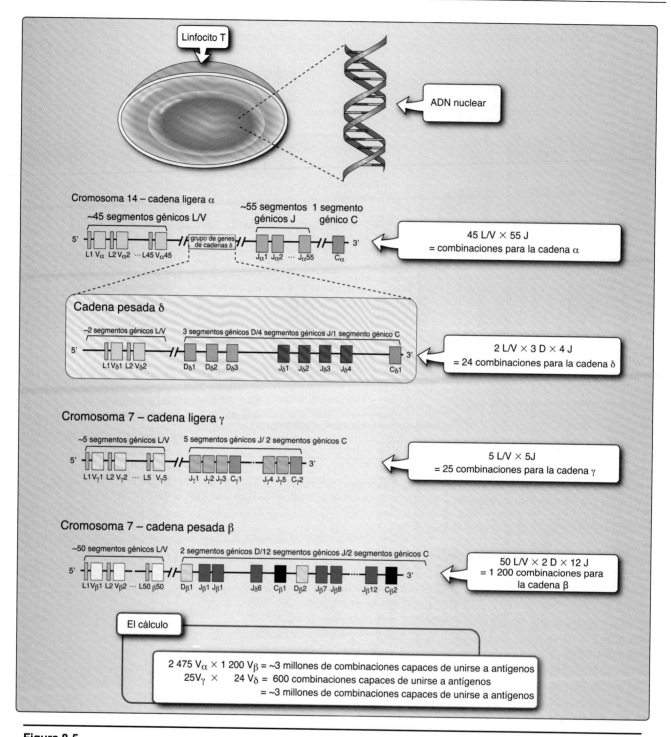

Figura 8-5

Grupos de genes que codifican las cadenas del TCR. Los grupos de genes que codifican las cadenas ligeras del TCR están en los cromosomas 14 (cadena α) y 7 (cadena γ), y los que codifican las cadenas pesadas están en los cromosomas 7 (cadena β) y 14 (cadena δ).

El primer nivel de diversidad del TCR está determinado por la recombinación del ADN que genera las regiones variables. La selección de segmentos génicos V, D y J por reordenamiento parece ser aleatoria de una célula a otra: 2 475 secuencias de cadenas α (45 V_α × 55 J_α) × 1 200 secuencias de cadena β (50 V_β × 2 D_δ × 12 J_β). La asociación aleatoria de las cadenas α y β da lugar a casi tres millones diferentes de sitios de unión al péptido para las cadenas $\alpha\beta$. Para los TCR $\gamma\delta$, 25 secuencias de cadena γ (5 V_γ × 5 J_γ) × 24 secuencias de cadena δ (2 V_δ × 3 D_δ × 4 J_δ) dan lugar a 600 posibilidades de sitios de unión al epítopo. La diversidad de unión, un proceso donde la TdT actúa como mediador (figura 8-3), contribuye a un segundo nivel de diversidad por la inserción o eliminación de hasta 20 nucleótidos durante la recombinación; por tanto, el número total de posibles especificidades del TCR aumenta en varios órdenes de magnitud.

B. Regiones variables: reordenamiento de los segmentos génicos V, D y J

Los TCR se generan mediante la acción de enzimas de recombinación o **recombinasas** (p. ej., Rag-1 y Rag-2) que hacen posible el reordenamiento génico y la recombinación, procesos similares a los observados en el caso de las inmunoglobulinas (véase la Sección V.B, Cadenas ligeras y V.C, Cadenas pesadas). Cada linfocito T produce heterodímeros TCR $\alpha\beta$ o $\gamma\delta$, nunca ambos. Los reordenamientos génico empiezan con la escisión y la eliminación de ADN entre los grupos de segmentos V_α y J_α (cadena ligera, figura 8-5) o V_δ y D_δ (cadena pesada). Dado que todo el material génico correspondiente a la cadena δ se encuentra dentro de la región génica que comprende la cadena ligera α (entre V_α y J_α), el inicio de la recombinación de los genes de cadena supone la eliminación del ADN de la cadena δ. De manera recíproca, el inicio de la recombinación de los genes de cadena δ (entre V_δ, D_δ y J_δ) evita la recombinación del ADN de una cadena ligera. La figura 8-6 muestra más detalles sobre este proceso.

C. Unión de las regiones variable y constante

Los genes de la región constante del TCR (con los segmentos VJ o VDJ ya reordenados) se unen con su cadena ligera VJ (C_α o C_γ) respectiva durante la transcripción a ARNm. A continuación se producen el corte y el empalme para eliminar el ARNm intermedio. Después los transcritos VJC (C_α o C_γ) o VDJC (C_β o C_δ) son traducidos en proteínas, resultado de la unión de los segmentos génicos reordenados.

D. Combinaciones aleatorias de las cadenas ligeras y pesadas

El reordenamiento génico y la diversidad de unión crean de forma aleatoria las cadenas del TCR que varían entre los diferentes linfocitos T pero no dentro de la misma célula. Cada linfocito T en desarrollo produce, de forma aleatoria, una sola combinación de cadena ligera-pesada ($\alpha\beta$ o $\gamma\delta$) con especificidad única. El número teórico de posibles combinaciones generadas dentro del cuerpo puede calcularse a partir del producto de varias cadenas ligeras y varias cadenas pesadas posibles (figura 8-7). Los inmunólogos estiman que los TCR disponen de uno a cinco millones de posibles combinaciones de unión a epítopos. Sin embargo, a diferencia de los genes de las inmunoglobulinas, los TCR no experimentan los cambios posteriores equivalentes al cambio de isotipo ni la hipermutación somática que tiene lugar en las inmunoglobulinas para aumentar todavía más su diversidad (véase la Sección V.E, Cambio de isotipo: el mecanismo, y V.G, Hipermutación somática).

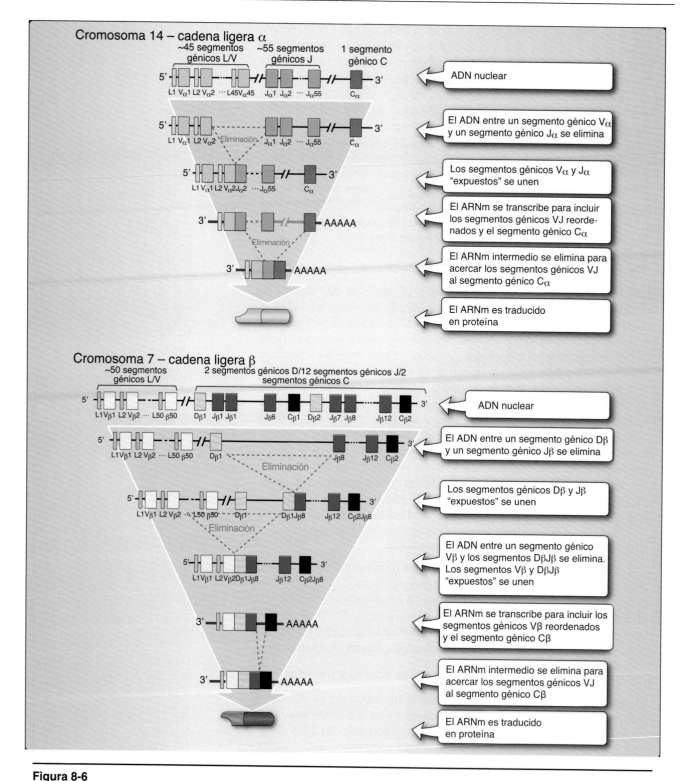

Figura 8-6
Reordenamiento para generar un TCR αβ. Para la cadena α, una parte del ADN se elimina para unir segmentos génicos V y J seleccionados de forma aleatoria. Se produce entonces un transcrito de ARNm que contiene los segmentos VJ unidos y un segmento génico constante. Después, este transcrito se corta para unir los segmentos VJ y C, y generar así un ARNm que puede traducirse de forma directa en un polipéptido con segmentos VJC unidos. Un proceso similar ocurre para la cadena β, con la adición de segmentos génicos D para formar una región variable VDJ. Los TCR γδ se sintetizan de forma semejante.

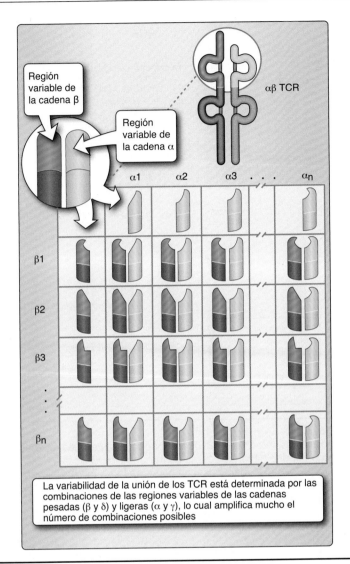

Figura 8-7
Formación de las regiones de unión del TCR al péptido-MHC.

V. RECEPTORES DE LOS LINFOCITOS B

El reordenamiento de los genes de las inmunoglobulinas tienen lugar durante los primeros estadios de la diferenciación de los precursores de linfocitos B y antes de la exposición al antígeno. Estos reordenamientos génicos, junto con la exclusión alélica, permiten la construcción de regiones variables que reconocen una gran parte del universo antigénico. En un momento determinado, un solo linfocito B produce inmunoglobulinas de una única especificidad y un isotipo, formadas por la asociación de cadenas ligeras y pesadas e insertadas dentro de la membrana plasmática (figura 8-8). El ADN reordenado que codifica las inmunoglobulinas en los linfocitos B es transcrito en forma de ARN primario; se eliminan las secuencias intermedias del ARNm, se ensamblan los polipéptidos en el aparato de Golgi y se identifican, bien para dirigirlos hacia la membrana de los linfocitos B, bien para ser secretados por las células plasmáticas.

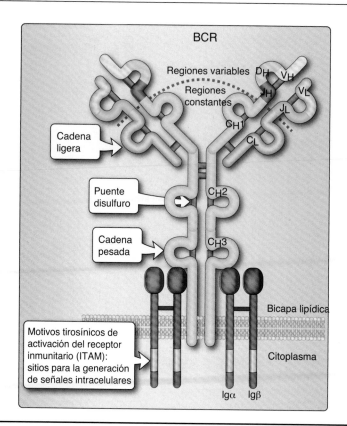

Figura 8-8
Receptores de los linfocitos B (BCR o inmunoglobulina). Los BCR están compuestos por dos cadenas ligeras de inmunoglobulinas idénticas (κ o λ) y dos cadenas pesadas idénticas. Las cadenas Igα e Igβ asociadas en la superficie celular transmiten señales hacia el interior de la célula cuando los ligandos se unen al BCR.

A. Grupos génicos que codifican los receptores de los linfocitos B

Los grupos de genes que codifican las cadenas ligeras κ se encuentran en el cromosoma 2, mientras que los que codifican las cadenas ligeras λ se encuentran en el cromosoma 22. El grupo de genes que codifica la cadena pesada está localizado en el cromosoma 14. Existen más de 26 millones de combinaciones posibles de unión a antígeno. Los detalles de este proceso se muestran en la figura 8-9.

B. Cadenas ligeras

Como ya se consideró, las cadenas ligeras de las inmunoglobulinas contienen dos regiones o dominios: un dominio **variable** (V_L) y uno **constante** (C_L). Cualquier linfocito B determinado solo generará proteínas idénticas de cadena ligera, ya sean de tipo κ o λ ($V_\kappa C_\kappa$ o $V_\lambda C_\lambda$), nunca de ambos tipos o una combinación de los dos.

1. **Regiones variables: reordenamiento de los genes V y J.** Para generar una región variable de cadena ligera de tipo κ o λ, un segmento génico variable (V_κ o V_λ), de un total de 100 aproximadamente, se recombina en el ADN con un segmento de unión (J_λ), de entre cuatro o cinco posibles, para crear un par reordenado VJ. El ADN intermedio es eliminado y degradado. La elección de cuál gen, V o J, ha de incluirse en el proceso se realiza al azar en cada célula. Así, se pueden generar varios cientos de

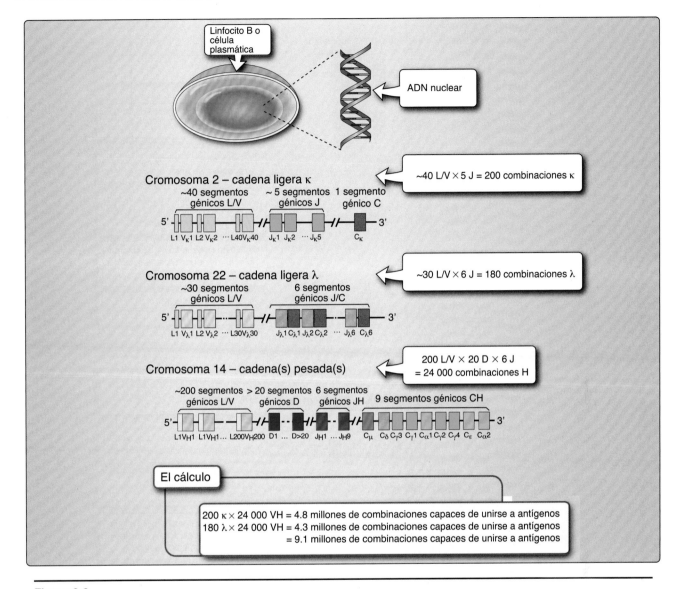

Figura 8-9
Los grupos de genes que codifican las cadenas ligeras del BCR (κ o λ) se localizan en los cromosomas 2 y 22, respectivamente. Cada grupo incluye una serie de segmentos génicos V, una serie de segmentos génicos J y uno o más segmentos génicos constantes (C). El único grupo génico que codifica la cadena pesada se localiza en el cromosoma 14. Incluye una serie de segmentos génicos V, una serie de segmentos génicos D, una serie de segmentos génicos J y uno o más segmentos génicos constantes (C).

unidades VJ diferentes en el conjunto de un gran número de linfocitos B.

2. **Unión de las regiones variables y constantes.** Este proceso se produce en el ARNm, de manera que se genera un transcrito que incluye tanto la región variable (ahora una unidad VJ) como una región constante. A continuación, se realiza el corte y el empalme del transcrito con el fin de unir las dos regiones y producir un transcrito de ARNm que puede traducirse de manera directa en forma de polipéptido único. Los detalles de este proceso se muestran en la figura 8-10.

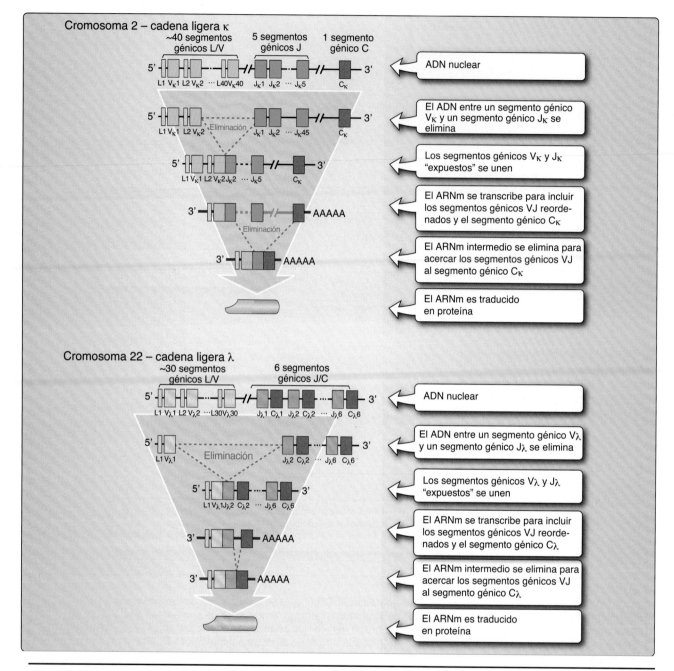

Figura 8-10

Reordenamiento para generar las cadenas ligeras del BCR. Esta figura muestra los reordenamientos para generar las cadenas κ y λ. Una porción de ADN se elimina para unir un segmento génico V y un segmento génico J seleccionados de forma aleatoria. Se produce entonces un transcrito de ARNm que contiene los segmentos VJ unidos y un segmento génico constante. A continuación, este transcrito se corta para unir los segmentos VJ y C, y generar así un ARNm que puede traducirse de manera directa en un polipéptido con segmentos VJC unidos.

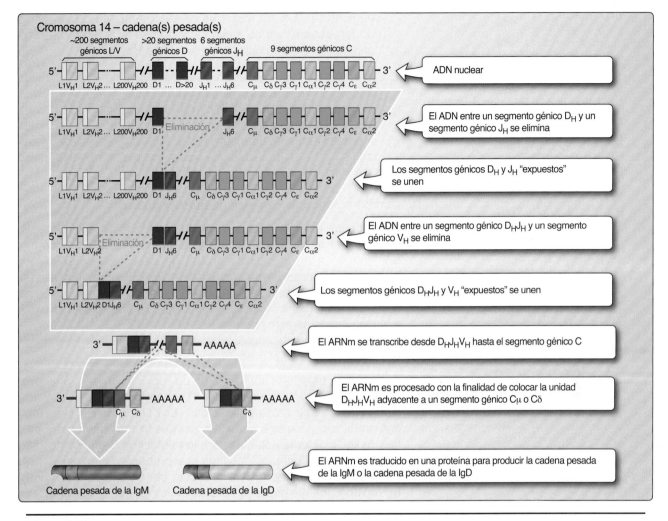

Figura 8-11
Reordenamiento para generar las cadenas pesadas del BCR. El ADN intermedio entre los segmentos génicos D y J seleccionados de forma aleatoria se elimina y se forma una secuencia DJ. A continuación, se produce una segunda deleción aleatoria que genera una unidad VDJ. Se genera entonces un transcrito de ARNm que se corta para unir los segmentos VDJ con los segmentos μ o δ (el resto de segmentos codificantes de región constante se utilizan en los estadios posteriores del desarrollo de los linfocitos B). El ARNm resultante puede traducirse directamente en una cadena pesada de IgM o IgD. Los linfocitos B no estimulados expresan en su superficie la IgM y la IgD de forma simultánea, ambas con una especificidad de unión al epítopo idéntica.

C. Cadenas pesadas

Un único grupo de genes codifica la cadena pesada de las inmunoglobulinas. Las cadenas pesadas contienen una sola región variable (V_H) y 3 o 4 regiones constantes (C_H1, C_H2, C_H3 y, a veces, C_H4).

1. **Regiones variables: reordenamiento de los segmentos génicos V, D y J.** Para generar una región variable de cadena pesada, un segmento génico variable de cadena pesada (V_H), de entre aproximadamente 200, se combina con uno de los varios segmentos génicos de diversidad (D_H) disponibles y uno de los numerosos segmentos génicos de unión (J_H). El ADN intermedio es eliminado y degradado (véanse detalles en la figura 8-11). Una eliminación de ADN une los segmentos D y J seleccionados al azar para formar un segmento DJ, y una segunda eliminación une un segmento V, seleccionado de la misma manera, con el segmento DJ para formar una unidad VDJ. La elección del

segmento V, D o J a incluir es aleatoria en cada célula. Así, se pueden generar varios miles de unidades VDJ diferentes en el conjunto de un gran número de linfocitos B.

2. La **unión de las regiones variables y constantes** tiene lugar, como en el caso de las cadenas ligeras, en el ARNm. Primero, se produce un transcrito de ARNm que contiene las regiones variables (VDJ) y constante separadas y, a continuación, se somete a un proceso de empalme para juntar ambas regiones, de manera que se forma un transcrito que puede ser directamente traducido a un único polipéptido (figura 8-11).

D. Combinaciones de cadenas pesadas y ligeras

Como ocurre con los TCR, la variabilidad del sitio de unión al péptido de las inmunoglobulinas también está determinada por la combinación (aleatoria de una célula a otra) de las regiones variables de las cadenas ligeras y pesadas. Un linfocito B concreto sintetiza las inmunoglobulinas con una sola especificidad (una combinación particular de las regiones V_L y V_H) y, en teoría, son posibles millones de combinaciones de este tipo (figura 8-12).

E. Cambio de isotipo: el mecanismo

Debido a su particular combinación de regiones V_L y V_H y el efecto de la exclusión alélica, un linfocito B concreto sintetiza las inmunoglobulinas de una sola especificidad. Los linfocitos B no estimulados sintetizan y exponen en su superficie formas monoméricas de IgM (e IgD). Tras la estimulación, los linfocitos B pueden cambiar el isotipo de las inmunoglobulinas que producen, pero no su especificidad por el epítopo. Este proceso, conocido como el **cambio de isotipo**, influye sobre la naturaleza de la respuesta inmunitaria humoral.

La maquinaria intracelular del linfocito B estimulado produce inmunoglobulinas de un solo isotipo cada vez. El isotipo acaba determinando si un anticuerpo activa el complemento, si es secretado a la luz, si es secretado a una membrana mucosa o si es inmovilizado en ciertos tejidos del cuerpo. El cambio de isotipo permite que el sistema inmunitario adaptativo produzca anticuerpos de especificidad idéntica capaces de iniciar varias respuestas inmunitarias diferentes. Como se considera en los capítulos siguientes, los linfocitos T suelen ser necesarios para activar y estimular la proliferación de los linfocitos B, el cambio de isotipo y la diferenciación de los mismos hacia células plasmáticas productoras de inmunoglobulinas.

F. Cambio de isotipo: consecuencias

La respuesta inicial o primaria en forma de anticuerpos frente a un epítopo está dominada por la producción del isotipo IgM. No todos los linfocitos B inicialmente estimulados por un antígeno (respuesta primaria) se convierten en células plasmáticas que sintetizan y producen inmunoglobulinas durante el resto de su vida. Algunos de estos linfocitos B expuestos tanto a un antígeno como a citocinas de linfocitos T (p. ej., interleucina [IL]-4, interferón ([IFN])-γ, IL-5) sufren reordenamiento de ADN para, a partir del cambio de isotipo, cambiar la clase o isotipo de las inmunoglobulinas. Estos linfocitos B activados experimentan un reordenamiento adicional de ADN que yuxtapone sus regiones génicas VDJ, previamente reordenadas, con

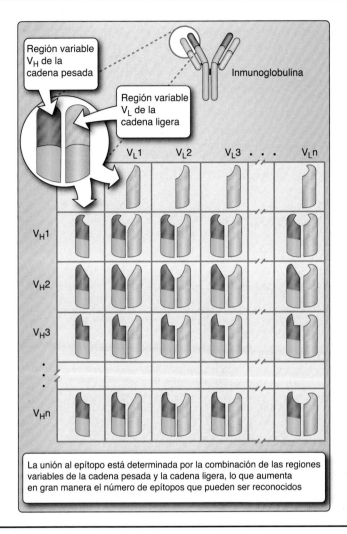

Figura 8-12
Formación de las regiones de unión del TCR al péptido-MHC mediante la
combinación de regiones variables de cadena ligera y pesada. Cada linfocito B
produce una sola región variable de la cadena ligera y una región variable
de la cadena pesada. Sin embargo, en la población total de linfocitos B,
varias combinaciones posibles de cadenas ligeras y pesadas dan lugar a un
gran número de sitios de unión al epítopo distintos.

diferentes segmentos génicos correspondientes a regiones C de cadena pesada (figura 8-13A). De esta manera, alteran el transcrito de
ARNm y, en consecuencia, el isotipo de la inmunoglobulina producida (p. ej., IgG, IgA o IgE). Muchos linfocitos B sometidos al cambio
de isotipo se convierten en linfocitos B de memoria mantenidos en
reserva contra exposiciones futuras al antígeno.

Los reordenamientos que producen determinados isotipos pueden
ocurrir por escisión de segmentos grandes de ADN o por eliminación de segmentos más pequeños de ADN (figura 8-13B). Como
resultado, si tuviera que seguir la respuesta de un linfocito B ante
un epítopo determinado a lo largo del tiempo y tratándose de
una estimulación repetida, se observaría que al inicio se trata de una

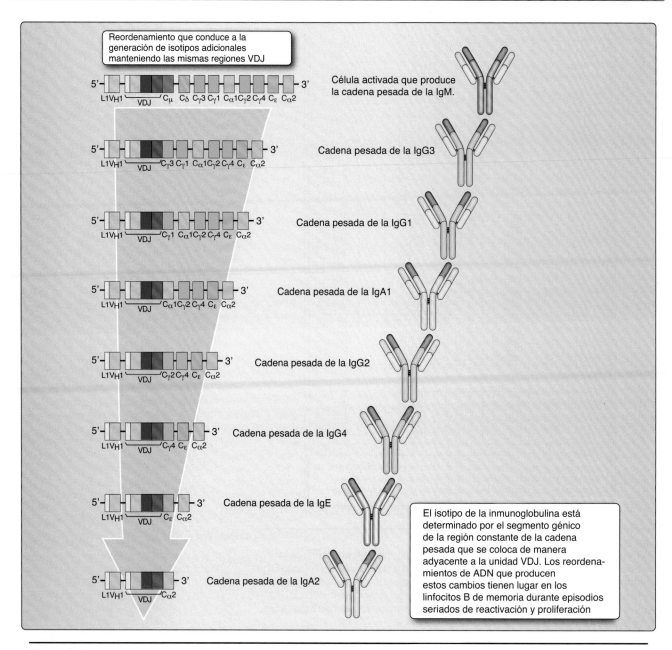

Figura 8-13

El cambio de isotipo. **A.** Después de la activación inicial como respuesta al contacto con un epítopo específico (más otras interacciones), los linfocitos B dejan de producir IgD y la mayoría se diferencian en células plasmáticas que se concentran en la secreción de IgM. Sin embargo, algunos de esos linfocitos B que se activan en presencia de linfocitos T pueden empezar a experimentar reordenamientos adicionales en el ADN de los genes de la cadena pesada; de manera que las unidades VDJ pueden quedar yuxtapuestas con otros segmentos génicos de la región constante. Las unidades VDJ no se ven alteradas durante estos reordenamientos. El segmento génico de región constante que queda adyacente a la unidad VDJ determina el tipo de cadena pesada que se producirá. Muchos de los linfocitos B sometidos a cambio de isotipo se reservan como células de memoria para un uso posterior.

(*la figura continúa en la página siguiente*)

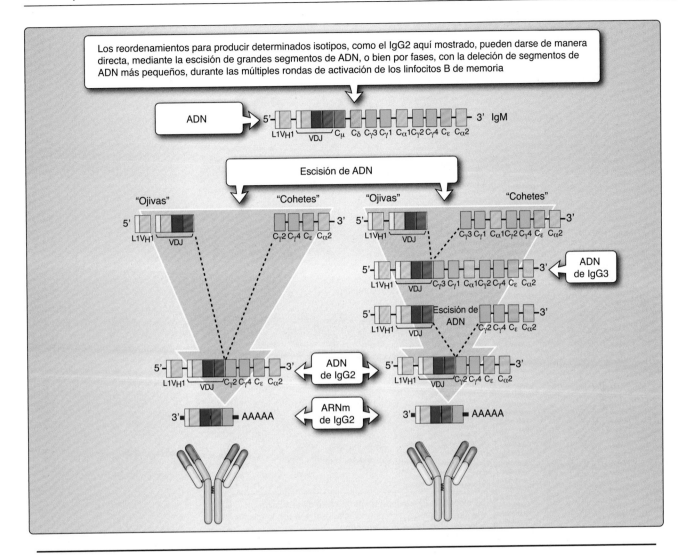

Figura 8-13

B. Los cambios de isotipo pueden producirse de múltiples maneras. Algunos cambios involucran la deleción de grandes fragmentos de ADN para juntar los segmentos VDJ con los segmentos constantes distantes. En otros casos, las reactivaciones en serie de los linfocitos B en presencia de ayuda de linfocitos T dan como resultado un conjunto de deleciones más cortas, como sería el caso de los linfocitos B que expresan IgM, capaces de cambiar el isotipo y convertirse en linfocitos B expresadores de IgM, y después reactivarse y cambiar hacia otro isotipo.

respuesta típicamente dominada por células productoras de IgM, seguida por células productoras de IgG, con la aparición final de linfocitos B productores de IgA e IgE (figura 8-14). El cambio de isotipo está limitado a los linfocitos B; no existe un proceso equivalente en los linfocitos T.

G. Hipermutación somática

Durante las respuestas de los linfocitos B en las cuales se exponen a la ayuda dependiente de linfocitos T, los linfocitos B quizá no solo cambien el isotipo que expresan, es posible que también acumulen pequeñas mutaciones puntuales en el ADN que codifica sus regiones V_L y V_H durante la rápida proliferación que sigue a la rees-

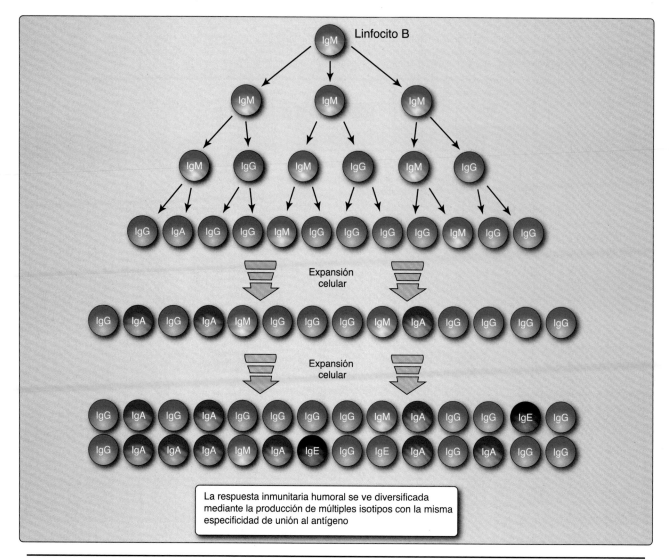

Figura 8-14
Consecuencias del cambio de isotipo. La estimulación repetida o constante por el mismo epítopo conduce a los linfocitos B a cambiar del isotipo IgM a otros isotipos. La especificidad de dichos linfocitos por el epítopo no se ve alterada por el cambio de isotipo.

timulación (figura 8-15). Este proceso, la **hipermutación somática**, proporciona una variación adicional que "ajusta" las respuestas de los anticuerpos a los antígenos que están frecuente o crónicamente presentes. Algunas mutaciones aumentan la afinidad de unión del anticuerpo con su epítopo y este aumento de afinidad hace que esas células proliferen más rápido tras la unión con el antígeno. Como resultado, la interacción del anticuerpo con un epítopo determinado aumenta en fuerza y eficacia a lo largo del tiempo, un proceso conocido como **maduración de la afinidad**. Como ocurre con el cambio de isotipo, la hipermutación somática sólo tiene lugar en los linfocitos B, no en los linfocitos T.

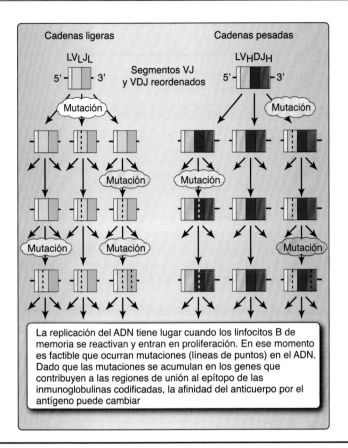

Figura 8-15
Hipermutación somática. Los linfocitos B experimentan múltiples rondas de
proliferación rápida tras la estimulación antigénica. Las células portadoras
de mutaciones que dan lugar a una unión más firme son estimuladas de
forma más eficiente, proliferan y acaban dominando la respuesta. De este
modo, se producen anticuerpos con afinidad cada vez mayor por el epítopo,
un proceso conocido como maduración de la *afinidad*.

Resumen del capítulo

- Las dos cadenas de las inmunoglobulinas, pesada y ligera, y los receptores del linfocito T contienen regiones variables que son muy diversas y regiones constantes que son relativamente consistentes.

- La limitación de la expresión de $V_L C_L$ y $V_H C_H$ a un solo miembro del par de cromosomas en un linfocito B o T determinado se denomina **exclusión alélica**. La presencia de **alotipos** (formas alélicas) maternos y paternos se observa de manera global en el individuo.

- Las regiones variables de las inmunoglobulinas y los receptores de linfocito T están formados por el reordenamiento (en el ADN) de múltiples segmentos génicos que son transcritos en un único transcrito de ARNm que incluye tanto la región variable como la constante. A continuación, ambas regiones se unen mediante el corte y el empalme del ARNm para producir un transcrito que puede traducirse de manera directa en forma de polipéptido único.

- El reordenamiento del ADN cromosómico es responsable de una parte importante de la diversidad en la especificidad de unión al epítopo de los receptores de linfocitos T y B. El reordenamiento se produce en ADN y ARN, mediante la eliminación de nucleótidos **(eliminaciones)** seguida de hibridación, o con la **inversión** de ciertas secuencias de ADN. La variación adicional procede de la **diversidad de unión**.

- Las enzimas de recombinación o **recombinasas** son mediadoras en el reordenamiento genético y la recombinación que genera las regiones variables de las cadenas del TCR y las inmunoglobulinas.

- Los reordenamientos de los genes del TCR y las inmunoglobulinas se producen durante los estadios iniciales de la diferenciación de los precursores de los linfocitos T y B, antes de la exposición de las células al antígeno.

Resumen del capítulo (continuación)

- Los grupos de genes que codifican las cadenas α y δ del TCR están dispuestos de manera que los segmentos génicos de la cadena δ (D_δ, J_δ y C_δ) se encuentran dentro de la región comprendida entre los segmentos D_α y $J_\alpha + C_\alpha$ de la cadena α.

- Los grupos de genes que codifican las cadenas ligeras κ y λ y las cadenas pesadas de las inmunoglobulinas se encuentran en diferentes cromosomas.

- La respuesta inicial o primaria a los epítopos está dominada por la producción del isotipo IgM.

- Los linfocitos B activados por el antígeno y la interacción con los linfocitos T experimentan un reordenamiento del ADN que yuxtapone sus segmentos génicos VDJ reordenados al lado de diferentes segmentos génicos C de la cadena pesada; por lo tanto, alteran el isotipo de las inmunoglobulinas producidas (p. ej., IgG, IgA o IgE). Este proceso se conoce como **cambio de isotipo**.

- La **hipermutación somática** es el proceso donde los linfocitos B activados en presencia de citocinas derivadas de linfocitos T sufren pequeñas mutaciones puntuales en el ADN que codifica sus regiones V_L o V_H.

- La **maduración de la afinidad** ocurre cuando la unión de los anticuerpos a un antígeno determinado mejora a lo largo de múltiples exposiciones. Dicha maduración es provocada por la acumulación de pequeñas mutaciones puntuales que pueden afectar los sitios de unión al antígeno y la selección positiva de las células que portan mutaciones, lo que resulta en una unión más firme.

Preguntas de estudio

8.1   En un paciente que más tarde desarrolló alergia frente a cierto antígeno, la respuesta inicial al antígeno consistió en la producción de inmunoglobulinas de tipo IgM; sin embargo, a lo largo del tiempo predominaron las IgE específicas contra el antígeno. Este cambio de una respuesta mediada por IgM a otra mediada por IgE es causado por:

A.   La maduración de la afinidad.

B.   La exclusión alélica.

C.   El cambio de isotipo.

D.   La diversidad de la unión.

E.   La hipermutación somática.

La respuesta correcta es C. El cambio de isotipo es un proceso donde los genes VDJ reordenados dentro de un linfocito de memoria se yuxtaponen mediante la escisión del ADN de una región génica C en dirección 5′ a una región génica C diferente más lejana en dirección 3′. La maduración de la afinidad de un anticuerpo por su epítopo es independiente del isotipo. Para los linfocitos B que han "seleccionado" sus genes de región variable de las inmunoglobulinas, ya sean maternos o paternos, no hay vuelta atrás. Tanto la diversidad de unión como la hipermutación somática afectan al sitio de unión de la inmunoglobulina con el antígeno y no parecen inducir cambios de un isotipo a otro.

8.2   Un niño de dos años de edad que se ha expuesto a un antígeno por primera vez ya posee un linfocito B con inmunoglobulinas específicas frente a ese antígeno. La mejor explicación para esta observación está en:

A.   Los reordenamientos de los genes de las inmunoglobulinas independientes de antígeno.

B.   La estimulación mediada por el antígeno de la producción de citocinas por parte de los linfocitos T.

C.   Los anticuerpos de procedencia materna contra ese antígeno.

D.   Los linfocitos B de memoria que reconocen el antígeno.

E.   La hipermutación somática de las inmunoglobulinas.

La respuesta correcta es A. La determinación de la especificidad del anticuerpo se produce antes de que el individuo tenga el primer encuentro con el antígeno y es, por tanto, independiente del antígeno. El desarrollo de este proceso empieza durante los periodos prenatal y neonatal. Este proceso no depende de los factores solubles (citocinas) producidos por los linfocitos T, sino que se produce independientemente de la función inmunitaria materna. Por definición, los linfocitos B de memoria se han encontrado previamente con el antígeno. La hipermutación somática sólo tiene lugar tras una exposición previa al antígeno.

8.3   Dentro de un individuo se encuentran inmunoglobulinas séricas con cadenas ligeras V_κ de origen tanto materno como paterno. No obstante, un linfocito B determinado sólo expresa cadenas V_κ de origen materno o de origen paterno, pero nunca ambas. Esta observación es el resultado de:

A.   Una exclusión alélica.

B.   La diversidad de los anticuerpos.

C.   El cambio del isotipo.

D.   La diversidad de la unión.

E.   La unión VD y VDJ aleatoria.

La respuesta correcta es A. Un linfocito B o célula plasmática determinada expresa un solo alelo, el materno o el paterno, de un par de cromosomas. Este proceso, conocido como exclusión alélica, se produce en los genes de las cadenas pesadas y en los de las ligeras. Una exclusión adicional permite la expresión de un solo gen κ (cromosoma 2) o λ (cromosoma 22) en la misma célula, nunca ambos. La exclusión alélica ejerce un pequeño efecto sobre la variación génica. El cambio de isotipo, la diversidad de unión y la unión aleatoria de V(D)J tienen lugar después de la exclusión alélica.

8.4 La función de la desoxinucleotidil-transferasa terminal (TdT) en el desarrollo de la diversidad de anticuerpos es:

A. Añadir o eliminar nucleótidos de los segmentos génicos V, D y J.

B. Fusionar los segmentos VD y J en las cadenas pesadas.

C. Aumentar la afinidad de unión del anticuerpo con el antígeno.

D. Unir C_L a los dominios C_H1, C_H2, C_H3 o C_H4.

E. Transferir los alelos V_L de los cromosomas maternos a los paternos.

La respuesta correcta es A. La TdT añade o elimina nucleótidos cuando los extremos de los segmentos génicos V, (D) y/o J están expuestos; este proceso, conocido como diversidad de la unión, tiene lugar durante el primer reordenamiento de ADN. Ocurre además de la fusión de los segmentos VDJ de la cadena pesada y tiene lugar antes de la exposición del linfocito B al antígeno. La región constante de la cadena ligera (C_L) nunca se une a los dominios de la región constante de la cadena pesada (C_H) para formar un polipéptido. El entrecruzamiento entre los alelos V_L maternos y paternos es un suceso muy poco frecuente y la TdT no está implicada.

8.5 Cuando un linfocito B de memoria es reestimulado por su antígeno específico, las pequeñas mutaciones puntuales que se acumulan en el ADN que codifica las regiones variables de las cadenas ligera y pesada pueden tener como resultado:

A. Una unión VDJ inducida por el antígeno y la aparición de una nueva especificidad por el antígeno.

B. La sustitución de la producción de IgM por IgG.

C. Un reordenamiento del ADN cromosómico y una especificidad por el antígeno alterada.

D. La inactivación de los alelos V_L y V_H maternos o paternos.

E. La generación de anticuerpos con el aumento de la afinidad de unión a su epítopo.

La respuesta correcta es E. La acumulación de mutaciones puntuales en las regiones variables de las cadenas pesada y ligera puede aumentar la afinidad de unión al antígeno, ya que la molécula de inmunoglobulina resultante puede experimentar un "ajuste" de su sitio de unión al epítopo; esto se conoce como maduración de la afinidad. Dichas mutaciones puntuales se producen después de la exclusión alélica y la unión VDJ. No afectan el reordenamiento del ADN ni parecen afectar el cambio de isotipo.

8.6 Los grupos génicos que codifican para las cadenas ligeras κ se encuentran en el cromosoma:

A. 2

B. 4

C. 6

D. 10

E. 14

La respuesta correcta es A. Los grupos génicos que codifican para las cadenas ligeras κ se encuentran en el cromosoma 2.

8.7 El grupo génico para las cadenas pesadas se encuentra en el cromosoma:

A. 2

B. 4

C. 6

D. 10

E. 14

La respuesta correcta es E. El grupo génico para las cadenas pesadas se encuentra en el cromosoma 14.

9

Desarrollo de los linfocitos

I. GENERALIDADES

Los receptores específicos de epítopo de los linfocitos T (TCR, *T cell receptors*) y B (BCR, *B cell receptors*) se generan mediante reordenamientos génicos aleatorios que tienen lugar en cada linfocito derivado del timo y de la médula ósea. Mientras algunos linfocitos desarrollan receptores que reconocen los epítopos propios, existe un mecanismo de selección disponible para eliminar estas células antes de que se vuelvan totalmente funcionales y ataquen a los tejidos del propio cuerpo. El sistema inmune adaptativo regula de forma cuidadosa el desarrollo y la diferenciación de los linfocitos para prevenir la maduración de linfocitos T y B autorreactivos.

Como derivado de las **células madre hematopoyéticas** de la médula ósea, un precursor linfocítico común (CLP, *common lymphoid precursor*) del linaje de células linfocíticas se diferencia en el timo (linaje de linfocitos T) o en la médula ósea (linaje de linfocitos B). Además, los linajes de linfocitos B y T tienen subdivisiones importantes (tabla 9-1). Las células del linaje T se diferencian en el timo a través de una de las tres vías de desarrollo posibles: las que expresan TCR $\alpha\beta$, las que expresan TCR $\gamma\delta$ y las que comparten características funcionales con los linfocitos citolíticos naturales (linfocitos NK [*natural killers*]).

Las células maduradas en el timo en cada uno de esos grupos se diferencian entre sí gracias a la diversidad o repertorio de sus TCR, su distribución física en el cuerpo y la naturaleza de sus respuestas ante diferentes categorías de epítopos. Los linajes de linfocitos B, designados

Tabla 9-1. Paralelismos y diferencias de los linajes de linfocitos B y T adaptativos y transicionales

	Transicional		Adaptativo	
Tipo celular	Linfocito T $\gamma\delta$	Linfocito B-1	Linfocito T $\alpha\beta$	Linfocito B-2
Ontogenia	Se desarrollan más temprano		Se desarrollan más tarde	
Repertorio	Limitado		Vasto	
Selección del receptor	Ninguno o muy limitado		En el timo	En la médula ósea
Educación	Ninguna		En el timo	Ninguna
Localización de células maduras	Piel, sistema respiratorio y sistema peritoneal	Peritoneo y pulmones	Por todo el cuerpo	Por todo el cuerpo
Tiempo de respuesta tras el encuentro inicial con el antígeno	Rápida		Le lleva tiempo desarrollarse	Le lleva tiempo desarrollarse
Cooperación célula-célula necesaria	Ninguna	Quizá	Sí	
Memoria	Ninguna		Sí	

como linfocitos B-1 y B-2, pueden distinguirse por varias características utilizadas para establecer los subgrupos de linfocitos T.

II. LINAJE DE LINFOCITOS T

Los precursores de los linfocitos T, conocidos como **protimocitos**, migran de la médula ósea al timo atraídos por moléculas tímicas, que incluyen la linfotactina. Los protimocitos que entran por la región cortical, entonces denominados **timocitos**, no disponen de las moléculas de superficie que conforman los TCR, el CD3, el CD4 o el CD8. Los timocitos recién llegados adquieren con rapidez el TCR, el CD3 y ambas moléculas CD4 y CD8. A continuación, a medida que migran de la corteza del timo hacia la médula, los timocitos deben pasar exámenes selectivos. Dichos procesos son tan exigentes que se estima que sólo 1 a 5% de los timocitos salen del timo como linfocitos T. El resto, entre 95 y 99%, abandonan ese órgano antes de entrar al proceso selectivo (p. ej., los linfocitos T γδ) o mueren por apoptosis al no superar alguna de las pruebas.

A. Estructura del timo

Al final del tercer mes de gestación humana, el timo bilobulado se llena de forma paulatina de linfocitos y queda dividido en una región externa más densa, o **corteza**, y una región interna menos densa, o **médula** (figura 9-1). Una cápsula de tejido conjuntivo rodea el timo

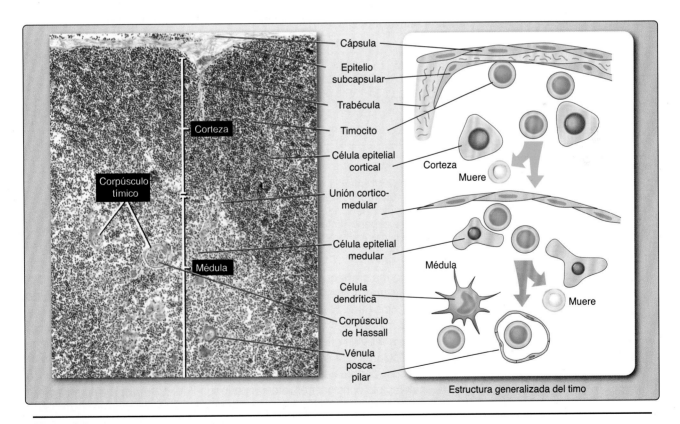

Figura 9-1
Desarrollo de los timocitos: selección positiva y negativa. **A.** El timo está organizado en regiones externas o corticales e internas o medulares. Los protimocitos entran en el timo para crecer en número y pasar diversos estadios de diferenciación. Los timocitos que "aprueban" salen del timo a través de las vénulas poscapilares de la médula. Los graduados tímicos se conocen como linfocitos T o linfocitos derivados del timo; los linfocitos que no "aprueban" mueren.

(la figura continúa en la página siguiente)

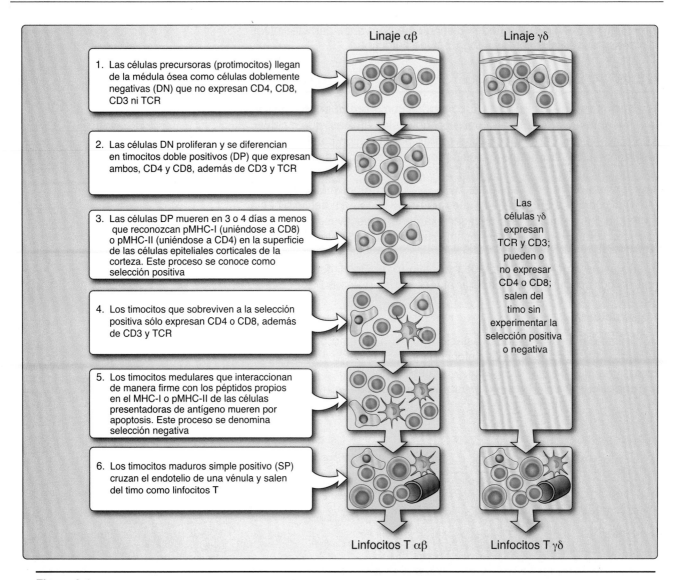

Figura 9-1
B. Los protimocitos que migran de la médula ósea entran en la región cortical del timo. A medida que migran de la región cortical a la medular, empiezan a expresar los receptores del linfocito T y otras moléculas accesorias necesarias. Los timocitos γδ (ahora ya linfocitos) salen con rapidez del timo, y los timocitos αβ permanecen en él. En la corteza, los timocitos αβ pasan por una selección positiva. Los supervivientes de la selección positiva experimentan entonces una selección negativa que elimina las células potencialmente autorreactivas.

y forma **trabéculas** que se extienden hacia el interior. Los otros tipos celulares que están en el timo son las células **reticulares epiteliales**, término que incluye diversos tipos celulares como las células dendríticas, los macrófagos y las células epiteliales que interactúan con los timocitos a medida que éstos completan su educación. Las células epiteliales reticulares, así como aquellas organizadas para formar anillos concéntricos (denominados corpúsculos de **Hassall**), expresan moléculas del complejo principal de histocompatibilidad (MHC, *major histocompatibility complex*) y secretan hormonas asociadas a la diferenciación de los timocitos. Las **vénulas poscapilares** medulares son importantes para la salida de los licenciados tímicos o linfocitos T del timo.

B. Desarrollo de los linfocitos T αβ

Los protimocitos entran en la región subcapsular del timo a partir de la circulación sanguínea y allí proliferan. Esos timocitos corticales recién llegados se denominan células **doblemente negativas (DN)**, ya que no expresan las moléculas CD4 o CD8; también carecen de moléculas del TCR o el complejo CD3. Pronto empiezan a generar y expresar TCR $\alpha\beta$, el complejo CD3 asociado y las moléculas CD4 y CD8, así como receptores y moléculas de adhesión importantes para su interacción con otras células y su migración a través del timo. Dado que expresan ambas moléculas de superficie, CD4 y CD8, esos timocitos inmaduros se conocen como células **doblemente positivas (DP)**.

En un proceso conocido como **selección positiva**, los timocitos DP mueren a los 3 o 4 días, a menos que reconozcan y se unan a las moléculas del **MHC** o a un **péptido + MHC (pMHC)** expresado por ciertas células epiteliales reticulares de la corteza (células epiteliales corticales). Ese proceso elimina a los timocitos incapaces de reconocer el MHC propio.

Las células que superan el examen de selección positiva, localizadas ahora en la frontera corticomedular, pueden entrar en la médula; las que no superan el examen mueren. Las células DP cuyas moléculas CD8 reconocieron el complejo pMHC-I dejan de expresar las moléculas CD4 y se convierten en células **simple positivas** (**SP**, *simple positive*) CD8$^+$. Del mismo modo, las que han reconocido el complejo pMHC-II dejan de expresar CD8 y se convierten en células SP CD4$^+$ (figura 9-2).

Los supervivientes de la selección positiva experimentan un proceso denominado **selección negativa** cuando llegan a la frontera corticomedular. Allí encuentran e interaccionan con un segundo grupo de células epiteliales reticulares (células presentadoras de antígenos [APC, *antigen presenting cells*], como las células dendríticas y los macrófagos). Los que se unen de manera eficiente a los péptidos propios en el pMHC-I o pMHC-II de la superficie de dichas APC son potencialmente autorreactivos y mueren por apoptosis. Los timocitos que superan los exámenes de selección positiva y negativa salen del timo en forma de **linfocitos T** y entran en la circulación a través de las vénulas poscapilares medulares.

Cada estadio de desarrollo está regulado de forma cuidadosa por sustancias secretadas por las células epiteliales reticulares; esas sustancias modulan la expresión génica en los timocitos. Por ejemplo, la secreción de citocina interleucina 7 (IL-7) por las células epiteliales reticulares activa los genes que controlan las fases iniciales de desarrollo de los timocitos. Un defecto en la expresión de los receptores para IL-7 en los timocitos en los estadios iniciales de la diferenciación interrumpe su proceso de desarrollo.

C. Desarrollo de los linfocitos T $\gamma\delta$

El timo también es el lugar de diferenciación para los timocitos que expresan TCR $\gamma\delta$ y las moléculas del complejo CD3. Muchas de esas células no expresan CD4 ni CD8, por tanto, no entran en los mismos procesos de selección positiva y negativa que los timocitos que expresan TCR $\alpha\beta$. En su lugar, abandonan el timo poco después de desarrollar sus complejos TCR (tablas 9-1 y 9-2; figura 9-1). Los linfocitos $\gamma\delta$ se consideran un tipo celular transicional que puede representar un puente entre los sistemas inmune innato y adaptativo. Los linfocitos T $\gamma\delta$ se desarrollan de forma temprana durante la embriogenia, antes que muchos linfocitos T $\alpha\beta$, y migran preferentemente hacia el aparato respiratorio, la piel y la cavidad peritoneal. Utilizan un grupo muy limitado de segmentos génicos V, D y J para la generación de las regiones variables de las cadenas γ y δ y tienen un repertorio de reconocimiento mucho más limitado que los linfocitos T $\alpha\beta$. Responden más rápido que éstos, pero sin generar memoria.

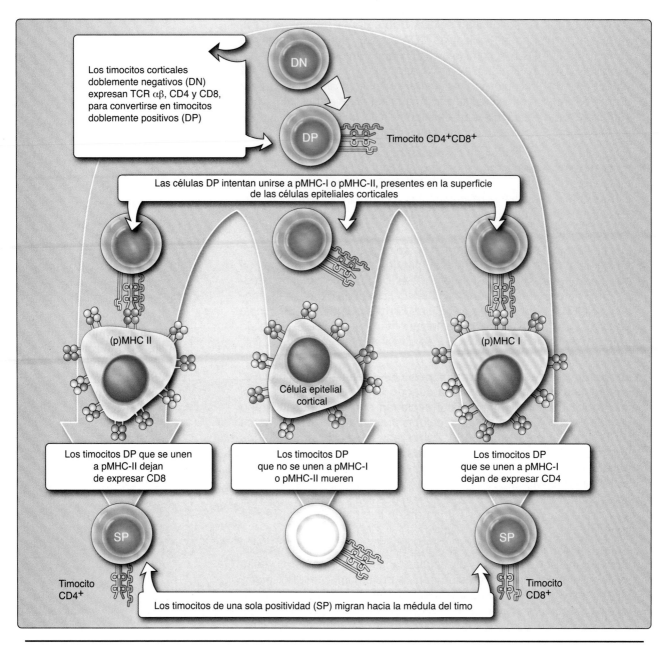

Figura 9-2
Desarrollo de los linfocitos T αβ CD4+ y CD8+. El tipo de molécula MHC o péptido + molécula MHC (pMHC) a la que se une el timocito doblemente positivo CD4+CD8+ determina su fenotipo maduro. Los timocitos con defectos en la unión con pMHC-I o pMHC-II mueren.

D. Origen de los linfocitos T citolíticos naturales

Los linfocitos T citolíticos naturales (linfocitos NKT, *natural killer T cells*) son un subgrupo distintivo de linfocitos T que comparten algunas características con los linfocitos citolíticos naturales (linfocitos NK, *natural killer*). Expresan varios marcadores de superficie y receptores presentes en los linfocitos NK, pero a diferencia de estos últimos, experimentan algún proceso de desarrollo en el timo y expresan TCR generados mediante reordenamiento génico y diversidad de unión. Los linfocitos NKT expresan TCR con un repertorio muy limitado y son predominantemente específicos para lípidos, glucolípidos y algunos tipos especializados de péptidos; sus TCR tienen

Tabla 9-2. Categorías funcionales dentro del linaje de los linfocitos T

Estadio de desarrollo	Sinónimo	Marcadores de superficie en las células "maduras"			
Célula madre hematopoyética		Ninguno			
Precursor linfocítico común		Ninguno			
Protimocito		Ninguno			
Timocito	Doblemente negativo (DN)	Ninguno			
	Doblemente positivo (DP)	TCR αβ, CD3+, CD4+, CD8+		TCR γδ, CD3+	TCR αβ, CD3+
	Una sola positividad (SP)	TCR αβ, CD3+, CD4+ o CD8+		Quizá no se produzca	Quizá no se produzca
Linfocito T maduro		TCR αβ, CD3+, CD4+	TCR αβ, CD3+, CD8+	TCR γδ, CD3+, algunas veces CD4+ o CD8+	TCR αβ, CD3+, CD4+ o CD4+CD8+
Elemento de restricción		MHC-II	MHC-I	Desconocido	CD1d
Nombre común	Linfocito T	Linfocitos TCD4+	Linfocitos TCD8+	Linfocitos T γδ	Linfocitos T citolíticos naturales

Abreviaturas: MHC, complejo principal de histocompatibilidad; TCR, receptor de célula T.

un patrón de restricción poco común. Pese a que pueden ser linfocitos CD4+ o CD4+CD8+, reconocen de forma específica los epítopos presentados por una molécula "no clásica" del MHC-I denominada CD1d. Las moléculas no clásicas del MHC-I, codificadas por genes localizados en un segmento cromosómico adyacente al complejo HLA (antígeno leucocítico humano, *human leucocyte antigen*), parecen mostrar epítopos (a menudo de origen no peptídico) a linfocitos T poco abundantes, es decir, linfocitos T que no son de tipo αβ.

III. LINAJE DE LINFOCITOS B

Los progenitores de las células productoras de inmunoglobulinas se encuentran en el saco vitelino a partir de la tercera semana de desarrollo humano, en el hígado fetal a partir de la octava semana y en la médula ósea casi a partir de la duodécima semana de gestación. Estas células se denominan linfocitos o células B derivados de la médula ósea, ya que allí es donde la mayoría se diferencian. Los linfocitos B se definen como las células que sintetizan inmunoglobulinas y las exponen o presentan en su superficie a modo de BCR.

A. Médula ósea

La médula ósea contiene tejido conectivo, vasos sanguíneos, grasa y células. Entre estas estructuras se encuentran las células pluripotenciales hematopoyéticas capaces de dar origen a las células pluripotenciales de las células mieloides, granuloides, eritroides y linfoides (véase el capítulo 4). La vasculatura proporciona una ruta eficiente para que las células originadas en la médula ósea se trasladen a la periferia y para la reentrada de células inmunitarias maduras activadas (p. ej., células plasmáticas) desde la periferia. A diferencia de las células linfoides destinadas a diferenciarse en linfocitos T, aquellas destinadas al linaje de linfocitos B permanecen dentro de la médula ósea para su desarrollo.

B. Desarrollo de los linfocitos B

El desarrollo de los linfocitos B es un reflejo de los estadios de reordenamiento y expresión en la superficie de las cadenas pesadas y ligeras de las inmunoglobulinas (véase capítulo 8) (figura 9-3).

- Derivada de un **progenitor linfocítico común** (**CLP**, *common lymphoid progenitor*), la primera célula identificada dentro del conjunto de células comprometidas con el linaje de linfocitos B es el **linfocito pre-pro B** (fracción A), que empieza a expresar las moléculas accesorias del BCR Igα e Igβ.

- La unión de los segmentos DJ de la inmunoglobulina y la expresión en el citoplasma del **sustituto de cadena ligera** (**SLC**, *surrogate light chain*) tienen lugar en un estadio temprano de diferenciación del **linfocito pro B** (fracción B), seguidos por la unión de los segmentos VDJ y la expresión de la SLC en el citoplasma durante los estadios tardíos del linfocito pro B (fracción C).

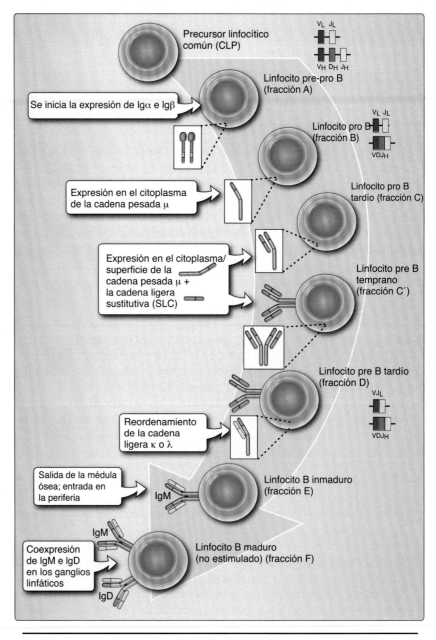

Figura 9-3
Desarrollo de los linfocitos B.

- El **estadio de linfocito pre B temprano** (fracción C-prima o C´) se caracteriza por la expresión en la superficie de una seudo-IgM (cadenas pesadas μ reordenadas más el SLC, también denominado pre BCR) acompañada de una proliferación celular repentina.

- Durante el **estadio de linfocito pre B tardío** (fracción D), los genes de la cadena ligera kappa (κ) o lambda (λ) se reordenan y sus productos (las cadenas ligeras κ o λ) sustituyen a los SLC.

- Los **linfocitos B inmaduros** (fracción E) expresan en su superficie celular cadenas pesadas μ y cadenas ligeras κ o λ.

- Los **linfocitos B maduros** (fracción F) coexpresan IgM e IgD en su superficie. A medida que pasan por todo este desarrollo, los progenitores de los linfocitos B, al igual que los timocitos, expresan las moléculas y los receptores necesarios para la migración e interacción con otras células.

Algunos atributos (p. ej., la expresión de las recombinasas de ADN) ya se han perdido en el momento en que las células alcanzan el estadio de linfocito B inmaduro (fracción E). Si la IgM en la superficie de las células en desarrollo se une a los epítopos con los que se encuentra en la médula ósea, dichas células sufren apoptosis para prevenir la producción de linfocitos B autorreactivos.

C. Linfocitos B-1 y B-2

Se conocen dos vías de desarrollo de linfocitos B (figura 9-4). Los linfocitos B tradicionales **(linfocitos B B-2)** están ampliamente distribuidos por todo el cuerpo y para activarse y proliferar necesitan la interacción con los linfocitos T; además, durante la vida adulta son reemplazados de forma continua a partir de la médula ósea. Los linfocitos B B-2 reconocen una variedad de epítopos muy amplia. Tras la repetida exposición al antígeno, los linfocitos B B-2 responden con rapidez aumentando la cantidad y la calidad de los anticuerpos producidos, a menudo con "perfeccionamiento" de su afinidad (maduración de la afinidad, véase capítulo 8). Las respuestas de los linfocitos B B-2 suelen ir acompañadas del cambio de isotipo de las inmunoglobulinas; estas propiedades son características de la **memoria inmunitaria**. Por lo común, en la superficie de los linfocitos B B-2 maduros (fracción F) se expresan más moléculas de IgD que de IgM.

Los **linfocitos B B-1** aparecen de forma temprana durante la embriogenia; se producen a partir del hígado fetal, hacia la octava semana de gestación. Puede ser que representen un tipo de linfocito transicional que conecta los sistemas inmunes innato y adaptativo. Se reconoce cada vez más que los linfocitos B B-1 son importantes en la inmunidad innata y en las enfermedades autoinmunes. El repertorio de los linfocitos B B-1 es bastante limitado en comparación con el de los linfocitos B-2. Los BCR y los anticuerpos producidos por los linfocitos B B-1 y B-1 suelen estar dirigidos contra antígenos microbianos conservados (p. ej., carbohidratos). Se piensa que la mayoría (si no todos) de los **anticuerpos naturales** (p. ej., IgM dirigidas contra los grupos sanguíneos A y B que existen en ausencia de una inmunización conocida) son producidos por los linfocitos B B-1.

Los linfocitos B B-1 se encuentran sobre todo en los tejidos que son posibles puertas de entrada de microbios (p. ej., la cavidad peritoneal y el aparato respiratorio) y constituyen una población capaz de autorregenerarse en dichos tejidos. Pese a que muestran poca o ninguna memoria inmunitaria, así como un cambio de isotipo y repertorio limitados, contribuyen en gran manera a la inmunidad protectora. Se estima que más de la mitad de la IgA secretada hacia la mucosa fue producida por los linfocitos B-1.

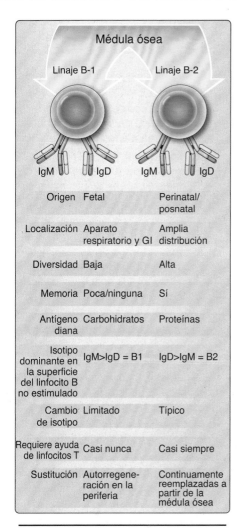

	Linaje B-1	Linaje B-2
Origen	Fetal	Perinatal/posnatal
Localización	Aparato respiratorio y GI	Amplia distribución
Diversidad	Baja	Alta
Memoria	Poca/ninguna	Sí
Antígeno diana	Carbohidratos	Proteínas
Isotipo dominante en la superficie del linfocito B no estimulado	IgM>IgD = B1	IgD>IgM = B2
Cambio de isotipo	Limitado	Típico
Requiere ayuda de linfocitos T	Casi nunca	Casi siempre
Sustitución	Autorregeneración en la periferia	Continuamente reemplazadas a partir de la médula ósea

Figura 9-4
Características de los linfocitos B B-1 y B-2.

Resumen del capítulo

- Derivadas de las **células madre hematopoyéticas** de la médula ósea, las células del linaje linfocítico o linfático se diferencian en el timo (linfocitos T) o en la médula ósea (linfocitos B).

- Los precursores de los linfocitos T, conocidos como **protimocitos**, migran de la médula ósea hacia el timo. El timo bilobulado está cada vez más poblado de linfocitos y se divide en una región externa más densa o **corteza** y una región interna menos densa o **médula**.

- En la corteza del timo, los linfocitos T empiezan a generar y expresar los receptores de los linfocitos T (TCR), las moléculas CD3 y los grupos de receptores y moléculas accesorias. En este estadio, las células empiezan a expresar de forma simultánea ambas moléculas, CD4 y CD8, y se conocen como "doblemente positivas" (DP).

- Los timocitos que generan y expresan TCR γδ también expresan CD3, pero muchos no expresan CD4 ni CD8. Los timocitos DP αβ experimentan un conjunto de procesos de selección llamados "educación", a través de los cuales el sistema inmune determina si son capaces de reconocer lo propio.

- En la **selección positiva**, los timocitos DP mueren a menos que se reconozcan y unan al **complejo principal de histocompatibilidad** (MHC) o a un **péptido** + moléculas **MHC** (pMHC) expresadas por ciertas células reticulares epiteliales (células epiteliales corticales) en la corteza. Este proceso elimina los timocitos que son incapaces de reconocer el MHC propio.

- Luego, los supervivientes de la selección positiva experimentan **selección negativa** cuando llegan a la unión corticomedular. Allí interactúan con un segundo conjunto de células presentadoras de antígenos. Las que tienen unión eficiente a los autopéptidos de pMHC-I o pMHC-II en estas APC tienen potencial autorreactivo y son sometidas a apoptosis.

- Las células DP cuyas moléculas de CD8 reconocen pMHC-I dejan de expresar moléculas CD4 y se convierten en células CD8$^+$ de una sola positividad (SP). Aquellas unidas a pMHC-II dejan de expresar CD8 y se convierten en células CD4$^+$ SP.

- Los timocitos que aprueban la selección positiva y negativa salen del timo como **células T** CD4$^+$ o CD8$^+$ y entran a la circulación a través de las vénulas poscapilares medulares.

- Menos de 5% de los timocitos que entran al principio en el timo sobreviven a los dos procesos de selección, la **selección positiva** y **negativa**, y abandonan el timo para entrar en el resto del cuerpo, donde pueden activarse y participar en varias respuestas inmunes.

- Los linfocitos T citolíticos naturales o NKT son un subgrupo distintivo de linfocitos T que comparten algunas características con los linfocitos citolíticos naturales (linfocitos NK).

- Los linfocitos B realizan todo su proceso de desarrollo dentro de la médula ósea. La primera célula identificable del conjunto de células comprometidas hacia la estirpe de linfocitos B es el **linfocito pre pro B**. La unión de los segmentos génicos DJ de las inmunoglobulinas y la expresión en el citoplasma del **sustituto de cadena ligera (SLC)** (también denominado pre BCR) tiene lugar en el estadio de **linfocito pro B** temprano.

- El estadio de **linfocito pre B** temprano se caracteriza por la expresión en la superficie de la seudo-IgM. Los **linfocitos B inmaduros** expresan en su superficie cadenas pesadas μ y cadenas ligeras κ o λ. Los **linfocitos B maduros** coexpresan IgM e IgD en su superficie.

- Se conocen dos vías distintas de desarrollo de los linfocitos B. Los linfocitos B tradicionales (**linfocitos B B-2**) están ampliamente distribuidos por todo el cuerpo. Los **linfocitos B B-1** son un tipo de linfocitos transicional que conecta los sistemas inmunes innato y adaptativo. La importancia de los linfocitos B B-1 en la inmunidad innata y en las enfermedades autoinmunes es cada vez más reconocida.

Preguntas de estudio

9.1 El síndrome de DiGeorge es una inmunodeficiencia causada por desarrollo inadecuado del timo. ¿Cuál de los siguientes procesos se ve afectado en las personas con síndrome de DiGeorge?

A. Sólo el desarrollo de los linfocitos B.

B. Sólo el complemento.

C. La función de los linfocitos citolíticos naturales.

D. Sólo el desarrollo de los linfocitos T.

E. El desarrollo de los linfocitos T y las respuestas de los linfocitos B.

La respuesta correcta es E. Un entorno con un timo deficiente inhibe el desarrollo y la función de los linfocitos T. Dado que una gran parte de la actividad de los linfocitos B depende de la interacción con los linfocitos T, la respuesta de los linfocitos B también estará afectada. El complemento no estaría afectado por la alteración de la actividad de los linfocitos T y B. La función de los linfocitos citolíticos naturales no debería estar afectada.

9.2 La selección negativa de los linfocitos tiene lugar en:

A. Los vasos sanguíneos.

B. La médula ósea.

C. El ganglio linfático.

D. El bazo.

E. El timo.

La respuesta correcta es E. La selección negativa de los linfocitos T tiene lugar a medida que éstos se desplazan desde la corteza hacia la médula del timo. No se produce fuera del timo.

9.3 Los precursores de los linfocitos T, conocidos como protimocitos, migran de la médula ósea hacia el timo en respuesta a:

A. Eotactina.

B. IL-4.

C. IL-5.

D. IL-10.

E. Linfotactina.

La respuesta correcta es E. La linfotactina es uno de los productos del timo que ayudan a guiar el desplazamiento de los protimocitos desde la médula ósea hacia el timo. La IL-4, la IL-5 y la IL-10 son citocinas producidas por linfocitos T maduros y activados, así como por otros tipos celulares. La eotactina guía el desplazamiento de los eosinófilos.

9.4 ¿Cuál será el destino de un timocito temprano que no expresa receptores para la IL-7?

A. Destrucción por apoptosis.

B. Desarrollo hacia un linfocito T $\gamma\delta$.

C. Desarrollo hacia un linfocito NKT.

D. Incapacidad de migrar hacia el timo.

E. Maduración a lo largo del linaje de linfocitos B.

La respuesta correcta es A. La incapacidad de reconocer la IL-7 interrumpe el proceso de diferenciación del timocito, el cual será incapaz de diferenciarse hacia un timocito $\alpha\beta$ o $\gamma\delta$. La interacción tiene lugar después de la migración de los precursores hacia el timo. Los timocitos no pueden cambiar hacia la vía de desarrollo de los linfocitos B.

9.5 Los linfocitos T $\gamma\delta$...

A. Contienen repertorios de reconocimiento de antígenos muy extensos.

B. Expresan marcadores de superficie que también son característicos de los linfocitos citolíticos naturales.

C. Generan memoria cuando reconocen un antígeno en múltiples ocasiones.

D. Migran sobre todo al aparato respiratorio, la piel y la cavidad peritoneal.

E. Responden más despacio al antígeno que los linfocitos T $\alpha\beta$.

La respuesta correcta es D. Los linfocitos T $\gamma\delta$ se encuentran sobre todo en el aparato respiratorio, la piel y la cavidad peritoneal. Su repertorio de reconocimiento es mucho menos amplio que el de los linfocitos T $\alpha\beta$. No generan una memoria inmune importante, pero reaccionan ante el estímulo antigénico con mayor rapidez que los linfocitos T $\alpha\beta$.

9.6   Los linfocitos T citolíticos naturales (NKT)…

A. Suelen ser células con una sola positividad CD8⁺.

B. Se unen a epítopos presentados por las moléculas del MHC-II.

C. Expresan receptores de linfocitos T (TCR) generados por reordenamiento del ADN y diversidad de unión.

D. Reconocen glúcidos y proteínas complejas.

E. Sintetizan inmunoglobulinas y las exponen en su superficie.

La respuesta correcta es C. Los linfocitos NKT expresan TCR generados (como en el caso del resto de linfocitos T) mediante los procesos de reordenamiento del ADN y la diversidad de la unión. Son CD4⁺ o CD4⁺CD8⁺. A pesar de esto, sus TCR reconocen fragmentos moleculares de origen lipídico presentados por la molécula no clásica del MHC-I CD1d. No sintetizan ni expresan inmunoglobulinas.

9.7   Los linfocitos pre-pro B:

A. Contienen cadenas ligeras κ o λ.

B. Expresan seudo-IgM en la superficie.

C. Expresan las moléculas accesorias del receptor de linfocitos B Igα e Igβ.

D. Experimentan la unión de los segmentos génicos VDJ.

E. Expresan en el citoplasma las cadenas ligeras sustitutivas.

La respuesta correcta es C. Los linfocitos pre-pro B: expresan al inicio las moléculas Igα e Igβ. La síntesis de las cadenas pesadas y ligeras (incluidas las cadenas ligeras sustitutivas) ocurre en estadios más tardíos del desarrollo.

9.8   A diferencia de los linfocitos B B-2, los linfocitos B B-1…

A. Aparecen más tarde durante el desarrollo.

B. Funcionan en las respuestas inmunes innatas.

C. Expresan más IgD que IgM en su superficie celular.

D. Tienen un repertorio más amplio de reconocimiento de antígeno.

E. Necesitan interaccionar con los linfocitos T para activarse.

La respuesta correcta es B. Los linfocitos B B-1 parecen ser tipos de linfocitos transicionales cuya función es reminiscente del sistema inmune innato. En la superficie, los linfocitos B B-1 expresan más IgM que IgD, mientras que los linfocitos B B-2 expresan más IgD que IgM. El repertorio de los linfocitos B B-1 es más limitado y su necesidad de interacción con los linfocitos T es menor que la de los linfocitos B B-2. Parece que los linfocitos B B-1 se desarrollan de forma más temprana que los linfocitos B B-2.

9.9   En la "selección positiva", los timocitos que se eliminan son…

A. Células CD4 de una sola positividad.

B. Células CD8 de una sola positividad.

C. Destinadas a ser linfocitos B.

D. Incapaces de reconocer el MHC propio.

E. Liberadas del timo como linfocitos T.

La respuesta correcta es D. Los timocitos con positividad doble (DP) incapaces de reconocer el MHC propio se eliminan durante la selección positiva. Las células CD4 y CD8 con una sola positividad sobrevivieron al proceso de selección positiva. Las células DP cuyas moléculas CD8 reconocieron pMHC-I luego dejan de expresar moléculas CD4 y se convierten en células CD8⁺ de una sola positividad (SP). Aquellas unidas a pMHC-II dejan de expresar CD8 y se convierten en células CD4⁺ SP. Los timocitos no pueden cambiar a la vía de desarrollo de las células B. Los únicos timocitos liberados del timo como células T son las que han aprobado la selección negativa después de la selección positiva.

Activación de los linfocitos

10

I. GENERALIDADES

En comparación con las respuestas inmunes innatas, las respuestas adaptativas contra un antígeno nuevo se desarrollan con lentitud al principio y con mayor regulación. Pese a que muchas células autorreactivas se eliminan durante el desarrollo, los linfocitos experimentan otra serie de controles y ajustes para minimizar la posibilidad de respuestas inmunes adversas. Esos sistemas de controles y ajustes están impuestos por diferentes tipos celulares, cada uno de los cuales pone a prueba el reconocimiento, la regulación y las funciones efectoras de los linfocitos en cuestión. Los linfocitos T fungen como árbitros de la respuesta inmune adaptativa y, justo por eso, se ejerce una regulación estricta sobre la manera en que esos linfocitos reconocen y son activados por los epítopos. Cabe considerar al sistema inmune innato como el guardián para las respuestas inmunes adaptativas (figura 10-1), a su vez, las respuestas o los efectos del sistema inmune adaptativo suelen activar y dirigir las células o moléculas del sistema inmune innato contra los antígenos reconocidos por los linfocitos.

II. PRESENTACIÓN DEL ANTÍGENO

Los fagocitos toman muestras de su entorno al consumir moléculas a su alrededor. Las enzimas degradan las proteínas ingeridas y algunos de los fragmentos peptídicos resultantes se cargan en las moléculas del complejo principal de histocompatibilidad de clase II (MHC-II, *major histocompatibility complex II*) formando pMHC-II, en un proceso conocido como **presentación del antígeno**. Algunos patógenos evaden los mecanismos de fagocitosis y macropinocitosis o infectan células que no expresan las moléculas del MHC-II. Estos antígenos son degradados y sus fragmentos peptídicos se cargan en las moléculas del MHC-I (formando pMHC-I) (figura 10-2).

A. Presentación por el MHC-II

Las **células dendríticas** localizadas en las posibles puertas de entrada de microbios (p. ej., la piel y las mucosas) y en otros tejidos y órganos funcionan como centinelas (figura 4-5). Las **células dendríticas inmaduras** ingieren enormes cantidades de materia soluble y particulada mediante la fagocitosis y la macropinocitosis. La **fagocitosis** implica la ocupación de los receptores en la superficie celular (p. ej., receptores para el Fc, proteínas de choque térmico y receptores *scavenger* ["recolectores"] de lipoproteínas de baja densidad) asociados con regiones especializadas de la membrana plasmática, denominadas microcavidades **revestidas de clatrina** (figura 10-3). La ocupación de los receptores induce la fagocitosis dependiente de actina y la internalización de los receptores para formar peque-

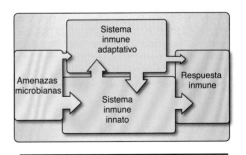

Figura 10-1
Interacciones de los sistemas inmunes innato y adaptativo.

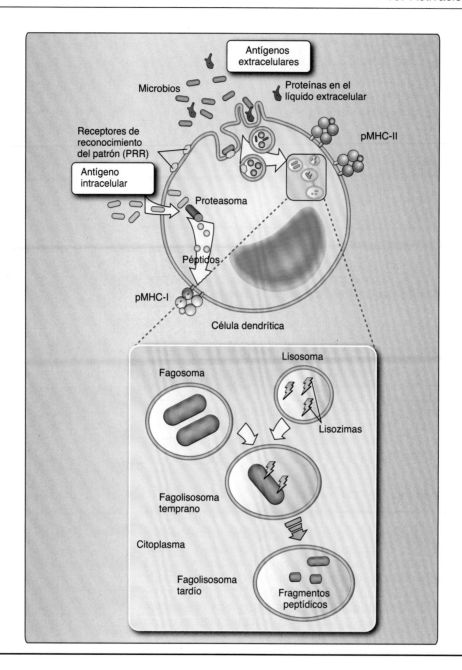

Figura 10-2
Vías de presentación antigénica. Los antígenos extracelulares (p. ej., bacterias, células y muchas moléculas solubles) entran en la célula mediante fagocitosis o macropinocitosis, empaquetados en vesículas fagocíticas. **Parte ampliada:** las vesículas fagocíticas se fusionan con vesículas (lisosomas) que contienen enzimas (lisozimas) para formar fagolisosomas que degradan el material ingerido por vía enzimática. Las enzimas lisosómicas provocan la degradación proteolítica del material ingerido y generan péptidos en el fagosoma tardío. El fagosoma tardío se fusiona con vesículas que contienen MHC-II. Los patógenos intracelulares (p. ej., virus y ciertas bacterias) y algunos antígenos entran de modo directo al citoplasma de la célula, esquivando el aparato fagocítico. El proteasoma degrada los antígenos intracelulares, lo que genera péptidos que se cargan en el MHC-I (pMHC-I) para ser presentados en la superficie celular.

ños **fagosomas** o vesículas de endocitosis. Las células dendríticas inmaduras también toman muestras de grandes cantidades de moléculas solubles, así como de partículas presentes en los líquidos extracelulares mediante **macropinocitosis**, un proceso en el cual unas **proyecciones citoplásmicas** rodean y cercan los líquidos extracelulares para formar vesículas endocíticas (figura 10-4). La macropinocitosis no requiere la ocupación de los receptores asociados a la clatrina. Los **lisosomas** (organelos citoplásmicos que contienen enzimas) se fusionan con las vesículas endocíticas derivadas de la fagocitosis o de la macropinocitosis (figura 10-2). Dentro de este **fagolisosoma** neoformado, la actividad enzimática degrada el material ingerido a péptidos.

Cuando una célula dendrítica inmadura detecta una amenaza invasora, de inmediato empieza a madurar. Las amenazas son detectadas por los mismos receptores en la superficie celular que usa el sistema inmune innato. La **detección directa** se produce mediante la ocupación de los **receptores de reconocimiento del patrón** (**PRR**, *pattern recognition receptors*), que reconocen los **patrones moleculares asociados a patógenos** (**PAMP**, *pathogen-associated molecular patterns*) presentes en la superficie de los virus, las bacterias, los hongos y los protozoos. La ocupación de otros receptores (p. ej., los que detectan los anticuerpos o las moléculas de complemento que se han unido a los microbios) es responsable de la **detección indirecta** de las amenazas percibidas.

Tras la fagocitosis y activación mediante PRR, las células dendríticas migran hacia los ganglios linfáticos cercanos, disminuyen su actividad fagocítica y macropinocítica y aumentan su actividad de síntesis de moléculas del MHC-II. Los polipéptidos del MHC-II α y β, junto con una cadena invariante, se ensamblan como un complejo dentro del retículo endoplásmico (figura 10-5). Unas vesículas se desprenden del retículo endoplásmico para fusionarse con los fagolisosomas de pH ácido que contienen los péptidos. La cadena invariante se desintegra en el entorno del pH ácido de la vesícula neoformada, lo que permite que los péptidos existentes en los fagolisosomas ocupen la cavidad de unión al péptido de la molécula de MHC-II. El complejo pMHC-II se transporta a la superficie celular para exponerse y tal vez ser reconocido por los linfocitos T CD4+. Las moléculas del MHC-II no hacen distinción entre los péptidos de origen propio y los de origen extraño. Los antígenos propios que se exponen en la superficie de los fagocitos no son reconocidos porque la mayoría de los linfocitos T CD4+ autorreactivos son eliminados durante el desarrollo.

B. Presentación por el MHC-I

No todos los antígenos entran en las células por fagocitosis o macropinocitosis. Algunos patógenos evitan completamente los fagocitos y las vesículas endocíticas. Los microbios intracelulares y los virus se unen a las membranas celulares y entran de forma directa en el citoplasma de la célula anfitriona (figura 10-6); esos microorganismos patógenos se procesan de forma diferente.

Las células nucleadas normalmente degradan y reciclan las proteínas citoplásmicas; estas sustancias, tanto propias como extrañas, son marcadas para ser destruidas por la unión covalente de **ubicuitina**, una proteína de 76 aminoácidos muy conservada. No se conocen los mecanismos de selección para la ubicuitinación de las proteínas. La unión de una o más moléculas de ubicuitina a una proteína la señala para ser destruida por el **proteasoma**, un gran complejo enzimático con actividad proteolítica que se encuentra en el citoplasma. El **transportador asociado al procesamiento de antígenos (TAP-1** y **TAP-2)** transporta los péptidos de 6 a 24 aminoácidos generados por

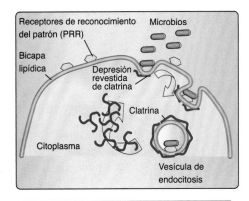

Figura 10-3
Fagocitosis. Las células, las partículas y las moléculas son capturadas por PRR asociados con depresiones recubiertas de clatrina. La región de la membrana asociada con clatrina se invagina para formar un fagosoma. La clatrina se vuelve a reciclar en la membrana para formar parte de nuevas microcavidades recubiertas.

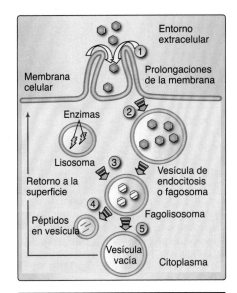

Figura 10-4
Macropinocitosis. **1.** Las extensiones citoplásmicas cercan y rodean los microbios, partículas o moléculas para formar una vesícula citoplásmica **(2)** que se fusiona con un lisosoma **(3)** para formar un fagolisosoma. **4.** Las vesículas que contienen el material degradado por la acción enzimática se fusionan con vesículas que contienen MHC de clase II (figura 10-6). **5.** Los fagolisosomas vacíos se vuelven a reciclar en la membrana celular.

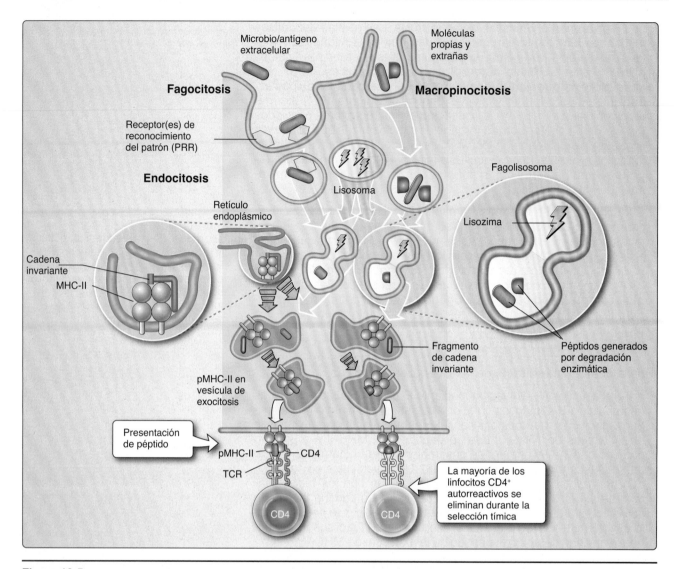

Figura 10-5

Presentación de antígenos extracelulares. Los antígenos de origen extracelular (lado izquierdo del diagrama) o propio (lado derecho) son degradados en el interior de los fagolisosomas. Los heterodímeros MHC-II $\alpha\beta$, junto con la cadena invariante, se ensamblan dentro del retículo endoplásmico. Las vesículas que contienen MHC-II + la cadena invariante se desprenden del retículo endoplásmico para fusionarse con las vesículas ricas en péptidos que se han generado a partir del fagolisosoma. El ambiente ácido de las vesículas fusionadas provoca la desintegración de la cadena invariante, lo que permite que los péptidos ocupen la cavidad de unión al péptido en la molécula del MHC-II. Las moléculas de MHC-II que no están ocupadas por la cadena invariante y que tampoco se unen a un péptido son degradadas en el ambiente ácido de la vesícula. La vesícula de exocitosis que contiene pMHC-II se fusiona con la membrana plasmática de la célula y las moléculas pMHC-II son presentadas en la superficie para ser reconocidas por los receptores de los linfocitos T (TCR) de los linfocitos T CD4+.

el proteasoma al retículo endoplásmico. El heterodímero TAP permite que los péptidos sean cargados en el MHC-I (pMHC-I). Luego éstos se trasladan al aparato de Golgi. Las vesículas exocitóticas que contienen el pMHC-I se desprenden del aparato de Golgi y se transportan de inmediato a la superficie celular para ser presentadas y quizás reconocidas por los linfocitos T CD8+ apropiados. Las moléculas del MHC-I no distinguen entre los péptidos de origen propio y los de origen extraño. Sin embargo, los péptidos propios mostrados en la superficie del fagocito no suelen ser reconocidos, ya que los linfocitos T CD8+ potencialmente reactivos contra los péptidos propios se eliminan durante la selección tímica.

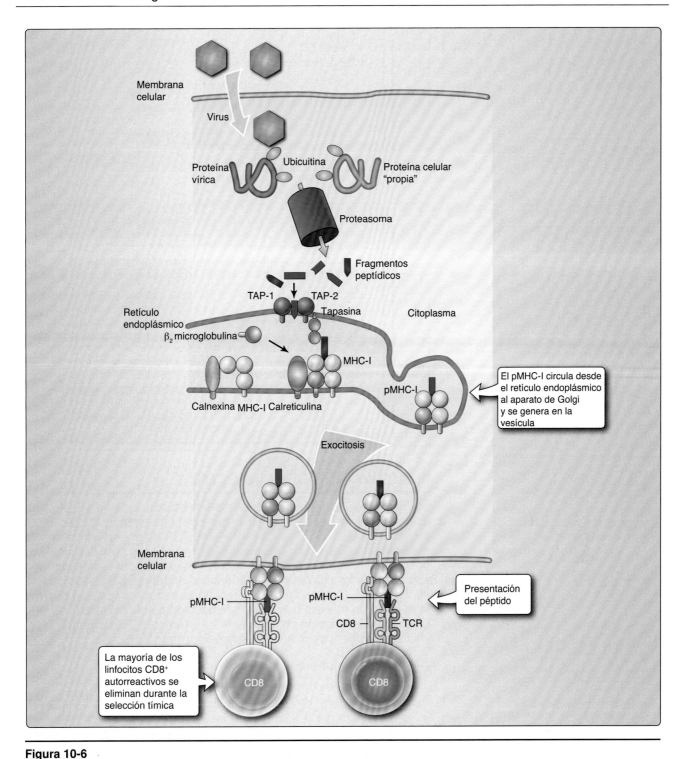

Figura 10-6

Presentación de antígenos intracelulares o citoplásmicos. Las proteínas citoplásmicas de origen propio o extraño pueden marcarse para la destrucción mediante la unión covalente de ubicuitina, que las señala para que sean degradadas por las enzimas del complejo del proteasoma. Los fragmentos peptídicos que el proteasoma genera dentro del citoplasma se transportan al interior del retículo endoplásmico por acción de los heterodímeros formados por TAP-1 y TAP-2. La calnexina, una molécula chaperona, se une a las moléculas del MHC-I recién sintetizadas para permitir que la β_2-microglobulina forme un complejo MHC-I-β_2. La calnexina es remplazada por otra molécula chaperona, la calreticulina. Una tercera molécula chaperona, la tapasina, asociada con el heterodímero TAP, ayuda a la carga del péptido en el complejo MHC-I:β_2. Si no queda cargado con un péptido adecuado, el complejo MHC de clase I-β_2 se desintegra de inmediato. Las vesículas de exocitosis que contienen los complejos pMHC-I recién sintetizados se desprenden del retículo endoplásmico y son transportadas a la superficie celular para presentarlas a los linfocitos T CD8+ con un receptor de los linfocitos T (TCR) adecuado.

Un truco útil para recordar la restricción por el MHC de CD4/CD8 es la "regla del ocho":

$$CD4 \times pMHC\text{-}II = 8$$

$$CD8 \times pMHC\text{-}I = 8$$

A menudo, los linfocitos T del linaje $\gamma\delta$ no expresan CD4 ni CD8, y su restricción no está clara.

Acabo de leer que los TCR [receptores de linfocitos T, T cell receptors] de los linfocitos T CD4⁺ reconocen los complejos pMHC-II de origen exógeno. ¿Cómo puede un péptido derivado de un microorganismo patógeno intracelular que evade las vesículas de los fagolisosomas cargarse en una molécula de clase II?

Para evitar la detección por parte del sistema inmune adaptativo, algunos patógenos usan un "mecanismo sigiloso" para evadir las vesículas de los fagolisosomas. Otros pueden entrar en la célula mediante fagosomas, pero pueden abandonarlos y acceder al citoplasma, sin embargo, su estrategia no es perfecta, ya que algunas células infectadas mueren, lo que induce a las células dendríticas a incorporar células muertas y restos celulares por fagocitosis o macropinocitosis. Los péptidos proteolíticos son presentados en las moléculas de clase II y permiten la activación de los linfocitos T CD4⁺ específicas para epítopos de patógenos intracelulares.

III. ACTIVACIÓN DEL LINFOCITO T

Los linfocitos T dirigen en gran parte la respuesta inmune adaptativa. A diferencia de los receptores del sistema inmune innato y los receptores de linfocitos B (BCR, *B cell receptor*), los TCR no pueden reconocer las moléculas solubles. Los linfocitos T sólo reconocen péptidos presentados por las moléculas del MHC-I o del MHC-II que están expuestas en la superficie de las células presentadoras de antígenos (APC, *antigen-presenting cells*). La naturaleza de la respuesta inmune adaptativa está muy influida por la manera como los epítopos son presentados por las APC. La zona de interacción entre una APC y un linfocito T no estimulado previamente (virgen) se denomina **sinapsis inmunológica**.

A. Sinapsis inmunológica

Dicho proceso comienza con el reconocimiento del pMHC por parte del TCR (figura 10-7). La débil interacción entre el TCR y el pMHC se estabiliza por la interacción con las moléculas CD4 o CD8 que se unen a la región "constante" no unida al péptido del pMHC de clase II y clase I, respectivamente. La formación del complejo pMHC:TCR:CD (4 u 8) proporciona una **primera señal** al linfocito T a través del complejo CD3 asociado al TCR. La primera señal es necesaria, pero no suficiente, para estimular un linfocito T virgen para que prolifere y se diferencie. Para activar el linfocito T también es necesaria una **segunda señal** (o dicho de manera más adecuada, un grupo de señales) proporcionada por una o más **moléculas coestimuladoras**. La primera y la segunda señales inician las cascadas de transducción de señales que activan a uno o más factores de transcripción y conducen, de este modo, a la transcripción de genes específicos. Sin la coestimulación, los linfocitos T dejan de responder de forma selectiva (proceso conocido como **anergia**) o entran en apoptosis.

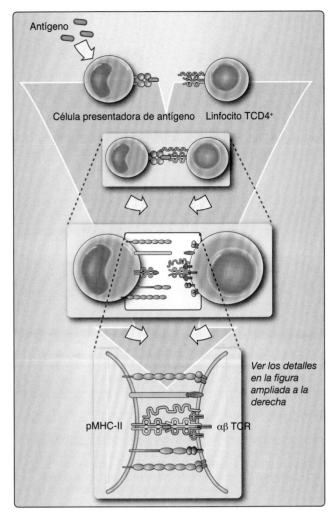

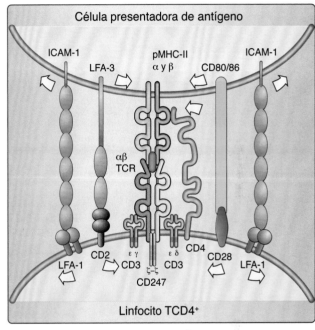

Figura 10-7
Sinapsis inmune. Los antígenos extracelulares son expuestos (presentados) por las moléculas del MHC-II en una APC. Los TCR de los linfocitos T CD4⁺ circulantes que reconocen el péptido y el MHC-II (pMHC-II) forman una unión débil que se estabiliza por la interacción no covalente entre la molécula CD4 del linfocito T y la porción del MHC-II que no se une al péptido. **Parte ampliada:** las moléculas de adhesión expresadas por los linfocitos T (antígeno de función leucocítica, LFA-1 o CD11a/CD18) interaccionan con ICAM-1 (molécula de adhesión a células inmunes o CD54) de la superficie de la APC. Los complejos LFA-1:ICAM-1 se alejan del complejo pMHC:TCR:CD4. De forma simultánea, CD2:LFA-3 (CD2:CD58) y los complejos coestimuladores (p. ej., CD28:CD80/86) se acercan hacia el complejo pMHC:TCR:CD4.

B. Transducción de señales en el linfocito T

La sinapsis inmune estabiliza la interacción entre el linfocito T y la APC, y promueve la migración de moléculas de adhesión dentro de la membrana de dicho linfocito. Las colas citoplásmicas de algunas de estas moléculas contienen **motivos tirosínicos de activación del receptor inmune** (**ITAM**, *immunoreceptor tyrosine-based activation motifs*), los cuales inician una cascada de señales cuando están muy cerca unos de otros (figura 10-8). Las colas citoplásmicas de las moléculas del complejo CD3 (CD3ε, γ, δ y CD247 ζ) contienen ITAM, por el contrario, las colas citoplásmicas del TCR no disponen de ITAM. Las señales transducidas después de la unión del TCR a un péptido presentado por el pMHC-II y la fosforilación de tirosina de los ITAM en las colas citoplásmicas de las moléculas del complejo CD3 proporcionan la primera señal para la activación del linfocito T (figura 10-9). Las moléculas coestimuladoras proporcionan la segunda señal para la activación del linfocito (figura 10-10).

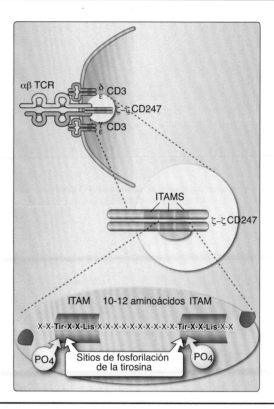

Figura 10-8
Motivos tirosínicos de activación del receptor inmune (ITAM). La ocupación
por parte del ligando conduce a la dimerización de los polipéptidos, la
activación de tirosina cinasas y la fosforilación de los residuos de tirosina
localizados dentro de ciertas porciones intracelulares especializadas de
los receptores o los polipéptidos accesorios. Estos ITAM están formados
por cuatro aminoácidos indicados como dos X flanqueadas por tirosina
(Tir) y lisina (Lis). Existen múltiples ITAM localizados a intervalos de 0 a 12
aminoácidos a lo largo de la cola citoplásmica.

C. Maduración del linfocito T CD4+

El encuentro inicial de los linfocitos T con un antígeno se denomina
cebado, y su naturaleza es fundamental para el desarrollo de la
respuesta inmune adaptativa. Los linfocitos T CD4+ cebados se denominan **linfocitos T cooperadores** o **Th** porque contribuyen de-
cisivamente "ayudando" a que otros leucocitos respondan (figura
10-11). Tras la activación, los linfocitos CD4+ vírgenes **precursores
de Th (Thp)** son estimulados para secretar varias citocinas y expresar receptores para citocinas en la superficie celular, convirtiéndose
en linfocitos **Th0** no comprometidos a una vía (figura 10-11). Los
linfocitos CD4+ Th0 pueden madurar durante una de las tres vías
funcionales posibles. La vía de desarrollo que el linfocito Th0 siga
dependerá de la naturaleza de las señales que reciba al interaccionar con la APC. En presencia de un lipopolisacárido de origen microbiano, las APC secretan interleucina 12 (IL-12) y otras citocinas
que aumentan la incorporación y la activación de los leucocitos. Los
linfocitos T CD4+ suelen responder a estas señales induciendo la
incorporación y la activación de células fagocíticas o la activación de
linfocitos T citotóxicos; estos linfocitos T se conocen como **linfocitos
Th1**. Los linfocitos Th0 que se desarrollan en presencia de IL-4 siguen
la vía de diferenciación para convertirse en **linfocitos Th2** y, por lo
general, responden a los microorganismos patógenos extracelulares
promoviendo la diferenciación de los linfocitos B, ya sea en células
plasmáticas secretoras de anticuerpos o linfocitos B de memoria. La
tercera vía potencial de diferenciación para las células Th0 es la de
Th17. Si las APC se exponen a patógenos bacterianos y/o micóticos

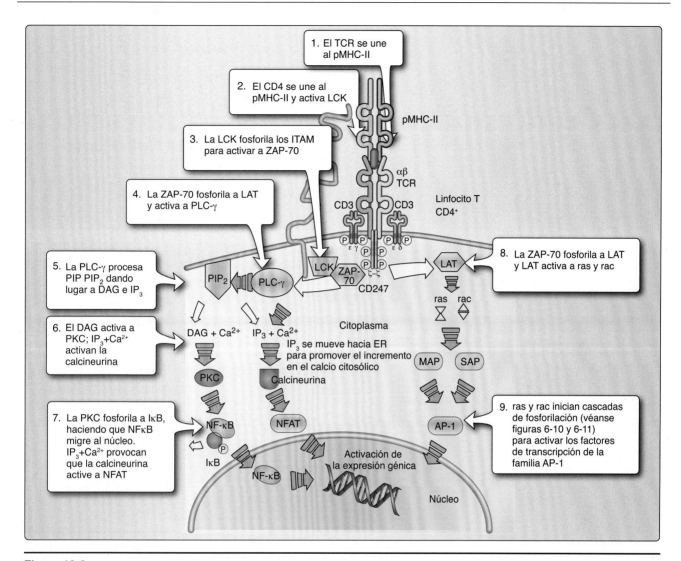

Figura 10-9
Detalles de la transducción de la "primera señal" de los linfocitos T. **1.** El receptor del linfocito T (TCR) se une a un péptido presentado por el MHC-II (pMHC-II). **2.** El CD4 estabiliza el complejo mediante su unión no covalente a una región del MHC-II que no se une al péptido, lo que hace que **(3)** la tirosina-cinasa LCK fosforile los motivos tirosínicos de activación del receptor inmune (ITAM) presentes en las colas citoplásmicas de las moléculas del complejo CD3 (CD3ε, γ y δ, y el homodímero CD247 ζ-ξ). **4.** La tirosina-cinasa ZAP-70 "se acopla" a los ITAM fosforilados y fosforila el resto de ITAM existentes en CD247 ζ-ζ; además, fosforila y activa la fosfolipasa C-γ (PLC-γ). **5.** La PLC-γ procesa el fosfatidilinositol 4,5-bisfosfato (PIP$_2$) dando lugar a diacilglicerol (DAG) e inositol trifosfato (IP$_3$). **6.** El IP$_3$ promueve la liberación de calcio de los depósitos intracelulares. El calcio junto al DAG activa la proteína cinasa C (PKC) y la proteína-fosfatasa, la calcineurina. **7.** La PKC fosforila el IκB (inhibidor del factor nuclear kappa B, NFκB), lo que provoca la disociación del inhibidor y el NFκB. De forma similar, la calcineurina desfosforila y activa al factor nuclear del linfocito T activado (NFAT, *nuclear factor of activated T cells*). Ambos factores de transcripción (NFκB y NFAT) migran al núcleo, donde activan la expresión de genes. **8.** La ZAP-70 también fosforila el nexo de activación de los linfocitos T (LAT, *linker of activation for T cells*), el cual activa los factores de intercambio del nucleótido guanina (GEF, *guanine exchange factor*), y activa también ras y rac. **9.** Ras y rac inician cascadas de fosforilación (figura 6-11), que activan a la familia de factores de transcripción AP-1.

extracelulares, pueden inducirse para producir IL-6, IL-21 y TGF-β, que favorecen la generación de **células Th17**. Las células Th17 promueven el reclutamiento de los neutrófilos y la respuesta antimicrobiana.

D. Maduración del linfocito T CD8⁺

Cuando los linfocitos T CD8⁺ vírgenes reconocen el pMHC-I (primera señal) presentado en la superficie de una APC o de cualquier otra célula infectada, pasan a expresar los receptores de IL-2 (IL-2R) (figura

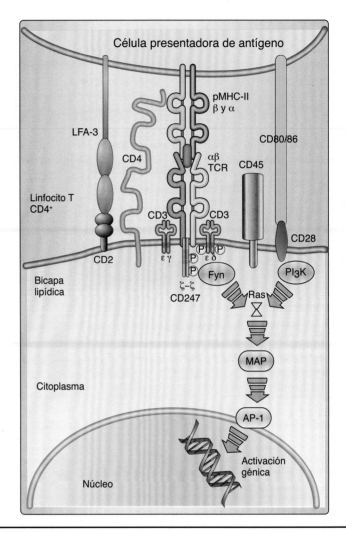

Figura 10-10
La segunda señal: coestimulación. Es necesaria para la activación de los linfocitos T. Tras la formación de la sinapsis inmunológica (figura 10-9), el antígeno leucocitario común (CD45) desfosforila y activa la cinasa fyn. El CD28 (molécula coestimuladora) y la fyn se asocian con la cinasa de inositol trifosfato (IP_3K) para activar Ras e iniciar una cascada de fosforilación/activación (figura 6-11).

10-12). La fagocitosis de los restos celulares de una célula infectada por un virus y la presentación de péptidos de origen vírico en forma de pMHC-II por parte de las APC fomenta la producción de IL-2 por los linfocitos T CD4+, lo que proporciona una segunda señal al linfocito T CD8+ a través de su IL-2R. La interacción entre las APC y el linfocito T CD4+ aumenta la expresión de CD80/86 de la APC. La interacción del CD80/86 de la APC con el CD28 en la superficie de los linfocitos T CD8+ promueve la diferenciación del linfocito T CD8+. Los linfocitos T CD8+ estimulados de forma adecuada proliferan y diferencian las células citolíticas denominadas **linfocitos T citotóxicos** (**CTL**, *cytotoxic T lymphocytes*). Estos linfocitos T citotóxicos diferenciados de forma terminal poseen gránulos que contienen **perforina**, una proteína citolítica, y **granzima**, una proteasa que induce la apoptosis de la célula diana que expresa el complejo pMHC-I apropiado (capítulo 11).

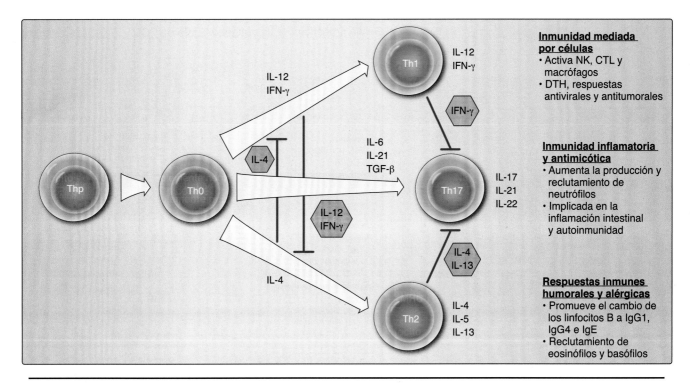

Figura 10-11
Diferenciación de linfocitos T CD4+ cooperadores (Th).

E. Control de las respuestas de los linfocitos y generación de linfocitos T de memoria

La ocupación del TCR con el pMHC-II apropiado (primera señal) y la ocupación de CD28 con CD80/86 (segunda señal) estimula la producción de IL-2 y la expresión de los receptores de IL-2 (IL-2R) por parte de los linfocitos T CD4+, así como su proliferación. En la mayoría de linfocitos T CD4+ activados, el CD152 (antígeno 4 asociado al linfocito T citotóxico o CTLA-4), normalmente fijado en el aparato de Golgi, es transportado a la membrana celular. Allí se une a CD80/86 con afinidad 100 veces mayor que por el CD28 (figura 10-13). La ocupación del CD152 inhibe la expresión del ARNm de la IL-2 en el linfocito T y detiene el proceso de proliferación celular, de manera que las respuestas mediadas por los linfocitos T CD4+ acaban teniendo su propio final. Además, los linfocitos T activados aumentan la expresión de muerte programada 1 (PD-1). A su vez, PD-1 actúa sobre las células T activadas con el ligando de PD-1 (PDL-1), encontrado en numerosos tipos celulares, y APC, o PDL-2, que se encuentra por lo común en APC. La interacción de PD-1 sobre la célula T con PDL-1 o PDL-2 provoca la activación de fosfatasas que contrarrestan la señalización de TCR para suavizar la respuesta de los linfocitos T. En conjunto, CTLA-4 y PD-1 son reguladores importantes de la activación de las células T que limitan las respuestas inmunes, lo cual puede tener consecuencias perjudiciales si no se controla.

Pese a la disminución de la respuesta inmune después de la primera exposición, una característica importante de la respuesta de las células T es la habilidad para regresar con mayor rapidez y fuerza la siguiente vez que encuentre un antígeno. Si todos los linfocitos T CD4+ fueran incapaces de responder ante una segunda exposición, el cuerpo estaría en grave peligro en encuentros posteriores con el mismo organismo infeccioso. Por fortuna, algunos linfocitos T CD4+ entran en un estadio de **memoria**. Estos linfocitos T de memoria

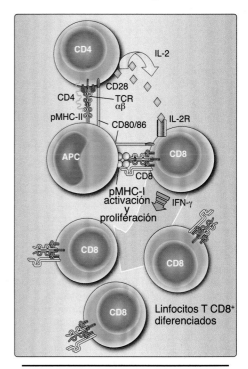

Figura 10-12
Activación de los linfocitos T CD8+.

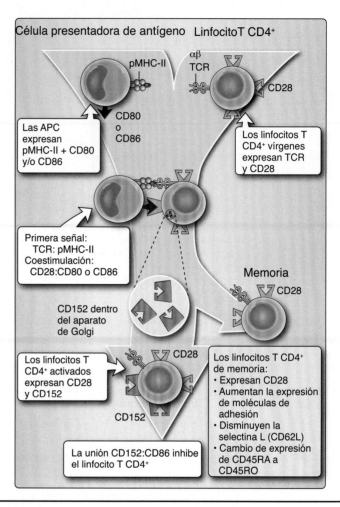

Célula presentadora de antígeno   LinfocitoT CD4⁺

Las APC
expresan
pMHC-II + CD80
y/o CD86

CD80
o
CD86

Los linfocitos T
CD4⁺ vírgenes
expresan TCR
y CD28

Primera señal:
TCR: pMHC-II
Coestimulación:
CD28:CD80 o CD86

Memoria

CD152 dentro
del aparato
de Golgi

Los linfocitos T
CD4⁺ activados
expresan CD28
y CD152

Los linfocitos T CD4⁺
de memoria:
• Expresan CD28
• Aumentan la expresión
  de moléculas de
  adhesión
• Disminuyen la
  selectina L (CD62L)
• Cambio de expresión
  de CD45RA a
  CD45RO

La unión CD152:CD86 inhibe
el linfocito T CD4⁺

Figura 10-13
Generación de linfocitos T de memoria.

tienen vida prolongada y existen en "estado de activación intensificada", de modo que pueden transmitir señales con rapidez a través
de TCR si tienen nuevo contacto con el péptido correcto más una
molécula de MHC.

IV. ACTIVACIÓN DEL LINFOCITO B

A diferencia de los TCR, los BCR reconocen y se unen a epítopos presentes en las moléculas, ya sea en la superficie celular o en forma soluble. El complejo BCR de los linfocitos B maduros contiene monómeros
de inmunoglobulina unidos a la membrana asociados con las moléculas
Igα e Igβ (figura 10-14). De forma parecida al complejo CD3, las colas
citoplásmicas de las moléculas Igα e Igβ contienen ITAM. El entrecruzamiento de los BCR inicia la producción de señales intracelulares. Dado
que todas las inmunoglobulinas en una misma célula tienen la misma
especificidad, un antígeno debe contener múltiples epítopos idénticos
para que se produzca dicho proceso (figura 10-15). El entrecruzamiento
de los BCR estimula tirosina-cinasas como lyn, lck, fyn y blk para que
fosforilen los ITAM de la Igα e Igβ. La fosforilación de los ITAM permite la
incorporación de Syk y la activación de la fosfolipasa C-γ (PL-γ), de manera que se inicia una cascada de transducción de señales que culmina

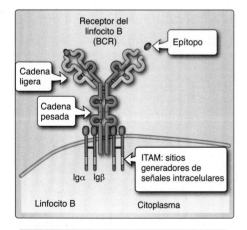

Receptor del
linfocito B
(BCR)

Epítopo

Cadena
ligera

Cadena
pesada

ITAM: sitios
generadores de
señales intracelulares

Igα   Igβ

Linfocito B   Citoplasma

Figura 10-14
Receptor del linfocito B (BCR). La
inmunoglobulina unida a la superficie
funciona como el BCR específico de
epítopo. Todos los BCR expresados
por una única célula tienen la misma
especificidad por epítopo. La unión
al epítopo provoca un cambio
conformacional en el BCR que conduce
a la transducción de una señal hacia el
citoplasma mediada por las moléculas
accesorias Igα e Igβ.

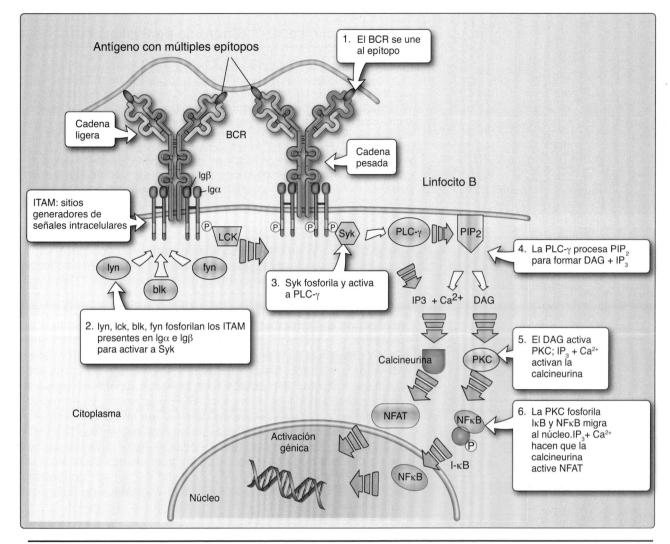

Figura 10-15
Detalles de la cascada de señalización del linfocito B. El entrecruzamiento conduce a la agregación del BCR, y el acercamiento de las colas citoplásmicas de Igα e Igβ permite la fosforilación de sus ITAM por parte de las tirosina-cinasas (lyn, blk, lyn y lck). Syk se acopla, fosforila y activa la fosfolipasa C-γ (PLC-γ) e inicia la cascada de transducción de señales.

en la activación de los factores de transcripción (p. ej., NFκB y NFAT) y la consiguiente expresión génica. La ocupación del BCR promueve la endocitosis, la degradación enzimática, la posterior presentación de fragmentos peptídicos como parte del complejo pMHC-II y la expresión de moléculas coestimuladoras. Todo ello permite que el linfocito B funcione como una APC, de manera que el TCR de los linfocitos T CD4$^+$ puede reconocer los péptidos que éste presenta.

A. Activación independiente de T

Algunos antígenos se clasifican como **independientes de T (TI)**, lo que indica que activan los linfocitos B sin la cooperación de los linfocitos T. Los antígenos TI pueden dividirse en dos grupos (TI-1 y TI-2), en función de cómo activan los linfocitos B. Los antígenos TI-1 son activadores policlonales que se unen a las estructuras de la superficie diferentes al BCR. De esta manera, activan los linfocitos B independientemente de la especificidad del BCR por el epítopo;

Aplicación clínica 10-1. Síndrome de Wiskott-Aldrich

El polisacárido de la cápsula de *Haemophilus influenzae* B es un antígeno TI-2. Las respuestas en forma de anticuerpos contra *H. influenzae* son esenciales para la inmunidad protectora. Los individuos con síndrome de Wiskott-Aldrich, una inmunodeficiencia, responden mal a los antígenos proteínicos y muestran falta total de respuesta a los antígenos polisacáridos por su incapacidad para reorganizar su citoesqueleto y lograr la formación de una caperuza (encapuchamiento) de BCR en respuesta a los epítopos repetidos encontrados en los polisacáridos de *H. influenzae*. En consecuencia, las personas con el síndrome de Wiskott-Aldrich son proclives a las infecciones por bacterias como *H. influenzae* que tienen cápsulas de polisacáridos.

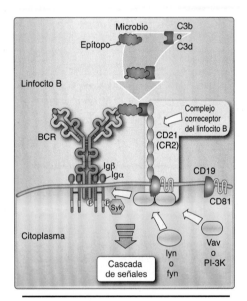

Figura 10-16
Complejo correceptor del linfocito B. Este linfocito puede recibir una segunda señal a través de su receptor de complemento 1 (CR1, CD35) o CR2 (CD21). Un epítopo microbiano está unido al BCR. El fragmento de complemento C3b o C3d también se une al microorganismo. Los CR35 (CR1) y CD21 (CR2) se unen a los fragmentos del complemento adheridos a C3b y C3d, respectivamente. CD19 y CD81 se asocian de inmediato con el CR. CD19, CD21 y CD81 forman, en conjunto, el complejo correceptor del linfocito B. Las tirosina cinasas (lyn, fyn, Vav o PI-3K) son activadas para fosforilar los ITAM presentes en Igα e Igβ, lo que permite el acoplamiento de Syk y el inicio de las cascadas de señales.

por lo común son de origen microbiano, como el lipopolisacárido. En concentraciones elevadas, los antígenos TI-1 estimulan la activación y la proliferación de los linfocitos B, así como el aumento de la producción y la secreción de inmunoglobulinas por parte de los mismos. Por estos motivos, este tipo de antígenos suelen identificarse como **mitógenos de linfocitos B**. Los antígenos TI-2 contienen epítopos repetidos y, a menudo, son polisacáridos polivalentes. A diferencia de los antígenos TI-1, que estimulan tanto los linfocitos B maduros como los inmaduros, los antígenos TI-2 sólo activan de forma específica los linfocitos B maduros. Los epítopos repetitivos presentes en los polisacáridos se unen a los BCR y provocan su entrecruzamiento, lo cual inicia el "encapuchamiento" en un polo del linfocito B (figura 10-15). Este encapuchamiento acerca numerosos BCR entre sí, y las colas citoplásmicas relacionadas de Igα e Igβ se fosforilan e inician cascadas de transducción de señales. No está claro si las respuestas inmunes a los antígenos TI-2 son totalmente independientes de T, ya que la adición de pequeñas cantidades de linfocitos T aumenta la producción de anticuerpos contra los antígenos TI-2.

En ocasiones, se proporciona una segunda señal independiente de T al complejo correceptor del linfocito B en conjunción con los componentes del complemento (figura 10-16). El C3d o el C3b se unen a un antígeno (p. ej., un microbio) que está también unido al BCR a través del reconocimiento de un epítopo. Los C3d y C3b unidos al antígeno pueden ser reconocidos por el CD21 (receptor para el complemento de tipo 2, o CR2) o el CD35 (receptor para el complemento de tipo 1, o CR1), respectivamente. Las moléculas CD19 y CD18 (o TATA-1) unidas a la membrana celular se asocian de inmediato para formar el complejo correceptor del linfocito B (CD21:CD19:CD81). Una vez establecido el complejo correceptor del linfocito B, varias tirosina-cinasas (lyn o fyn y Vav o PI-3K) fosforilan las colas citoplásmicas de CD19. Al mismo tiempo, fyn, lyn o blk fosforilan los ITAM en Igα e Igβ para mediar la incorporación de la tirosina cinasa Syk y la activación de la cascada de transducción de señales.

B. Activación dependiente de B

En la mayoría de ocasiones, las segundas señales necesarias para la activación de los linfocitos B las proporcionan los linfocitos T CD4+; tal es el caso específico para los epítopos que se encuentran en los antígenos proteínicos. La ocupación del TCR de un linfocito T CD4+ y la formación de una sinapsis inmunológica (figura 10-17) resultan en la presentación del pMHC-II por un linfocito B o APC (primera señal). La coestimulación a través de CD28:CD80/86 y/o CD40:CD154 proporciona una segunda señal al linfocito T, lo que da origen a la producción de citocinas por parte del linfocito T. El linfocito B es esti-

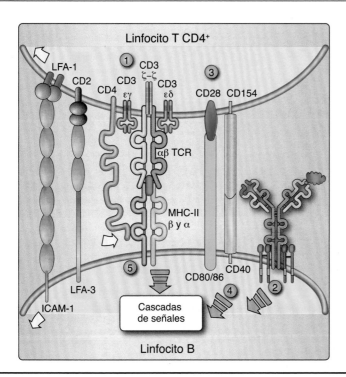

Figura 10-17
La mayoría de las respuestas de los linfocitos B requieren colaboración
de los linfocitos T CD4+. **1.** La unión del pMHC-II con el complejo
TCR:CD3:CD4 representa una primera señal para el linfocito T CD4+. **2.** La
interacción del BCR con su epítopo específico supone una primera señal
para el linfocito B. La unión de CD28 y/o CD154 con CD80/86 y CD40,
respectivamente, proporciona la coestimulación para **(3)** el linfocito T CD4+
y para **(4)** el linfocito B. **5.** La interacción del pMHC-II con el TCR $\alpha\beta$ y
las moléculas CD4 puede proporcionar una estimulación adicional a los
linfocitos B. Los fenómenos generadores de señales hacen que el linfocito T
secrete citocinas y que el linfocito B exprese receptores de citocinas.

mulado a través de la ocupación del BCR (vía Igα e Igβ), las moléculas coestimuladoras (p. ej., CD40, CD80 y CD86) y el encuentro del
pMHC-II con el TCR apropiado. Estos sucesos inducen la expresión
de receptores de citocinas para permitir la respuesta de los linfocitos B a las citocinas derivadas de los linfocitos T. Estos linfocitos B
proliferarán y se diferenciarán en células plasmáticas secretoras de
anticuerpos o linfocitos B de memoria de largo plazo.

C. Células plasmáticas y linfocitos B de memoria

Las **células plasmáticas** son linfocitos B diferenciados en su estadio
terminal (capítulo 9) que secretan inmunoglobulinas de manera activa
(figura 10-18). Las inmunoglobulinas secretadas por las células plasmáticas tienen la misma especificidad por el epítopo que las inmunoglobulinas de la superficie de los linfocitos B de los que proceden. No
todos los linfocitos B se diferencian hacia células plasmáticas. Tras
la estimulación, algunos se convierten en linfocitos B de memoria,
preparados para un reencuentro con el mismo epítopo. De manera
similar a los linfocitos T de memoria, los linfocitos B de memoria se
encuentran en un "estado de activación intensificada", de tal modo
que proliferan con rapidez y se diferencian en células plasmáticas
secretoras de anticuerpos. Por ejemplo, durante una respuesta primaria de células B, el anticuerpo específico para el antígeno que
indujo la respuesta no será detectado sino 7 a 10 días después de la
exposición. En contraste, durante una repuesta "anamnésica" o de
memoria, el anticuerpo específico para el antígeno será detectable
en suero después de tan solo tres días. La generación de linfocitos B
y T de memoria es la base de las inmunizaciones.

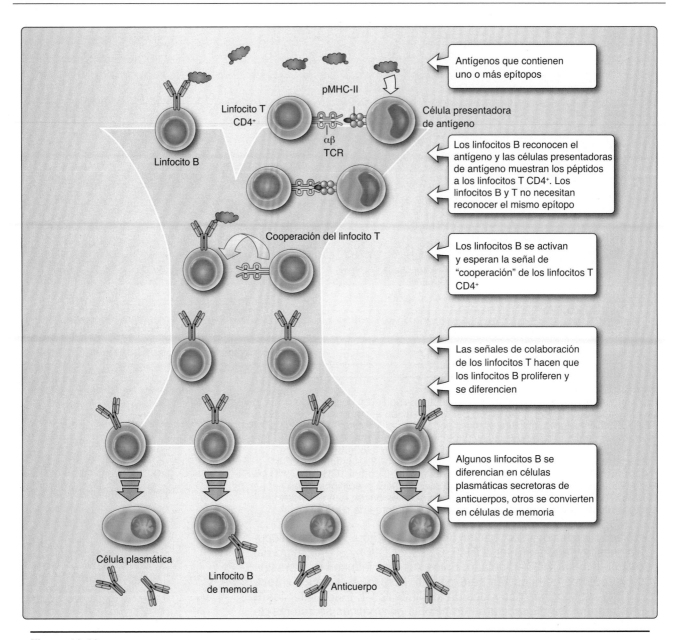

Figura 10-18
Interacciones celulares que conducen a la secreción de anticuerpos.

Resumen del capítulo

- Las células dendríticas y otras APC toman muestras del entorno mediante fagocitosis y macropinocitosis, degradan lo que ingieren por actividad enzimática y cargan los fragmentos peptídicos en las moléculas del MHC-II (formando pMHC-II) en un proceso denominado **presentación de antígeno**.
- Las células dendríticas y otras APC detectan las amenazas, ya sea de forma directa o indirecta, a través de los mismos receptores de la superficie celular utilizados por el sistema inmune innato.
- Algunos microorganismos patógenos, como los microbios intracelulares y los virus, se unen a las membranas celulares y entran de manera directa en el citoplasma de las células anfitrionas.
- La zona de interacción entre la célula presentadora de antígenos (APC) y el linfocito T virgen se denomina **sinapsis inmunológica**. El paso inicial en la construcción de la sinapsis inmunológica es el reconocimiento del pMHC por parte del TCR. La sinapsis inmunológica estabiliza la interacción entre el linfocito T y la APC y estimula la migración de las moléculas dentro de la membrana del linfocito T.
- El encuentro inicial de los linfocitos T con el antígeno se denomina **cebado**, y la naturaleza de este encuentro es fundamental para el desarrollo posterior de la respuesta inmune adaptativa.
- Tras la activación, los linfocitos **precursores Th** CD4$^+$, no activados previamente por ningún antígeno, son estimulados para secretar varias citocinas, expresar receptores para citocinas en la superficie celular y convertirse en linfocitos **Th0** que todavía no están comprometidos en la vía Th1, Th2 o Th17.
- El ambiente citocínico donde las células T CD41 se activan determinará la vía de linfocitos T a seguir. IL-12/IFN-γ promueven la producción de linfocitos Th1. IL-4 promueve la producción de linfocitos Th2, e IL-6/IL-21/TGF-β promueven la generación de linfocitos Th17.
- Algunos microorganismos patógenos, como los virus, evitan por completo el contacto con las vesículas endocíticas; entran de manera directa y se replican dentro del citoplasma de la célula anfitriona.
- Los linfocitos T CD8$^+$ vírgenes reconocen el pMHC-I (primera señal) presentado en la superficie de una célula infectada.
- El complejo BCR de los linfocitos B maduros contiene monómeros de IgM e IgD unidos a la membrana, asociados con las moléculas Igα e Igβ. El entrecruzamiento de los BCR inicia la señalización.
- La unión del BCR inicia la endocitosis, la degradación enzimática y la consiguiente presentación de fragmentos peptídicos como parte de complejos pMHC-II, y hace que el linfocito B exprese moléculas coestimuladoras, lo que permite que el linfocito B funcione como una APC para el reconocimiento de un linfocito T CD4$^+$. El linfocito B puede madurar y convertirse en una célula plasmática o linfocito B de memoria.

Preguntas de estudio

10.1 Los linfocitos T reconocen epítopos que no han encontrado antes, gracias a que…

A. Generan al azar un gran número de TCR antes del encuentro con el antígeno.

B. Toman muestras del entorno utilizando la fagocitosis y la pinocitosis.

C. Sintetizan inmunoglobulinas específicas contra una gran variedad de epítopos.

D. Seleccionan como ligandos del TCR a moléculas ampliamente expresadas.

E. Utilizan receptores de reconocimiento del patrón codificados por el genoma.

La respuesta correcta es A. Los receptores del linfocito T se generan de manera aleatoria antes de cualquier estimulación por parte de los antígenos. Las células fagocíticas utilizan la fagocitosis y la pinocitosis para interiorizar los antígenos sin preocuparse de la especificidad del material ingerido. Los linfocitos T no sintetizan inmunoglobulinas. La selección de receptores que reconocen un conjunto de moléculas microbianas que se expresa ampliamente es una propiedad de los receptores del tipo toll, no de los receptores de los linfocitos T. Los receptores de reconocimiento del patrón codificados en el genoma son receptores del tipo toll.

10.2 ¿Cuál de las siguientes células vírgenes (*naive*) carga fragmentos peptídicos en las moléculas del MHC-II?

A. Los linfocitos T CD4$^+$.

B. Los linfocitos T CD8$^+$.

C. Las células dendríticas.

D. Los linfocitos T $\gamma\delta$.

E. Los neutrófilos.

La respuesta correcta es C. De los tipos celulares que figuran en esta lista, sólo las células dendríticas pueden procesar los fragmentos peptídicos y cargarlos en las moléculas del MHC-II para su presentación. Los linfocitos, ya sean de tipo CD4$^+$, CD8$^+$ o $\gamma\delta$, no pueden hacerlo. Los neutrófilos pueden ingerir péptidos y degradarlos, pero no sintetizan moléculas MHC-II.

10.3 Los fragmentos de un microorganismo patógeno cito-plásmico son presentados a los linfocitos T por:

A. Ocupación directa de los receptores de reconoci-miento del patrón presentes en la superficie celular.

B. Macropinocitosis en los linfocitos T γδ.

C. Moléculas MHC-I reconocidas por linfocitos T CD8+.

D. Fagocitosis y presentación a linfocitos T CD4+.

E. Emplazamiento en vesículas endocíticas y carga en las moléculas del MHC-II.

La respuesta correcta es C. Los péptidos derivados del citoplasma son presentados por las moléculas MHC-I. Los receptores de reconocimiento del patrón no mues-tran péptidos a los linfocitos T, y tampoco lo hacen los linfocitos T γδ. Los linfocitos T CD8+ reconocen los frag-mentos peptídicos exhibidos por las moléculas MHC-I. No se procesan en las vesículas de endocitosis para que las moléculas MHC-II los presenten a los linfocitos T CD4+.

10.4 El término "sinapsis inmunológica" se refiere a:

A. El reconocimiento de PAMP por parte de recepto-res de reconocimiento del patrón.

B. La restricción de los linfocitos T CD4+ al MHC MHC-I.

C. La falta de respuesta selectiva de los linfocitos T.

D. El reconocimiento de moléculas solubles por parte de los linfocitos T.

E. La zona de interacción entre las células presenta-doras de antígeno y los linfocitos.

La respuesta correcta es E. La sinapsis inmunoló-gica es la zona de interacción entre los linfocitos T y las células presentadoras de antígeno. El concepto no se refiere al reconocimiento y unión de receptores de reconocimiento del patrón. Los linfocitos T CD4+ están limitados al reconocimiento de péptidos mostrados por las moléculas MHC-II. La falta de respuesta selectiva de los linfocitos T se denomina *tolerancia* o *anergia*. Los receptores de los linfocitos T no reconocen las molécu-las solubles.

10.5 Los linfocitos T CD4+ que responden a los microor-ganismos patógenos intracelulares mediante la in-corporación y la activación de células fagocíticas se denominan:

A. Linfocitos T citotóxicos.

B. Linfocitos Th0.

C. Linfocitos Th1.

D. Linfocitos Th2.

E. Linfocitos Th17.

La respuesta correcta es C. Los linfocitos Th1 CD4+ incorporan y activan los macrófagos para que destruyan los patógenos intracelulares. Los linfocitos T citotóxicos son CD8+. Los linfocitos Th0, Th2 y Th17, pese a ser también CD4+, no están implicados en esta actividad.

10.6 En presencia de un lipopolisacárido de origen micro-biano…

A. Las células presentadoras de antígenos pueden secretar IL-12.

B. La liberación de citocinas da como resultado la ac-tivación leucocítica.

C. La estimulación de la secreción de IFN-γ activa los leucocitos.

D. Los linfocitos Th0 se diferencian a linfocitos Th1.

E. Todas estas posibilidades son ciertas.

La respuesta correcta es E. Todas estas actividades pueden suceder tras la activación de las células fago-cíticas por el reconocimiento y la unión de un lipopoli-sacárido a los receptores del tipo toll de estas células. Los fagocitos activados pueden secretar varias citoci-nas que pueden estar implicadas en la quimiotaxis y la activación de otros leucocitos. Entre estas citocinas se encuentra la IL-12, que estimula el aumento de la pro-ducción de IFN-γ por los linfocitos citolíticos naturales. Esto estimula la diferenciación de linfocitos CD4+ Th0 a linfocitos Th1.

10.7 Tras encontrar un pMHC-I adecuado en la superficie de una célula infectada…

A. Los receptores de los linfocitos B se entrecruzan y se genera una señal.

B. Los linfocitos CD4+ liberan IL-4.

C. Los linfocitos T CD8+ citotóxicos destruyen la cé-lula infectada.

D. Los linfocitos Th1 vírgenes secretan citocinas.

E. Los linfocitos Th0 se diferencian en linfocitos Th2.

La respuesta correcta es C. Una vez activados, los linfocitos T citotóxicos pueden unir y destruir las células infectadas que expresen complejos pMHC-I reconoci-dos por los receptores de los linfocitos T. Ni los linfocitos B ni los linfocitos T CD4+ reconocen el pMHC-I. Los lin-focitos T cooperadores (independientemente de si son Th0, Th1 o Th2) son CD4+ y no reconocen el pMHC-I.

10.8 La activación de un linfocito B virgen (*naive*) individual implica la unión de epítopos asociados a la membrana, lo que conduce…

 A. A la presentación del MHC-I por parte de las células dendríticas.

 B. Al reconocimiento de diferentes epítopos por parte de las IgD e IgM en la superficie.

 C. A la generación de señales procedentes del receptor del linfocito B y de un linfocito CD4+ Th2.

 D. Al cambio de isotipo.

 E. A la ubicuitinación y destrucción del antígeno por los proteasomas.

La respuesta correcta es C. La activación de un linfocito B virgen requiere la ocupación de su receptor de linfocito B (inmunoglobulina) y la recepción de una segunda señal derivada de los linfocitos CD4+ Th2. El linfocito B no necesita la interacción con las células presentadoras de antígeno (p. ej., las células dendríticas). La IgD y la IgM en la superficie tienen la misma especificidad por el epítopo. El reciclaje de moléculas citoplásmicas por parte de los proteasomas es una actividad normal y constante, pero no está implicada en la activación del linfocito B virgen. El cambio de isotipo sólo tiene lugar durante la reactivación de los linfocitos B de memoria, no durante la activación inicial de los linfocitos B vírgenes.

10.9 ¿Cuál de los siguientes subconjuntos de linfocitos T secreta quimiocinas que reclutan neutrófilos importantes para mediar las respuestas antimicóticas?

 A. T_{reg}

 B. Th0

 C. Th1

 D. Th2

 E. Th17

La respuesta correcta es E. Th17 secreta IL-17 y quimiocinas que reclutan neutrófilos y son importantes para combatir ciertos patógenos micóticos. Los linfocitos Th1 pueden dirigir respuestas inmunes contra patógenos intracelulares, y los linfocitos Th2 son importantes para las respuestas contra patógenos extracelulares, como los helmintos. T_{reg} son importantes para controlar las respuestas inmunes dirigidas contra el organismo propio.

10.10 Un paciente se expone a un virus con el que nunca ha tenido contacto. ¿Con qué rapidez se detectarían anticuerpos específicos contra el virus en el suero de este paciente?

 A. 1 a 2 días.

 B. 3 a 4 días.

 C. 5 a 6 días.

 D. 7 a 10 días.

 E. 11 a 14 días.

La respuesta correcta es D. Después de la primera exposición a un patógeno, no hay linfocitos B de memoria y transcurren 7 a 10 días antes de que puedan detectarse anticuerpos IgM específicos contra el patógeno en el suero. Después de una segunda exposición, el paciente tiene linfocitos B de memoria que ya han experimentado un cambio de isotipo y se encuentran en estado de activación intensificada basal. Por tanto, los anticuerpos IgG específicos para el patógeno durante una segunda exposición suelen detectarse en los siguientes 1 a 3 días tras la exposición.

11 Funciones efectoras de los linfocitos

I. GENERALIDADES

El sistema inmune innato utiliza mecanismos tanto humorales como celulares para rodear, fagocitar, degradar por acción enzimática o destruir a los intrusos microbianos (figura 11-1). El sistema inmune adaptativo también utiliza defensas solubles (o humorales) y celulares. A diferencia del sistema inmune innato, las respuestas del sistema inmune adaptativo están dirigidas de una forma más limitada y pueden adaptarse para tratar con la persistencia de la amenaza.

Una de las ramas del sistema inmune adaptativo, denominada **inmunidad humoral**, utiliza moléculas solubles (líquidos o "humores"), entre ellas los anticuerpos y el complemento, para destruir las amenazas invasoras. Producidos y secretados por las células plasmáticas, los anticuerpos son moléculas solubles que viajan por todo el organismo humano para encontrar y unirse a sus dianas. La unión de un anticuerpo a un epítopo microbiano inhibe o previene la dispersión de los microbios mediante diferentes mecanismos: inmovilización, prevención de la adherencia de los microbios a las células anfitrionas, aumento de la fagocitosis, y marcado de los microbios para ser destruidos por las moléculas solubles o leucocitos como los linfocitos citolíticos naturales (linfocitos NK [*natural killer*]) y los eosinófilos.

La otra rama del sistema inmune adaptativo, denominada **inmunidad celular**, está mediada por los leucocitos que se unen de modo directo a los invasores o células infectadas que contienen a los invasores. Los linfocitos T controlan y regulan las respuestas inmunes celulares. Algunos, como los linfocitos T citotóxicos, establecen contacto directo con las células infectadas y proceden a destruir el "nicho" donde los microorganismos se multiplican. Para ello, dañan la membrana de las células infectadas o inducen la destrucción de las mismas por apoptosis. Otros linfocitos T llaman y dirigen a otros leucocitos para atacar y destruir los microbios o células infectadas, una respuesta que se conoce como hipersensibilidad retardada (DTH, *delayed-type hypersensitivity*), que se trata con más detalle en el capítulo 14.

II. INMUNIDAD HUMORAL

Está basada en las acciones de los anticuerpos y el complemento; es la unión de estas moléculas solubles la responsable de las respuestas inmunes humorales del sistema inmune adaptativo. Una de esas respuestas, la neutralización, es directa porque la unión directa de los anticuerpos a los epítopos de los patógenos inhibe la unión a su ligando, mientras que la opsonización, la activación del complemento (más específicamente, la vía clásica de activación del complemento) y la citotoxicidad mediada por células y dependiente de anticuerpos implican el uso de anticuerpos para "marcar" las células o las moléculas que serán destruidas por otros elementos del sistema inmune.

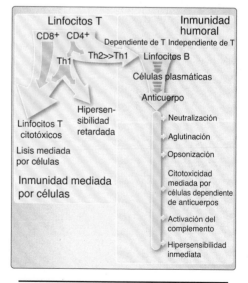

Figura 11-1
Funciones efectoras de los linfocitos, generalidades.

A. Reacciones antígeno-anticuerpo

Las interacciones antígeno (Ag)-anticuerpo (Ac) se encuentran entre las reacciones bioquímicas no covalentes más específicas que se conocen. Pueden representarse con una simple fórmula:

$$Ag + Ac \rightleftharpoons AgAc$$

Aunque la reacción está dirigida hacia la derecha, lo que favorece la unión y la formación de complejos Ag-Ac, el proceso es reversible. La fuerza de la interacción (es decir, la asociación Ag-Ac, flecha hacia la derecha, en relación con la disociación del antígeno del anticuerpo, flecha hacia la izquierda) se denomina **afinidad**. Diferentes inmunoglobulinas en un mismo individuo muestran un amplio rango de afinidades. La **valencia** se refiere al número de sitios de unión al epítopo en una molécula de inmunoglobulina y puede variar desde dos (formas monoméricas de todos los isotipos), cuatro (IgA secretada) o 10 en concepto para la IgM pentamérica. El término *avidez* se suele utilizar para describir la afinidad colectiva de múltiples sitios de unión (afinidad × valencia) de una inmunoglobulina.

La **reacción de la precipitina** es un concepto que se aplica a la interacción de los antígenos solubles con los anticuerpos solubles y que tiene como resultado la formación de complejos Ag-Ac (**mallas**) de tamaño suficiente para **precipitar** en la solución. Para entender las reacciones Ag-Ac, debe comprenderse la **reacción de la precipitina cuantitativa**.

La curva de la precipitina cuantitativa puede demostrarse mediante la mezcla y la incubación de varias cantidades de antígeno (en un volumen constante) con volúmenes de antisuero constantes e iguales (conteniendo anticuerpos) (figura 11-2; figura 20-1). La formación del precipitado en una serie de tubos se puede medir y utilizar para describir las tres zonas distintas de la curva de la precipitina cuantitativa. La cantidad de precipitado que se forma depende de la relación entre el antígeno y el anticuerpo, y también se ve afectada por la avidez del anticuerpo. Al mantener el antígeno constante y variar la cantidad de anticuerpo en la reacción, es posible generar una curva similar.

Las tres zonas de la curva de la precipitina cuantitativa son las siguientes:

- **Zona de exceso de antígeno.** No hay suficiente anticuerpo para formar grandes mallas de precipitación. Los complejos Ag-Ac son demasiado pequeños para precipitar. El resultado neto es la formación de complejos solubles.

- **Zona de equivalencia.** La precipitación óptima tiene lugar en esta zona de la curva. Se pueden formar grandes mallas y pueden visualizarse los complejos que precipitan.

- **Zona de exceso de anticuerpo.** No hay suficiente antígeno para formar grandes mallas y el resultado neto es la formación de complejos solubles.

Estos principios de la curva de la precipitina cuantitativa se pueden aplicar a todas las reacciones Ag-Ac y forman la base de muchos análisis de diagnóstico clínico (capítulo 20).

B. Aglutinación

Los anticuerpos también se pueden unir a las células o las partículas y provocar su entrecruzamiento, lo que causa la formación de un agregado en una reacción de **aglutinación**. La aglutinación sirve para atrapar los microbios invasores en una red molecular, de manera que quedan inmovilizados (figura 11-3) y son más vulnerables a la destrucción. Los anticuerpos de los isotipos IgM e IgA son particu-

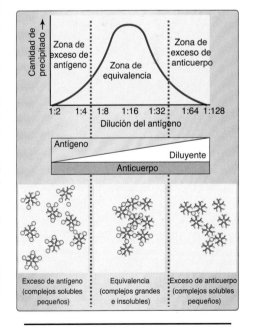

Figura 11-2
La curva de la precipitina. La formación y precipitación de grandes complejos insolubles de antígeno-anticuerpo tiene lugar cuando hay una relación óptima entre antígenos y anticuerpos. La relación depende de la complejidad del antígeno y de la avidez del anticuerpo.

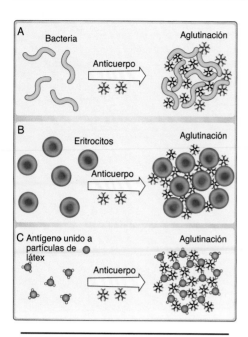

Figura 11-3
Aglutinación. Los anticuerpos pueden entrecruzar agentes infecciosos **(A)**, células anfitrionas **(B)** o antígenos unidos a la superficie de partículas **(C)**.

larmente capaces de realizar esta función, ya que contienen 10 y 4 sitios de unión, respectivamente. Sin embargo, los anticuerpos IgG, en concentraciones suficientes, también pueden aglutinar células o partículas. Los anticuerpos también pueden aglutinar células no microbianas, como se demuestra con frecuencia al usar anticuerpos IgM para la tipificación ABO de los eritrocitos (capítulos 17 y 20).

C. Neutralización

Es la unión de los anticuerpos a los epítopos microbianos o moléculas solubles (p. ej., toxinas), de tal forma que inhiben la habilidad de dichos microbios o moléculas de unirse a las superficies de las células del anfitrión. La unión a las superficies de las células del anfitrión es un paso necesario para que los microbios y las toxinas entren en dichas células y las dañen. Los anticuerpos generados contra los microbios (o toxinas) suelen incluir algunos que bloquean su interacción con la superficie de la célula anfitriona y, por tanto, evitan que el microbio (o toxina) entre en la célula (figura 11-4). Los anticuerpos neutralizantes suelen ser de isotipo IgG e IgA. Es la presencia de anticuerpos neutralizantes generados durante las infecciones iniciales lo que proporciona la mayor protección contra las posteriores reinfecciones por el mismo organismo.

D. Opsonización

En ocasiones, la unión de un anticuerpo (por lo común de isotipo IgG1 o IgG3) a una superficie microbiana es suficiente para "despertar el apetito" de un fagocito y convertir el microbio en un "plato" más

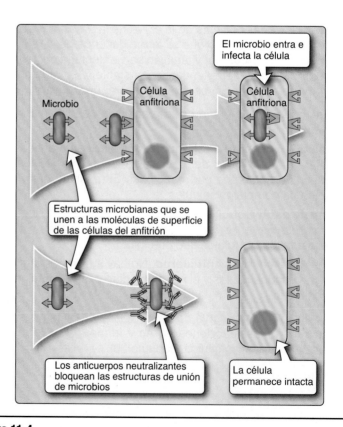

Figura 11-4
La neutralización tiene lugar cuando los anticuerpos bloquean las estructuras en la superficie de los agentes infecciosos o las moléculas tóxicas que se utilizan para atacar y entrar en las células del anfitrión.

atractivo; este proceso se conoce como **opsonización**. En esencia, los anticuerpos que se unen a los microbios los "marcan" para la captación y destrucción subsecuentes por células fagocíticas. Tras la unión, las moléculas de anticuerpo sufren un cambio conformacional en la región Fc. Los macrófagos, las células dendríticas y los neutrófilos disponen de receptores de superficie (FcR) para la porción Fc de las inmunoglobulinas unidas. La tabla 11-1 muestra los tipos y la distribución de los receptores para el Fc. Los FcR en la superficie de las células fagocíticas reconocen las moléculas de anticuerpo unidas a los antígenos, lo que facilita el anclaje de los microbios "marcados" en las células fagocíticas y estimula que éstas los ingieran y destruyan (figura 11-5). El uso simultáneo de receptores para el complemento (CR, *complement receptors*) facilita la unión e ingestión mediada por el receptor FcγRI (figura 11-6). Por este motivo, los efectos del anticuerpo y de los fragmentos de complemento unidos, como C3b, son sinérgicos en la función de éstos como opsoninas que estimulan la fagocitosis.

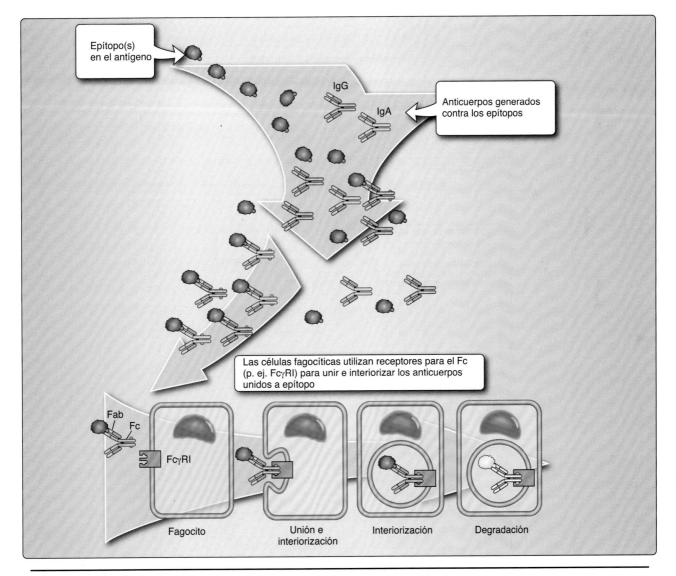

Figura 11-5
Incorporación y opsonización a través de los receptores para el Fc. Los receptores Fc (FcR) permiten que los anticuerpos unidos a epítopos se adhieran a las células para su posterior interiorización. Existen múltiples tipos de receptores para el Fc que están especializados en el reconocimiento de distintos isotipos de anticuerpos (tabla 11-1).

Tabla 11-1. Receptores para el Fc

Receptor	Isotipos a los que se une	Expresado sobre:	La unión estimula
FcγRI(CD64)	IgG1 > IgG3 > IgG4 > IgG2	Mastocitos, células dendríticas, eosinófilos, neutrófilos, macrófagos	Interiorización, opsonización, inducción de muerte celular
FcγRII-A(CD32a)	IgG1 > IgG2 > IgG3 > IgG4	Macrófagos, células dendríticas, eosinófilos, neutrófilos, plaquetas, basófilos, mastocitos	Interiorización, desgranulación
FcγRII-B1(CD32b)	IgG1 > IgG3 > IgG4 > IgG2	Linfocitos B, mastocitos, células dendríticas, basófilos	Inhibición de la estimulación de células que expresan el receptor
FcγRII-C (CD32c)	IgG1 > IgG3 > IgG4 > IgG2	Macrófagos, eosinófilos, neutrófilos, linfocitos NK	Interiorización y/o activación
FcγRIII(CD16)	IgG1 > IgG3	Linfocitos NK, eosinófilos, macrófagos, neutrófilos, mastocitos, eosinófilos	Inducción de citotoxicidad de cuerpos
FcαRI(CD89)	IgA1, IgA2	Macrófagos, neutrófilos, células dendríticas	Interiorización, inducción de muerte celular
Fcα/µRI	IgA, IgM	Linfocitos B, células dendríticas	Interiorización
FcεRI(CD23)	IgE antes de la unión al epítopo	Mastocitos, eosinófilos, basófilos	Desgranulación

Abreviaturas: Ig, inmunoglobulina; NK, linfocitos citolíticos naturales (*natural killer*).

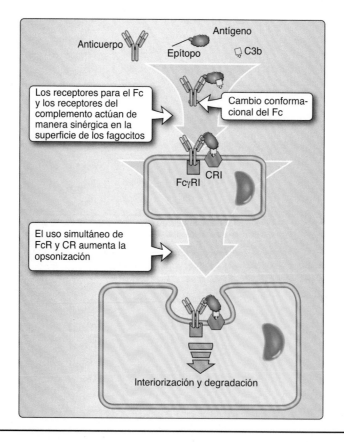

Figura 11-6
Sinergia entre los receptores para el Fc y los receptores del complemento para la opsonización. El uso simultáneo de receptores Fc (FcR) y receptores de complemento (CR) para cazar antígenos que llevan unidos tanto anticuerpos como fragmentos del complemento aumenta de manera sinérgica la opsonización.

E. Citotoxicidad celular dependiente de anticuerpos

El "marcado" de un microorganismo invasor con anticuerpos puede inducir las actividades mortíferas de las células fagocíticas y otras células citolíticas. Los FcR en la superficie de los **linfocitos citolíticos naturales o NK** (FcγRIII) y **eosinófilos** (FcγRI, FcεRI y FCαRI) son específicos para la IgG, la IgE y la IgA (tabla 11-1). Las células unidas pueden ser bacterias, protozoos o incluso helmintos. Como ocurre en las células fagocíticas, estos receptores permiten que las células citolíticas se unan a los organismos invasores "marcados" con anticuerpos IgG, IgE o IgA. Sin embargo, en lugar de ingerirlos, estas células usan sus mecanismos citotóxicos para destruir dichos organismos (figura 11-7). Ese proceso se denomina **citotoxicidad celular dependiente de anticuerpos** (**ADCC**, *antibody-dependent cell-mediated cytotoxicity*). Los mecanismos citolíticos utilizados por los linfocitos NK y los eosinófilos durante la ADCC son similares a los utilizados por los linfocitos T citotóxicos para destruir a los intrusos.

F. Activación del complemento

La **vía clásica del complemento** se activa como consecuencia de cambios conformacionales en la porción Fc de los anticuerpos tras su unión a los epítopos. Los anticuerpos (normalmente de los isotipos IgM e IgG) facilitan la unión secuencial de los componentes C1, C4, C2 y C3 del sistema del complemento (figura 11-8). Como en el caso de la vía alternativa y de la de las lectinas de unión a manosas (figuras 5-6 y 5-10), el resultado de la activación de la vía clásica del complemento es la producción de **C3b**, un fragmento "pegajoso" de

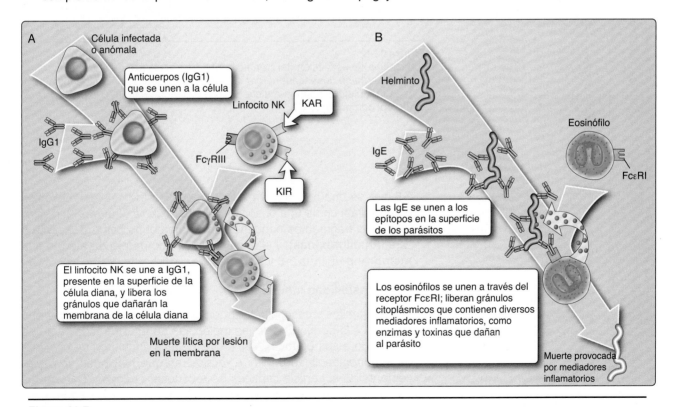

Figura 11-7
Citotoxicidad celular mediada por anticuerpos (ADCC, *antibody-dependent cell-mediated cytotoxicity*). Los receptores Fc en la superficie de los linfocitos citolíticos naturales (NK, *natural killers*) **(A)** y los eosinófilos **(B)** facilitan que estas células se unan y destruyan, mediante ataque celular directo, células que han sido "marcadas" con anticuerpos. En la superficie de los linfocitos NK, estos receptores son distintos de los receptores activadores de muerte (KAR) e inhibidores de muerte (KIR) utilizados para detectar moléculas de estrés y de MHC-I.

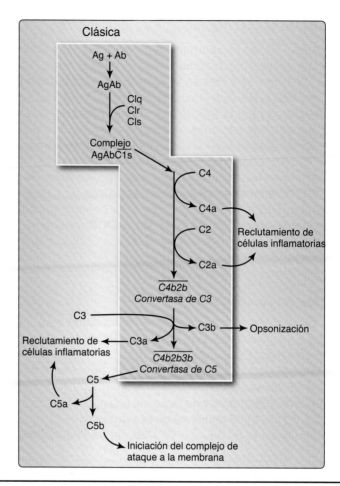

Figura 11-8
Vía clásica de activación del complemento. La vía clásica de activación del complemento se desencadena por la unión de anticuerpos a antígenos que forman complejos antígeno-anticuerpo (Ag-Ac) y que permiten la posterior unión del componente C1.

C3 que se une con firmeza a las superficies (de células, microbios o partículas) como una opsonina de alta eficacia (figura 5-7); la liberación de fragmentos pequeños proinflamatorios como **C5a**, **C4a** y **C3a (anafilotoxinas)**, y el ensamblaje del **complejo de ataque a la membrana** (figuras 5-8 y 5-9).

G. Hipersensibilidad inmediata

Los mastocitos y basófilos disponen de receptores de superficie que se unen a la porción Fc de las moléculas de IgE que todavía no se han unido a sus epítopos. Así, estas células adquieren un conjunto de inmunoglobulinas unidas a receptores que funcionan como receptores de superficie capaces de reconocer epítopos. Cuando las IgE en la superficie quedan entrecruzadas por los epítopos apropiados, se estimula la desgranulación del mastocito o basófilo. Esta liberación de gránulos citoplásmicos desencadena un conjunto de sucesos conocidos como *hipersensibilidades inmediatas*; algunos ejemplos son el asma y la alergia, y se tratan con mayor detalle en el capítulo 14.

III. INMUNIDAD MEDIADA POR CÉLULAS

Las respuestas inmunes innata y adaptativa pueden considerarse una especie de ataque en el ámbito celular y molecular contra los potenciales organismos invasores. Los anticuerpos y el complemento pueden ser armas eficaces contra los microbios que hay en zonas abiertas. Sin embargo, los microbios no sólo dependen de su abundancia, sino que además emplean tácticas evasivas, como esconderse dentro de células del anfitrión donde los anticuerpos y el complemento no pueden alcanzarlos.

Las respuestas inmunes celulares están destinadas a detener el disimulo microbiano, al detectar microorganismos infecciosos que se esconden dentro de las células del anfitrión y están, por tanto, fuera del alcance de la inmunidad humoral. Las respuestas inmunes celulares tienen dos formas básicas: la **DTH**, mediada por los linfocitos CD4+ Th1, y la **lisis mediada por células**, llevada a cabo por los linfocitos T citotóxicos (CTL, *cytotoxic T lymphocytes*) CD8+. En DTH, los linfocitos T CD4+ inician respuestas en los sitios de infección, llamando a los macrófagos y otros leucocitos para eliminar directamente el patógeno y/o la célula anfitriona que porta el agente infeccioso. Los CTL, en cambio, destruyen de forma activa el agente infeccioso o la célula anfitriona donde se esconde el patógeno.

A. Hipersensibilidad retardada: papel de los linfocitos T CD4+

Una vez activados, los linfocitos CD4+ Th1 abandonan los ganglios linfáticos donde fueron activados y rondan por el sistema vascular, tejidos del cuerpo y sistema linfático en busca de células del anfitrión que tengan la misma combinación del péptido del complejo principal de histocompatibilidad clase II (pMHC-II, *major histocompatibility complex*) que desencadenó originalmente su activación. Si durante la recirculación a través de los tejidos del cuerpo un linfocito Th1 previamente activado vuelve a encontrar el pMHC-II adecuado mostrado en una célula fagocítica (p. ej., en el foco de infección), se une e interacciona con dicha célula. El acceso a la zona de infección se facilita por la secreción de citocinas derivadas de los fagocitos, como IL-1, IL-8 y TNF-α, que activan el endotelio vascular local y estimulan la permeabilidad vascular. El fagocito, actuando como una célula presentadora de antígenos (APC, *antigen-presenting cell*), puede **reactivar** el linfocito Th1 volviendo a estimular su proliferación y su capacidad de activar los macrófagos (figura 11-9). Así, los linfocitos T del sistema inmune adaptativo dirigen las actividades de las células del sistema inmune innato.

En la respuesta DTH, la activación de los macrófagos por los linfocitos CD4+ Th1 se produce por contacto directo (unión de CD40 y CD154) y por la secreción de IFN-γ por parte de los linfocitos T. Una vez activados, los macrófagos aumentan su capacidad fagocítica, así como la producción y liberación de enzimas destructivas e intermediarias reactivas del oxígeno. Los macrófagos activados atacan a los agentes infecciosos y las células infectadas, y también pueden inducir algunos efectos presenciales sobre las células normales no infectadas que están en zonas adyacentes (capítulo 5). También secretan citocinas que atraen a otros leucocitos, sobre todo neutrófilos, hacia el foco de infección. Los macrófagos activados y los neutrófilos funcionan juntos para ingerir y destruir los microbios, y retirar los restos celulares.

La respuesta DTH puede ser una espada de doble filo. Dado que los macrófagos activados no son específicos del antígeno, dañan del mismo modo al amigo y al enemigo, es decir, los tejidos normales y las células infectadas. Las respuestas DTH, de hecho, tienen dos fases: una fase específica basada en la actividad de los linfocitos T Th1 y una fase no específica basada en la actividad de los macrófagos recién activados (figura 11-10). La reactivación de cada linfocito Th1 es específica de epítopo (p. ej., un péptido derivado de *Leishmania*)

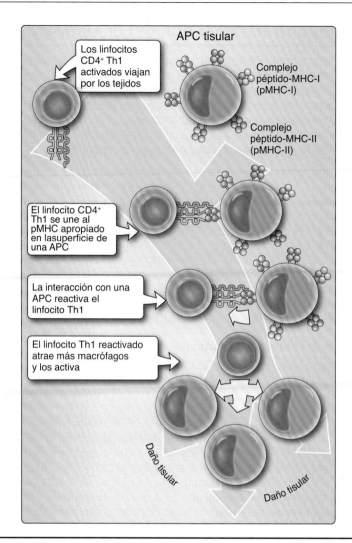

Figura 11-9
Hipersensibilidad retardada. Tras la reactivación a través de la interacción con células presentadoras de antígeno (APC, *antigen-presenting cells*) en los tejidos del cuerpo, los linfocitos CD4+ Th1 pueden secretar citocinas que activan los macrófagos locales, de manera que éstos desencadenan una destrucción no específica de células locales y tejidos.

y requiere la estimulación del pMHC-II específicamente reconocido por su receptor de los linfocitos T. Sin embargo, los macrófagos que son activados después por el linfocito Th1 no son específicos de epítopo y son capaces de destruir no solo la *Leishmania*, sino también otros microbios presentes. Así, una respuesta estimulada por un único microbio puede (dentro del contexto del foco de infección local) proporcionar protección contra varios microbios. La respuesta DTH es un mecanismo de defensa muy benéfico siempre y cuando elimine la amenaza y se inactive para dejar paso a la reparación y la curación adecuadas. Las respuestas DTH excesivas o crónicas suelen infligir un daño permanente en los tejidos del anfitrión; daño que puede alterar la función normal y, en algunos casos, resultar letal. Por ejemplo, la mayor parte del daño pulmonar prolongado que se produce en respuesta a *Mycobacterium tuberculosis* es causado por los macrófagos activados que rodean las bacterias formando nódulos (o tubérculos, de los cuales el microorganismo ha recibido el nombre), y no por el propio microorganismo infeccioso.

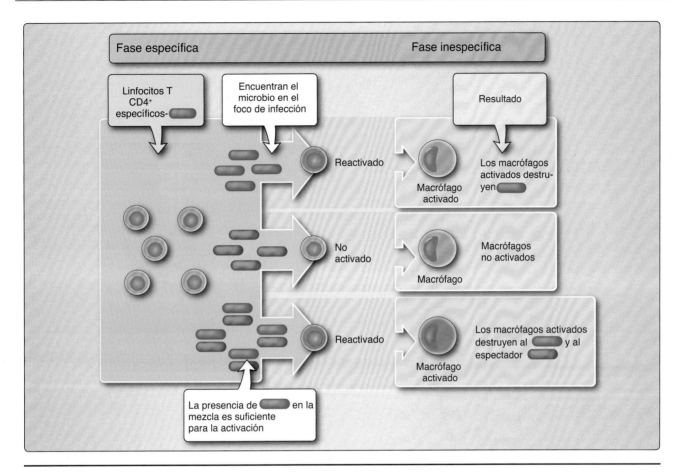

Figura 11-10
Fases específica y no específica de la hipersensibilidad retardada (DTH). En su inicio, las respuestas DTH son específicas de epítopo, ya que implican la unión del receptor de los linfocitos T con un pMHC clase II. No obstante, la destrucción mediada por los macrófagos que se genera localmente no está limitada al epítopo desencadenante. Los macrófagos activados no sólo destruyen los microorganismos infecciosos que inician la DTH, sino también otros microbios presentes en las zonas adyacentes.

B. Linfocitos T citotóxicos: papel de los linfocitos T CD8⁺

Aunque todas las células nucleadas expresan moléculas del MHC-I, sólo una pequeña proporción de las células del cuerpo expresan moléculas del MHC-II. Así pues, los linfocitos T CD8⁺ pueden analizar las células nucleadas por todo el cuerpo para detectar la presencia de péptidos derivados del citoplasma presentados por estas moléculas del MHC-I.

1. **Reconocimiento de la célula diana.** Como en el caso de los linfocitos T CD4⁺, los linfocitos T citotóxicos CD8⁺ circulan por todo el cuerpo tomando "muestras" de los complejos pMHC-I en la superficie de las células corporales y determinando así si pueden encontrar el mismo pMHC que los activó al principio. Si el CTL detecta este mismo pMHC-I, reconoce que ha contactado con una célula infectada (figura 11-11). Los CTL se unen directamente al pMHC-I en las células infectadas y las destruyen.

2. **Destrucción de la célula diana.** Una vez unidos a la célula que debe eliminarse, los CTL disponen de múltiples mecanismos para destruir dichas células (figura 11-11). Liberan perforinas y granzimas que forman un complejo en la membrana de la célula diana, lo que induce su apoptosis. Para prevenir su propia muerte, los

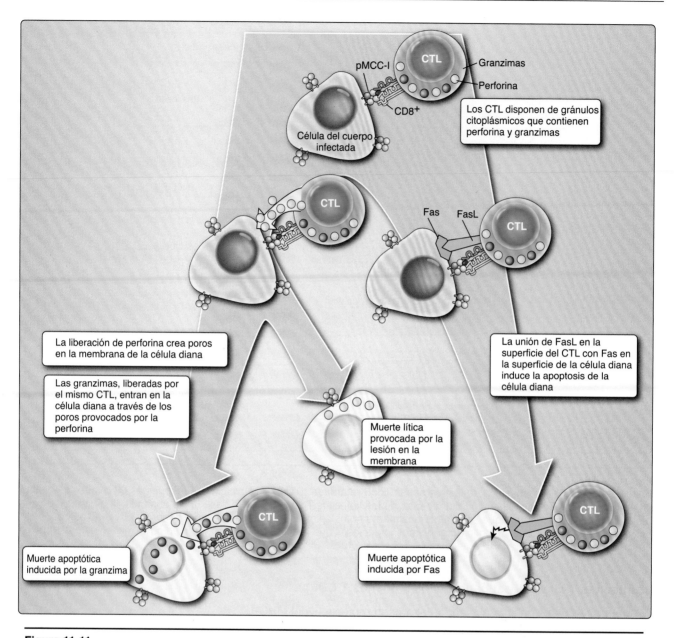

Los CTL disponen de gránulos citoplásmicos que contienen perforina y granzimas

La liberación de perforina crea poros en la membrana de la célula diana

Las granzimas, liberadas por el mismo CTL, entran en la célula diana a través de los poros provocados por la perforina

La unión de FasL en la superficie del CTL con Fas en la superficie de la célula diana induce la apoptosis de la célula diana

Muerte lítica provocada por la lesión en la membrana

Muerte apoptótica inducida por la granzima

Muerte apoptótica inducida por Fas

Figura 11-11
Reconocimiento, unión y citólisis mediada por los linfocitos T citotóxicos. Los linfocitos T citotóxicos (CTL, *cytotoxic T lymphocytes*) usan sus receptores de linfocitos T para reconocer y unirse a pMHC-I específicos que tienen péptidos adecuados derivados del citoplasma (p. ej., de virus que se multiplican en el citoplasma). La unión directa a la célula infectada permite que el CTL destruya la célula a través de la inducción de una lesión en la membrana mediada por perforinas o a través de la inducción de la apoptosis, ya sea por granzimas o por la unión de las moléculas de superficie Fas y FasL.

linfocitos T citotóxicos alteran sus membranas en la zona de contacto para hacerse resistentes a las perforinas y granzimas que liberan. Por último, los linfocitos T citotóxicos expresan moléculas (p. ej., **ligando de Fas** o **FasL**, también denominado CD178) que pueden activar a Fas (CD95) en la superficie de las células infectadas. Fas se expresa en varias células del cuerpo y su activación induce apoptosis. La apoptosis es un importante mecanismo protector porque, con la destrucción del propio ADN, la célula infectada también destruye los ácidos nucleicos de los microorganismos infecciosos que transporta, lo que ayuda a evitar la dispersión y propagación de la infección.

IV. MEMORIA INMUNE

Una diferencia importante entre el sistema inmune adaptativo y el innato es la presencia de **memoria inmune**. De forma simple, una vez que un microorganismo infeccioso estimula una respuesta adaptativa, los siguientes encuentros con ese organismo suelen generar efectos leves o indetectables a causa de la acción rápida y aumentada de los anticuerpos o linfocitos T efectores. Las células específicas para el antígeno que se expandieron de forma clonal y experimentaron algún grado de activación durante los encuentros previos con el antígeno (**células de memoria**) pueden movilizarse con rapidez y en cantidades mucho más elevadas, acortando así el tiempo de respuesta frente al antígeno. Tanto si se generan contra microorganismos infecciosos como contra otros tipos de antígenos, estas **respuestas secundarias** suelen ser más rápidas y vigorosas que las respuestas primarias estimuladas por la exposición inicial (figura 11-12).

Los anticuerpos producidos por los linfocitos B que se exponen de forma prolongada o repetida al mismo epítopo pueden experimentar un **cambio de isotipo** inducido por citocinas derivadas de los linfocitos T CD4$^+$ (tabla 11-2; véanse también las figuras 8-13 y 8-14). La disponibilidad de múltiples isotipos con la misma especificidad permite que la respuesta humoral ponga en marcha varios mecanismos (p. ej., la activación del complemento por IgM e IgG, la secreción de IgA en los líquidos externos del cuerpo, la desgranulación de los mastocitos por IgE) dirigidos contra el mismo epítopo. La reactivación en serie de los linfocitos B de memoria permite que el cambio de isotipo tenga lugar durante cada reestimulación (figura 11-13). La IgM es el isotipo predominante en las respuestas primarias, mientras que las respuestas secundarias incluyen sobre todo IgG, con IgA e IgE también presentes. A medida que cambian los isotipos de los anticuerpos después de la estimulación repetida con el mismo antígeno, la eficiencia de unión de los anticuerpos también varía a causa de la incorporación de mutaciones puntuales en el ADN que codifica las regiones variables de las cadenas ligeras y pesadas (figura 11-14; véase también la figura 8-15). Los linfocitos B que adquieren mutaciones que originan una unión más firme a los epítopos por parte de sus inmunoglobulinas de superficie son estimulados para proliferar con mayor rapidez; por su parte, las que no se unen con fuerza no proliferan con tanto vigor. Como resultado, la respuesta en forma de anticuerpos está continuamente dominada por los linfocitos B que producen los anticuerpos con mejor afinidad contra el epítopo en cuestión, un proceso denominado **maduración de la afinidad** (capítulo 8).

El desarrollo de la memoria inmune puede aprovecharse de manera artificial a través de la **vacunación**. La exposición deliberada a un microorganismo infeccioso de manera que sea incapaz de causar la enfermedad puede proporcionar protección contra una exposición ulterior a la forma más virulenta de dicho patógeno. Del mismo modo, la exposición deliberada a una forma atenuada de una toxina (p. ej., el toxoide del tétanos inactivado por calor) puede proporcionar protección contra una futura exposición a la forma natural de esa sustancia. Durante la respuesta primaria, aunque la amenaza de la enfermedad se atenúa gracias a la "paralización" del microbio, el cuerpo puede construir un reservorio defensivo compuesto por linfocitos de memoria (T y B) que se han expandido mediante proliferación y han experimentado algún grado de activación. En futuras exposiciones al mismo organismo, incluso en su forma más virulenta, el cuerpo estará armado con un gran conjunto de células reactivas que, durante la **respuesta secundaria**, actuarán de forma más rápida y con mayor vigor contra dicho organismo. La oportu-

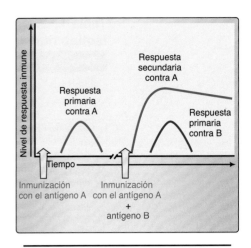

Figura 11-12
Respuestas inmunes adaptativas primaria y secundaria. Tras el encuentro inicial con el antígeno, las respuestas inmunes adaptativas tanto humoral como celular tienen intensidad y duración limitadas (respuesta primaria). Las exposiciones posteriores al antígeno (respuesta secundaria) se caracterizan por aumento de la intensidad y la duración. Cada epítopo estimula una respuesta separada.

Tabla 11-2. Citocinas responsables de los cambios de isotipo humanos

Citocinas de tipo 1 o 2	Estimula el cambio a:
IL-4	IgG1, IgG3, IgG4, IgE
IL-17	IgG1, IgG3
TGF-β, BAFF	IgA
IFN-γ	IgG1, IgG3

Abreviaturas: BAFF, factor activador de células B (*B cell activating factor*); IFN, interferón; Ig, inmunoglobulina; IL, interleucina; TGF, factor de crecimiento transformante.

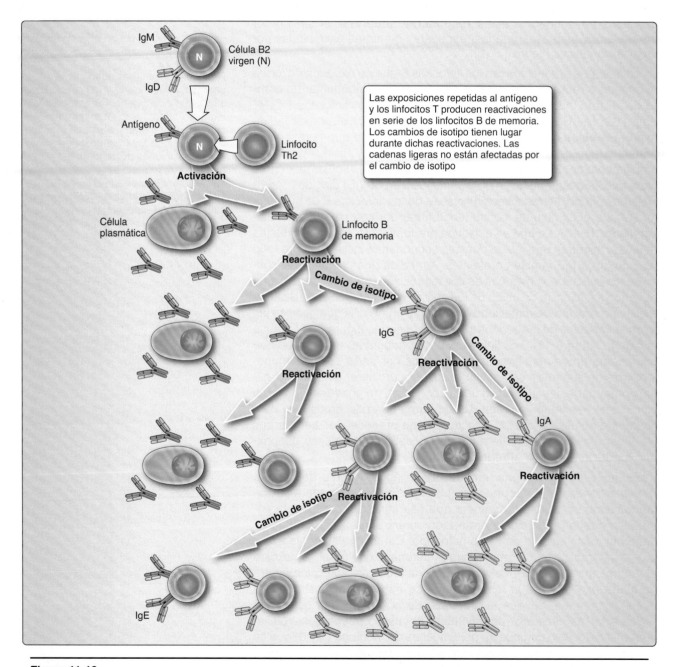

Figura 11-13
Cambios de isotipo en los linfocitos B. Ocurren durante la reactivación secuencial y la proliferación de los linfocitos B, que se producen en el transcurso de una respuesta inmune y cuando se reexponen al antígeno y a las señales de los linfocitos T.

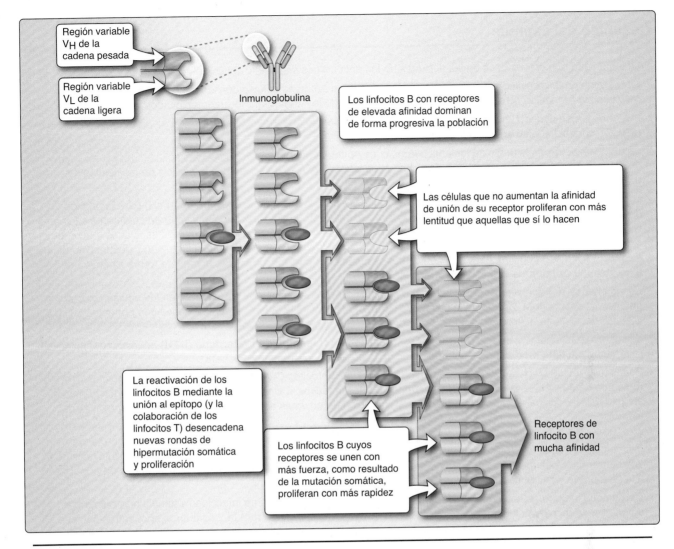

Región variable
V_H de la
cadena pesada

Región variable
V_L de la
cadena ligera

Inmunoglobulina

Los linfocitos B con receptores
de elevada afinidad dominan
de forma progresiva la población

Las células que no aumentan la afinidad
de unión de su receptor proliferan con más
lentitud que aquellas que sí lo hacen

La reactivación de los
linfocitos B mediante la
unión al epítopo (y la
colaboración de los
linfocitos T) desencadena
nuevas rondas de
hipermutación somática
y proliferación

Los linfocitos B cuyos
receptores se unen con
más fuerza, como resultado
de la mutación somática,
proliferan con más rapidez

Receptores de
linfocito B con
mucha afinidad

Figura 11-14
Maduración de la afinidad en los linfocitos B de memoria. La hipermutación somática tiene lugar durante la proliferación de los linfocitos B de memoria que sucede a la reestimulación. Las mutaciones acumuladas en el ADN que codifica las regiones de unión al antígeno pueden causar cambios en la afinidad del anticuerpo por su epítopo. Las mutaciones que provocan aumento de afinidad conducen a las células de memoria a proliferar todavía más rápido, de manera que representan una fracción aumentada de los linfocitos B de memoria específicos por el epítopo. Así, a lo largo del tiempo y tras exposiciones repetidas, la respuesta a un determinado epítopo se caracteriza por la producción de anticuerpos con mayor afinidad.

nidad de desarrollar anticuerpos IgG e IgA contra los microbios permite al individuo neutralizar el microbio reencontrado, minimizando el grado de la nueva infección hasta el punto de poder eliminarla con gran eficacia. La eliminación de los agentes infecciosos por parte de las respuestas secundarias (o subsiguientes) puede ser tan eficaz que el individuo no siempre es consciente de la reinfección.

Aunque se piensa en la memoria inmune sobre todo en términos del aumento de respuesta en exposiciones subsiguientes a un microorganismo infeccioso u otro tipo de antígeno, esto no es siempre así. En algunos casos, las respuestas a futuras exposiciones se observan disminuidas, en un estado conocido como **tolerancia**. Este fenómeno es importante para evitar que el sistema inmune genere respuestas superfluas (y potencialmente dañinas) contra organismos y moléculas inocuos presentes en el entorno, así como contra las células y las moléculas propias del cuerpo. Todo ello, que representa un tema importante, se considera en los siguientes capítulos.

Resumen del capítulo

- La inmunidad humoral se basa en las acciones de los anticuerpos solubles y del complemento.

- La reacción de la precipitina consiste en la interacción de un antígeno soluble con los anticuerpos solubles. Esto resulta en la formación de complejos Ag-Ac (**mallas**) tan grandes como para formar precipitados visibles.

- Los anticuerpos pueden unir y entrecruzar células o partículas, lo que provoca la formación de un agregado en una reacción conocida como **aglutinación**.

- La **neutralización** es la unión de los anticuerpos a los epítopos microbianos o moléculas solubles (p. ej., toxinas), de manera que se inhibe la capacidad de dichos microbios/moléculas de unirse a la superficie de las células del anfitrión.

- Los macrófagos, las células dendríticas y los neutrófilos tienen en su superficie receptores (FcR) para la porción Fc de las inmunoglobulinas. A excepción del FcRε, que se une a IgE, los FcR reconocen y se unen solamente a los anticuerpos que se han unido a sus epítopos específicos. La unión de los FcR a los anticuerpos asociados a microbios inmoviliza los microbios "marcados" en la superficie de la célula fagocítica y estimula la ingestión y destrucción de los mismos. La inmunoglobulina y los fragmentos del complemento unidos, como C3b, actúan de forma sinérgica en su función como **opsoninas** que estimulan la fagocitosis.

- La **vía clásica del complemento** se activa por cambios de conformación que tienen lugar en los anticuerpos (por lo general de isotipos IgM e IgG) tras la unión con el epítopo, y facilita la unión secuencial de los componentes C1, C4, C2 y C3 del sistema del complemento.

- Las respuestas celulares incluyen dos formas básicas: la **hipersensibilidad retardada (DTH)**, mediada por linfocitos CD4$^+$ Th1, y la **lisis mediada por células,** provocada por linfocitos T citotóxicos CD8$^+$.

- En las respuestas DTH, la activación de los macrófagos por linfocitos CD4$^+$ Th1 está mediada por contactos directos (unión de CD40 y CD154) y por el IFN-γ secretado por los linfocitos T. Una vez activados, los macrófagos aumentan su actividad fagocítica, así como la producción y liberación de enzimas destructivas e intermediarias reactivas del oxígeno.

- En relación al proceso de lisis mediado por linfocitos, los linfocitos T citotóxicos CD8$^+$ buscan células que tengan el mismo pMHC-I que estimuló su activación inicial. Cuando encuentran la célula diana, los linfocitos T citotóxicos pueden utilizar múltiples mecanismos para destruirla. Entre esos mecanismos se encuentra la lisis producida por el daño a la membrana y la inducción de apoptosis.

- La memoria inmune es una respuesta adaptativa. Cuando un microorganismo infeccioso estimula una respuesta adaptativa, la respuesta inmune a las exposiciones subsiguientes queda alterada. Los futuros encuentros con ese organismo pueden dar lugar a efectos leves o indetectables a causa de la rápida y aumentada acción de los anticuerpos o linfocitos T efectores.

Preguntas de estudio

11.1 Tras un accidente con un vehículo de motor, un hombre de 25 años de edad necesita una transfusión sanguínea. Los análisis del tipo sanguíneo llevados a cabo antes de la transfusión implican el uso de anticuerpos IgM contra los antígenos A y B presentes en la superficie de los eritrocitos. Una reacción positiva consiste en la formación de un agregado, proceso conocido como:

A. Aglutinación.
B. Activación del complemento.
C. Neutralización.
D. Opsonización.
E. Reacción de la precipitina.

La respuesta correcta es A. La aglutinación consiste en la agregación de células o partículas mediada por anticuerpos (normalmente IgM o IgA dimérica). IgM es un anticuerpo aglutinante muy eficaz, ya que se secreta como pentámero y tiene valencia muy alta. En teoría, IgM tiene valencia 10 (porque el pentámero de IgM tiene 10 fragmentos Fab de unión a epítopo). Dado que IgM carece de una región de bisagra, no tiene la flexibilidad suficiente para unirse a 10 epítopos. La estimación más cercana es que la IgM pentamérica tiene una valencia más cercana a cinco. La activación del complemento se inicia por la unión del componente C1 del complemento a un anticuerpo (IgM o IgG) unido a un epítopo. La neutralización es el bloqueo de las estructuras presentes en los microbios y las toxinas que les permiten unirse a las superficies de las células del anfitrión por parte de los anticuerpos. La opsonización hace referencia al marcado de células o moléculas por parte de los anticuerpos (normalmente IgG1) para aumentar su fagocitosis. La reacción de la precipitina es el resultado de la generación de grandes complejos de antígeno-anticuerpo que precipitan de la solución.

11.2 El proceso que aumenta de forma sinérgica por la unión de los fagocitos a anticuerpos y fragmentos de complemento como C3b se conoce como:

A. Aglutinación.
B. Activación del complemento.
C. Neutralización.
D. Opsonización.
E. Reacción de la precipitina.

La respuesta correcta es D. La opsonización hace referencia al marcado de células o moléculas por los anticuerpos (normalmente IgG1) o el C3b o el C4b unidos a la membrana. La aglutinación consiste en la agregación de células o partículas mediada por anticuerpos (normalmente IgM o IgA dimérica). La activación del complemento se inicia por la unión del componente C1 del complemento a un anticuerpo (IgM o IgG) unido a un epítopo. La neutralización es el bloqueo de las estructuras presentes en los microbios y las toxinas que les permiten unirse a las superficies de las células del anfitrión por parte de los anticuerpos. La reacción de la precipitina es el resultado de la generación de grandes complejos de antígeno-anticuerpo que precipitan de la solución.

11.3 El nombre de la interacción entre antígenos y anticuerpos solubles que da origen a la formación de complejos insolubles de antígeno-anticuerpo es:

A. Aglutinación.
B. Activación del complemento.
C. Neutralización.
D. Opsonización.
E. Reacción de la precipitina.

La respuesta correcta es E. La reacción de la precipitina es resultado de la generación de grandes complejos de antígeno-anticuerpo que precipitan de la solución. La aglutinación consiste en la agregación de células o partículas mediada por anticuerpos (normalmente IgM o IgA dimérica). La activación del complemento se inicia por la unión del componente C1 del complemento a un anticuerpo (IgM o IgG) unido a un epítopo. La neutralización es el bloqueo de las estructuras presentes en los microbios y las toxinas que les permiten unirse a las superficies de las células del anfitrión por parte de los anticuerpos. La opsonización hace referencia al marcado de células o moléculas por anticuerpos (normalmente IgG1) para aumentar su fagocitosis.

11.4 La unión de anticuerpos a epítopos microbianos o moléculas solubles de manera que inhiba la capacidad de estos microbios de unirse a la superficie de las células del anfitrión se denomina:

A. Aglutinación.
B. Activación del complemento.
C. Neutralización.
D. Opsonización.
E. Reacción de la precipitina.

La respuesta correcta es C. La neutralización es el bloqueo de las estructuras presentes en los microbios y las toxinas que les permiten unirse a las superficies de las células del anfitrión por parte de los anticuerpos. La aglutinación consiste en la agregación de células o partículas mediada por anticuerpos (normalmente IgM o IgA dimérica). La activación del complemento se inicia por la unión del componente C1 del complemento a un anticuerpo (IgM o IgG) unido a un epítopo. La opsonización hace referencia al marcado de células o moléculas por parte de los anticuerpos (normalmente IgG1) o de C3b o C4b unidos a la membrana. La reacción de la precipitina es resultado de la generación de grandes complejos de antígeno-anticuerpo que precipitan de la solución.

11.5 ¿Cuáles de los siguientes isotipos de anticuerpos facilitan la unión secuencial de los componentes C1, C4, C2 y C3 del sistema del complemento?

A. IgA e IgD.
B. IgA e IgE.
C. IgA e IgM.
D. IgE e IgG.
E. IgG e IgM.

La respuesta correcta es E. La vía clásica del complemento se inicia por la interacción de C1 (seguida de C4, C2 y C3) con un anticuerpo de tipo IgM o IgG unido a un epítopo. IgA, IgD e IgE no se unen a C1.

11.6 ¿Cuál de los siguientes tipos celulares utiliza interacciones Fas/FasL para inducir apoptosis de las células infectadas por virus?

A. Macrófagos.
B. Células T CD8⁺
C. Células T CD4⁺
D. Células B.
E. Neutrófilos.

La respuesta correcta es B. Las células T CD8⁺ activadas se dirigen a sus objetivos gracias a las interacciones de TCR con pMHC-I del virus que se propaga dentro de la célula. Una vez concentrados, los linfocitos T citotóxicos CD8⁺ pueden usar perforinas/granzimas e interacciones Fas/FasL para inducir apoptosis de la célula infectada por el virus.

11.7 ¿Cuál de las siguientes citocinas es necesaria para activar a los macrófagos para incrementar la fagocitosis y la aniquilación intracelular de patógenos?

A. IL-4.
B. IIL-5.
C. IL-10.
D. IFN-γ.
E. TGF-β.

La respuesta correcta es D. IFN-γ se produce por las células Th1 y es crítico para la activación completa de los macrófagos. IL-4, IL-10 y TGF-β pueden actuar sobre los macrófagos para inducir un fenotipo M2, que promueve la reparación de los tejidos. IL-5 es importante para el reclutamiento y activación de los eosinófilos.

11.8 Un objetivo de la inmunización es generar anticuerpos IgG e IgA específicos contra el patógeno. ¿Cuál es la ventaja principal de contar con IgG e IgA específicas contra el patógeno?

A. Activación de la vía clásica del complemento.
B. Activación de mastocitos a través de la unión de FcR.
C. Activación de células NK a través de la neutralización de la unión de FcR.
D. Neutralización de patógenos antes de que establezcan una infección.
E. Aglutinación de patógenos.

La respuesta correcta es D. Tanto IgG como IgA son buenos anticuerpos neutralizantes (en especial IgA, que se secreta en el lumen de los sitios mucosos). IgG puede activar la vía clásica del complemento y activar las células NK a través de la unión de FcR, mientras IgA no lo hace. La IgA puede actuar para aglutinar patógenos gracias a sus cuatro sitios potenciales de unión (porque es un dímero), mientras que IgG sólo puede causar aglutinación en cantidades muy elevadas. La IgE (no IgG, ni IgA) activa los mastocitos mediante la unión a FcεRs para desgranularlos.

11.9 ¿Cuál de los siguientes ocurre después de que FcγRIII en las células NK se une a IgG1 en la superficie de un patógeno?

A. Inhibición de la muerte por células NK.
B. Inhibición de la infección de la célula NK por un patógeno.
C. Activación de la vía clásica del complemento.
D. Activación de ADCC de NK.
E. Fagocitosis aumentada por la célula NK.

La respuesta correcta es D. Cuando FcγRIII en las células NK se une a IgG1 en la superficie de un patógeno, la célula NK se activa para ejecutar su citotoxicidad celular dependiente de anticuerpo. Las células NK se activan para aniquilar patógenos marcados con la IgG específica para el patógeno.

11.10 El cambio de isotipo es un mecanismo importante mediante el cual el sistema inmune adapta la respuesta al ataque apropiado contra un patógeno. ¿Cuál de las siguientes citocinas es importante para promover el cambio de isotipo a IgG1, IgG3, IgG4 e IgE?

A. IL-4.
B. IL-10.
C. IL-17.
D. IFN-γ.
E. TGF-β.

La respuesta correcta es A. IL-4 es la citocina más potente para promover el cambio de isotipo, en especial a IgE. Las demás citocinas listadas pueden promover el cambio de isotipo y se listan en la tabla 11-2.

Regulación de las respuestas adaptativas

12

I. GENERALIDADES

Cuando funcionan de forma adecuada, los sistemas inmunes innato y adaptativo reconocen y atacan lo extraño, sin alterar lo propio. El sistema inmune innato expresa un número finito de receptores codificados de forma estable en el genoma que reconocen moléculas ampliamente expresadas por los organismos potencialmente patógenos, pero no por el anfitrión (lo propio). El sistema inmune adaptativo se enfrenta a una tarea desalentadora, ya que sus receptores se generan en las células somáticas de forma aleatoria. Los mecanismos de selección en el timo y en la médula ósea eliminan los linfocitos T y B autorreactivos que aparecen durante el desarrollo; estos mecanismos, sin embargo, no logran eliminar todas las células con potencial autorreactivo, dado que el sistema inmune adaptativo suele encontrarse con moléculas propias que no han sido presentadas durante la selección de receptores en el timo o han surgido en un punto más tardío del desarrollo (p. ej., moléculas que aparecen durante y tras la pubertad). La **autoinmunidad** es un trastorno en que el sistema inmune percibe lo propio como extraño. Muchas enfermedades graves y hasta mortales, como la esclerosis múltiple y el lupus eritematoso sistémico, son provocadas por reacciones autoinmunitarias.

Por fortuna, el sistema inmune adaptativo ha desarrollado mecanismos para regular tanto las respuestas inmunes beneficiosas como los linfocitos autorreactivos lesivos. Sin la regulación inmune, la respuesta inmune adaptativa estaría en estado constante de ataque inmunitario contra epítopos extraños a los que toda persona está expuesta de manera constante (p. ej., alimentos, bebidas, cosméticos), muchos de los cuales no suponen una amenaza, así como contra epítopos vitales a los que pocas veces el individuo se ve expuesto (p. ej., interacciones materno-fetales).

II. TOLERANCIA

Por lo común, la maquinaria ofensiva del sistema inmune se reserva para ser usada contra las amenazas externas. La selección positiva y negativa del timo asegura que los linfocitos T maduros reconozcan las moléculas del complejo principal de histocompatibilidad (MHC, *major histocompatibility complex*) I o II propias (selección positiva), pero que no sean claramente autorreactivos contra los péptidos propios (selección negativa). El destino de los timocitos que no logran hacer estas distinciones es la muerte por apoptosis. La eficacia de la selección negativa aumenta mucho gracias a la acción del gen **AIRE** (regulador autoinmune, *autoimmune regulator*); este gen se expresa en las células tímicas que son responsables de la selección negativa de los timocitos en desarrollo, así como de otras células y tejidos. El gen AIRE hace que las células tímicas epiteliales reticulares (capítulo 9) expresen un gran número de moléculas asociadas normalmente a células y tejidos extratímicos. Como resultado, la selección negativa puede inducir la tolerancia central en un ámbito de péptidos propios tímicos y no tímicos. Los pocos individuos con funcionamiento anómalo del gen AIRE sufren poliendocrinopatía-candidiasis-distrofia ectodérmica autoinmune (APE-CED, *autoimmune polyendocrinopathy-candidiasis-ectodermal dystrophy*), también conocida como síndrome poliglandular autoinmune tipo 1, que da lugar al hipoparatiroidismo, la disfunción corticosuprarrenal y la candidiasis mucocutánea crónica (CMC).

Sin embargo, ningún sistema es perfecto; no todos los péptidos propios están presentes en el timo y algunos péptidos aparecen después de que disminuye la función tímica. Además, algunos péptidos están limitados a sitios anatómicos que no son de fácil acceso para el sistema inmune. En consecuencia, algunos linfocitos T con potencial autorreactivo escapan de la selección positiva y negativa. Como resultado, el sistema inmune adaptativo debe utilizar otros mecanismos para evitar la autorreactividad. La adquisición de una falta de respuesta selectiva o **tolerancia** requiere que el sistema inmune adaptativo aplique una estrategia no destructiva cuando reconozca lo propio. Se han desarrollado diversos mecanismos de tolerancia para minimizar el daño potencial provocado por la selección posterior al desarrollo de células autorreactivas.

A. Mecanismos de ausencia de respuesta inmune

1. **Anergia.** Es un estado de falta de respuesta de los linfocitos. Tiene lugar tras el reconocimiento de un péptido + complejo principal de histocompatibilidad (pMHC) (en el caso de los linfocitos T) o de un epítopo libre (en el caso de los linfocitos B). En ausencia de "instrucciones" adicionales de las células presentadoras de antígenos (APC, *antigen-presenting cells*) (en el caso de los linfocitos T) o de los linfocitos CD4$^+$ (en el caso de los linfocitos B), el sistema inmune no responde. La anergia es, por tanto, una forma de regulación impuesta durante la activación de los linfocitos T y B vírgenes.

   En el capítulo 10 se explica que para que los linfocitos T vírgenes se activen necesitan interaccionar con un pMHC y recibir segundas señales coestimuladoras procedentes de una APC (por lo común, una célula dendrítica). La importancia de esta doble señal para la activación se torna evidente al considerar qué pasaría, en ausencia de tal regulación, si los linfocitos T escaparan a la selección negativa en el timo. Ya que todas las células nucleadas del cuerpo expresan moléculas del MHC-I que tienen péptidos propios, los linfocitos T CD8$^+$ vírgenes específicos contra péptidos propios mostrados en el MHC-I podrían activarse mediante el simple reconocimiento, a través de su receptor del linfocito T (TCR, *T cell receptor*), de los complejos pMHC-I adecuados en la superficie de cualquier célula nucleada del cuerpo. Una vez activados, podrían unirse y destruir otras células normales del cuerpo. La necesidad de segundas señales procedentes de las APC minimiza este riesgo. La unión del TCR de los linfocitos T CD8$^+$ vírgenes autorreactivos con células del cuerpo normales no presentadoras de antígenos (incapaces de proporcionar segundas señales) hace que los linfocitos T CD8$^+$ se vuelvan anérgicos en lugar de activados. En otras palabras, la recepción de la señal 1 en ausencia de una señal 2 simultánea elimina el linfocito T del campo de acción inmune. De modo similar, cuando los péptidos propios encuentran su camino hacia MHC clase II en APC, es típico que no haya otra señal para que las APC regulen de modo ascendente las moléculas coestimuladoras para enviar señales II a los linfocitos T. Por ello, los linfocitos T CD4$^+$ T autorreactivos identifican al péptido propio + MHC clase II para el cual tienen recepción específica de señales 1 de TCR en ausencia de la coestimulación, por lo que se anergizan. Los linfocitos B también necesitan una segunda señal tras la activación del receptor del linfocito B (BCR, *B cell receptor*). Si no la reciben, se vuelven anérgicos en caso de reestimulación posterior con una combinación de ambas señales (primera y segunda). Las células anérgicas no son eliminadas; se mantienen en circulación y no pueden ser reactivadas.

2. **Apoptosis.** La estimulación sola a través de receptores de antígenos es insuficiente para promover la activación de los linfocitos B y T. Los estímulos secundarios son necesarios para evitar la inducción de anergia (véase antes) y suprimir la apoptosis. Por ejemplo, las señales a través de TCR sin señales secundarias (factores de crecimiento o coestimulación) pueden no provocar la generación de factores antiapoptóticos suficientes para bloquear la inducción de la muerte celular inducida por activación. Además, la señalización a través de TCR sin señales secundarias provoca la regulación ascendente de FasL. Cuando los linfocitos T que expresan FasL interactúan con Fas en otros tipos celulares, la señalización FasL induce apoptosis de dichas células T.

B. Linfocitos T reguladores

También promueven el mantenimiento de la tolerancia; de forma característica, estas células inhiben la actividad de los linfocitos autorreactivos. Aunque se piensa que un subconjunto supresor de células T CD8$^+$ T media cierta inmunosupresión, la mayor parte de la supresión activa por el sistema inmune estaría mediada por un subconjunto de células T CD4$^+$ llamadas células T reguladoras (T$_{reg}$). Las células T$_{reg}$ expresan CD4, grandes cantidades de CD25 (la subunidad α de IL-2R) y CTLA-4, y se definen por el factor de transcripción Foxp3. Estos linfocitos T CD4$^+$CD25$^+$, que se estima constituyen 5 a 10% de las células T CD4$^+$ periféricas, se han identificado en varios tejidos y se les relaciona con la prevención de ciertas respuestas autoinmunes, así como algunas respuestas contra cuerpos extraños (figura 12-1). Se cree que estas células limitan la activación de los linfocitos autorreactivos en la periferia a través de múltiples mecanismos. Primero, producen grandes cantidades de citocinas reguladoras, como TGF-β, para limitar la respuesta inmune generada por los linfocitos autorreactivos. Segundo, las células T$_{reg}$ expresan cifras elevadas de CTLA-4, que se piensa superan a las células autorreactivas en la interacción con CD80/CD86 y limitan la habilidad de los linfocitos autorreactivos para obtener estimulación secundaria mediante CD28. Por último, las T$_{reg}$ dependen en grado sumo de IL-2 para sobrevivir. Se ha propuesto que T$_{reg}$ usan IL-2 libre en el ambiente, limitando con eficacia el acceso de los linfocitos autorreactivos a este importante factor de crecimiento y supervivencia. Su presencia, demostrada *in vivo* e *in vitro*, se ha relacionado con la supresión de varias enfermedades autoinmunes (p. ej., gastritis autoinmune, colitis crónica). De hecho, las mutaciones en Foxp3 provocan una enfermedad denominada IPEX, vinculada con numerosas manifestaciones autoinmunes.

C. Función de los coinhibidores en la inmunorregulación

Como ya se mencionó, las T$_{reg}$ expresan grandes cantidades de CTLA-4, y se cree que funcionan en parte al superar a las células T autorreactivas en su capacidad para interactuar con CD80/86. Sin embargo, CTLA-4 es solo un regulador normal que controla las

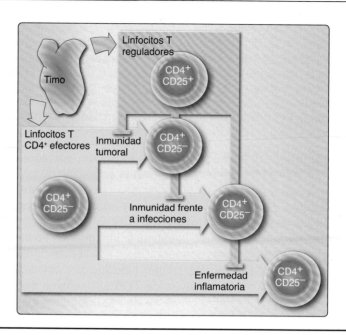

Figura 12-1
Linfocitos T$_{reg}$ CD4$^+$CD25$^+$ derivados del timo. Los T$_{reg}$ derivados del timo tienen la capacidad de controlar las actividades de numerosas respuestas inmunes mediadas por linfocitos T, incluidas las respuestas antitumorales, inflamatorias, e incluso inmunes a infecciones.

respuestas autorreactivas además de las respuestas inmunes normales. Los linfocitos T expresan CD28 de forma constitutiva y se unen a las moléculas coestimuladoras CD80 (B7.1) o CD86 (B7.2) expresadas en la superficie de las APC (capítulo 10). La unión del TCR al pMHC apropiado (primera señal) + CD28:CD80/86 (segunda señal) estimula el linfocito T para que produzca interleucina 2 (IL-2), exprese el receptor de IL-2 (IL-2R) y entre en el ciclo celular. Tras la activación del linfocito T, el CD152 (antígeno 4 asociado con el linfocito T citotóxico, o CTLA-4) se desplaza a la parte externa de la membrana, donde se une con CD80/86 con afinidad 100 veces mayor que la de CD28. La ocupación de CD152 inhibe la expresión del ARNm de la IL-2 por parte del linfocito T y su progresión a través del ciclo celular. Este mecanismo asegura que los linfocitos T activados, cuando ya no son necesarios, no sigan actuando. Si el estímulo antigénico se elimina, la respuesta finaliza. Los linfocitos T reactivos desaparecen, con la excepción de las células de memoria quiescentes (figura 12-2).

Además de CTLA-4, otro coinhibidor es PD-1 (proteína de muerte celular programada 1). PD-1 muestra regulación ascendente sobre las células T CD4$^+$ y CD8$^+$ activadas, como una forma de limitar y contraer la respuesta inmune. Cuando el PD-1 sobre los linfocitos T activados interactúa con PD-L1 o PD-L2, bloquea la vía de transducción de señales inducida por TCR y CD28 (capítulo 10). Por ello, la interacción PD-1:PD-L1/L2 es un regulador importante de la respuesta inmune normal. Sin embargo, se sabe que esa interacción y la de CTLA-4:CD80/86 son importantes para mantener la tolerancia, ya que las personas tratadas con fármacos que bloquean las interacciones de CTLA-4:CD80/86 o PD-1:PD-L1/L2 muestran incremento de las reacciones autoinmunes, que se detienen al suspender dichos tratamientos.

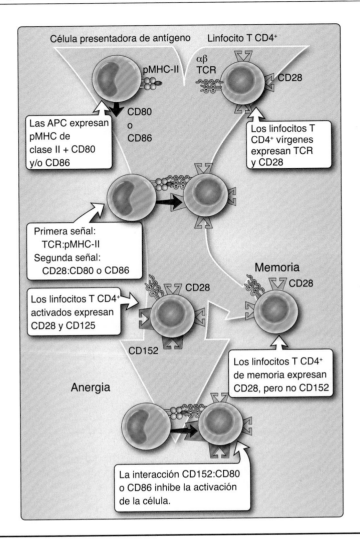

Célula presentadora de antígeno   Linfocito T CD4⁺

pMHC-II

αβ
TCR

CD28

Las APC expresan
pMHC de
clase II + CD80
y/o CD86

CD80
o
CD86

Los linfocitos T
CD4⁺ vírgenes
expresan TCR
y CD28

Primera señal:
TCR:pMHC-II
Segunda señal:
CD28:CD80 o CD86

Memoria

CD28

Los linfocitos T CD4⁺
activados expresan
CD28 y CD125

CD28

CD152

Los linfocitos T CD4⁺
de memoria expresan
CD28, pero no CD152

Anergia

La interacción CD152:CD80
o CD86 inhibe la activación
de la célula.

Figura 12-2
El CD152 (CTLA4) en la regulación del linfocito T. La expresión de
CD152 por los linfocitos T solo empieza después de que éstos hayan sido
activados. El CD152 compite con CD28 por la unión a CD80/86 y lo hace
con mayor afinidad que CD28. La interacción de CD152 con CD80/86
provoca la pérdida de estimulación de CD28 que inactiva al linfocito T.
Esto produce una señal que impone un periodo finito de actividad en cada
linfocito T activado.

III. REGULACIÓN DE LA RESPUESTA INMUNE ADAPTATIVA POR LOS SUBCONJUNTOS DE CÉLULAS TH

Las respuestas inmunes representan estados de equilibrio entre diferentes conjuntos de mecanismos de respuesta. La especialización de los subconjuntos de linfocitos Th CD4⁺ es un medio a través del cual el sistema inmune no sólo ajusta su respuesta para proporcionar el mecanismo más efectivo para eliminar amenazas, sino también para minimizar respuestas poco efectivas que brinden ventaja a los patógenos.

Como se describe en el capítulo 10, las respuestas de Th1 son importantes para dirigir la inmunidad mediada por células. Las células Th2 son importantes para las respuestas inmunes humorales y las células Th17 lo son para promover la inflamación y el influjo de neutrófilos en el ataque a ciertos patógenos micóticos y extracelulares. Estos subconjun-

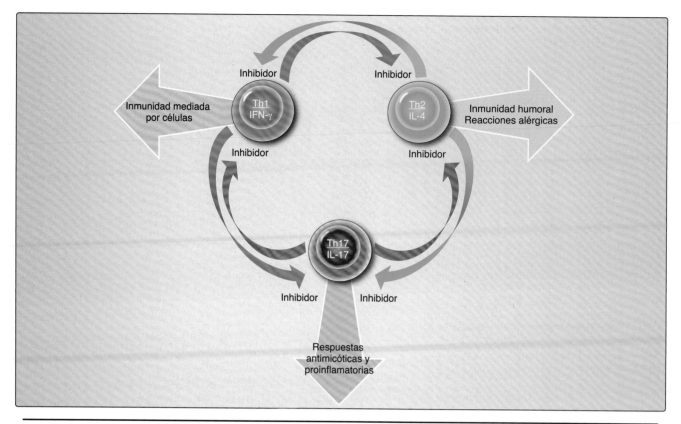

Figura 12-3
Control de las respuestas inmunes mediante la diferenciación de las células Th. La capacidad de los linfocitos Th1, Th2 o Th17 de inhibirse mutuamente a través de señales procedentes de citocinas proporciona un sistema modelo para estudiar los mecanismos de regulación entre las subpoblaciones de linfocitos y las respuestas inmunes que se generan.

tos de células Th dirigen respuestas inmunes mediante la secreción de citocinas específicas. La generación de estos subconjuntos requiere entornos inmunes específicos provistos por el sistema inmune innato. No sorprende que el ambiente inmunitario que promueve la especialización de un subconjunto de células Th bloquee la generación de otro subconjunto de células Th. Por ejemplo, IL-12 promueve la generación de subconjuntos de células Th1 mientras limita la generación de células Th2 y Th17. La inhibición mutua de los linfocitos CD4+ Th1 y Th2 proporciona un modelo para analizar las interacciones reguladoras de las diferentes subpoblaciones de linfocitos T (figura 12-3).

IV. CITOCINAS REGULADORAS

Como ya se mencionó, gran parte de la regulación de la activación y la subsiguiente actividad de los linfocitos se produce a través de la mediación de las citocinas. Por ejemplo, las citocinas derivadas de linfocitos T son fundamentales para la activación de los linfocitos B y el cambio de isotipo. Los linfocitos B (cuando actúan como células presentadoras de antígenos) pueden usar las citocinas para influir en la activación de los linfocitos T. Incluso dentro del compartimento de linfocitos T, diferentes subgrupos de linfocitos secretan citocinas que regulan la actividad de los otros, como los linfocitos Th1 y Th2. La tabla 12-1 lista algunas citocinas implicadas en la regulación de los linfocitos.

Tabla 12-1. Citocinas reguladoras

Citocina	Fuente	Diana	Acción
IL-2	Linfocitos T	Linfocitos T	Proliferación y crecimiento
IL-4	Linfocitos Th2	Linfocitos B	Proliferación y crecimiento, cambio de isotipo a IgG1, IgG3, IgG4, IgE.
	Linfocitos Tfh		
	Mastocitos	Linfocitos Th0	Promueve la maduración de perfil Th2 e inhibe al perfil Th1.
IL-10	LinfocitosTh2	Linfocitos B	Cambio de isotipo a IgG1, IgG3.
	T_{reg}	Linfocitos autorreactivos, APC	Inhibe la producción de IL-12, la expresión de MHC-II y la coestimulación.
	Macrófagos M2	Linfocitos Th0	Promueve la maduración de perfil Th2 e inhibe al perfil Th1.
IL-12	Células dendríticas	Linfocitos NK, linfocitos T	Estimula la producción de IFN-γ y aumenta la citotoxicidad
	Macrófagos	Linfocitos Th0	Promueve la maduración de perfil Th1 e inhibe al perfil Th2
IL-17	Linfocitos TCD4$^+$	Monocitos	Actúa como sustancia quimiotáctica e induce la producción de citocinas proinflamatorias
	(subgrupo Th17)	Neutrófilos	
IL-23	Células dendríticas	Linfocitos TCD4	Induce la diferenciación de los linfocitos Th17 y la producción de IL-17
	Macrófagos		
TGF-β	T_{reg}, macrófagos	Linfocitos B	Cambio de isotipo a IgA
		Linfocitos T	Promueve el desarrollo de Th17 y T_{reg}
IFN-γ	Linfocitos NK	Linfocitos Th0	Diferenciación hacia la vía Th1
	Linfocitos T (Linfocitos Th1, linfocitos T CD8$^+$)	Linfocitos B	Cambio de isotipo a IgG1, IgG3.
		Macrófagos	Fagocitosis aumentada, aniquilación intracelular y expresión de MHC.

Abreviaturas: APC, células presentadoras de antígenos; IFN, interferón; Ig, inmunoglobulina; IL, interleucina; MHC, complejo principal de histocompatibilidad; NK, citolítica natural (asesina natural; *natural killer*); Tfh, célula T folicular; TGF, factor de crecimiento transformante; Th, linfocito T colaborador; T_{reg}, linfocito T regulador.

Resumen del capítulo

- Con la falta de respuesta selectiva o **tolerancia**, el sistema inmune adaptativo adopta una estrategia no destructiva cuando reconoce lo propio.

- La eliminación de los timocitos autodestructivos mediante la selección negativa dentro del timo es un mecanismo importante para establecer la tolerancia. El gen AIRE aumenta el número de antígenos propios expresados dentro del timo. Esto facilita la eficacia de la selección negativa.

- La entrada de los linfocitos vírgenes al estado de falta de respuesta o **anergia** es resultado de la ocupación de su receptor de linfocito T o de linfocito B (TCR o BCR) sin la existencia de señales adicionales procedentes de una célula presentadora de antígeno (APC) o un linfocito T CD4$^+$, respectivamente.

- El CD152 (CTLA-4) de la superficie de los linfocitos T se une con CD80 (B7.1) y/o CD86 (B7.2) con mayor afinidad que con CD28. De este modo, se inhiben la producción de interleucina-2 (IL-2), la expresión del receptor de IL-2 (IL-2R) y la entrada en el ciclo celular de los linfocitos T CD4$^+$. Todo ello promueve el estado de anergia.

- La interacción de PD-1 con linfocitos T activados por PD-L1 o PD-L2 se utiliza para limitar tanto la respuesta inmune en proceso como las actividades de las células T autorreactivas.

- Los **linfocitos T reguladores** (T_{reg}) expresan las moléculas CD4 y CD25 (cadena α del receptor de la IL-2) y Foxp3. Se cree que los T_{reg} están implicados en la evitación de las respuestas autoinmunes (p. ej., la enfermedad inflamatoria intestinal) y de algunas respuestas contra lo extraño.

Resumen del capítulo (continuación)

- Se piensa que los T_{reg} controlan la respuesta inmune a través de tres mecanismos predominantes: expresión incrementada de CTLA-4, que tiene mayor afinidad que CD28 en las interacciones con CD80/86; expresión incrementada de CD25 (IL-2R) para superar las células T respecto a las cantidades limitantes de IL-2, y por último, mediante la producción de citocinas reguladoras, como TGF-β, que limita la activación de las células inmunes.

- Las citocinas producidas por las células inmunes (distintas de T_{reg}) también pueden regularse entre sí para promover respuestas efectivas contra patógenos mientras limitan un trastorno mediado por inmunidad.

Preguntas de estudio

12.1 El estado de falta de respuesta de los linfocitos T que ocurre tras el reconocimiento de un complejo péptido + complejo principal de histocompatibilidad (pMHC) se conoce como:

A. Alergia.
B. Apoptosis.
C. Anergia.
D. Autoinmunidad.
E. Hipersensibilidad.

La respuesta correcta es C. La anergia es un estado de falta de respuesta que tiene lugar cuando un linfocito recibe un estímulo a través de su TCR o BCR en ausencia de señales accesorias apropiadas emitidas por células presentadoras de antígeno o linfocitos T. La alergia implica la desgranulación de los mastocitos tras la unión de un antígeno a las moléculas de IgE ya fijadas sobre la superficie de los mastocitos. La apoptosis es la muerte programada de una célula a través de la degradación de sus ácidos nucleicos. La autoinmunidad es la respuesta activa del sistema inmune contra los epítopos propios. La hipersensibilidad es una respuesta mediada por linfocitos activados o sus productos. La alergia es una forma de hipersensibilidad.

12.2 ¿Cuál de las siguientes células se cree que está implicada en la evitación de las respuestas autoinmunes (p. ej., la enfermedad inflamatoria intestinal) y de algunas respuestas contra lo extraño?

A. Las células presentadoras de antígeno.
B. Los linfocitos T anérgicos.
C. Los linfocitos T_{reg} CD4$^+$CD25$^+$.
D. Las células Th foliculares.
E. Los linfocitos T vírgenes.

La respuesta correcta es C. Los linfocitos T_{reg} CD4$^+$CD25$^+$ inhiben varias respuestas contra epítopos propios, así como algunas respuestas contra epítopos asociados a agentes infecciosos y tumores. Las células presentadoras de antígeno no tienen esta capacidad. Los linfocitos T anérgicos son inactivos. Las células dendríticas foliculares están involucradas en la presentación de antígenos a los linfocitos B y T en los folículos del ganglio linfático. Los linfocitos T vírgenes deben activarse antes de empezar a desarrollar cualquiera de sus funciones efectoras.

12.3 ¿Cuáles de las siguientes células requieren la interacción con un pMHC y con un conjunto de segundas señales coestimuladoras procedentes de una célula presentadora de antígeno (normalmente una célula dendrítica) para activarse?

A. Los linfocitos T anérgicos.
B. Los linfocitos B.
C. Los mastocitos.
D. Los linfocitos T vírgenes.
E. Los linfocitos citolíticos naturales.

La respuesta correcta es D. Las células dendríticas suelen participar en la activación de las células vírgenes. Los linfocitos T anérgicos se mantienen resistentes al posterior reconocimiento de un pMHC y permanecen quiescentes. Los linfocitos B no necesitan la unión con un pMHC para activarse. Los mastocitos pueden activarse y experimentar una desgranulación a través de la unión del antígeno a las moléculas de IgE ya fijadas sobre la superficie de los mastocitos. Los linfocitos citolíticos naturales no tienen receptores para unirse al pMHC.

12.4 El factor de transcripción nuclear Foxp3 se expresa en...

A. Los linfocitos B.

B. Los timocitos CD4$^+$/CD8$^+$

C. Los linfocitos citotóxicos CD8$^+$.

D. Los linfocitos T$_{reg}$ CD4$^+$CD25$^+$.

E. Los linfocitos Th2.

La respuesta correcta es D. La expresión del factor de transcripción nuclear Foxp3 es una característica distintiva de los linfocitos T$_{reg}$ CD4$^+$CD25$^+$. Foxp3 no se expresa en ninguno de los otros tipos celulares indicados.

12.5 En los linfocitos T activados, el CD152 (CTLA-4)...

A. Tiene menor afinidad por CD80/86 que CD28.

B. Se une al pMHC apropiado en la superficie.

C. Induce la progresión a través del ciclo celular.

D. Estimula la transcripción del ARNm de la IL-2.

E. Empieza a desplazarse hacia la membrana y a unirse a CD80/86.

La respuesta correcta es E. Tras la activación de un linfocito T, el CD152 empieza a desplazarse del aparato de Golgi hacia la superficie celular, donde compite con el CD28 por la unión al CD80/86 en la superficie de las células presentadoras de antígeno. No tiene una menor afinidad por CD80/86 ni se une al pMHC. La unión del CD152 a su ligando inhibe la producción del ARNm de la IL-2 y la progresión del linfocito T a través del ciclo celular.

12.6 ¿Cuál de los siguientes es un mecanismo mediante el cual T$_{reg}$ disminuyen la actividad de los linfocitos autorreactivos?

A. Expresan grandes cantidades de Fas para inducir apoptosis de los linfocitos autorreactivos.

B. Se unen a la IL-2 requerida para la activación de los linfocitos.

C. Expresan grandes cantidades de CD28 para competir con los linfocitos activados por CD80/86.

D. Secretan perforinas y granzimas para inducir apoptosis de los linfocitos autorreactivos.

E. Expresan PD-L1/L2 para bloquear la activación de los linfocitos T.

La respuesta correcta es B. Las T$_{reg}$ expresan grandes cantidades de IL-2R que se piensa superan a los linfocitos activados por IL-2, lo cual es necesario para su supervivencia y activación. T$_{reg}$ también expresan grandes cantidades de CTLA-4 (no CD28) para superar la interacción de los linfocitos T activados con CD80/86.

12.7 ¿Cuál de las siguientes moléculas se expresa en los linfocitos T activados para limitar su expansión y actividad?

A. CD4.

B. CD28.

C. CD40.

D. IL-2R.

E. PD-1.

La respuesta correcta es E. La interacción de PD-1 con los linfocitos T activados por PD-L1/L2 limita TCR y la señalización de moléculas coestimuladoras, para suavizar las respuestas mediadas por células T. En la clínica, los anticuerpos para esta interacción se utilizan para aumentar las respuestas inmunes antitumorales que tienden a desactivarse por el tumor. CD4 y CD28 se expresan en los linfocitos T en reposo y activados, y promueven la expansión y activación de los linfocitos T. CD40 se expresa en los linfocitos B, e IL-2R promueve la expansión y activación de los linfocitos T.

12.8 ¿Cuál de las siguientes moléculas expresada por las células epiteliales medulares del timo aumenta la expresión de antígenos específicos para tejidos?

A. AIRE.

B. Foxp3.

C. CTLA-4.

D. Fas.

E. ARNd.

La respuesta correcta es A. AIRE (regulador autoinmune) se expresa por mTEC en el timo para inducir la expresión de antígenos específicos de tejidos, de tal modo que los linfocitos T autorreactivos se eliminen del repertorio de células T en desarrollo mediante selección negativa. Foxp3 se expresa por T$_{reg}$ y es una característica definitoria de este tipo celular. CTLA-4 se expresa en T$_{reg}$ y linfocitos T activados para interactuar con CD80/86.

12.9   ¿Cuál de los siguientes es un desenlace potencial de un linfocito T CD4$^+$ autorreactivo que recibe estimulación constante a través de TCR sin coestimulación?

A. Proliferación.

B. Diferenciación a célula Th0.

C. Anergia.

D. Desarrollo a célula T de memoria.

E. Producción de grandes cantidades de IL-2.

La respuesta correcta es C. La estimulación constante de TCR en los linfocitos T autorreactivos de la periferia, sin coestimulación secundaria, tiene como resultado típico la anergia y/o la apoptosis potencial. Cuando los linfocitos T reciben estimulación simultánea a través de TCR y moléculas coestimuladoras, los linfocitos T producen IL-2, proliferan y se diferencian en linfocitos T efectores o linfocitos T de memoria.

12.10   ¿Cuál de las siguientes citocinas regula negativamente la diferenciación de células Th0 a células Th1?

A. IL-2.

B. IL-4.

C. IL-12.

D. IL-18.

E. IFN-γ.

La respuesta correcta es B. La producción de IL-4 provoca regulación negativa de la diferenciación de las células Th0 en células Th1 y Th17. IL-2 promueve la expansión y proliferación de las células Th0 sin tener efecto negativo en la diferenciación de Th1. Por su parte, IL-12, IL-18 e IFN-γ promueven la diferenciación de Th1 y limitan la diferenciación de Th2 y Th17.

Unidad IV:
Aspectos clínicos de la inmunidad

"Que la pena sea proporcional al delito."
—Sir William Gilbert, *El Mikado,* 1885

El sistema inmune suele funcionar sin que lo advirtamos, para proteger a la persona del gran número de microorganismos patógenos en el ambiente. Cuando el sistema inmune tropieza porque se enfrenta al ataque de un intruso desconocido y necesita más tiempo para otorgar protección, se produce una enfermedad clínica por la infección. En realidad, en la mayoría de los casos el sistema inmune identifica, afronta y elimina los microorganismos infecciosos sin que el anfitrión lo note.

Para que el sistema inmune funcione de manera normal, es preciso perseguir a los microorganismos hasta sus escondrijos. Ellos utilizan tácticas de evasión y tienen su propio armamento, contra el cual el sistema inmune debe defenderse; sin embargo, una vez que los invasores han sido aprehendidos, el sistema inmune cuenta con diversos mecanismos para desactivarlos. Una estrategia es destruir el sitio de reproducción microbiano; otro es envenenarlos. Con frecuencia, los microbios terminan siendo envueltos por los fagocitos.

A veces, incluso los mejores sistemas no funcionan a la perfección. Los teléfonos móviles, las computadoras, los electrodomésticos y el sistema inmune presentan fallas ocasionales. El sistema operativo puede corromperse o descomponerse en parte. Cuando esto sucede en el sistema inmune, los humanos quedan expuestos a un riesgo más elevado de padecer una enfermedad infecciosa. En otras ocasiones, el sistema inmune se equivoca al identificar el problema y en lugar de elegir un microorganismo peligroso, identifica por error a los componentes propios y ataca las células del cuerpo. Asimismo, a veces la persecución por las células inmunitarias termina con la eliminación del microorganismo, pero a un costo elevadísimo que quizá implique la muerte o el daño de las células y los tejidos normales.

Cuando el sistema inmune trabaja de una forma demasiado débil o demasiado intensa, es necesaria la intervención del médico. A menudo, puede inducirse la regeneración o remplazo de las partes perdidas o dañadas. También pueden administrarse terapias para estimular alguna parte del sistema inmune. A través de la vacunación se puede poner el sistema inmune en máxima alerta, para que, cuando sea necesaria su participación, lo haga de forma rápida y con fuerza abrumadora. Por el contrario, a veces es necesario calmar un sistema inmune sobreexcitado; mientras, en otras ocasiones se deben identificar los elementos dañinos que deben ser neutralizados o eliminados.

El paciente sano: cómo las respuestas inmunes innata y adaptativa preservan la salud

13

I. GENERALIDADES

Desde el punto de vista del sistema inmune, el cuerpo humano es similar a una fortaleza: siempre está rodeado de microorganismos que tienen la capacidad de entrar en él y dañarlo; pero está bien equipado para defenderse de la mayoría de los ataques. El perímetro del cuerpo contiene moléculas microbicidas, secreciones mucosas y anticuerpos neutralizantes; sus murallas y límites –la piel y las membranas mucosas– se componen de células, vivas y muertas, firmemente cohesionadas que forman una barrera contra la entrada de los microbios invasores. Pese a estas numerosas defensas, las barreras se pueden romper con cortes o abrasiones. Fagocitos, linfocitos citolíticos naturales (NK, *natural killers*) y componentes del complemento son capaces de atacar en conjunto a los intrusos mientras envían una señal de alarma al resto del sistema inmune. Las células del sistema inmune patrullan por el organismo para detectar una invasión; también liberan moléculas para comunicarse con otras células y congregarse en las zonas donde son necesarias.

Cuando se ha localizado una amenaza de invasión microbiana, es necesario contenerla y después destruirla. La acción del sistema inmune puede activar un sistema de diversas defensas contra tales intrusos. Dependiendo de las estrategias usadas por el microbio particular, sólo tendrán éxito algunos ataques del anfitrión; no obstante, al utilizar diferentes estrategias, el sistema inmune se asegura de eliminar la amenaza la mayoría de las veces.

Los antígenos ambientales que se encuentran en el aire que uno respira y en el alimento y bebidas que se ingieren no son necesariamente una amenaza para los humanos, aunque entran al organismo y no forman parte de éste. Por evidente necesidad, algunas moléculas del ambiente deben entrar al cuerpo humano a través de los tejidos mucosos. Así, el sistema inmune debe distinguir entre los amigos y los enemigos; de lo contrario, comer, inevitablemente, se convertiría en un proceso de inflamación intestinal masivo. De hecho, la parte del sistema inmune asociada con las superficies mucosas utiliza varios métodos para prevenir o disminuir las respuestas inflamatorias, excepto en el caso de estímulos patógenos de carácter invasor.

Una buena defensa es aún mejor si hay una preparación previa. La vacunación es un intento deliberado de estimular una respuesta inmune primaria antes del encuentro posterior con un microorganismo, para disminuir el riesgo de infección o daño. La finalidad de la vacunación es asegurar que en los encuentros ulteriores con microorganismos o toxinas potencialmente mortales o dañinos, se produzca una segunda respuesta inmune que incluya anticuerpos neutralizantes, gran cantidad de anticuerpos y respuesta celular reforzada. Todos esos mecanismos están diseñados para encontrar y eliminar la amenaza de forma vigorosa y rápida, lo que no sería posible si se tratara de una exposición inicial. El éxito de la vacunación supone tener en cuenta la estructura y el modo de vida del microorganismo o toxina, así como las estrategias para provocar los tipos de respuesta inmune más beneficiosos.

II. RECIRCULACIÓN CELULAR Y ALOJAMIENTO

Los microorganismos patógenos suelen ser muy cautelosos e intentan pasar inadvertidos para conseguir realizar la infección. Como centinelas, los leucocitos analizan de forma continua el organismo humano en busca de estos visitantes no deseados. Las células dendríticas inmaduras están localizadas estratégicamente para funcionar como vigilantes del sistema inmune. Cuando perciben la amenaza (capítulo 10), las células dendríticas maduran y migran hacia los ganglios linfáticos vecinos. Allí fungen como mensajeros para estimular la inteligencia de los linfocitos B y T. Cuando esta información se reconoce por los receptores de las células inmunitarias adecuadas, los linfocitos actúan de forma agresiva y se acumulan en el lugar donde se ha detectado la amenaza. La movilidad de los leucocitos es esencial para inducir respuestas inmunes rápidas y eficaces.

Los leucocitos y sus productos utilizan dos sistemas para circular (capítulo 7). Un sistema de vasos linfáticos transporta líquido compuesto por restos celulares, microorganismos vivos y muertos, y leucocitos hacia los ganglios linfáticos, donde dicho material se congrega y los leucocitos analizan el contenido. Estos últimos también utilizan el sistema circulatorio para viajar hacia los lugares invadidos por microbios. Las quimiocinas y las moléculas de adhesión celular, que se expresan en las células endoteliales que conforman el interior de los vasos linfáticos y del sistema circulatorio, controlan la migración leucocítica.

A. Moléculas de adhesión celular

Su función es mediar en la adhesión entre células y entre éstas y la matriz celular. Todas estas moléculas son proteínas transmembrana que se extienden desde el citoplasma celular a través de la membrana plasmática hacia el espacio extracelular, donde se unen a ligandos especializados. Estos ligandos pueden ser moléculas de adhesión celular en otras células, otras clases de moléculas en las superficies de otras células, o componentes de la matriz extracelular. Las interacciones entre moléculas de adhesión individuales son importantes para la adhesión durante el desarrollo y también para mediar la migración celular. Cuatro familias de moléculas de adhesión funcionan en la unión entre células: cadherinas, selectinas, moléculas de la superfamilia de inmunoglobulinas e integrinas (tabla 13-1, figura 13-1). Las integrinas también median la adhesión entre célula y matriz.[1]

1. **Cadherinas.** La expresión de estas moléculas en la superficie celular sirve para unir las células entre sí para mantener la inte-

[1] Para más información sobre las moléculas de adhesión celular, vea *LIR. Biología molecular y celular,* 2a ed., Capítulo 2, Matriz extracelular y adhesión celular.

Tabla 13-1. Moléculas de adhesión

Familia	Nombre	Sinónimo(s)	Expresado por	Ligando(s)
Cadherinas	Clásica			
	E-cadherina	CDH1	Tejido epitelial	E-cadherina
	N-cadherina	CDH2	Neuronas	N-cadherina
	P-cadherina	CDH3	Placenta	P-cadherina
	Desmosómica			
	Desmocolinas	DSC1, 2, 3	Tejido epitelial	Desmocolinas
	Desmogleínas	DSG1, 2, 3	Tejido epitelial	Desmogleínas
Selectinas	Selectina E	CD62E	Endotelio activo	Sialyl Lewis x
	Selectina L	CD62L	Leucocitos	CB34
				GlyCAM-1
				MadCAM-1
				Sulfato de Sialyl Lewis X
	Selectina P	CD62P	Plaquetas, endotelio activo	Sialyl Lewis X, PSGL-1
Superfamilia de inmunoglobulinas	CD2	LFA-2	Linfocitos T	LFA-3
	ICAM-1	CD54	Endotelio activo, linfocitos, células dendríticas	LFA-1 Mac-1
	ICAM-2	CD102	Células dendríticas	LFA-1
	ICAM-3	CD50	Linfocitos	LFA-1
	LFA-3	CD58	Células presentadoras de antígeno, linfocitos	CD2
	VCAM-1	CD106	Endotelio activo	VLA-4
Integrinas	LFA-1	CD11a:CD18	Fagocitos, neutrófilos, linfocitos T	ICAM-1, -2, -3
	Mac-1	CD11b:CD18	Neutrófilos, macrófagos, monocitos	ICAM-1
				IC3b
				Fibrinógeno
	CR4	CD11c:CD18	Células dendríticas, neutrófilos, macrófagos	iC3b
	VLA-4	CD49d:CD29	Linfocitos, macrófagos, monocitos	VCAM-1

gridad de un tejido. Son proteínas de enlace transmembrana que contienen dominios extracelulares que se unen a una cadherina de otra célula. Se requiere calcio para las adhesiones mediadas por cadherina que mantienen la arquitectura de los tejidos. La familia de moléculas de adhesión de las cadherinas incluye cadherinas, desmogleínas y desmocolinas. Otros tipos de adhesión celular median conexiones más transitorias, que incluyen aquellas implicadas en la migración leucocitaria.

2. **Selectinas.** Esta familia de moléculas de adhesión tiene importancia particular al mediar la migración leucocitaria a los sitios de inflamación. Las selectinas reciben su nombre por su dominio "lectina" o dominio de unión a carbohidratos en la porción extracelular de su estructura. Una selectina de una célula interactúa con un ligando que contiene carbohidrato en otra célula.

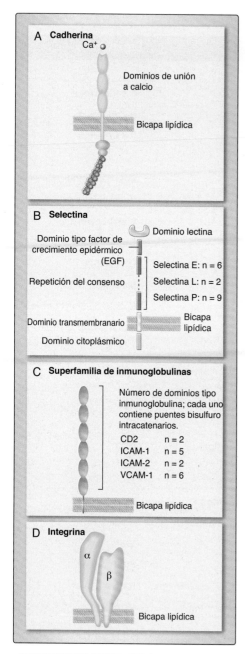

Figura 13-1
Estructura de las moléculas de adhesión. **A.** Cadherina. **B.** Selectina. **C.** Superfamilia de inmunoglobulinas. **D.** Integrina.

3. Los miembros de la **superfamilia de inmunoglobulinas** reciben su nombre porque comparten las características estructurales de las inmunoglobulinas. Las moléculas de adhesión en esta familia afinan y regulan las adhesiones intercelulares. Algunos miembros facilitan la adhesión de los leucocitos a las células endoteliales que revisten los vasos sanguíneos durante lesiones y estrés, y en ocasiones se denominan **adresinas**. Dirigen a los linfocitos hacia el tejido apropiado al fungir como ligandos que contienen carbohidratos para las selectinas en el linfocito.

4. **Integrinas.** Consisten en cadenas heterodiméricas transmembranarias compuestas por subunidades α y β. Diferentes cadenas α y β se combinan para formar varias integrinas con diversas propiedades de unión. La subunidad $\beta2$ se expresa de modo exclusivo en los leucocitos.

   a. **Ligandos.** Cuando las integrinas median la adhesión intercelular, sus ligandos son miembros de la superfamilia de inmunoglobulinas. Cuando se media la adhesión a la matriz extracelular, la fibronectina es un ligando frecuente de las integrinas. La unión de la integrina a su ligando desencadena cambios en los dominios citoplásmicos intracelulares de las integrinas, alterando su interacción con las proteínas intracelulares.

   b. **Señalización.** Las señales celulares generadas dentro de la célula pueden alterar el estado de activación de las integrinas, afectando su afinidad por los ligandos extracelulares. De este modo, las integrinas tienen una habilidad especial para enviar señales a través de la membrana plasmática en ambas direcciones, en un proceso denominado señalización "de dentro hacia afuera" y "de afuera hacia dentro".

B. **Citocinas proinflamatorias**

En los lugares de infección, los leucocitos y otras células envían señales de alarma mediante la liberación de citocinas y quimiocinas, que incluyen la interleucina 2 (IL-2) y el factor de necrosis tumoral α (TNF-α, *tumor necrosis factor*). Estos activan de manera local el endotelio vascular para que exprese moléculas de adhesión particulares e incrementan la expresión de moléculas quimiotácticas (p. ej., IL-8), algunas de las cuales pueden activar a los leucocitos (p. ej., IL-1, IL-6, IL-8, IL-12 y el TNF-α) (figura 13-2). Todas estas actividades atraen a los leucocitos a los lugares de infección y facilitan el desarrollo de la inflamación.

Aplicación clínica 13-1. Disrupción de la adhesión celular y formación de ampollas

El pénfigo vulgar es una enfermedad autoinmune ampollosa que se desarrolla en respuesta a anticuerpos contra un miembro de la familia de las cadherinas conocido como desmogleína-3. Los autoanticuerpos se unen a la desmogleína-3 en la piel y las membranas mucosas, alterando su mediación de las adhesiones intercelulares en las uniones celulares conocidas como desmosomas. En un proceso llamado acantólisis, las células se separan entre sí y se desarrollan bolsillos llenos con líquido, o ampollas, con frecuencia en la cavidad oral. Las infecciones oportunistas de las lesiones ampollosas son comunes y pueden provocar sepsis y muerte. El tratamiento busca suprimir el sistema inmune, por lo general, mediante el uso de esteroides orales; véase también el capítulo 16, tabla 16-1.

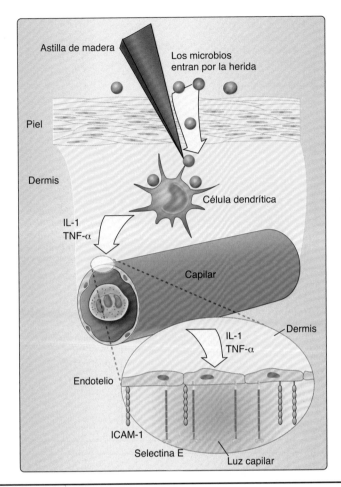

Figura 13-2
Las moléculas de adhesión: indicadores de infección. Los microorganismos o sus productos que entran por una herida en la dermis estimulan a los fagocitos para que secreten citocinas proinflamatorias; a su vez, éstas inducen la expresión de moléculas de adhesión por parte del endotelio vascular.

C. Extravasación

Después de ser atraídos a un sitio de inflamación, los leucocitos deben entrar a los tejidos para responder de forma directa a la amenaza microbiana. El proceso completo de migración de las células inmunitarias desde la circulación hacia los tejidos se conoce como extravasación (figura 13-3). Cuando un leucocito responde a un agente infeccioso en un tejido, sus moléculas de adhesión deben encontrar los ligandos que permitan unirse y luego moverse hacia dentro del tejido.

1. **Rodamiento.** En este proceso, una selectina del leucocito se une a un miembro de la superfamilia de inmunoglobulinas en una célula endotelial y ocurre el "rodamiento".

2. **Activación.** Una integrina en el mismo leucocito que se ha implicado en el rodamiento se activa, en respuesta a la señalización de dentro hacia fuera iniciada por la unión de la selectina a su ligando. Después de su activación, la integrina puede unirse a su ligando en el endotelio.

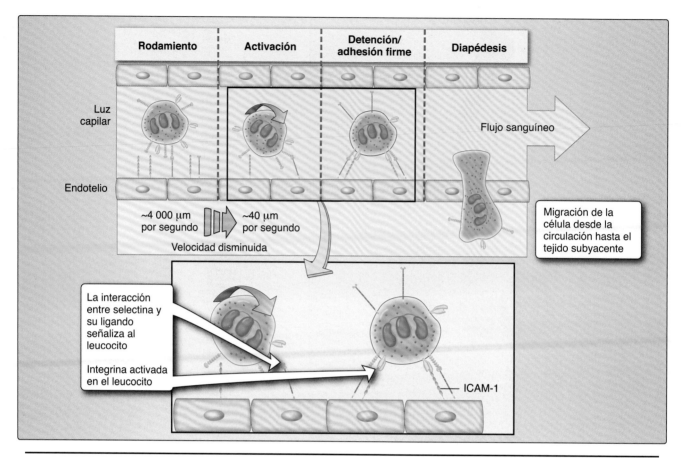

Figura 13-3
Extravasación.

3. **Adhesión firme.** La unión de la integrina activada a su ligando causa que la célula que rueda se detenga del todo.

4. **Diapédesis.** El movimiento del leucocito a través de la capa endotelial completa el proceso.

III. RESPUESTAS A LOS MICROORGANISMOS PATÓGENOS

Los sistemas inmunes innato y adaptativo nos protegen contra un grupo amplio de organismos infecciosos de diversos tamaños, rutas de infección, estilos de reproducción y que desarrollan múltiples trastornos. Muchos microorganismos tienen características estructurales que les permiten evadir o destruir de forma activa las respuestas inmunes dirigidas contra ellos. Por fortuna, el sistema inmune tiene mecanismos redundantes predefinidos que activan diferentes tipos de respuestas contra patógenos concretos. La infección se podrá eliminar o controlar en función de la efectividad de estas respuestas.

A. Respuestas humorales

Las respuestas innatas humorales están preestablecidas y se activan tras el contacto inicial con los microorganismos infecciosos. La activación del sistema del complemento, tanto por la vía de las lectinas como por la vía alternativa, proporciona una barrera inmediata y muy efectiva contra el crecimiento y la proliferación microbiana. Esta protección no sólo implica la lisis directa de los microorganismos por medio de la estructuración del complejo de ataque a la membrana, sino también la producción de ciertos fragmentos del complemento que refuerzan la actividad de otros mecanismos del sistema inmune. C3b y C4b actúan como opsoninas para facilitar la fagocitosis y la destrucción de los microorganismos, mientras que C3a, C4a y C5a facilitan el inicio de los procesos inflamatorios atrayendo y activando los leucocitos.

Durante la posterior implicación de la respuesta del sistema inmune adaptativo, los anticuerpos aumentan la eficacia del complemento mediante la iniciación de la vía clásica. Los anticuerpos también marcan (opsonizan) a los microorganismos infecciosos para que sean destruidos por los fagocitos, por los linfocitos NK o por los eosinófilos (citotoxicidad celular mediada por anticuerpos). Las IgE pueden desencadenar la liberación de mediadores proinflamatorios por parte de los mastocitos y los basófilos; este mecanismo es una parte fundamental de la resistencia inmunitaria frente a los helmintos. Por último, los anticuerpos pueden bloquear los procesos de infección de los microorganismos mediante su neutralización. La eficacia de las respuestas humorales contra los microorganismos infecciosos es variable y depende de la localización y de las características estructurales específicas de cada uno de ellos.

B. Respuestas celulares

Muchos microorganismos infecciosos no sólo invaden el cuerpo, sino que, una vez en su interior, entran en las células humanas. Algunos se incorporan por medio de la fagocitosis, usando los receptores tipo toll, los receptores para el Fc o para el complemento, en tanto que otros microorganismos —como los virus y algunas bacterias— facilitan su propia entrada al interior de las células del anfitrión como parte de su ciclo biológico. Una vez adentro, esos microorganismos quedan protegidos de la acción de los anticuerpos y del complemento. Por tanto, la respuesta celular es necesaria para eliminar la infección.

Dentro de las células, los virus persisten y se multiplican en el citoplasma. Muchas bacterias intracelulares se alojan en el interior de endosomas que se forman en el proceso de entrada en las células (figura 13-4). Los compartimentos endosómico y citoplásmico, sin embargo, no están por completo separados uno del otro. Los virus que se hallan fuera de las células pueden entrar en los endosomas por fagocitosis. Además, algunas bacterias intracelulares, así como sus fragmentos o sus productos, salen de los endosomas y pasan al citoplasma (figura 13-5).

Al margen de la ruta de entrada, el tipo de respuesta mediada por células que se activa depende de la localización del microorganismo infeccioso. Los microorganismos infecciosos o productos que se hallan en el citoplasma serán procesados y presentados por las moléculas del complejo principal de histocompatibilidad-I (MHC-I, *major histocompatibility complex*), que activarán las respuestas de los linfocitos T CD8+. Los microorganismos infecciosos o productos que se encuentran en los endosomas (fagolisosomas) serán procesados y presentados por las moléculas del MHC-II, activando las respuestas de los linfocitos T CD4+. Las respuestas citotóxicas de los linfocitos T (CD8+) y las respuestas de hipersensibilidad retardada (DTH, *delayed-type hypersensitivity*) (CD4+) que se activan son capaces de destruir las células infectadas, interrumpir los procesos reproductivos de los microorganismos infecciosos y destruir el resto de microorganismos.

C. Respuestas eficaces frente a los microorganismos patógenos

Como parte de la lucha entre el patógeno y el anfitrión, los microorganismos infecciosos se han especializado en aprovechar los nichos específicos, intracelular y extracelular, existentes en el entorno del anfitrión. Los microorganismos se vuelven especializados dentro de esos nichos, al adaptarse, disfrazarse y ejercer ataques específicos

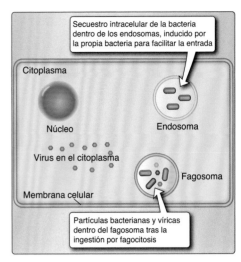

Figura 13-4
La localización de los microorganismos intracelulares en el citoplasma o en los endosomas determina la vía por la que serán procesados y presentados al sistema inmune.

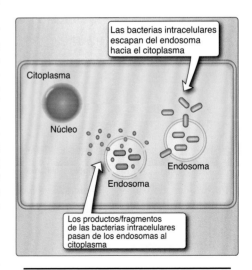

Figura 13-5
Algunas bacterias intracelulares endosómicas o sus productos pueden escapar de los endosomas.

para las condiciones en que se encuentran. Por el contrario, el sistema inmune del anfitrión debe ser lo bastante versátil como para detectar, contener y atacar al microorganismo invasor donde se haya establecido, y penetrar los disfraces y las defensas. Los tipos de respuestas inmunes más eficaces estarán determinadas por la naturaleza de los microorganismos infecciosos (tablas 13-2 y 13-3).

1. **Virus.** La resistencia a las infecciones víricas empieza con el sistema inmune innato (véase el capítulo 5, en especial las figuras 5-4 y 5-14). Las células infectadas por virus pueden producir interferones (IFN) de tipo I (IFN-α e IFN-β), que inducen el estado de resistencia antivírica de las células vecinas. Además, los linfocitos NK detectan las moléculas indicadoras de estrés celular producidas por las células infectadas, de modo que se pueden unir y destruir células donde la infección ha provocado pérdida o reducción de la expresión de moléculas del MHC-I. Las células fagocíticas ingieren y degradan microorganismos y células infectadas, junto con los fragmentos celulares resultantes, provocando la activación y participación de las células de la respuesta inmune adaptativa.

La defensa inmune frente a la infección vírica, y a los microorganismos infecciosos en general, tiene dos aspectos: la eliminación de la infección activa y la prevención de posteriores infecciones. Las infecciones primarias tienen lugar cuando no hay anticuerpos específicos contra el virus que puedan neutralizar los viriones y

Tabla 13-2. Respuestas innatas implicadas en la eliminación de infecciones activas

Microorganismos	Representativos	Fagocitosis[a]	Neutrófilos	Complemento[a,b]	Linfocitos NK[c]
Virus (intracelulares, citoplásmicos)	Virus de la gripe	■			■
	Virus de la parotiditis	■			■
	Virus morbiliformes (del sarampión, de la rubéola)	■			■
	Rinovirus	■			■
Bacterias (intracelulares)	*Listeria monocytogenes*		■		■
	Género *Legionella*		■		■
	Mycobacteria				■
	Rickettsia				■
Bacterias (extracelulares)	Género *Staphylococcus*	■		■	
	Género *Streptococcus*	■		■	
	Género *Neisseria*	■		■	
	Salmonella typhi	■		■	
Protozoos (intracelulares)	*Plasmodium malariae*				
	Leishmania donovani				
Protozoos (extracelulares)	*Entamoeba histolytica*	■		■	
	Giardia lamblia	■		■	
Hongos (extracelulares)	Género *Candida*	■		■	
	Histoplasma	■		■	
	Cryptococcus			■	

[a] Respuestas normales ■; eficacia reducida por la presencia de cápsulas bacterianas ☐.
[b] Desencadenante de la lisis u opsonización.
[c] Los linfocitos citolíticos naturales (NK) pueden activarse para secretar IFN-γ que, a su vez, estimula la actividad de las células fagocíticas.

Tabla 13-3. Respuestas adaptativas implicadas en la eliminación de infecciones activas

Microorganismos	IgM, IgG, IgA				IgE	CTL	DTH
	Activación del complemento	Opsonización	ADCC	Anticuerpos neutralizantes			
Virus	■	■		■		■	
Bacterias (intracelulares)				■		■	■
Bacterias (extracelulares)	■	■		■			
Protozoos (intracelulares)				■			■
Protozoos (extracelulares)	■	■		■			
Hongos						■	
Platelmintos					■		
Nematodos			■		■		

Respuesta presente ■.
Abreviaturas: ADCC, citotoxicidad celular dependiente de anticuerpos (*antibody-dependent cell-mediated cytotoxicity*); CTL, linfocito T citotóxico (*cytotoxic T cell*); DTH, hipersensibilidad retardada (*delayed hypersensitivity*); Ig, inmunoglobulina.

prevenir la infección. El organismo debe confiar en las respuestas celulares para eliminar las infecciones iniciales. Dado que los virus se localizan en el citoplasma, su presencia dentro de la célula se hace conocer por el sistema inmune mediante la presentación de péptidos derivados de las proteínas en las moléculas del MHC-I (pMHC-I). Además, la muerte de células infectadas genera restos celulares que contienen tanto material del anfitrión como del virus, y que son fagocitados, procesados y presentados en las moléculas del MHC-II (pMHC-II) de las células presentadoras de antígeno (APC, *antigen-presenting cells*).

Como resultado de todo ello, tanto los linfocitos T CD4+ como los CD8+ pueden involucrarse en estas respuestas. Los primeros ayudan a la activación y proliferación de los segundos, y a la subsiguiente activación de los linfocitos B. Los linfocitos T CD8+ se convierten en los agentes principales de la destrucción de las células infectadas (capítulos 10 y 11). Los linfocitos T CD4+ solo detectan los péptidos mostrados por un número limitado de células que expresan las moléculas del MHC-II. Sin embargo, como todas las células nucleadas del cuerpo expresan las moléculas del MHC-I, la presentación de péptidos de origen vírico por el MHC de clase I (pMHC-I) proporciona la vía por la cual los linfocitos T CD8+ identifican todas las células infectadas (APC y células no APC) en el anfitrión, con algunas excepciones que se detallarán más adelante.

Una vez activados, los linfocitos T citotóxicos CD8+ identifican, se unen y matan todas las células infectadas del anfitrión, destruyendo las "madrigueras" dentro de las cuales los virus se están multiplicando. Además de inducir la lisis de las células infectadas, los linfocitos T citotóxicos pueden inducir la muerte por apoptosis de las células infectadas, dando lugar a la destrucción de los ácidos nucleicos tanto de la célula anfitriona como del virus. Este mecanismo supone un recurso fundamental para detener la propagación de las partículas infecciosas a partir de las células destruidas. En conjunto, la destrucción tanto de las células infectadas como de su carga vírica da como resultado la eliminación de la infección primaria.

Además de la contribución de las células T para controlar infecciones virales, los linfocitos T CD4+ ayudan a activar las células B específicas contra virus, para generar anticuerpos que limiten la infección viral y la propagación viral entre células.

Aplicación clínica 13-2. Rinovirus

Los signos y síntomas clínicos consistentes con el resfriado común relacionado con rinovirus, también conocido como infección respiratoria superior, incluyen rinorrea, dolor de cuello, malestar, dolor de cabeza y tos seca asociado a estornudos y congestión nasal; no se desarrolla fiebre. La mucosa nasal se torna moderadamente eritematosa y edematosa, con una secreción nasal acuosa transparente. La faringe tiene aspecto normal sin eritema ni exudado; es posible palpar ganglios linfáticos cervicales anteriores indoloros pequeños, mientras que los pulmones permanecen limpios y el examen cardiológico es normal.

Una infección por rinovirus ocurre cuanto este patógeno se une a la molécula de adhesión ICAM-1, expresada en las células epiteliales del aparato respiratorio del anfitrión, para facilitar su entrada. Dado que los rinovirus son parásitos intracelulares estrictos, el organismo debe reaccionar por medio de respuestas celulares innatas (linfocitos NK) y adaptativas (linfocitos T citotóxicos) que destruyan las células infectadas para detener la replicación de los virus. Los tratamientos contra el resfriado común son sobre todo medidas de ayuda, como reposo y aporte de líquidos por ingestión. Los medicamentos con descongestionantes, antitusígenos y analgésicos suelen ayudar a disminuir los síntomas. Los antibióticos no son adecuados para eliminar los rinovirus, aunque en ocasiones son útiles frente a infecciones bacterianas secundarias a la infección vírica.

Los anticuerpos limitan sobre todo infecciones virales, al neutralizar la entrada viral a las células bloqueando la capacidad de los receptores virales para unirse a los receptores encontrados en las células anfitrionas. Además, los anticuerpos opsonizan virus para promover la fagocitosis por células presentadoras de antígenos y activan el complemento que puede contribuir a la destrucción de la capa lipídica encontrada en la envoltura viral. Vacunas como la que combate la hepatitis B, se basan en la producción de anticuerpos neutralizantes para proteger a los individuos contra infecciones por el virus real de hepatitis B.

La eliminación de la infección primaria también supone el establecimiento de las bases de la protección frente a infecciones ulteriores. Además de un gran número de linfocitos T CD4$^+$ y CD8$^+$ específicos contra el virus, también se producen anticuerpos específicos contra el virus, aunque por lo común demasiado tarde como para participar en la eliminación de la infección primaria. Sin embargo, la producción de anticuerpos neutralizantes que inhiben la infección vírica es la base de los recursos iniciales para limitar o prevenir las reinfecciones (capítulo 11). Durante la reexposición a un determinado virus, el número de partículas víricas capaces de infectar las células del anfitrión se ve reducido de forma drástica por los anticuerpos neutralizantes, de modo que los virus que tienen éxito y son capaces de infectar son eliminados con rapidez por una respuesta celular secundaria mucho más intensa. La resistencia a la infección puede ser tan eficaz que no se producen síntomas detectables.

2. **Bacterias.** La mayoría pasan toda su existencia en un entorno líquido extracelular. Otras son intracelulares y pasan gran parte del tiempo en el interior de las células del anfitrión.

   a. **Bacterias extracelulares.** Muchas bacterias patógenas, como *Staphylococcus, Streptococcus, Neisseria, Bordetella* y *Yersinia*, infectan a los humanos. Estos microorganismos, una vez que han entrado en el anfitrión, están expuestos de forma constante a las defensas humorales (anticuerpos y complemento) y al envolvimiento por los fagocitos (figura 13-6). Por lo común, estas respuestas son suficientes para eliminarlos. Algunas veces, sin embargo, las bacterias que normalmente son extracelulares pueden generar cepas con capacidad para invadir las células del anfitrión. Cuando ocurre esto, es necesario que ocurran respuestas inmunes adicionales para eliminarlos; las mismas respuestas que están implicadas en la eliminación de las bacterias que suelen ser intracelulares.

b. **Bacterias intracelulares.** Las bacterias patógenas que invaden las células humanas son *Mycobacterium*, *Shigella*, *Salmonella*, *Listeria* y *Rickettsia*. Además, las cepas patógenas normalmente extracelulares, como *Escherichia coli*, de vez en cuando se comportan como patógenos intracelulares. Durante la infección, estos microorganismos pasan la mayor parte de su tiempo en el interior de las células del anfitrión (casi siempre fagocitos), donde quedan a salvo de la acción de los anticuerpos y del complemento. Algunas bacterias entran en las células del anfitrión por fagocitosis, pero tienen mecanismos que les permiten escapar de la destrucción y persisten en el interior de los fagocitos del anfitrión (figura 13-7). En algunos casos (p. ej., *Legionella*) se inhibe la fusión de los endosomas con los lisosomas; en otros (p. ej., *Mycobacterium*), se inhibe el medio microbicida del fagolisosoma con una modificación del pH por la acción del microorganismo. Otras bacterias (p. ej., *Brucella*) quizá dirijan su entrada en las células del anfitrión mediante la inducción de la formación de vacuolas con mecanismos distintos a los de la formación de los fagolisosomas. Cualesquiera que sean la ruta de entrada y la persistencia, su eliminación necesita respuestas celulares específicas.

Dado que muchas bacterias intracelulares viven, al menos al principio, dentro de los endosomas intracelulares, las respuestas específicas más rápidas para eliminarlos son las respuestas DTH generadas por los linfocitos T CD4+. En los macrófagos infectados, la activación inducida por los linfocitos T CD4+, mediada por IFN-γ y por la interacción CD40/CD154, estimula su capacidad para destruir los microorganismos internalizados y favorecer una actividad fagocítica más activa y destructora. Los linfocitos NK pueden facilitar la activación de los macrófagos infectados. La producción de IL-12 por parte de los macrófagos después de fagocitar las bacterias dispara la actividad de los linfocitos NK; tales linfocitos NK activados producen IFN-γ que, a su vez, quizá activen los macrófagos infectados.

Después, algunas bacterias intracelulares o sus productos pueden entrar en el citoplasma; por ejemplo, *Listeria* y *Shigella* permanecen dentro de los endosomas durante poco tiempo y luego escapan al citoplasma. Otras (p. ej., *Chlamydia*) modifican las paredes del endosoma para permitir el intercambio de moléculas entre el endosoma y el citoplasma. La presencia de bacterias o productos bacterianos en el citoplasma permite que el proteasoma degrade y produzca fragmentos peptídicos derivados de bacteria que pueden cargarse en las moléculas del MHC-I, tanto para ser presentados a los linfocitos T CD8+ como para la posterior generación de respuestas de linfocitos T citotóxicos que eliminen la infección. La producción de anticuerpos contra bacterias intracelulares, aunque es ineficaz contra las bacterias secuestradas o fijadas dentro de las células del anfitrión, puede ser muy útil para la neutralización y prevención de la reinfección.

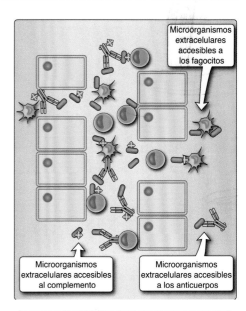

Figura 13-6
Las bacterias extracelulares se exponen a las acciones del complemento, los anticuerpos y los fagocitos.

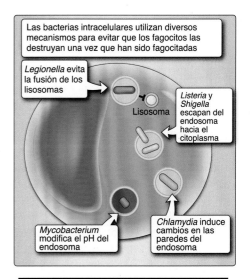

Figura 13-7
Bacterias intracelulares.

3. **Protozoos, hongos y gusanos.** Los protozoos patógenos, como las bacterias, pueden ser extracelulares o intracelulares dentro del anfitrión. Los protozoos extracelulares son sensibles a la actividad de los anticuerpos, pero a diferencia de las bacterias, la actividad destructora de los anticuerpos parece estar predominantemente basada en la opsonización y la fagocitosis y, en menor medida, en la acción lítica mediada por el complemento.

Los protozoos intracelulares (p. ej., *Plasmodium*, *Toxoplasma*) son eliminados por los mismos mecanismos que son eficaces frente a las bacterias intracelulares. Estos protozoos entran en las células del anfitrión usando recursos parecidos (eritrocitos y hepatocitos por *Plasmodium* y varios tipos celulares por *Toxoplasma*) y utilizan diversos métodos similares para persistir en el interior. Algunos modifican los endosomas o las vesículas para permitir el intercambio de moléculas con el citoplasma o, como es el caso de *Trypanosoma cruzi*, para escapar hacia el citoplasma. El resultado final es que las respuestas celulares tanto de los linfocitos T CD4$^+$ como de los CD8$^+$ quizá se involucren en su eliminación.

Los **hongos**, al igual que las bacterias, pueden dividirse en tipos intracelulares (*Histoplasma capsulatum*, *Pneumocystis jiroveci*) o extracelulares (*Candida albicans*, *Aspergillus* spp.). Para los hongos intracelulares, las respuestas mediadas por células dirigidas por Th1 son importantes para su control. Para los hongos extracelulares, el sistema inmune innato es una fuente inicial de protección, por ejemplo, los individuos con neutropenia tienen riesgo significativamente mayor de infecciones por hongos extracelulares. Además, los hongos extracelulares pueden desencadenar varias respuestas inmunes adaptativas, incluyendo la generación de células Th17, que son el medio principal para eliminar infecciones micóticas. También llegan a producirse anticuerpos antimicóticos durante las respuestas adaptativas contra un hongo. Aunque estos anticuerpos no siempre son eficaces en la eliminación de las infecciones micóticas, pueden ser la base de las respuestas de hipersensibilidad activadas por dichas infecciones fúngicas.

Las respuestas inflamatorias intervienen en la resistencia a las infecciones por **platelmintos** (p. ej., cestodos y trematodos) y

Aplicación clínica 13-3. Paludismo

Una mujer de 40 años de edad padece fiebre, escalofríos, sudor, dolor de cabeza, dolor muscular, náuseas y vómitos persistentes desde hace varios días. El examen médico revela temperatura corporal elevada, sudoración y astenia. Ha regresado a Estados Unidos hace dos semanas procedente de Nigeria. Antes de su viaje le fue prescrito el medicamento profiláctico para evitar el paludismo, sin embargo, la paciente no ha seguido las instrucciones y pensó que las pastillas se debían tomar sólo después de sufrir el paludismo, no para prevenirlo.

El médico pide los análisis de sangre habituales y además examina un frotis sanguíneo en el microscopio, el cual muestra diversos eritrocitos infectados con *Plasmodium falciparum*, confirmando un diagnóstico de paludismo. Se prescriben fármacos antipalúdicos y, varios días después, los síntomas de la paciente desaparecen.

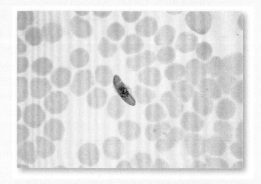

Infección de eritrocitos por *Plasmodium falciparum*. El patógeno es visible dentro de los eritrocitos en un frotis sanguíneo.

La infección activa por *P. falciparum* provoca gran destrucción de eritrocitos, lo que explica los síntomas. El paludismo causa 500 millones de nuevas infecciones y 2 millones de muertes cada año en todo el mundo; es la infección que con más frecuencia produce enfermedad e incluso la muerte entre turistas.

nematodos (p. ej., *Ascaris*, anquilostomas, filarias). Las hipersensibilidades de tipo I mediadas por IgE y las respuestas DTH celulares inducen la inflamación del lugar de infección, que puede evitar o inhibir la capacidad de anclaje de estos gusanos a tejidos como los epitelios intestinales. La unión de anticuerpos IgG e IgA a las superficies de los gusanos puede atraer a los eosinófilos que son capaces de unirse y destruir algunos tipos de gusanos a través de la citotoxicidad mediada por células y dependiente de anticuerpos.

D. Evasión microbiana de las respuestas inmunes

Los microorganismos infecciosos no siempre sucumben con docilidad a las respuestas inmunes que el anfitrión dirige contra ellos. Como parte de la espiral de una "carrera armamentista" entre el microorganismo patógeno y el anfitrión, los microorganismos desarrollan mecanismos para evadir, interrumpir e incluso destruir la inmunidad del anfitrión.

1. Evasión. Muchos microorganismos infecciosos adoptan estrategias para engañar la vigilancia del sistema inmune del anfitrión (figura 13-8). Algunos, como el virus de la gripe o el VIH, tienen sistemas de reparación de ADN poco eficaces que les permiten la incorporación frecuente de mutaciones aleatorias en sus moléculas antigénicas de superficie. Al final, el anfitrión consigue activar una respuesta adecuada contra la cepa del virus de la gripe original, pero las nuevas variantes víricas de las proteínas de superficie son suficientemente diferentes para no ser detectadas por este tipo de respuestas inmunes. Con el tiempo, se desarrollarán nuevas respuestas contra las nuevas variantes; entre tanto, se producirán nuevas variantes que volverán a ser suficientemente diferentes para escapar de las nuevas respuestas inmunes. Este proceso, denominado **deriva antigénica**, se relaciona con los cambios frecuentes que tienen lugar en el virus de la influenza (gripe) de una estación a otra y con la alta diversidad antigénica que se encuentra en los virus VIH aislados a partir de un solo individuo infectado (figura 13-9A).

La deriva antigénica se diferencia de un segundo proceso denominado **cambio antigénico**, que también se observa en el virus de la gripe (figura 13-9B). Este proceso se desarrolla cuando los virus gripales de diferentes especies (p. ej., cerdo y pato) infectan una misma célula. Bajo estas circunstancias, puede ocurrir intercambio genético entre las dos especies de virus, dando lugar a un nuevo virus híbrido con características muy diferentes de las de aquellos que lo generaron. En ocasiones, el cambio antigénico es la fuente de cepas del virus de la gripe de elevada virulencia que surgen y provocan enfermedad grave o la muerte de una cantidad grande de anfitriones infectados. La deriva antigénica y el cambio antigénico no son los únicos medios que los microorganismos infecciosos utilizan para modificar la antigenicidad de sus moléculas y adelantarse así a las respuestas del anfitrión. Algunas bacterias como *Neisseria gonorrhoeae* y protozoos como *Trypanosoma brucei* poseen múltiples copias, con pequeñas variaciones, de los genes que codifican las moléculas antigénicas principales de su superficie y cambian de forma periódica el gen que se debe transcribir.

Algunos microorganismos son capaces de evitar que el sistema inmune del anfitrión detecte sus moléculas de superficie con potencial antigénico. Ciertas bacterias forman cápsulas de polisacáridos que recubren las moléculas de la superficie, como el LPS y los peptidoglucanos, y evitan la adhesión de los componentes de complemento que activan la opsonización o la formación del complejo de ataque a la membrana. Existen dos mecanismos de camuflaje y evasión que merecen ser mencionados. *Plasmo-*

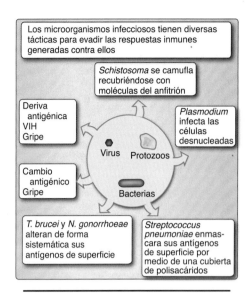

Figura 13-8
Evasión del sistema inmune. Los microorganismos infecciosos pueden emplear varios mecanismos para evadir las respuestas inmunes dirigidas contra ellos.

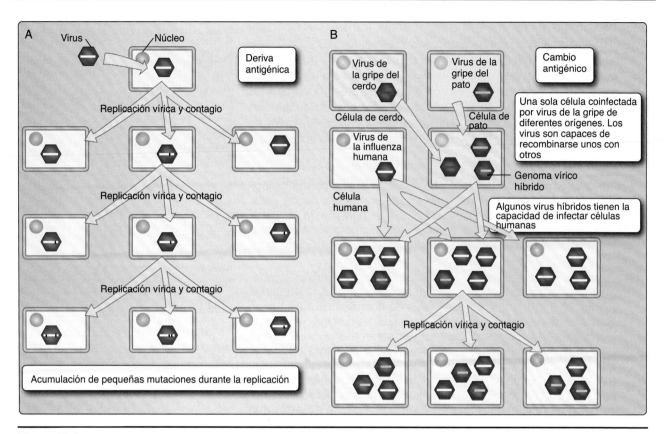

Figura 13-9
Deriva antigénica y cambio antigénico. **A.** La deriva antigénica resulta de la acumulación de pequeñas mutaciones en los genes que codifican las moléculas inmunógenas de los microorganismos. **B.** El cambio antigénico es resultado de la recombinación entre diferentes cepas de un microorganismo, creando nuevas formas híbridas que pueden ser más virulentas que las cepas parentales implicadas en la recombinación.

Aplicación clínica 13-4. Gripe aviar

La exposición y contacto cercano con aves infectadas son factores de riesgo para infecciones en seres humanos con el virus de la gripe aviar A de los linajes H5N1 y H7N9 reportados en Asia, África y Europa; es factible que ocurra enfermedad grave en personas. Se informaron casos de influenza "aviar" en 1997 en Hong Kong (H5N1), en 2003 en Países Bajos (H7N7), en 2004 en Tailandia (H5N1), en 2005 y 2006 en Indonesia (H5N1), en 2007 en China e India (H5N1) y en 2013 en China (H7N9). Con excepción de los casos de 2013, que incluyeron más de 100 individuos infectados informados con 36 muertes, la mayoría de casos fueron pequeños grupos de trabajadores de servicios de salud o grupos familiares, cuya infección fue por contacto interpersonal. Sin embargo, existe la preocupación de que el virus pueda transformarse por cambio antigénico y que, como el sistema inmune humano aún no se ha expuesto de forma generalizada a este virus, pueda ocurrir una pandemia de esta enfermedad de carácter mundial. Cuando se encuentra en humanos, la influenza aviar puede ser leve o grave. Se produce conjuntivitis, fiebre, tos, ardor faríngeo, mialgias y en ocasiones náusea y vómito. En casos de enfermedad grave puede haber neumonía o falla respiratoria y de otros sistemas orgánicos. Algunos prospectos de vacuna se encuentran en desarrollo.

dium, el protozoo responsable del paludismo, infecta los eritrocitos. Estas células, una vez desprovistas del núcleo, no expresan en su superficie las moléculas del MHC-I ni las del MHC-II. De este modo, cuando ya está en el interior del eritrocito, *Plasmodium* está protegido no sólo de los anticuerpos y el complemento sino también de la vigilancia de los linfocitos T CD4$^+$ y CD8$^+$. Las formas larvarias y adultas del esquistosoma, un gusano que se encuentra en la sangre, son capaces de recubrirse con varias moléculas, incluso las del MHC, obtenidas del propio anfitrión, de modo que se "disfrazan" como células del anfitrión para eludir el sistema inmune.

2. **Interrupción.** Una gran variedad de microorganismos infecciosos secretan productos que interfieren con las respuestas desarrolladas contra ellos por el sistema inmune del anfitrión. Por ejemplo, *Mycobacterium* puede alterar el pH de los fagolisosomas y *Legionella* puede inhibir la fusión de los endosomas con los lisosomas. Numerosos virus, entre ellos el citomegalovirus, el adenovirus y el VIH, inhiben la activación de los linfocitos T CD8$^+$ utilizando diferentes mecanismos para alterar la presentación de péptidos citosólicos por parte de las moléculas del MHC-I (figura 13-10). Además, algunos microorganismos infecciosos (p. ej., algunas especies de *Neisseria*, *Haemophilus* y *Streptococcus*, así como el esquistosoma) secretan enzimas que degradan las inmunoglobulinas o los componentes del complemento en el entorno de la infección; y otros (p. ej., el virus de Epstein-Barr) secretan mediadores que inhiben la actividad de los leucocitos locales.

3. **Destrucción.** La acción definitiva de resistencia de un microorganismo infeccioso contra el sistema inmune del anfitrión es su destrucción. Un ejemplo claro de esta aproximación es el VIH/sida (capítulo 15). Al inicio, el virus infecta las células dendríticas y los macrófagos; por último, se propaga a los linfocitos T, en especial a los linfocitos T CD4$^+$. El VIH destruye de forma gradual estos leucocitos y, de forma devastadora, afecta especialmente a la población de linfocitos T CD4$^+$. A medida que se pierden estas células inmunitarias fundamentales, el individuo infectado se vuelve cada vez más proclive a varias infecciones oportunistas que se transforman en la principal causa de muerte.

IV. INFLAMACIÓN

La **inflamación** no es un suceso individual; todo lo contrario: es un fenómeno compuesto por múltiples respuestas inmunes desencadenadas por un estímulo en particular (figura 13-11; véase también la figura 5-15). De alguna forma, la inflamación es un mecanismo a través del cual el sistema inmune utiliza todas sus armas, con la esperanza de que al menos una sea efectiva. La inflamación se caracteriza por cuatro puntos cardinales: **edema, rubor, calor** y **dolor**; cada uno de ellos es el resultado de múltiples respuestas que actúan de manera simultánea. El edema (hinchazón o *tumor*) es el resultado de los cambios en la permeabilidad vascular local que permiten la entrada de células y plasma hacia los tejidos. El rubor y el calor se producen por el incremento de flujo sanguíneo en el área afectada. El dolor es el resultado de los efectos producidos por la liberación de múltiples mediadores químicos por parte de los mastocitos, los basófilos y los eosinófilos, algunos de los cuales estimulan los receptores del dolor.

Entre las diversas respuestas inmunes que contribuyen a la inflamación destacan:

- Atracción quimiotáctica y activación de neutrófilos, fagocitos y linfocitos.
- Activación del complemento.
- Desgranulación de los mastocitos, basófilos y eosinófilos, que resulta en la liberación de mediadores inflamatorios.

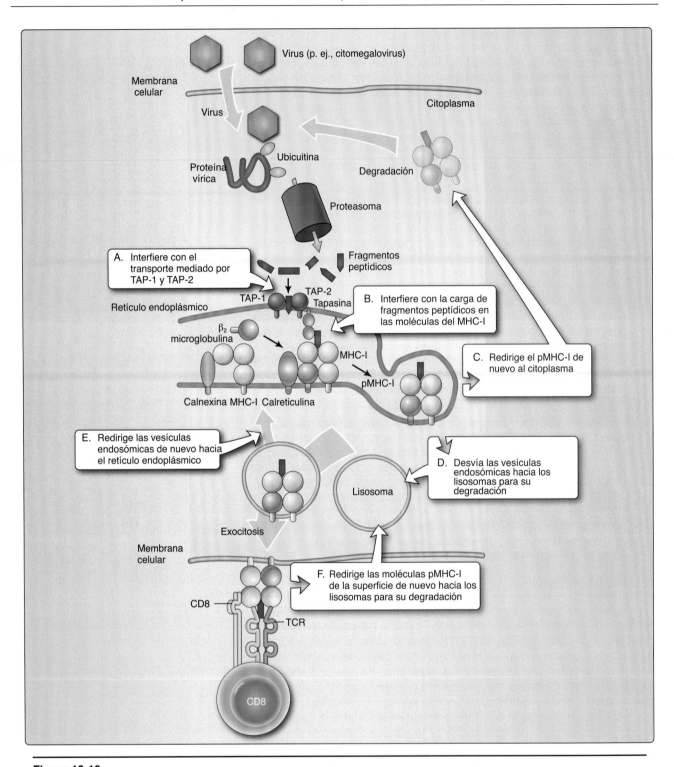

Figura 13-10
Mecanismos víricos de interrupción de la presentación del MHC-I. Numerosos virus han desarrollado mecanismos para evadir las respuestas de los linfocitos T citotóxicos por medio de la interrupción de la presentación de los epítopos víricos (y otros) por parte de las moléculas del MHC-I. Estos mecanismos pueden incluir la interferencia con el transporte y la carga de péptidos **(A, B)**; la redirección del pMHC-I (o vesículas que contienen pMHC-I) hacia el citoplasma, hacia los lisosomas o de nuevo hacia el retículo endoplásmico **(C, D, E)**, donde se degradan o se pierden, y la redirección del pMHC-I desde la superficie hacia los lisosomas, donde son degradados **(F)**.

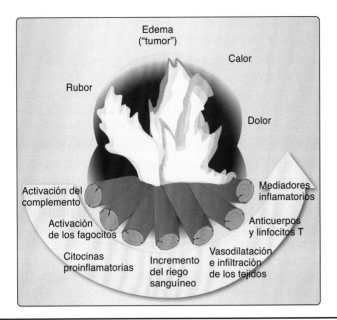

Figura 13-11
Inflamación. La inflamación es resultado de diferentes efectos compuestos de
múltiples y simultáneas respuestas del sistema inmune innato y adaptativo.

- Refuerzo de la actividad de los linfocitos NK.
- Aumento de la temperatura corporal.
- Aumento de la permeabilidad vascular.
- Infiltración de plasma (que contiene anticuerpos y complemento) y de
  células (en especial fagocitos y linfocitos T) en los tejidos.
- Secreción de proteínas de fase aguda.
- Secreción de citocinas y quimiocinas proinflamatorias.
- Secreción de IFN de tipo I.

La presencia de productos microbianos (p. ej., LPS) en el lugar de la
agresión o de la infección induce a los fagocitos locales a liberar varias
citocinas proinflamatorias (p. ej., IL-1, IL-6, IL-8, IL-12 y TNF) que reclutan nuevas células para el equipo inmune (figura 5-15 y tabla 5-1).
Las citocinas proinflamatorias, como el TNF-α y la IL-1 que provienen
de fagocitos activados, inducen la permeabilidad vascular y estimulan
el aumento del flujo sanguíneo de forma local en el área afectada. La
IL-6 favorece la síntesis y liberación de la **proteína C reactiva (PCR)**
por parte del hígado. La PCR, que aumenta de forma notable entre las
24 y 48 horas siguientes a la infección, se une con facilidad a la fosfoco-
lina, una molécula presente en algunos microorganismos, y actúa como
una opsonina. La PCR forma parte de un grupo de proteínas séricas
denominadas **proteínas de fase aguda**, que inhiben la propagación de
los microorganismos infecciosos y que incluyen a los componentes del
complemento, los IFN de tipo I, la fibronectina y los inhibidores de la proteasa. Algunas proteínas de fase aguda pueden actuar en el hipotálamo
para incrementar la temperatura corporal e inducir **fiebre**, un mecanismo
eficaz para evitar el crecimiento de los microorganismos. La IL-12 estimula la actividad de los linfocitos NK, que se traduce en aumento de la producción de IFN-γ. La IL-8 está involucrada en el reclutamiento de neutrófilos en los lugares de inflamación e infección. Los neutrófilos se dirigen
a los lugares de inflamación e infección en grandes cantidades, atraídos
por las quimiocinas secretadas por los fagocitos activados (p. ej., IL-8)
y por las anafilotoxinas (p. ej., C5a, C4a, C3a). Su número aumenta con
rapidez durante la infección, de modo que una concentración plasmática
de neutrófilos elevada indica la presencia de una infección. Los neutrófilos son los leucocitos más abundantes en los lugares de inflamación y

son los que más contribuyen a la eliminación de los microorganismos infecciosos y de los restos celulares.

La inflamación continúa hasta que el estímulo es eliminado y comienza la cicatrización. En ocasiones, los estímulos inflamatorios no pueden eliminarse y la inflamación se vuelve crónica. En estas circunstancias, la inflamación puede causar daños permanentes que son la base de algunas enfermedades provocadas por la respuesta inmune (p. ej., la artritis reumatoide o el lupus eritematoso sistémico) (capítulos 14 y 16).

La mayoría de las acciones destructivas que ocurren durante la inflamación son llevadas a cabo por elementos de la respuesta inmune innata, como el complemento y los fagocitos (capítulo 5). La inflamación es un ejemplo excelente de cómo los sistemas inmunes innato y adaptativo pueden trabajar de forma conjunta. El sistema adaptativo se enfoca en intensificar la respuesta innata. Los anticuerpos, al activar la vía clásica del complemento, pueden dirigir los procesos inflamatorios hacia un microorganismo en concreto o hacia moléculas o lugares determinados. Las anafilotoxinas (C3a, C4a, C5a), que proceden de la activación del complemento, pueden activar las señales químicas, favoreciendo la permeabilidad vascular, y atraer a los leucocitos al foco inflamatorio y activarlos (tabla 5-2).

De forma parecida, los elementos de los sistemas innato y adaptativo interactúan para favorecer la inflamación activada por células. Los linfocitos T CD4$^+$ inician las respuestas DTH, dirigiendo a los macrófagos activados hacia los lugares escogidos por la presencia de determinados estímulos. Sin embargo, las respuestas innatas desencadenadas por las respuestas adaptativas no tienen el mismo grado de especificidad y pueden provocar daños colaterales en células y tejidos normales que son solo espectadores. De la misma manera, los anticuerpos unidos a las células pueden marcarlas para su destrucción o activar una destrucción más masiva, por ejemplo, mediante la activación del complemento.

Activados por los linfocitos T CD4$^+$, o a través de sus receptores para el Fc que reconocen anticuerpos unidos a células, o a través de sus receptores del complemento, los fagocitos participan en un proceso de destrucción masiva que elimina tanto a los amigos como a los enemigos. Los linfocitos T y los anticuerpos son el sistema de reconocimiento que aporta el sistema adaptativo para gobernar el ataque dirigido por el sistema innato, aunque a veces ese ataque no tiene precisión absoluta.

Aplicación clínica 13-5. Celulitis

Una mujer de 25 años de edad tiene una herida con induración caliente y eritema en la parte baja de la pierna izquierda, todo asociado con fiebre intermitente y dolor suave. Varios días antes la persona tuvo un accidente en bicicleta y recibió un golpe en la parte baja de la pierna. En la exploración destaca su elevada temperatura corporal, de 38 °C, y una herida hipersensible en la parte baja de la extremidad que concuerda con celulitis. La paciente recibe antibiótico por vía intravenosa seguido de un régimen de antibióticos por vía oral. La paciente se recupera sin complicaciones.

La celulitis es inflamación frecuente de la piel y los tejidos subcutáneos asociada con infección bacteriana de la piel dañada. En individuos sanos, las bacterias implicadas son estreptococos del grupo A y *Staphylococcus aureus*.

V. INMUNIDAD ASOCIADA CON LAS MUCOSAS

Aunque las IgA sólo representan entre 10 y 20% de las inmunoglobulinas del suero, suponen entre 60 y 70% de todas las inmunoglobulinas producidas cada día por las personas sanas. La mayoría de las IgA son secretadas, a través de células epiteliales especializadas, al medio externo de las superficies mucosas (capítulo 6). Existen grandes cantidades de IgA en los extensos epitelios mucosos del tubo digestivo y los aparatos respiratorio, lacrimal y genitourinario; también en productos como lágrimas, saliva, leche materna y algunas secreciones urogenitales.

La parte del sistema inmune asociado a las superficies mucosas suele definirse como una parte separada e independiente del resto del sistema inmune: el **tejido linfático asociado con las mucosas** (**MALT**, *mucosa-associated lymphoid tissue*). El sistema inmune en mucosas actúa en modo similar a los tejidos no mucosos, como los del bazo o los ganglios linfáticos, ya que los MALT contienen estructuras secundarias linfáticas con folículos linfáticos en las **amígdalas** de la faringe y las **placas de Peyer** en el intestino delgado. Estos componentes del sistema inmune no están aislados entre sí y pueden interactuar e influirse mutuamente. En seguida se aborda la naturaleza del sistema inmune asociado con las mucosas mediante un examen más cercano de la parte asociada con el tubo digestivo.

La mucosa del tubo digestivo contiene diferentes zonas: el **epitelio intestinal** y la **lámina propia** (figura 13-12). Las células del **epitelio intestinal** no sólo son capaces de ejercer determinadas funciones, sino que incluyen las **células M**, especializadas en la adquisición de antígenos de la luz intestinal; las células de Paneth, que producen péptidos antimicrobianos, como defensinas, y los **linfocitos intraepiteliales infiltrados** (**IEL**, *intraepithelial lymphocytes*). La lámina propia, que se halla debajo del epitelio, está formada por las placas de Peyer y un gran número de linfocitos B y T, células dendríticas, macrófagos y otros leucocitos.

A. Capa epitelial

La capa epitelial intestinal contiene las células que establecen la mayor parte del contacto inicial con los antígenos que proceden de la luz intestinal. Las células epiteliales no sólo expresan las moléculas del MHC-I, sino también las moléculas del MHC-II y del MHC-Ib (capítulo 6). Estas células pueden ingerir, procesar y presentar los productos moleculares de la luz y, por lo tanto, actúan como APC a los IEL diseminados entre ellas. Además de la presentación antigénica, las células epiteliales intestinales secretan citocinas, como la IL-7, que favorece el desarrollo de los IEL, y el TGF-β y la IL-10, que inhiben las respuestas celulares inflamatorias.

Los IEL tienen variabilidad limitada en sus receptores de linfocito T y dos terceras partes expresan CD8. Alrededor de 10% de estas células son linfocitos T γδ; el resto son linfocitos T αβ, que además poseen un fenotipo poco corriente. Entre los IEL, solo una pequeña proporción de los linfocitos T αβ son "típicos"; la mayoría poseen características poco frecuentes o atípicas. Entre ellos se encuentran los linfocitos T αβ, con moléculas de CD8 compuestas por dos cadenas α en lugar de una α y otra β, y los linfocitos T NK, que expresan tanto el TCR (TCR αβ) como los receptores de los linfocitos NK (NKG2D). Cada una de estas poblaciones atípicas de linfocitos T parece tener funciones diferentes (figura 13-13), pero de forma conjunta contribuyen a la eliminación de células infectadas e inician la cicatrización. En muchos casos, la información referente a este tema procede de modelos experimentales con animales, casi siempre

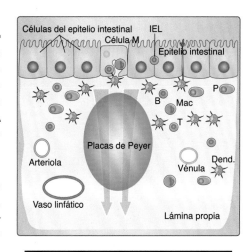

Figura 13-12
El entorno inmune del tubo digestivo. El sistema inmune en mucosas del tubo digestivo está localizado en dos zonas: 1) en la capa del epitelio intestinal, que incluye a las células M y los linfocitos intraepiteliales (IEL), y 2) la lámina propia, que contiene fagocitos, linfocitos, las placas de Peyer, capilares y vasos linfáticos. B, linfocitos B; Dend., células dendríticas; Mac, macrófagos; P, células plasmáticas; T, linfocitos T.

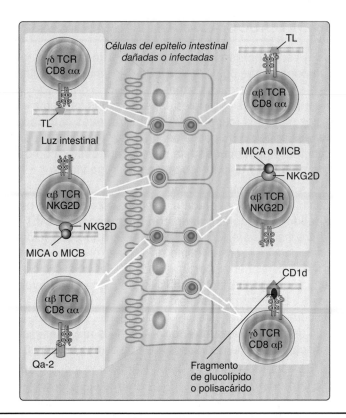

Figura 13-13
Los linfocitos intraepiteliales (IEL, *intraepithelial lymphocytes*). Los IEL incluyen varios tipos de linfocitos: unos que reconocen varias moléculas expresadas por las células epiteliales infectadas o alteradas, y otros que reconocen epítopos no proteicos presentados por las moléculas del MHC de clase Ib en la superficie de las células epiteliales.

estudios en ratones. En los casos en los que se conocen, se proporcionan las moléculas y genes equivalentes en humanos.

- Algunos linfocitos T (con TCRαβ o bien γδ) que expresan CD8αα reconocen TL (el equivalente en humanos todavía no se ha identificado), una molécula indicadora de estrés que se expresa en varios tipos de células cuando éstas son infectadas o dañadas. La unión a TL aumenta la producción de citocinas por parte del linfocito T pero no su actividad citotóxica.

- Los linfocitos T TCRαβ:CD8αα pueden reconocer moléculas de estrés denominadas Qa-2 (en humanos el equivalente es HLA-G), que se expresan en las células del anfitrión infectadas o dañadas. Los linfocitos T TCRαβ:CD8αα se unen a las células que expresan Qa-2 y pueden destruirlas.

- Parece que los linfocitos T TCRβδ:CD8αβ se unen y reconocen fragmentos de glucolípidos o LPS presentados por el CD1d, una molécula del MHC-Ib implicada en la presentación de fragmentos de moléculas no proteicas por parte de muchas células, entre ellas las del epitelio intestinal.

- Los linfocitos T NK utilizan sus receptores NKG2D (en humanos y ratones se denominan de la misma forma), que reconocen las moléculas de estrés MICA y MICB (en humanos y ratones se denominan de la misma forma), para destruir las células que padecen estrés o están dañadas y, además, expresan niveles de moléculas del MHC-I muy bajos. Tras la activación, los linfocitos T NK infiltrados entre los IEL comienzan a secretar IL-4 y otras citocinas.

Los IEL actúan en la frontera del epitelio para eliminar las células infectadas o dañadas, de manera que contribuyen a la reparación del epitelio intestinal. La IL-4, el TNF-β y la IL-10 producidos por los linfocitos T NK y las células del epitelio intestinal crean un microambiente en la superficie epitelial que inhibe el desarrollo de las respuestas inflamatorias celulares del sistema inmune.

Las células M del epitelio intestinal proceden de células que migran desde las criptas del intestino delgado. Estas células se localizan sobre las placas de Peyer y poseen formas irregulares, con recovecos o invaginaciones que permiten que los linfocitos y las células dendríticas, que se encuentran por encima de la lámina propia, estén más cerca de la superficie luminal de las células M (figura 13-12). Las células M endocitan los productos que provienen de la luz intestinal (cara apical) y los transportan a la cara basolateral de la célula, donde los linfocitos y las células dendríticas expectantes pueden acceder a ellos. Existe cierta controversia sobre si las células M pueden procesar y presentar los antígenos que transportan, pero las células dendríticas que captan estos antígenos transportados por las células M ejecutan esa función con mucha eficiencia.

B. Lámina propia

En contraste con el tejido epitelial, la lámina propia parece un oasis de normalidad. Contiene linfocitos T $\alpha\beta$ tradicionales (la mayoría CD4$^+$), linfocitos B, células plasmáticas y fagocitos (figura 13-12). Las APC, en especial las células dendríticas, ingieren los productos transportados por las células M que, una vez procesados, son presentados a los linfocitos T. Las células dendríticas de la lámina propia también pueden extender proyecciones de su citoplasma entre las células epiteliales y así estar en contacto directo con la luz para poder captar directamente sus productos. Además, en la lámina propia y por debajo de las células M se encuentran las placas de Peyer, donde las APC, los linfocitos T y los linfocitos B están expuestos al antígeno e interaccionan unos con otros (figura 13-14).

Las células dendríticas migran desde la lámina propia hacia los ganglios linfáticos, normalmente los mesentéricos, donde activan a los linfocitos T. Aunque los mecanismos todavía no se conocen, parece que estas células presentadoras instruyen a los linfocitos T dependiendo de su origen y activan la proliferación de nuevos linfocitos T activados para que se dirijan a su lugar de origen en la lámina propia. Los linfocitos T activados, junto a los antígenos transportados por las APC, pueden participar en la activación de los linfocitos B en las placas de Peyer y en los ganglios linfáticos mesentéricos locales. Del mismo modo que los linfocitos T, los linfocitos B y las células plasmáticas pasan a través de la circulación parenteral antes de localizarse en la lámina propia. Los linfocitos B que pasan por las placas de Peyer son inducidos a producir IgA, y las células plasmáticas que expresan IgA se trasladan a las criptas entre las microvellosidades, donde secretan IgA diméricas que después son transportadas a través de células especializadas epiteliales en las criptas y pasan a la mucosa que recubre el epitelio intestinal.

C. Mecanismos de la inmunidad de las mucosas

Del mismo modo que en otras partes del cuerpo, el sistema inmune asociado con las mucosas utiliza moléculas de adhesión y moléculas quimiotácticas para dirigir el movimiento de las células hasta la lámina propia y el epitelio intestinal. Por ejemplo, los linfocitos T migran a los tejidos mucosos utilizando la selectina L y la integrina $\alpha 4\beta 7$ (LPAM-1), para detectar a MadCam-1 en las células del endo-

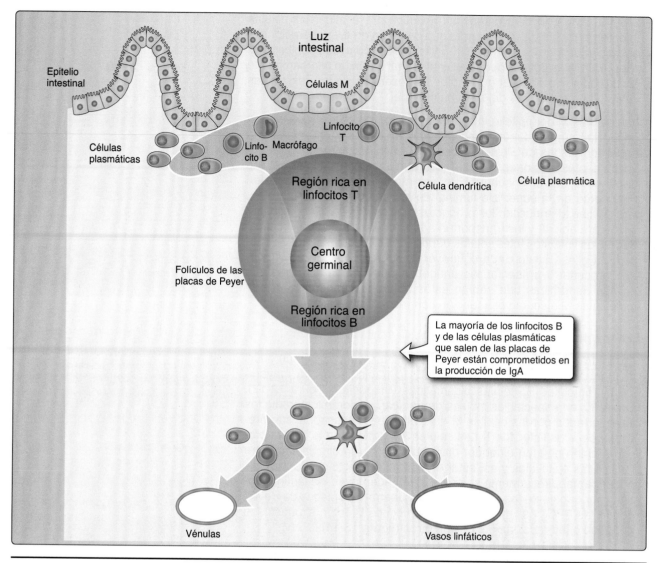

Figura 13-14
La lámina propia y las placas de Peyer. Las placas de Peyer son acumulaciones de tejidos linfáticos con estructuras foliculares que recuerdan a las de los ganglios linfáticos. Los linfocitos B, los linfocitos T y las células presentadoras de antígeno circulan a través de las placas de Peyer e interaccionan con ellas. Después de salir, pueden permanecer en la lámina propia o bien entrar en el sistema circulatorio sanguíneo o linfático para volver a recircular. En la lámina propia, las células plasmáticas se acumulan cerca de las invaginaciones entre las microvellosidades, donde los anticuerpos que secretan (sobre todo IgA) son transportados hacia el moco que tapiza la superficie luminal del epitelio intestinal.

telio vascular de los MALT. La unión de MadCam-1 facilita la extravasación de los linfocitos T a los tejidos mucosos. Una vez en el tejido mucoso del tubo digestivo, los linfocitos T utilizan los receptores para quimiocinas CCR9 y CCR10 para detectar las quimiocinas CCL25 y CCL28 producidas por los epitelios de los intestinos grueso y delgado, respectivamente. Por último, utilizan la integrina $\alpha E\beta 7$ (HML-1) para detectar y unirse a la cadherina E del epitelio vascular del intestino delgado. Los linfocitos B y T activados en el entorno de las mucosas, aunque circulen de nuevo por el cuerpo, tienden a volver a los tejidos mucosos.

El medio mucoso suele tener carácter no inflamatorio. Existen mecanismos para prevenir la aparición de respuestas inflamatorias, en especial las celulares. Las respuestas inflamatorias podrían ser contraproducentes, por ejemplo, en el medio intestinal, donde el sistema inmune asociado con las mucosas está expuesto todo el tiempo a grandes cantidades de antígenos extraños provenientes de la comida y bebida. A fin de responder de forma adecuada y constante a todos esos extraños, sería necesario crear un estado de inflamación crónica permanente e intensa que dañaría y destruiría el epitelio intestinal. Por tanto, la presencia de T$_{reg}$ productoras de TGF-β e IL-10 no inflamatorias reduce las respuestas inflamatorias potenciales y promueve la producción de IgA por los linfocitos B activados en la lámina propia, lo cual contrasta con el sistema inmune parenteral (o periférico). De esta forma se crea un entorno donde la tolerancia hacia los antígenos externos es la norma, más que la excepción (figura 13-15).

Aunque parezca que los sistemas parenteral y mucoso trabajan de forma independiente, en realidad no están aislados entre sí. Las células circulan de uno a otro. Se ha especulado que la tendencia a inducir tolerancia dentro del tejido mucoso puede aprovecharse para provocar un efecto similar en los tejidos parenterales. Por ejemplo, un antígeno que normalmente sería antigénico en los tejidos parenterales podría administrarse por vía oral, de forma que la introducción inicial al sistema inmune fuera a través de las mucosas, un proceso conocido como inducción de la **tolerancia oral**. La tolerancia inducida al inicio en los tejidos mucosos podría, a continuación, influir en el sistema parenteral para que también fuese tolerante al antígeno. En modelos experimentales, este método ha tenido éxito en varias ocasiones, pero sus aplicaciones clínicas aún son limitadas.

VI. VACUNACIÓN

Desde tiempos pretéritos se sabe que las personas que sobreviven a las epidemias de viruela, peste y cólera pocas veces padecen de nuevo la enfermedad, incluso si están rodeadas por individuos afectados. Se desarrollaron técnicas de vacunación primitivas para, a partir de estos afortunados supervivientes, conferir protección en quienes aún no se habían enfrentado al riesgo de padecer la grave enfermedad o morir a causa de ella. Entre las antiguas civilizaciones, los egipcios y los chinos exponían a las personas a polvos obtenidos a partir de las costras y descamaciones de las cicatrices de individuos que conseguían superar la enfermedad de la viruela (virus de la *Variola major*), en un proceso denominado variolización (nombrado así por el virus). Algunas veces, los sujetos tratados de esta forma desarrollaban formas leves de la enfermedad; en muchas ocasiones apenas mostraban síntomas.

Edward Jenner demostró en 1794 que la inoculación intencionada con material proveniente de un virus determinado podría prevenir una futura enfermedad. Era común que los lecheros que trabajaban con ganado padecieran viruela vacuna causada por el virus *Vaccinia,* que suele infectar el ganado vacuno, pero en los humanos sólo provoca enfermedad leve. Esas personas no desarrollaban viruela. Jenner inoculó a un varón de ocho años de edad con material de las lesiones de una persona con viruela vacuna. El niño desarrolló fiebre y síntomas leves, pero se recuperó en 10 días. Dos meses después, Jenner inoculó al mismo menor con material de una lesión fresca de viruela y el chico no desarrolló la enfermedad, lo que convenció a Jenner de que el proceso (luego denominado "vacunación", por el virus *Vaccinia*) confirió protección contra la enfermedad.

Jenner y sus contemporáneos no conocían la existencia de los microorganismos y, desde luego, tampoco su relación con las enfermedades. Los trabajos posteriores de Robert Koch y Louis Pasteur mostraron que algunos microorganismos específicos provocaban determinadas enfermedades, dando pie al desarrollo de vacunas eficaces contra trastornos

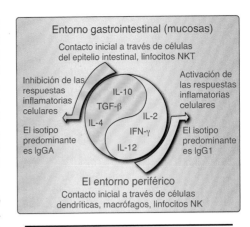

Figura 13-15
Comparación inmunológica del entorno de la mucosa intestinal y del entorno parenteral o periférico. Al inicio, el sistema inmune periférico contacta con lo extraño a través de las células fagocíticas que secretan citocinas, promoviendo un entorno de tipo Th1. El sistema inmune de las mucosas (en este caso el tubo digestivo) contacta al principio con lo extraño, a través de las células epiteliales intestinales y las IEL que secretan citocinas que promueven un entorno de tipo Th2. NK, linfocitos citolíticos naturales; NKT, linfocitos T citolíticos naturales.

que habían provocado epidemias en animales de granja y, al final, en humanos.

La generalización de la vacunación produjo enorme mejoría tanto en la salud de los seres humanos como en la de los animales. Tanto en niños como en adultos, muchas de las más temibles enfermedades que la humanidad ha sufrido a lo largo de la historia casi están eliminadas en muchas partes del planeta. La posibilidad de vacunar a los niños al poco de nacer implica una reducción drástica del número de enfermos, incapacitados y muertos, que antes, como resultado de enfermedades como la difteria, la poliomielitis y el sarampión, era habitual en la infancia. La tabla 13-4 muestra las enfermedades y sus correspondientes vacunas preventivas, con el calendario de vacunaciones que se sigue actualmente en Estados Unidos. Se aconseja consultar el sitio en línea

Tabla 13-4. Calendario de vacunación actual de Estados Unidos

Enfermedad prevenible con vacunación	Vacuna(s) administrada(s) de manera rutinaria	Grupo de edad que recibe la vacuna
Inmunizaciones: del nacimiento a los 4-6 años de edad		
Varicela	Varicela	12-15 meses
Difteria	DTAP[a]	2, 4, 6, y 15-18 meses
Haemophilus influenzae tipo b	HIB	2, 4, 5, y 12-15 meses
Hepatitis A	Hep A	12-23 meses; refuerzo después de 6 meses
Hepatitis B	Hep B	Al nacimiento, 1-2 meses, 6-18 meses
Influenza	Vacuna contra influenza	Anual comenzando a 6 meses
Sarampión	MMR[b]	12-15 meses y 4-6 años
Paperas	MMR[b]	12-15 meses y 4-6 años
Tosferina (*Pertussis*)	DTAP[a]	2, 4, 6, y 15-18 meses
Polio	IPV (inactiva)	2, 4, 6-18 meses, y 4-6 años
Enfermedad neumocócica	PCV13	2, 4, 6, y 12-15 meses
Rotavirus	RV	2, 4, y 6 meses
Rubéola	MMR[b]	12-15 meses y 4-6 años
Tétanos	DTAP[a]	2, 4, 6, y 15-18 meses
Inmunizaciones: 11-18 años de edad		
Virus del papiloma humano	HPV	11-12 años, dos dosis con una diferencia de 6-12 meses
Enfermedad meningocócica		
Serogrupos A, C, W, Y	Menveo, Menactra	11-12 y 16 años
Serogrupo B	MenB, Trumenba	16-18 años, refuerzo después de 6 meses
Inmunizaciones: adultos		
Influenza	Vacuna contra influenza	Anual para todos
Virus del papiloma humano	HPV	Antes de 26 años de edad en mujeres y de 21 años en hombres si no se vacunó antes
Herpes zoster (culebrilla)	RZV, ZVL	50+ años de edad, dos dosis
Neumonía neumocócica	PCV23	65+ años de edad

[a]Vacuna combinada para difteria, tétanos y tosferina.
[b]Vacuna combinada para sarampión, paperas y rubéola.

de los Centers for Disease Control and Prevention (CDC), para obtener las recomendaciones más recientes (www.cdc.gov/vaccines/schedules).

La vacunación puede aportar excelente protección a grupos de población, incluso si no se han vacunado todas las personas de cada conjunto, fenómeno que se conoce como **inmunidad de grupo**, que se logra mediante cierta tasa de inmunización general, dependiendo del patógeno. El umbral donde esta "inmunidad de rebaño" se vuelve efectiva varía según el número reproductivo básico del patógeno, R0. Para patógenos con R_0 elevado, como el sarampión, se requiere inmunidad mayor de 95%, mientras que para patógenos con R_0 menores, como influenza, pueden ser suficientes tasas de inmunización más bajas (50 a 70%).

Los individuos inmunocomprometidos incapaces de recibir algunas o todas las vacunas están protegidos por la inmunidad de rebaño. A medida que la fracción de población vacunada aumenta, las posibilidades de que un agente infeccioso encuentre a un individuo desprotegido es cada vez menor, lo que mantiene a la población protegida en su globalidad. Sin embargo, existen límites para la inmunidad de grupo. Si un número importante de individuos no vacunados se infecta, esa infección se puede propagar rápidamente a través de los individuos desprotegidos del grupo. Durante este rápido proceso de propagación quizá surjan nuevas formas mutantes del patógeno que podrían evadir la respuesta inmune y generar la enfermedad también en los individuos vacunados.

A. Características de las vacunas

A fin de que sean eficaces y protejan a una cantidad grande de individuos, las vacunas deben seguir varios criterios:

- La protección eficaz contra un determinado patógeno se debe lograr sin que eso suponga un mayor peligro que el que supone la enfermedad, o sin producir efectos secundarios graves.
- La protección ofrecida debe ser de larga duración.
- La vacuna debe inducir las respuestas inmunes más adecuadas y eficaces contra el microorganismo patógeno, del cual nos intenta defender, en una amplia mayoría de individuos.
- La vacuna debe estimular la producción de anticuerpos neutralizantes para minimizar ulteriores reinfecciones.
- La producción de la vacuna debe ser económicamente viable.
- La vacuna debe ser suficientemente estable como para poderla almacenar, transportar y usar.

Aplicación clínica 13-6. Vacuna BCG y tuberculosis

El **bacilo de Calmette-Guérin** (**BCG**) es una vacuna muy utilizada alrededor del mundo para conferir protección contra la infección por *Mycobacterium tuberculosis*, en particular en niños de áreas de incidencia elevada. Esta vacuna es una forma viva atenuada de *Mycobacterium bovis*, una causa importante de tuberculosis en numerosas especies. Su uso declinó en algunas áreas donde la incidencia de tuberculosis disminuyó de manera significativa. En Estados Unidos y otros países, BCG no se utiliza de manera rutinaria para inmunización humana donde las pruebas cutáneas se utilizan para rastrear las infecciones por *M. tuberculosis*. Los vacunados con BCG muestran resultados falsos positivos y la BCG se utiliza en Estados Unidos para ciertas personas o poblaciones de alto riesgo.

Aplicación clínica 13-7. El movimiento antivacunas y su efecto sobre la inmunidad de rebaño y las enfermedades

En 2019, la Organización Mundial de la Salud (OMS) incluyó a la vacilación sobre las vacunas como uno de los diez principales problemas de salud a nivel mundial. Se estima que las vacunas salvan hasta tres millones de vidas por año en el mundo y hay evidencia bien documentada que respalda su seguridad. Sin embargo, las tasas de inmunización alrededor del mundo disminuyen a medida que se propaga la desinformación sobre la seguridad de las vacunas a través del movimiento antivacunas o "anti-vax". Otras personas evitan algunas vacunas por razones religiosas.

Como consecuencia, en la actualidad menos niños reciben las vacunas recomendadas en comparación con el pasado reciente. En Estados Unidos y 34 países de la región europea de la OMS, las tasas de inmunización son menores de 95%, lo cual pone en riesgo la inmunidad de rebaño. En respuesta se observa el resurgimiento de enfermedades que pueden poner en riesgo la vida.

Antes de 1963, cuando se dispuso por primera vez de vacunas contra sarampión, se estima que hubo 3 a 4 millones de casos de sarampión por año alrededor del mundo, con casi 500 000 casos anuales en Estados Unidos, donde hubo entre 400 y 500 muertes causadas por sarampión cada año. Como resultado de un programa de vacunación altamente efectivo, para el año 2000, los Centers for Disease Control and Prevention declararon que el sarampión se había erradicado en ese país.

Se informan cifras crecientes de casos de sarampión en Estados Unidos. Entre el 1 de enero y el 31 de diciembre de 2019, hubo 1282 casos confirmados de sarampión, en comparación con 375 en 2018. La mayoría de los enfermos de sarampión de 2019 se reportaron en Nueva York, aunque hubo casos en 31 Estados, y esa es la cifra anual más alta de personas con sarampión en Estados Unidos desde 1992. De quienes desarrollaron sarampión, 89% no estaban vacunados o se desconocía su estado de inmunización. Estos brotes tuvieron tamaño limitado por la gran tasa de inmunidad dentro de la población y porque las autoridades de salud pública establecieron medidas de control con rapidez. Varios Estados de la Unión Americana reexaminan permitir excepciones religiosas para la vacunación.

B. Tipos de vacunas

Las vacunas se pueden preparar a partir de una amplia gama de materiales que proceden del propio microorganismo patógeno.

- Las **vacunas vivas atenuadas** se basan en microorganismos vivos capaces de replicarse e infectar de forma normal. Deben tener virulencia atenuada o disminuida antes de su administración. Aun así, este tipo de vacunas no son adecuadas para patógenos capaces de causar enfermedades graves o que suponen riesgo mortal, ya que existe la posibilidad de una mutación hacia su forma natural.

- Las **vacunas inactivadas** incluyen microorganismos muertos porque han sido tratados con sustancias químicas o con medios físicos. En el caso de las toxinas, fueron inactivadas (toxoides). En estas vacunas los microorganismos deben ser incapaces de infectar, replicar o llevar a cabo cualquier actividad, pero todavía deben tener la capacidad de provocar una respuesta inmune. No obstante, debe entenderse que es muy difícil garantizar que cada uno de los microorganismos del preparado esté muerto.

- Las **vacunas de extractos** no contienen el microorganismo entero; sólo poseen partes aisladas, obtenidas por disrupción o

---

Aplicación clínica 13-8. Vacuna del virus de la poliomielitis

La poliomielitis es una enfermedad aguda que supone la destrucción de las neuronas motoras inferiores de la médula espinal y del tronco encefálico por parte de un virus patógeno entérico. En países con índice bajo de inmunización, este trastorno sigue vigente. El último caso de poliomielitis paralizante provocada por la cepa virulenta del virus reportado en Estados Unidos ocurrió en 1979. Desde entonces, se sabe que el virus fue llevado a ese país por un viajero internacional, y se describen unos cuantos casos causados por la reversión al fenotipo natural del virus de la poliomielitis de la vacuna atenuada de Sabin.

La vacunación es un método eficaz para prevenir la poliomielitis. Tanto la vacuna inactivada (Salk) como la oral atenuada (Sabin) tienen eficacia demostrada para prevenirla. Ambos tipos de productos contra polio tienen ventajas y desventajas. La ventaja de la vacuna inactivada es que es segura y se puede utilizar en individuos inmunodeprimidos; la principal desventaja es que sólo se puede administrar por inyección y, por lo tanto, genera menor inmunidad en el tubo digestivo. Las ventajas de la vacuna atenuada son la administración oral, protección a largo plazo e inmunidad en el intestino. La principal desventaja de la vacuna atenuada es un cierto riesgo (aunque bajo) de infección por poliomielitis porque se puede producir la reversión a la virulencia normal. Por este motivo, ya se recomienda usar solo la vacuna inactivada.

---

lisis. Estas vacunas son más apropiadas para proteger contra microorganismos tan virulentos que incluso en vacunas inactivadas supongan un riesgo elevado por la posibilidad de que algunos microorganismos hayan sobrevivido al tratamiento de inactivación. Un ejemplo es la vacuna del carbunco.

- Las **vacunas recombinantes** son posibles gracias a las técnicas de biología molecular que permiten la producción de antígenos de patógenos específicos que inducen una respuesta inmune protectora sin la necesidad de los microorganismos completos.
- En las **vacunas de ADN**, al anfitrión se le inyecta ADN obtenido a partir de un microorganismo patógeno. A menudo ese ADN se manipula para eliminar genes fundamentales para el desarrollo de la enfermedad. El objetivo es que las células del anfitrión capten el ADN extraño y expresen los productos génicos del microorganismo. Las vacunas de ADN producen estimulación de duración más prolongada que la originada por otros métodos donde las vacunas son eliminadas del anfitrión rápidamente.

Como norma general, desde el punto de vista de la inducción de las respuestas inmunes, las mejores vacunas son las vivas, seguidas por las vacunas atenuadas y terminando por las vacunas inactivadas y las vacunas de extractos. Los microorganismos que se replican generan moléculas que estimulan las respuestas inmunes, pero las vacunas inactivadas y los extractos pueden contener pocas o ninguna de estas moléculas. Así, resulta paradójico que la seguridad de una vacuna es inversamente proporcional a su eficacia; pero la coadministración de adyuvantes puede fortalecer la eficacia de muchas vacunas.

Aunque la vacunación actual protege contra muchas enfermedades infecciosas graves, aún no existen vacunas eficaces para otros trastornos (p. ej., VIH/sida y paludismo). Algunos microorganismos que son capaces de esconderse en el interior de las células con el fin de camuflarse, cambiar rápidamente su perfil antigénico o bloquear la generación de una respuesta efectiva, consiguen bloquear el desarrollo de vacunas eficaces.

C. Adyuvantes

Los adyuvantes son sustancias, casi siempre suspendidas en un medio oleoso (lo cual prolonga su dispersión dentro de los tejidos), que se administran en combinación con las vacunas para aumentar la eficacia de la vacunación. Los adyuvantes provocan una ligera inflamación que atrae a los fagocitos y acelera su activación y la presentación de antígenos a los linfocitos T para desarrollar las respuestas inmunes específicas. En algunos casos, los propios componentes de la vacuna tienen capacidad adyuvante.

El adyuvante utilizado con mayor frecuencia es el aluminio, sin embargo, las formulaciones de vacunas más recientes incluyen lípidos para estimular los receptores tipo toll, para reforzar la respuesta inmune a la vacuna. Los adyuvantes más novedosos contienen monofosforil lípido A o CPG 1018, que contiene secuencias sintéticas de ADN que estimulan los receptores de reconocimiento de patrones. En la vacuna **DTP** (difteria-tétanos-tosferina *[pertussis]*), el componente de la tosferina (procedente de *Bordetella pertussis*) actúa como adyuvante. Otros adyuvantes son el aluminio y la **BCG**; la BCG está formada por componentes de *Mycobacterium* y se utiliza en todo el mundo como vacuna contra la tuberculosis, especialmente en regiones de gran incidencia. Su uso descendió en algunas zonas donde la incidencia de tuberculosis ha disminuido de forma significativa. En Estados Unidos y varios otros países, la BCG no se utiliza de forma habitual como vacuna en humanos, en gran parte porque interfiere con las pruebas cutáneas (creando falsos positivos) en los estudios de tuberculosis. La BCG se utiliza en Estados Unidos para las personas o poblaciones con riesgo elevado de padecer tuberculosis.

Resumen del capítulo

- Los sistemas inmunes innato y adaptativo protegen contra una gran variedad de microorganismos infecciosos que difieren en tamaño, vía de infección, tropismo, reproducción y trastornos.

- El complemento es una parte del sistema inmune innato y se activa tras el contacto inicial con el agente infeccioso. Tras la activación de la respuesta inmune adaptativa, los anticuerpos refuerzan la actividad del complemento mediante la activación de la vía clásica.

- La movilidad de los leucocitos es la clave de la capacidad del sistema inmune para controlar una infección en el organismo y estructurar las respuestas donde sea necesario.

- Las moléculas de adhesión estabilizan las interacciones celulares y facilitan las interacciones entre los complejos más especializados de interacción (p. ej., el TCR con el pMHC).

- La expresión de ciertas moléculas en el endotelio vascular activado en la zona de inflamación permite reclutar los leucocitos hacia dicho lugar de infección.

- Los leucocitos, en los lugares de inflamación, pueden abandonar los capilares y entrar en los tejidos a través de un proceso denominado extravasación.

- La respuesta inmune frente a microorganismos infecciosos tiene dos aspectos: la eliminación de infecciones activas y la inhibición de infecciones posteriores. El método más eficaz de eliminación depende de dónde está localizado el microorganismo dentro del organismo o las células. La capacidad de resistencia a la reinfección depende sobre todo de los anticuerpos neutralizantes.

- Varios microorganismos infecciosos (p. ej., *Mycobacterium*, *Shigella*, *Salmonella*, *Listeria* y *Rickettsia*) entran primero en el cuerpo y luego dentro de las células. Algunos microorganismos inician su actividad en el interior de las células del anfitrión como parte de su ciclo biológico. Los microorganismos también utilizan la fagocitosis mediante los receptores de tipo toll, receptores para el Fc o receptores para el complemento, con el fin de infectar las células.

- Los microorganismos intracelulares, o sus productos, que se encuentran en el citoplasma inducen las respuestas de los linfocitos T citotóxicos que son eficaces en la eliminación de las infecciones. En el interior de los endosomas, los microorganismos intracelulares inducen las respuestas DTH, que son las responsables de su eliminación. Algunos microorganismos que pueden estar tanto en el citoplasma como en los endosomas estimulan las respuestas tanto de los linfocitos T citotóxicos como DTH.

- Existen varias bacterias patógenas extracelulares (p. ej., *Staphylococcus*, *Streptococcus*, *Neisseria*, *Bordetella* y *Yersinia*) que infectan a los humanos pero no entran en las células del anfitrión. Estos microorganismos permanecen en los líquidos corporales, donde están a disposición de los anticuerpos, el complemento y los fagocitos.

Resumen del capítulo (continuación)

- Igual que las bacterias, los **protozoos** también pueden infectar al anfitrión de forma extracelular e intracelular. Las respuestas inmunes responsables de la eliminación de cada tipo de protozoo son similares a las que se utilizan para las bacterias extracelulares e intracelulares.

- Los **hongos** (p. ej., *Candida*, *Histoplasma*, *Aspergillus*) pueden desencadenar varias respuestas inmunes, por ejemplo, la producción de grandes cantidades de anticuerpos específicos antimicóticos. Sin embargo, la respuesta DTH, por lo general, es la responsable de la eliminación de la infección fúngica.

- Las respuestas inflamatorias están implicadas en la resistencia a las infecciones por **platelmintos** (p. ej., tenias, trematodos) y **nematodos** (p. ej., *Ascaris*, anquilostomas, filarias).

- La **deriva antigénica** sucede cuando aparecen mutaciones aleatorias en los genes que codifican antígenos microbianos, creando nuevas variantes que son suficientemente diferentes para escapar a las respuestas inmunes establecidas. El **cambio antigénico** se produce cuando los microorganismos (p. ej., el virus de la gripe) de diversas especies (p. ej., el cerdo, el pato) infectan la misma célula, se recombinan entre sí y generan grandes cambios en las moléculas antigénicas.

- Algunos microorganismos son capaces de evitar que el sistema inmune detecte las moléculas potencialmente inmunógenas en su superficie. Diversos microorganismos infecciosos secretan productos que interfieren con las respuestas inmunes generadas contra ellos.

- La inflamación tiene cuatro características básicas: hinchazón, enrojecimiento, calor y dolor.

- El **tejido linfático asociado con mucosas**, una parte del sistema inmune asociado con las superficies mucosas, suele considerarse un elemento separado e independiente del resto del sistema inmune.

- La posibilidad de vacunar a edades tempranas reduce de forma radical el número de enfermos, incapacitados y muertos, que durante mucho tiempo, como consecuencia de enfermedades como la difteria, la poliomielitis y el sarampión, fueron comunes en la infancia.

- Los **adyuvantes** son componentes bacterianos u otras sustancias que normalmente están resuspendidos en un medio oleoso que prolonga su dispersión en los tejidos. Administrados en combinación con las vacunas, potencian la eficacia de la vacunación.

Preguntas de estudio

13.1 A una niña enferma de 8 meses de edad que padece fiebre y respiración sibilante se le diagnostica una infección por el virus sincitial respiratorio (VSR, *respiratory syncytial virus*). Asumiendo que esta es la primera exposición al VSR, ¿cuál de los siguientes mecanismos se activará con mayor probabilidad para eliminar la infección?

    A. La necrosis de las células infectadas por parte de los linfocitos T CD4+.

    B. La lisis de las células infectadas por el complemento.

    C. La inducción de apoptosis de las células infectadas mediada por los linfocitos T citotóxicos.

    D. La presentación de los péptidos víricos por parte del MHC-I presente en la superficie de los linfocitos T CD8+.

    E. La neutralización de los virus libres por parte de anticuerpos específicos.

La respuesta correcta es C. La eliminación de las infecciones víricas supone la destrucción de las células infectadas por parte de los linfocitos T citotóxicos para evitar la replicación vírica. Las respuestas de los linfocitos T CD4+ contra las células infectadas son eficaces cuando el agente infeccioso se encuentra dentro de los endosomas intracelulares. El complemento no es eficaz contra los microorganismos intracelulares y en la primera infección el nivel de anticuerpos contra los microorganismos no es suficiente para eliminar la infección. La presentación de los péptidos víricos por parte del MHC tiene lugar en las APC, no en los linfocitos T CD8+.

13.2 En un paciente con infección por *Salmonella*, ¿cuál de los siguientes mecanismos será con mayor probabilidad la primera respuesta adaptativa para eliminar la infección mientras las bacterias estén presentes dentro de endosomas intracelulares?

    A. La neutralización de las bacterias por parte de anticuerpos.

    B. La lisis de las células infectadas del anfitrión por parte del complemento.

    C. El reconocimiento por parte de los linfocitos T citotóxicos de los péptidos bacterianos presentados por el MHC-II.

    D. Las respuestas DTH inducidas por los linfocitos T CD4+.

    E. La hipersensibilidad de tipo I inducida por anticuerpos IgE.

La respuesta correcta es D. Las respuestas DTH suelen ser las primeras efectivas implicadas en la eliminación de microorganismos endosómicos. Más tarde, en estas infecciones, los microorganismos o sus moléculas pueden escapar al citoplasma, lo que hace posible que se desarrollen las respuestas inducidas por los linfocitos T citotóxicos. El complemento no elimina las infecciones activas intracelulares. Los anticuerpos pueden ser eficaces en la inhibición de la reinfección pero no eliminan infecciones activas intracelulares.

13.3 Un hombre de 25 años de edad se expone al gusano nematodo *Ascaris,* pero no presenta síntomas clínicos de infección. ¿Cuál de estos mecanismos puede ser el responsable de su resistencia a la infección?:

A. La destrucción mediada por anticuerpos de las células infectadas por los gusanos.

B. La apoptosis inducida por linfocitos T citotóxicos de las células infectadas por los gusanos.

C. La lisis mediada por el complemento de los gusanos adheridos a los tejidos del anfitrión.

D. La hipersensibilidad de tipo I mediada por IgE que interrumpe la adhesión del gusano.

E. La fagocitosis de los gusanos seguida de la necrosis de los fagocitos.

La respuesta correcta es D. Las respuestas inflamatorias locales, como las inducidas por la IgE, pueden inhibir la adhesión de los nematodos a la pared intestinal. *Ascaris* es un gusano grande (los adultos alcanzan tamaños de entre 30 cm y 50 cm de longitud) y los anticuerpos, el complemento, el linfocito T citotóxico o los fagocitos no lo dañan.

13.4 Un hombre de 56 años de edad, que el invierno anterior se recuperó totalmente de la gripe, enferma tras estar en contacto con un amigo que la tiene. ¿Cuál de los siguientes mecanismos permiten su reinfección pese a haber estado expuesto previamente al virus de la gripe?

A. Los anticuerpos neutralizantes contra el virus de la gripe desaparecen con rapidez.

B. No ha pasado el tiempo suficiente para que los linfocitos T CD4$^+$ desarrollen memoria.

C. Las partículas víricas intracelulares escapan de la vigilancia inmunitaria.

D. En la segunda exposición se desarrollan respuestas de hipersensibilidad de tipo I.

E. Las variantes víricas evaden la respuesta inmune contra el virus original.

La respuesta correcta es E. Los antígenos inmunógenos de la superficie del virus de la gripe pueden cambiar como resultado de la mutación o de la recombinación, de modo que los nuevos virus que surgen no son reconocidos por las respuestas inmunes generadas contra las exposiciones anteriores. Las concentraciones de anticuerpos neutralizantes (en especial IgG) permanecen elevadas durante un largo periodo. El tiempo descrito es más que suficiente para que se desarrolle memoria inmunitaria. Los virus intracelulares no pasan inadvertidos al sistema inmune y los fragmentos de sus proteínas son presentados por las moléculas del MHC-I sobre la superficie de las células infectadas. Las respuestas de hipersensibilidad de tipo I (inmediata) mediadas por IgE no suelen estar asociadas con las respuestas antivíricas.

13.5 Una mujer de 35 años de edad viaja por primera vez de Estados Unidos a Brasil, donde contrae el paludismo, una infección de los eritrocitos por protozoos. ¿Cuál de las siguientes afirmaciones describe el estado del sistema inmune frente a dicha infección?

A. Los anticuerpos neutralizantes contra los protozoos participan en la eliminación de la infección.

B. La apoptosis inducida por linfocitos T citotóxicos de los eritrocitos infectados elimina la infección.

C. La lisis por el complemento de los eritrocitos infectados elimina la infección.

D. La DTH activada por los linfocitos T CD4$^+$ elimina la infección.

E. El protozoo evade la inmunidad del anfitrión al reproducirse dentro de los eritrocitos.

La respuesta correcta es E. *Plasmodium,* el protozoo que causa el paludismo, evade el sistema inmune gracias a que infecta y se reproduce en el interior de los eritrocitos. Una vez dentro de la célula, el protozoo queda protegido de los anticuerpos y del complemento. Además, la ausencia de moléculas del MHC-I y MHC-II en los eritrocitos, que son células sin núcleo, evita la presentación de péptidos microbianos; de modo que los linfocitos T no reconocen los eritrocitos infectados. Los anticuerpos neutralizantes pueden reducir futuras infecciones, pero no son determinantes en la eliminación del protozoo. Por las razones antes descritas, no se elimina la infección por medio del linfocito T citotóxico, el complemento ni la DTH.

13.6 En respuesta al lipopolisacárido, durante la infección por una bacteria gramnegativa, los fagocitos locales del anfitrión liberan citocinas proinflamatorias como la IL-6, que estimula la síntesis hepática y la liberación de…

A. La proteína C reactiva.

B. Las quimiocinas.

C. El complemento.

D. Las inmunoglobulinas.

E. Las interleucinas.

La respuesta correcta es A. La IL-6 induce la producción de la proteína C-reactiva en el hígado. No induce la síntesis en el hígado de quimiocinas, complemento, inmunoglobulinas ni interleucinas.

13.7 ¿Cuál de los siguientes isotipos de inmunoglobulinas se secreta de forma predominante en los MALT humanos?

A. IgA.
B. IgD.
C. IgE.
D. IgG.
E. IgM.

La respuesta correcta es A. La gran mayoría de los anticuerpos generados en los MALT humanos (tejidos linfáticos asociados con mucosas) son del isotipo IgA. Las IgE, IgG e IgM están presentes, pero en concentraciones muy bajas. No suele haber IgD.

13.8 Las características del sistema inmune de las mucosas incluyen:

A. Se activa una potente respuesta contra todos los antígenos ajenos que se encuentran.
B. La inflamación crónica hace que el entorno sea totalmente hostil para los microbios.
C. La IL-2 y el IFN-γ contribuyen a una respuesta del tipo Th1.
D. La secreción de IgG predomina sobre la de IgA.
E. La tolerancia a antígenos extraños es la norma más que la excepción.

La respuesta correcta es E. Dado que el sistema inmune de las mucosas se halla todo el tiempo expuesto a muchos epítopos ajenos que son en esencia inofensivos, es tolerante a ellos. Aunque puede responder a las amenazas de los microorganismos, el sistema inmune de las mucosas evita, por lo general, el desarrollo de una inflamación crónica porque puede infligir daños graves en las delicadas capas de la mucosa. Se describe que el entorno inmune en estos tejidos tiene tendencia a ser de tipo Th2, más que de tipo Th1. La IgG está presente pero en concentraciones muy inferiores a la IgA.

13.9 Un niño de 14 meses de edad que no había recibido ninguna de las vacunas recomendadas permanece sano pese a que cada día ha estado en contacto con otros niños durante un año en la guardería. ¿Cuál de los siguientes mecanismos explica mejor por qué este niño no ha contraído la difteria, el sarampión, la tosferina ni la poliomielitis?

A. Inmunidad de grupo.
B. Cambio antigénico.
C. Deriva antigénica.
D. Evasión inmunitaria.
E. Vacunas recombinantes.

La respuesta correcta es A. Lo más probable es que la mayoría de los niños de la guardería, si no todos, estén vacunados. Por este motivo es más difícil que el niño no vacunado quede expuesto a enfermedades como la difteria, el sarampión, la tosferina o la poliomielitis. El resto de opciones son mecanismos que los microorganismos utilizan para evadir el sistema inmune, y sería más probable que favorecieran el aumento del riesgo de infección tanto en niños no vacunados como vacunados.

13.10 ¿Cuál de los siguientes tipos de vacunas podrían activar mejor y a más largo plazo la protección inmunitaria contra la rubéola?

A. Una vacuna atenuada.
B. Una vacuna de ADN.
C. Una vacuna basada en extractos.
D. Una vacuna inactivada.
E. Una vacuna recombinante.

La respuesta correcta es A. La vacuna atenuada, en la cual el microorganismo es aún capaz de ejercer cierto grado de infección y reproducción, producirá una respuesta inmune más intensa que el resto de formulaciones, donde los virus no son capaces de hacerlo.

13.11 Las infecciones virales y la propagación viral entre células se altera sobre todo a través de los efectos de:

A. Anticuerpos.
B. Citocinas.
C. Células fagocitarias.
D. Células T.
E. Vacunas.

La respuesta correcta es A. Los anticuerpos limitan principalmente infecciones virales al neutralizar la entrada viral a las células y opsonizar virus para promover su fagocitosis por células presentadoras de antígenos. Las vacunas se basan en la producción de anticuerpos neutralizantes para proteger a los individuos contra las infecciones por los virus reales, como el virus de hepatitis B.

13.12 Una mujer de 19 años de edad se presenta para evaluación por sensación ardorosa al orinar y secreción
vaginal espesa blanquecina. Hace poco completó
un ciclo de 10 días de antibióticos para tratar faringitis por estreptococo. Se le diagnostica infección
por *Candida albicans* y se aconseja que compre una
crema antimicótica de venta sin receta. Sin embargo,
decide no utilizarla y sus signos y síntomas se resuelven de modo espontáneo en una semana. Es probable que su infección fuera eliminada más que nada
por la acción de:

A. Células B.
B. Células T CD8$^+$.
C. Citocinas.
D. Respuestas mediadas por células dirigidas por
Th1.
E. Células Th17.

La respuesta correcta es E. *Candida albicans* es un
hongo extracelular, y el sistema inmune innato será la
fuente inicial de protección. Los hongos extracelulares
desencadenan varias respuestas inmunes adaptativas,
que incluyen la generación de células Th17, que son
el medio principal para eliminar infecciones micóticas.
Los anticuerpos antimicóticos producidos durante las
respuestas adaptativas a veces son ineficaces para eliminar las infecciones micóticas y pueden ser la base de
respuestas de hipersensibilidad desencadenadas por
las infecciones micóticas. Las respuestas mediadas por
células dirigidas por Th1 son importantes para controlar
los hongos intracelulares.

Reacciones de hipersensibilidad

14

I. GENERALIDADES

Las respuestas inmunitarias desmesuradas o poco adecuadas pueden infligir una agresión tisular en el anfitrión, como resultado de la exposición prolongada o repetitiva a un antígeno. Estas reacciones de hipersensibilidad producen lesión tisular por la liberación de sustancias químicas que atraen y activan células y moléculas, lo que da como resultado **inflamación**. Dichas reacciones se clasifican en cuatro **tipos de hipersensibilidad**, dependiendo de los mecanismos subyacentes que inducen la agresión tisular (tabla 14-1). Los primeros tres tipos implican interacciones antígeno-anticuerpo, mientras que el cuarto es independiente de los anticuerpos e implica sólo respuestas inmunes celulares.

- Las reacciones de hipersensibilidad de **tipo I** (también denominada **hipersensibilidad inmediata**) son rápidas; se desarrollan en pocos minutos tras la exposición al antígeno y siempre implican la desgranulación de basófilos y mastocitos mediada por IgE.
- Las reacciones de hipersensibilidad de **tipo II** se desencadenan por la unión de un anticuerpo a la membrana celular o la matriz extracelular.
- Las reacciones de hipersensibilidad de **tipo III** suponen la interacción de los anticuerpos con moléculas solubles para dar como resultado complejos solubles antígeno-anticuerpo que se depositan en los tejidos.

Tabla 14-1. Tipos de hipersensibilidad

Tipos	Sinónimos	Enfermedades	Mediado por	Mecanismo(s)
I	Atopia, hipersensibilidad anafiláctica, alergia	Reacciones alérgicas, anafilaxia, asma	Anticuerpo IgE, el complemento no participa	El entrecruzamiento de los anticuerpos IgE unidos a los FcRε en la superficie de los mastocitos provoca la desgranulación y liberación de aminas vasoactivas (p. ej., histamina), lo que da como resultado contracción de la musculatura lisa, vasoconstricción y vasodilatación del endotelio capilar.
II	Citotóxica	Eritroblastosis fetal, síndrome de Goodpasture, anemia hemolítica autoinmune	IgM o IgG ± complemento	Los anticuerpos IgM o IgG unidos a epítopos en las células u otros componentes provocan fagocitosis, citotoxicidad celular mediada por anticuerpos, bloqueo de la función mediada por anticuerpos (bloqueo del receptor) o lisis mediada por el complemento.
III	Enfermedad provocada por inmunocomplejos	Enfermedad del suero, reacción de Arthus, lupus eritematoso sistémico	IgG ± complemento	Los complejos antígeno-anticuerpo en los tejidos o suero activan el complemento y atraen neutrófilos que liberan moléculas líticas.
IV	Hipersensibilidad mediada por linfocitos T	Dermatitis de contacto, tuberculosis, rechazo crónico del injerto	Celular, independiente de anticuerpos	La liberación de mediadores por linfocitos T CD4+ provoca destrucción tisular por parte de las células mononucleares. Los linfocitos T CD8+, conocidos como linfocitos T citotóxicos, pueden matar las células del anfitrión modificadas químicamente y las células que expresan moléculas del MHC dispares.

Abreviaturas: Ig, inmunoglobulina; MHC, complejo principal de histocompatibilidad.

- Las reacciones de hipersensibilidad de **tipo IV** son aquellas donde las células del sistema inmune atacan de modo directo a las células del anfitrión en ausencia de anticuerpos. Estas reacciones incluyen la dermatitis de contacto (DC, *contact dermatitis*, también denominada sensibilidad de contacto), la hipersensibilidad retardada (DTH, *delayed-type hypersensitivity*) y, de forma ocasional, las respuestas de linfocitos T citotóxicos (CTL, *cytotoxic T-lymphocyte*).

II. HIPERSENSIBILIDAD DE TIPO I

Conocidas como **reacciones alérgicas** o **de hipersensibilidad inmediata**, las respuestas de tipo I ocurren entre unos minutos y unas horas después de la exposición al antígeno. Algunas personas desarrollan anticuerpos IgE en respuesta a los antígenos de origen ambiental relativamente inocuos o **alérgenos**. Las moléculas de IgE se unen de inmediato a los receptores para el Fc (FcεRI) sobre la superficie de los mastocitos y los basófilos (figura 14-1). A diferencia de otros FcR, los FcRε se unen a anticuerpos (IgE) que no interaccionan con el antígeno, de manera que los complejos IgE-CD23 actúan como receptores celulares de superficie específicos de antígeno. El entrecruzamiento de las moléculas de IgE de la superficie celular induce señales intracelulares mediante CD23, lo que provoca que los mastocitos y los basófilos desgranulen y liberen aminas vasoactivas (p. ej., **histamina**) y otros mediadores inflamatorios. La histamina y otros mediadores inflamatorios provocan la pérdida de las uniones entre las células del endotelio vascular **(vasodilatación)** y el aumento de la permeabilidad vascular, dando como resultado la acumulación de líquidos en los tejidos **(edema)**. La histamina también induce la contracción de la musculatura lisa de las paredes de las arterias y las arteriolas **(vasoconstricción)**, para acelerar la distribución de los líquidos desde la parte central del cuerpo hacia los tejidos periféricos. En la tabla 14-2 se muestra una lista de mediadores preformados y de síntesis nueva por los mastocitos que provocan síntomas de hipersensibilidad tipo I.

A. Reacciones localizadas

Las reacciones de tipo I con frecuencia son más pronunciadas en las vías respiratorias, en las paredes del intestino y en la piel, ya que son los tejidos donde se acumulan los mastocitos. Los lugares afectados son aquellos donde el antígeno que desencadena el proceso se encuentra con más frecuencia. Los antígenos que entran en el cuerpo por inhalación se acumulan al inicio en los tejidos nasofaríngeo y bronquial, donde la contracción de la musculatura lisa y la vasodilatación incrementan la producción de moco y la constricción de las

---

Aplicación clínica 14-1. Asma

Hace 18 meses, a una mujer de 31 años de edad le regalaron por su cumpleaños un gato persa *(Felis domesticus)*. Ella se sensibilizó contra el alérgeno principal de gato (la proteína de la saliva Fel d1) y mostró síntomas persistentes de congestión nasal, rinorrea, estornudos y prurito nasal (picores). Se le prescribió un antihistamínico oral y se le recomendó que limitara su contacto con el felino; estas medidas fueron efectivas y aliviaron los síntomas durante un tiempo. Después de varios meses, la persona se presenta en urgencias con dificultad respiratoria, respiración sibilante e insuficiencia respiratoria. El examen médico muestra sibilancias difusas durante la inspiración y la espiración. Una prueba de espirometría muestra flujo máximo espiratorio reducido. La paciente comenta que aún vive con su gato y que éste duerme con ella en su dormitorio. Se le diagnostica asma aguda asociada con la exposición al alérgeno del animal; ese es un ejemplo de hipersensibilidad de tipo I mediada por IgE. Si esa mascota es trasladada a otro lugar o si la mujer limita su exposición al felino sacándolo del dormitorio y utiliza los medicamentos, el pronóstico será bueno.

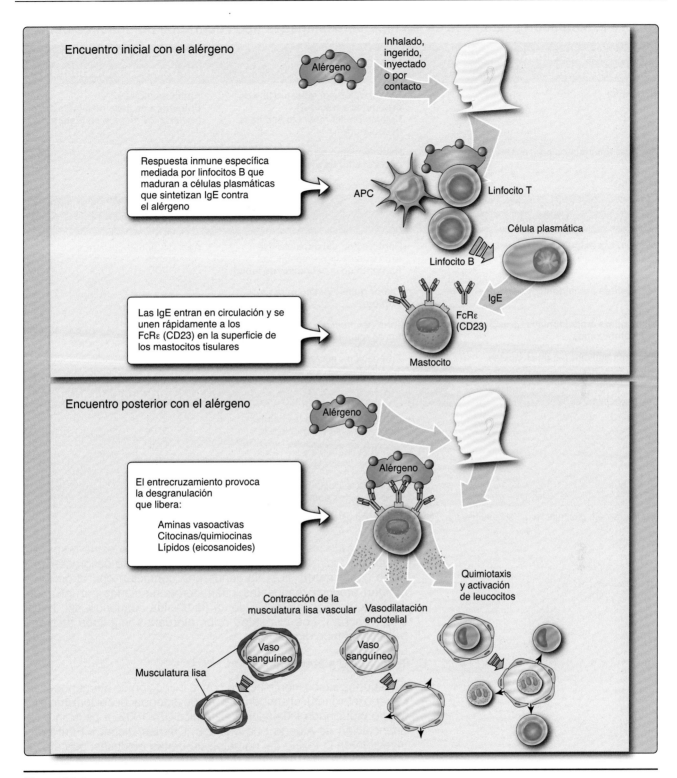

Figura 14-1
Reacciones de tipo I. Son resultado de la interacción con un antígeno por parte de las IgE unidas a la superficie celular. La presentación de un antígeno (con frecuencia denominado alérgeno) a los linfocitos T CD4+ específicos contra el antígeno les permite a éstos proporcionar las señales para que los linfocitos B, específicos contra el mismo antígeno, maduren a células plasmáticas secretoras de IgE. Las IgE entran en el torrente circulatorio, se unen rápidamente a CD23 (FcRε), expresado en los mastocitos titulares y en los basófilos, y sirven como receptores específicos del antígeno (alérgeno) en la superficie de estas células. En el siguiente encuentro con el alérgeno multivalente (que posee múltiples epítopos idénticos) se produce el entrecruzamiento de los CD23 en la superficie de los mastocitos y los basófilos, de manera que se induce una cascada de señales que conllevan a la desgranulación de los mismos. Las sustancias liberadas provocan la contracción de la musculatura lisa vascular (y de otros lugares), la dilatación del endotelio vascular (vasodilatación), la quimiotaxis y la activación leucocitaria. APC, célula presentadora de antígeno (*antigen presenting cell*).

Tabla 14-2. Mediadores químicos de las hipersensibilidades tipo I liberados por los mastocitos

Mediadores preformados liberados por los mastocitos	Efecto	Intervención médica dirigida a los productos mastocitarios
Histamina	• Constricción del músculo liso en bronquios y tracto GI • Relajación del músculo liso de la vasculatura	• Antihistamínicos • Epinefrina en caso de anafilaxia (revierte los efectos de histamina)
Factor quimiotáctico para eosinófilos	• Reclutamiento de eosinófilos hacia el sitio de exposición	
Heparina	• Inhibe la coagulación	
Factores sintetizados *de novo* y producidos por los mastocitos	**Efecto**	**Intervención médica dirigida a los productos mastocitarios**
Metabolitos araquidónicos: leucotrienos C y D	• Contracción del músculo liso • Aumento de la permeabilidad • Aumento de la secreción de moco	• Agentes antileucotrienos
Metabolitos araquidónicos: leucotrienos B	• Factor quimiotáctico para neutrófilos	
Metabolitos araquidónicos: prostaglandinas y tromboxanos	• Tono del músculo vascular y liso • Agregación plaquetaria	
Factores activadores de plaquetas	• Agregación y secreción plaquetaria	
Citocinas producidas por los mastocitos	**Efecto**	**Intervención médica dirigida a los productos mastocitarios**
IL-4/IL-13	• Estimula aún más a las células Th2 y aumenta el cambio a IgE	
TNF-α	• Activa el endotelio para la extravasación de los leucocitos	
IL-3 e IL-5	• Estimula el crecimiento y diferenciación de los eosinófilos	

Abreviaturas: GI, gastrointestinal; IL, interleucina; TNF, factor de necrosis tumoral.

vías respiratorias (figura 14-2). La conjunción de estas respuestas puede producir síntomas graves y potencialmente peligrosos conocidos como **asma**. Los alérgenos que contactan con otros tejidos pueden producir respuestas inflamatorias mediadas por IgE, como urticaria, enrojecimiento y edema (la clásica apariencia del "habón" o la "roncha"). Los alimentos o los alérgenos ingeridos afectan al principio el tubo digestivo.

B. Reacciones sistémicas

En algunos casos, como ocurre con la inyección de alérgenos (p. ej., veneno o toxinas), el antígeno se puede extender por el torrente circulatorio induciendo inflamación sistémica. En 1902, a petición y bajo financiación de Alberto I de Mónaco, Charles Richet y Paul Portier investigaron la toxina del nematocisto de las medusas, que algunas veces induce una respuesta mortal. Sus experimentos se llevaron a cabo en el yate del Príncipe de Mónaco (¡ah, el antiguo *glamour* de la ciencia!). Estos investigadores encontraron que la inyección inicial de una pequeña cantidad de la toxina en perros apenas tenía efecto, sin embargo, cuando se administraba unas semanas más tarde una segunda inyección con la misma cantidad de toxina, los perros sufrían rápidamente un choque clínico e incluso morían. A este síndrome de choque clínico se le denominó **anafilaxia** ("reacción exagerada") y se caracteriza por constricción de la musculatura lisa vascular **(vasoconstricción)** combinada con pérdida de adhesión entre las células del endotelio capilar **(vasodilatación)**, que dan como resultado una grave infiltración de líquidos que conduce al **choque anafiláctico**.

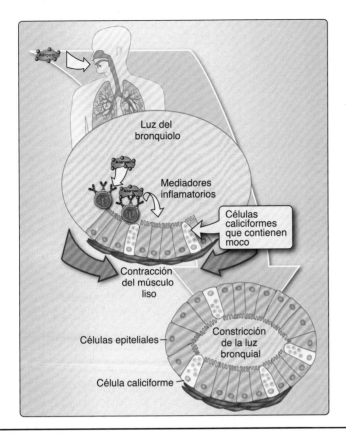

Figura 14-2
El asma es una obstrucción reversible de las vías respiratorias provocada por
la liberación de mediadores inflamatorios por parte de los mastocitos tras su
encuentro con el alérgeno. Estos mediadores inflamatorios provocan pérdida
de las uniones en el epitelio bronquial, aumento de la permeabilidad capilar y
contracción espástica de la musculatura lisa que rodea los bronquios. Tales
fenómenos disminuyen de forma temporal el tamaño de la luz bronquial, lo
que provoca insuficiencia respiratoria. Los broncoespasmos provocados por
estímulos sin relación con el sistema inmune, como el frío, las infecciones
víricas y el ejercicio, también estimulan la misma inflamación respiratoria.

Este tipo de respuesta también llega a producirse en los humanos
cuando un alérgeno, al que la persona es muy sensible, entra en el
cuerpo (figura 14-3).

III. HIPERSENSIBILIDAD DE TIPO II

Las reacciones de hipersensibilidad de tipo II se inician por la interacción
de un anticuerpo (IgM o IgG, pero no IgE) con las membranas celulares
o con la matriz extracelular. El complemento puede participar. Los antígenos que son reconocidos pueden ser intrínsecos a la membrana celular o a la matriz extracelular, o pueden ser moléculas exógenas, como
metabolitos provenientes de fármacos que se absorben en la membrana
celular o en la matriz extracelular.

A. Interacción del anticuerpo con las células

La unión de los anticuerpos (por lo común IgM o IgG) a los epítopos de las superficies celulares o de la matriz extracelular supone
un cambio conformacional de la porción Fc de las moléculas de los
anticuerpos (figura 14-4). Los receptores FcR celulares y el complemento reconocen el cambio conformacional de la porción Fc de las

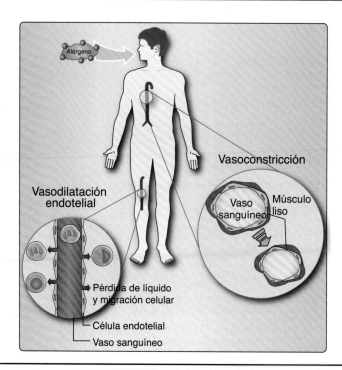

Figura 14-3
Anafilaxia y choque. La exposición a un alérgeno puede provocar liberación rápida de aminas vasoactivas por parte de los mastocitos y los basófilos, así como de citocinas; esto resulta en contracción de la musculatura lisa vascular y vasodilatación del endotelio capilar. La presión sanguínea desciende y provoca choque vascular. Además, la liberación de los mediadores aumenta la contracción de la musculatura lisa en los bronquios y los bronquiolos de las vías respiratorias, lo que provoca dificultad respiratoria.

Aplicación clínica 14-2. Anafilaxia

Un niño de ocho años con antecedente de alergia a las nueces presenta habones difusos y dificultad para respirar tras comer un pastelillo de chocolate en una fiesta escolar. La profesora conocía la historia de alergia a las nueces y de inmediato comprobó los ingredientes en el envase del pastelillo; de inmediato advirtió que la etiqueta decía "puede contener trazas de cacahuates y frutos secos". Llevó al alumno a la enfermería del colegio, donde el profesional encargado administró al menor una dosis de epinefrina y otra de un antihistamínico por vía oral. También llamó a urgencias para llevar al chico a una institución médica cercana con el fin de que recibidera seguimiento y tratamiento.

El problema era compatible con anafilaxia, cuadro que puede poner en peligro la vida. Los síntomas de la anafilaxia pueden afectar a muchos sistemas como el cutáneo, el respiratorio, el digestivo y el cardiovascular; incluso, en ocasiones ocurre paro cardiaco. A los sujetos con alergias alimentarias graves se les instruye a evitar los alimentos causales y a llevar consigo un autoinyector de epinefrina para un tratamiento inmediato en el caso de una exposición inadvertida al alérgeno.

Aplicación clínica 14-3. Alergia a alfa-gal

Es una reacción a la molécula del azúcar alfa-gal (galactosa-α-1, 3-galactosa). La molécula existe en la mayoría de los mamíferos, excepto en humanos, simios y monos. Puede encontrarse en productos hechos con mamíferos, que incluyen ciertos medicamentos, cosméticos, vacunas, gelatina y productos lácteos. También se encuentra en algunos tipos de garrapatas. Informes de Estados Unidos y otros países sugieren que la alergia a alfa-gal puede relacionarse con la mordedura de garrapata.

Se reportan casos de alergia a alfa-gal en el sureste y medio oeste de Estados Unidos. Aunque tanto los niños como adultos pueden desarrollar alergia a esta sustancia, en la mayoría de los casos se observan en personas mayores de 50 años de edad.

Por lo general, las reacciones alérgicas ocurren después de que las personas comen carne de mamíferos con alfa-gal o que se han expuesto a productos fabricados de mamíferos. Los pacientes quizá desarrollen urticaria (ronchas), angioedema (tumefacción del área debajo de la piel) o anafilaxia alrededor de 3 a 6 horas después de comer carne (p. ej., res, cordero, cerdo, venado y conejo) o exponerse a productos que contienen la molécula. Los síntomas no siempre ocurren después de cada exposición y varían de una persona a otra.

El diagnóstico de alergia se basa en la historia clínica y exploración física del paciente, además de una prueba en sangre en busca de anticuerpos IgE contra alfa-gal. El reconocimiento temprano y los cambios en la dieta para evitar la carne pueden prevenir problemas de salud graves y que pueden poner en riesgo la vida.

Fuente: https://www.cdc.gov/ticks/alpha-gal/

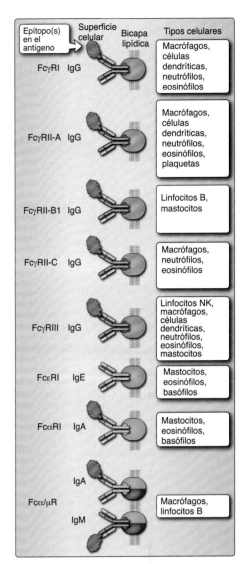

Figura 14-4
Los receptores para el Fc. Diversos tipos celulares expresan los receptores para la región Fc de las inmunoglobulinas. Con la excepción de FcεRI (CD23), los FcR sólo se unen a anticuerpos unidos a antígenos. Las IgE se unen a los FcεRI (CD23) en ausencia de antígeno.

moléculas de los anticuerpos, de modo que se activan diferentes mecanismos inmunes efectores que tendrán como diana el lugar o lugares donde se han unido los anticuerpos.

1. **Citotoxicidad celular dependiente de anticuerpos (ADCC,** *antibody-dependent cell-mediated cytotoxicity*)**.** Este proceso es independiente del complemento, pero requiere la cooperación de los leucocitos (figura 14-5). Las células que expresan los FcR (p. ej., monocitos, neutrófilos, eosinófilos y linfocitos citolíticos naturales [NK, *natural killers*]) se unen a las células que poseen anticuerpos IgM o IgG unidos a sus epítopos de superficie.

2. **Complemento.** La activación del complemento por parte de los anticuerpos IgM o IgG induce la formación de los componentes activos de la vía clásica como C3b y C4b, los que se depositan sobre la superficie de las células o de la matriz extracelular recubierta de anticuerpos que actúan como opsoninas. Los fagocitos reconocen los anticuerpos unidos a través de sus FcR y los componentes del complemento a través de sus receptores para el complemento. De esta manera, tanto el complemento como los anticuerpos actúan como opsoninas que incrementan la fagocitosis y la destrucción de los microorganismos (figura 14-6).

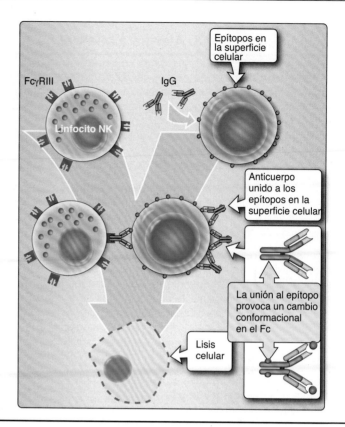

Figura 14-5
Citotoxicidad celular mediada por anticuerpos. La unión específica de
un anticuerpo a los epítopos de la superficie celular provoca un cambio
conformacional en el dominio Fc de la molécula del anticuerpo. El FcγRIII,
expresado en el linfocito citolítico natural (NK), reconoce y se une al
anticuerpo modificado, lo que hace que el linfocito citolítico natural libere los
gránulos que contienen perforina y provocan la lisis de la célula recubierta
de anticuerpos.

3. **Anticuerpos del grupo sanguíneo.** Ejemplifican las reacciones
    de hipersensibilidad de tipo II. Las anemias hemolíticas pueden
    ser el resultado de la unión de anticuerpos IgM a estructuras de
    carbohidratos en los eritrocitos (en especial los anticuerpos an-
    ti-A y anti-B), lo que provoca su fagocitosis y, en presencia de
    complemento, su lisis inmediata (hemólisis) (figura 14-7). Los
    anticuerpos (IgG) dirigidos contra las proteínas de los eritrocitos
    (p. ej., el factor Rh) no activan el complemento; en este caso, los
    eritrocitos son destruidos por fagocitosis (figura 14-7).

B. Interacción del anticuerpo con la matriz extracelular

Los anticuerpos que se unen a las proteínas de la matriz extracelular
(p. ej., la membrana basal) pueden activar la vía clásica del complemento, generando anafilotoxinas (p. ej., C5a, C4a, C3a, en orden de
importancia, no de generación) que reclutan neutrófilos y monocitos.
La activación del FcR por parte del anticuerpo unido da como resultado la liberación de intermediarios reactivos del oxígeno, lo que
induce inflamación y lesión del tejido (figura 14-8).

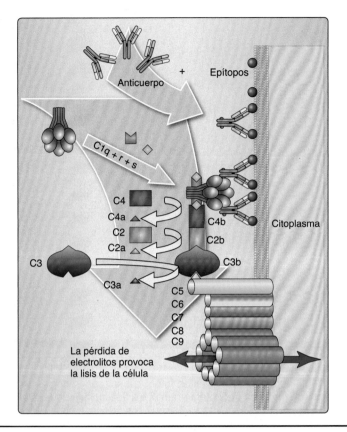

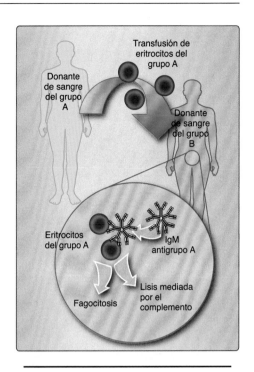

Figura 14-6
Reacciones de hipersensibilidad de tipo II; estas reacciones suponen la
acción lítica del complemento. Los anticuerpos que provocan la activación
de las vías clásica y terminal, o lítica del complemento, reconocen epítopos
sobre las membranas celulares y determinan la formación del complejo
de ataque de membrana, la formación del poro transmembrana y la
pérdida de equilibrio electrolítico que causa la lisis.

Figura 14-7
Los anticuerpos "naturales" contra
los antígenos del grupo sanguíneo
AB. Estos anticuerpos naturales son
IgM que se unen a la membrana de
los eritrocitos, haciendo que sean
susceptibles a la fagocitosis y a la lisis
mediada por el complemento.

C. Bloqueo de la función celular mediada por anticuerpos

En ocasiones, los anticuerpos se unen a los receptores de la superficie celular sin que se active el complemento o se unan los FcR.
Esta unión bloquea la capacidad de los receptores para unirse con
su ligando natural (figura 14-9). La interacción entre el anticuerpo y
el receptor puede suponer una estimulación (p. ej., enfermedad de
Graves) o una inhibición (p. ej., miastenia grave) de la transducción
de la señal a partir del receptor.

IV. HIPERSENSIBILIDAD DE TIPO III

Los complejos de antígeno-anticuerpo que circulan pueden inflamar los
lugares donde se depositan y, a menudo, inflaman los vasos sanguíneos **(vasculitis)**. Los inmunocomplejos pueden producir lesiones como
resultado de su interacción con antígenos exógenos (p. ej., microbios,
virus o proteínas propias modificadas químicamente) o endógenos
(p. ej., proteínas séricas). Las reacciones de tipo III se pueden llevar a
cabo de forma local o sistémica.

A. Reacciones localizadas

Las hipersensibilidades de tipo III locales, también llamadas **reacciones de Arthus**, son resultado de las vasculitis agudas por inmunocomplejos, que generan necrosis tisular. Estas reacciones se

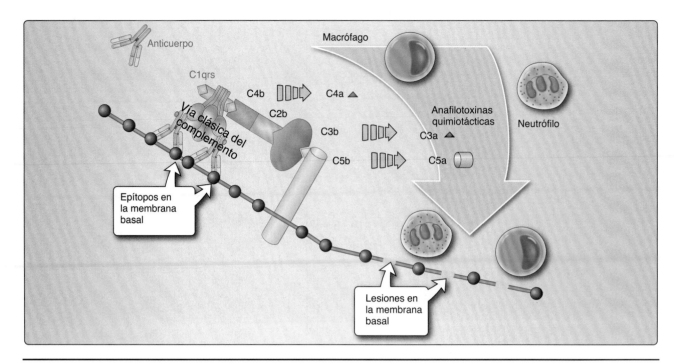

Figura 14-8
Anticuerpos contra la matriz extracelular. Los anticuerpos IgG autorreactivos pueden interaccionar con epítopos en la matriz extracelular (p. ej., en la membrana basal) y activar la vía clásica del complemento. La activación secuencial de los componentes C4, C3 y C5 del complemento induce la producción de C5a, C3a y C4a (en orden descendente de actividad), que a su vez activan los fagocitos (neutrófilos y monocitos) que dañan la membrana basal.

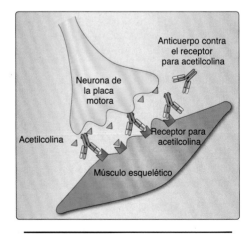

Figura 14-9
Bloqueo de la función celular por anticuerpos. Los autoanticuerpos específicos contra el receptor para acetilcolina (en la enfermedad conocida como miastenia grave) bloquean la interacción del receptor de la acetilcolina con su ligando natural (la acetilcolina) y provocan debilidad muscular y muerte.

activan entre 4 y 6 horas después de la introducción intradérmica de una pequeña cantidad del antígeno. El anticuerpo se difunde desde los capilares para formar grandes inmunoprecipitados que activan el complemento e inducen una lesión inflamatoria edematosa local dolorosa (figura 14-10). Las lesiones van desde la vasculitis necrosante con infiltración de las células polimorfonucleares hasta la formación de abscesos sin causa infecciosa.

B. Reacciones sistémicas

La enfermedad sistémica por inmunocomplejos, en algunos casos denominada **enfermedad del suero**, sucede cuando los complejos antígeno-anticuerpo se diseminan ampliamente por todo el organismo. Los grandes agregados de inmunocomplejos son eliminados de inmediato del organismo por las células fagocíticas y son relativamente inocuos. Los inmunocomplejos pequeños tienen menos posibilidades de ser captados por los fagocitos y permanecen en circulación más tiempo; estos complejos tienen graves consecuencias patológicas.

1. **Antígenos exógenos.** Administrados en grandes cantidades o durante periodos prolongados, pueden inducir las respuestas de los anticuerpos. La presencia de complejos antígeno-anticuerpo solubles inmovilizados a lo largo del endotelio activa el complemento y produce lesiones vasculares. Los componentes del complemento (p. ej., C5a, C4a y C3a) atraen a las células polimorfonucleares al lugar de inflamación y, a su vez, estas células exacerban el daño vascular (figura 14-11).

La enfermedad del suero se desarrolla como consecuencia del tratamiento con antisueros derivados de animales. Antes de la era de los antibióticos, el suero de animales inmunizados se administraba de forma frecuente a pacientes humanos para eliminar infecciones o los

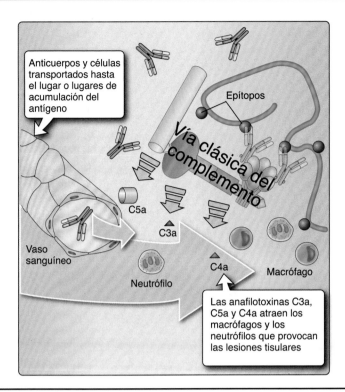

Anticuerpos y células transportados hasta el lugar o lugares de acumulación del antígeno

Epítopos

Vía clásica del complemento

C5a

C3a

Vaso sanguíneo

C4a

Neutrófilo

Macrófago

Las anafilotoxinas C3a, C5a y C4a atraen los macrófagos y los neutrófilos que provocan las lesiones tisulares

Figura 14-10
Vasculitis aguda por inmunocomplejos o de Arthus. Esta reacción de hipersensibilidad de tipo III es el resultado de la acumulación de complejos de antígeno-anticuerpo en los tejidos. Los anticuerpos circulantes abandonan los capilares para interaccionar con los antígenos introducidos en el tejido.

Aplicación clínica 14-4. Enfermedad por inmunocomplejos inducida por un fármaco

Una mujer de 18 años de edad acude a urgencias por un cuadro de dos días de evolución con fiebre (39 °C), tos y dificultad respiratoria. Se le diagnostica neumonía lobular. Ingresa en el hospital y, como se sospecha infección por microorganismo gramnegativo, se le prescribe tratamiento con penicilina G por vía oral durante 10 días. Luego de 48 h su temperatura es de 37.4 °C (lo normal son 37 °C), y después de 96 h su respiración mejora y ella se siente mucho mejor. El cultivo de esputo confirma la presencia de *Streptococcus pneumoniae* sensible a la penicilina, lo que apoya el diagnóstico. Al octavo día de tratamiento, la paciente tiene los párpados edematosos y una erupción (urticaria) en su abdomen. De inmediato se le retira el tratamiento con penicilina y se le administran antihistamínicos. Pese a ello, la mujer desarrolla inflamación en la garganta, hinchazón de la cara y urticaria diseminada. Los análisis muestran recuento de leucocitos elevado, con 67% de linfocitos (lo normal son 30%), presencia de células plasmáticas en frotis sanguíneo y bajas concentraciones del complemento. La paciente sufre hipersensibilidad de tipo III como respuesta a la penicilina. El médico le advierte que debe evitar el uso de penicilina y sus derivados de ahora en adelante.

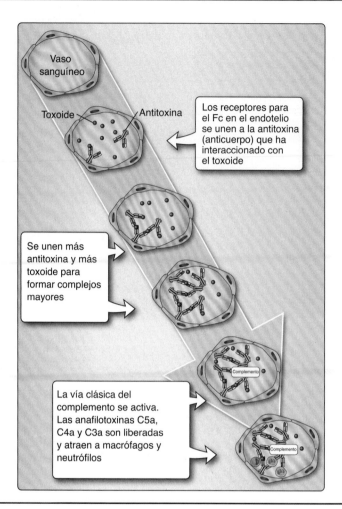

Figura 14-11
Acumulación de inmunocomplejos dentro del sistema vascular. Los anticuerpos se producen contra antígenos circulantes. La unión con el antígeno provoca cambio conformacional en la región Fc del anticuerpo, que ahora puede unirse a los receptores endoteliales para el Fc. A continuación, se unen más moléculas de anticuerpo y antígeno, de manera que se forma un inmunocomplejo que activa la vía clásica del complemento.

efectos de toxinas bacterianas como la difteria. Los caballos se inmunizaban con la toxina inactivada por calor (denominada *toxoide*). La administración por vía intravenosa del antisuero de caballo era muy eficaz en la neutralización de los efectos dañinos de la toxina bacteriana. Las proteínas del suero de caballo se mantenían un tiempo en la sangre del paciente. Desafortunadamente, esas proteínas son excelentes inmunógenos en humanos; por lo cual, después de 7 a 10 días, los sujetos presentaban los síntomas de la enfermedad por inmunocomplejos, correspondientes a la reacción primaria en forma de anticuerpos contra las proteínas de caballo. Una vez eliminado el antígeno (el antisuero) del cuerpo, la enfermedad del suero desaparece.

2. **Antígenos endógenos.** Llegan a inducir enfermedades por inmunocomplejos. A diferencia de los antígenos exógenos, los endógenos (producidos de forma continua) son responsables de la exposición crónica, la inmunización crónica y la prolongada enfermedad por inmunocomplejos. Las enfermedades autoinmunes a menudo vienen acompañadas con síntomas relacionados con la presencia de inmunocomplejos. Cada año se diagnostican 50 nuevos casos de **lupus eritematoso sistémico (LES)** por cada

Aplicación clínica 14-5. Fiebre reumática aguda

El dolor de garganta suele explicarse por infección aguda de las amígdalas, por lo común causada por *Streptococcus pyogenes,* lo que hace que tragar sea doloroso. Para la mayoría de las personas, la amigdalitis por estreptococos es una enfermedad limitada localmente, sin embargo, un reducido número de sujetos que no se tratan la enfermedad desarrollan poliartritis y complicaciones provocadas por un anticuerpo generado contra un antígeno (el antígeno M) expresado en las paredes de *S. pyogenes.* Una minoría de estos pacientes desarrollan anticuerpos que establecen una reacción cruzada con antígenos presentes en las células de las válvulas cardiacas, en el miocardio, en el sarcolema de la musculatura lisa y en la miosina (anticuerpos anti-M), una enfermedad conocida como **fiebre reumática aguda (FRA)**. Dado que las infecciones recurrentes de *S. pyogenes* aumentan la gravedad de la FRA, es adecuado tomar medidas profilácticas. Cuando se confirma por cultivo la presencia de *S. pyogenes* en una infección de garganta, es necesaria la prescripción de un tratamiento con antibióticos (penicilina) para eliminar la infección y minimizar el desarrollo de una respuesta sistémica en forma de anticuerpos.

millón de habitantes; esta enfermedad tiene una incidencia ocho veces mayor en mujeres que en hombres. El LES es una enfermedad autoinmune compleja y multifacética. Las personas con LES producen anticuerpos contra varios antígenos propios. Como consecuencia, los inmunocomplejos se depositan en el lecho vascular y el complemento activado causa vasculitis.

V. HIPERSENSIBILIDAD DE TIPO IV

Las reacciones de hipersensibilidad de tipo IV son consecuencia de una inflamación iniciada por los linfocitos T y no implican la participación de anticuerpos. Estas respuestas inflamatorias son resultado del modo en que los linfocitos T encuentran y responden a un antígeno concreto. Los linfocitos T CD4+ pueden sensibilizarse y responder a antígenos aplicados por vía tópica (**DC** o SC) o por inyección (DTH). Por otro lado, los linfocitos T CD8+ pueden interaccionar con los antígenos sobre la superficie celular y causar directamente la lisis de estas células (actuar como citotóxicos).

A. Dermatitis por contacto

A través de la epidermis se pueden absorber sustancias químicas reactivas que pueden reaccionar y unirse a las proteínas presentes. Dentro de las sustancias potencialmente **sensibilizadoras por contacto** están los

Aplicación clínica 14-6. La hiedra venenosa

Toxicodendron radicans, conocida como hiedra venenosa, es una parra leñosa que secreta un aceite tóxico conocido como urushiol. *T. diversilobum* (roble venenoso) y *T. vernix* (zumaque venenoso) también secretan este compuesto. El nombre de la sustancia viene de *urushi,* una laca japonesa producida a partir de la savia de *T. vernicifluum.* Pequeñas cantidades de urushiol (1 ng) son suficientes para desencadenar una DC en individuos previamente sensibilizados. Más de 85% de las personas que tienen contacto con urushiol desarrollarán hipersensibilidad de tipo IV contra esta sustancia.

productos químicos sintéticos, los productos vegetales y ciertos metales (p. ej., níquel). Por lo general, estas sustancias sensibilizadoras son, en sí mismas, demasiado pequeñas (<10 000 Da) para ser reconocidas por el sistema inmune. Las sustancias sensibilizadoras interaccionan con proteínas propias e inducen la formación de **neoepítopos** o **neoantígenos** inmunógenos en estas proteínas. Los inmunólogos se refieren a estas sustancias que sólo son inmunógenas cuando están unidas a otra molécula como **haptenos**. El primer contacto agudo con estos sensibilizadores suele producirse sin aparentes incidentes, pero sirve para sensibilizar el sistema inmune. Después de siete días o más, la reexposición o la exposición crónica desencadenan una inflamación local en la dermis. Los síntomas clínicos, parecidos a los descritos para la DTH, aparecen por lo general entre 24 y 72 horas después de la reexposición (figura 14-12).

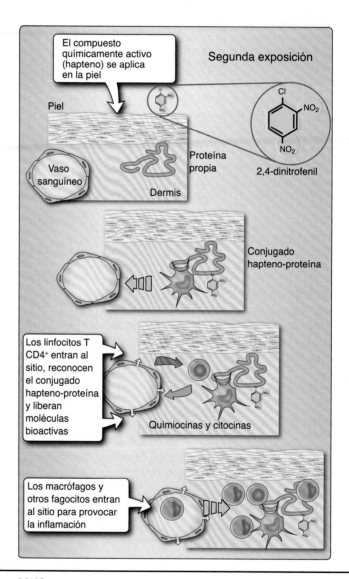

Figura 14-12
Dermatitis de contacto. Algunos compuestos químicos (p. ej., el 2,4-dinitrofenil o DNP) por sí solos no tienen capacidad para activar una respuesta inmune (haptenos). Sin embargo, estos productos pueden penetrar la epidermis y unirse de forma covalente a las proteínas propias (conjugado proteína-hapteno). Tras la fagocitosis y la presentación por parte de las células dendríticas en el contexto de las moléculas del MHC-II, los linfocitos T CD4+ que se hallan en el foco pueden ser activados y secretar quimiocinas y citocinas (p. ej., IFN-γ) que inducen hipersensibilidad de tipo IV.

Aplicación clínica 14-7. Las chicas canario y las fábricas de munición

Durante la Primera Guerra Mundial, los británicos experimentaron una significativa escasez de obreros y suministros. La única manera de abastecer a la industria militar de mano de obra para las necesidades de producción fue contratar a mujeres jóvenes para producir y cargar el trinitrotolueno (TNT) en las vainas de las municiones. El TNT es un sólido cristalino de color amarillo que se absorbe con facilidad a través de la piel. La piel de las trabajadoras que manejaban este producto se volvió de color amarillo (y en las pelirrojas de color verde), razón por la que se las apodó las "chicas canario". Con el tiempo, muchas sufrieron graves dermatitis y más de 100 de ellas murieron por la exposición al TNT. Por sí solos, el TNT y sus compuestos derivados como el trinitrofenol, el dinitrofenol y el nitrofenol no pueden estimular el sistema inmune. Estos compuestos, denominados **haptenos**, penetran en la epidermis y reaccionan de inmediato con las proteínas propias, de modo que pueden inducir una respuesta de hipersensibilidad de tipo IV específica del hapteno. El caso de las "chicas canario" sirvió para tomar conciencia de los peligros de los accidentes industriales y ambientales, y ayudó a la causa que condujo al sufragio para las mujeres en Gran Bretaña en 1918.

B. Hipersensibilidad retardada

Las respuestas de **DTH** se dan en personas sensibilizadas tras el reencuentro con un antígeno por una vía no tópica. En general, las respuestas de tipo DTH son estimuladas por microorganismos intracelulares como algunas bacterias (p. ej., *Mycobacterium tuberculosis*, *M. leprae*), protozoos (*Leishmania monocytogenes*), hongos (p. ej., *Candida albicans*) y virus (p. ej., el virus de la parotiditis, un paramixovirus). Las respuestas de tipo DTH aparecen tras la reexposición al antígeno estimulador, por lo general, la reexposición debe producirse como mínimo una semana después del encuentro inicial con el antígeno (figura 14-13). De forma similar a las respuestas de DC, las respuestas de tipo DTH son retardadas y se producen 24 a 72 horas tras la reestimulación; sin embargo, a

Aplicación clínica 14-8. Prueba de Mantoux

La **tuberculosis (TB)** es una enfermedad potencialmente grave y contagiosa causada por *Mycobacterium tuberculosis*. La TB se contagia de una persona a otra a través del aire. Según la Organización Mundial de la Salud, la TB infecta a la cuarta parte de la población mundial y alrededor de 1.5 millones de personas mueren al año en el planeta por TB; a nivel global, la incidencia de TB disminuye cerca de 2% cada año.

La prueba dérmica de Mantoux es útil para identificar a personas que han sido infectadas con TB. El examen requiere la inyección de 5 UT (unidades de tuberculina) de un derivado de proteína purificada (tuberculina), en un volumen de 0.1 mL de solución salina. La induración se evalúa en las siguientes 48 y 72 horas. La induración está provocada por la infiltración celular y, de forma ocasional, por la formación de vesículas y necrosis. Una respuesta positiva es ejemplo de hipersensibilidad de tipo IV (DTH) e indica que la persona ha tenido un encuentro anterior con *M. tuberculosis*.

Fuente: https://www.who.int/news-room/facts-in-pictures/detail/tuberculosis

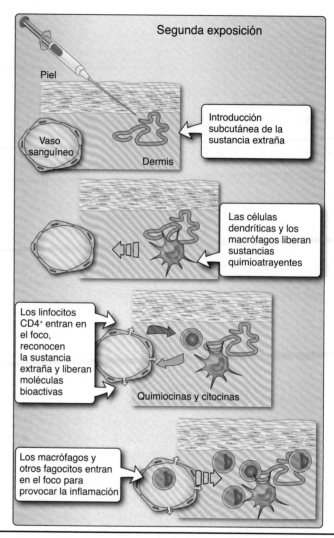

Figura 14-13
Hipersensibilidad retardada. Las proteínas o los microorganismos intracelulares son fagocitados por las células dendríticas residentes y presentados en las moléculas del MHC-II. Los linfocitos T CD4+ que se hallan en el foco reconocen la sustancia extraña y secretan quimiocinas y citocinas (p. ej., IFN-γ) que activan las células fagocíticas para provocar hipersensibilidad de tipo IV.

Aplicación clínica 14-9. Neumonitis por hipersensibilidad

Un hombre de 46 años de edad, sin antecedentes de enfermedades relacionadas con la inmunidad, padece tos persistente e insuficiencia respiratoria asociada con dolor de cabeza y malestar. Cuatro semanas antes, su médico de cabecera le recetó un antibiótico por los datos obtenidos tras el examen de sus pulmones. El antibiótico no solucionó los síntomas. En aquel momento la radiografía de tórax y la espirometría eran normales. Este paciente lleva alrededor de seis meses en un nuevo trabajo y otras personas que realizan la misma labor empezaron a quejarse de los mismos síntomas, de modo que se hizo un análisis de calidad del aire que reveló la presencia de esporas de hongos en concentración superior a 500 esporas por metro cúbico de aire (valor de referencia: < 200). Las radiografías muestran infiltrado pulmonar difuso desigual que concuerda con diagnóstico de neumonitis por hipersensibilidad, un ejemplo de hipersensibilidad de tipo IV mediada por linfocitos T CD4+. Se receta tratamiento por vía oral de corticoesteroides y se recomienda al individuo que busque otro lugar de trabajo. Él sigue el consejo y sus síntomas se resuelven con rapidez, de hecho, desde que hizo ese cambio sus síntomas remitieron.

diferencia de las DC, las respuestas de tipo DTH no se limitan a la dermis y pueden ocurrir en casi cualquier parte del cuerpo.

C. Citotoxicidad mediada por linfocitos T

En algunas circunstancias las reacciones de hipersensibilidad de tipo IV están provocadas por linfocitos T CD8⁺. Estos linfocitos T citotóxicos responden a los reactivos químicos que actúan como haptenos entrando a través de la membrana celular y se unen a las proteínas citoplásmicas para producir neoantígenos (figura 14-14). Los péptidos derivados de proteínas citoplásmicas que se han convertido en haptenos (ubicuitina, proteasoma, vía del transportador asociado con el sistema de presentación antigénica [TAP, *transporter associated with antigen presenting*]) son presentados por las moléculas del complejo principal de histocompatibilidad-I (MHC-I, *major histocompatibility complex*) y sensibilizan y activan una respuesta de los linfocitos T citotóxicos.

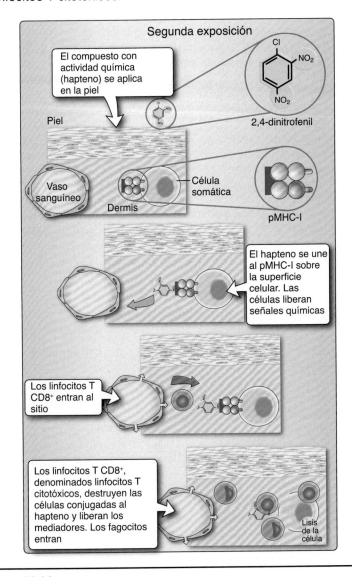

Figura 14-14
Hipersensibilidad de tipo IV mediada por linfocitos T CD8⁺ citotóxicos. El DNP que penetra por la epidermis puede unirse de forma covalente a las proteínas propias presentes en la superficie celular. Los linfocitos T CD8⁺ entran en el foco, donde reconocen y eliminan las células modificadas por el hapteno y liberan sustancias que provocan una respuesta inflamatoria. pMHC, péptido del complejo principal de histocompatibilidad (*peptide major histocompatibility complex*).

Resumen del capítulo

- Las respuestas de las cuatro hipersensibilidades suceden tras una segunda exposición o con una exposición crónica al antígeno. Sólo las reacciones de hipersensibilidad de tipo IV son independientes del anticuerpo.

- Las reacciones de hipersensibilidad provocan lesiones tisulares mediante la liberación de sustancias químicas que atraen y activan las células y las moléculas dando lugar a la **inflamación**.

- Las reacciones de hipersensibilidad de tipo I son rápidas; se producen unos minutos después de la exposición a un antígeno y siempre implican la desgranulación de basófilos y mastocitos mediada por IgE.

- La **anafilaxia** ("reacción exagerada") se caracteriza por la constricción de la musculatura lisa vascular (**vasoconstricción**) combinada con la pérdida de adhesión entre las células del endotelio capilar (**vasodilatación**), que da como resultado una grave infiltración de líquidos que lleva al **choque anafiláctico**.

- Las reacciones de hipersensibilidad de **tipo II** comienzan por la unión de un anticuerpo a la membrana celular o a la matriz extracelular. Las reacciones de tipo II empiezan por la interacción de un anticuerpo (IgG o IgM) con membranas celulares o con la matriz extracelular. Los antígenos que son reconocidos pueden ser intrínsecos a la membrana celular o a la matriz extracelular, o bien moléculas exógenas como metabolitos de fármacos absorbidos en la membrana celular o en la matriz extracelular.

- Las reacciones de hipersensibilidad de **tipo III** suponen la interacción de los anticuerpos con las moléculas solubles que generan complejos solubles antígeno-anticuerpo que se depositan en los tejidos. Los complejos antígeno-anticuerpo circulantes propician inflamación en los lugares de acumulación, lo que a menudo deriva en inflamación en los vasos sanguíneos (**vasculitis**). Los inmunocomplejos pueden causar lesiones como resultado de la interacción con antígenos extraños (p. ej., microorganismos, virus o proteínas propias modificadas químicamente) o antígenos endógenos (p. ej., proteínas séricas).

- Las reacciones de hipersensibilidad de **tipo IV** suponen el ataque directo a las células del anfitrión por los leucocitos en ausencia de anticuerpos. Entre estas reacciones están la dermatitis de contacto (DC), la hipersensibilidad retardada (DTH) y, algunas veces, las respuestas citotóxicas de los linfocitos T. Las reacciones de tipo IV son el resultado de la inflamación iniciada por los linfocitos T. Las respuestas inflamatorias están provocadas por la manera en que los linfocitos T encuentran y responden al antígeno. Los linfocitos T CD4$^+$ en ocasiones son sensibles y responden a antígenos aplicados por vía tópica (DC) o son sensibles a antígenos inyectados (DTH); asimismo, los linfocitos T CD8$^+$ pueden hallar antígenos en la superficie celular y provocar de forma directa la lisis de la célula (citotoxicidad).

Preguntas de estudio

14.1 Un hombre de 45 años de edad padece rinorrea, congestión nasal y síntomas nasales persistentes que aparecen varios meses después de volver a su casa de Nueva Orleans, tras el huracán Katrina. Ha visto cómo crece el moho en las paredes de su casa. Las pruebas de sensibilidad cutáneas a las esporas de moho habituales dan resultado positivo para muchas de ellas en menos de 30 minutos. Estos resultados indican un ejemplo de:

A. Dermatitis de contacto.
B. Hipersensibilidad retardada.
C. Hipersensibilidad inmediata.
D. Enfermedad del suero.
E. Hipersensibilidad de tipo II.

La respuesta correcta es C. La hipersensibilidad de tipo I (inmediata) está causada por el entrecruzamiento de FcR (conocido como CD23) unido a anticuerpos IgE en la superficie de la célula, que activa la liberación de las aminas vasoactivas de los gránulos de los mastocitos. Los antígenos (alérgenos) suelen provenir del aire y desencadenan reacciones de tipo I que provocan alteraciones respiratorias. Ni la dermatitis de contacto ni las repuestas de hipersensibilidad retardada implican la participación de anticuerpos. Tanto la enfermedad del suero como la hipersensibilidad de tipo II implican la participación de inmunocomplejos.

14.2 Una mujer de 25 años de edad con un antecedente de alergia a la penicilina que su médico desconoce, recibe una inyección de penicilina para tratar una sífilis. A los pocos minutos la mujer presenta urticaria diseminada (habones), taquicardia (ritmo cardiaco elevado) e hipotensión (descenso de la presión sanguínea). Esta paciente ha experimentado lo siguiente:

A. Anafilaxia.
B. Anergia.
C. Citotoxicidad mediada por anticuerpos.
D. Asma.
E. Sensibilidad de contacto.

La respuesta correcta es A. Esta persona muestra los síntomas característicos de una reacción anafiláctica clásica contra la penicilina. La anergia es el bloqueo de las respuestas inmunes efectoras. La citotoxicidad mediada por anticuerpos se localiza con más frecuencia en los tejidos donde se hallan los epítopos contra los cuales reaccionan los anticuerpos. El asma causa dificultad respiratoria por la contracción de la musculatura lisa asociada a los bronquiolos, provocada por los mediadores vasoactivos liberados por los mastocitos. La sensibilidad de contacto es resultado de la aplicación en la epidermis del antígeno/hapteno reactivo. En esta pregunta el antígeno (penicilina) fue administrado por vía intramuscular.

14.3 ¿Cuáles de las siguientes reacciones son iniciadas por la interacción de anticuerpos IgG o IgM con las membranas celulares del anfitrión, pero nunca con anticuerpos IgE?

A. Reacciones de Arthus.
B. Enfermedad del suero.
C. Reacciones de hipersensibilidad de tipo I.
D. Reacciones de hipersensibilidad de tipo II.
E. Reacciones de hipersensibilidad de tipo IV.

La respuesta correcta es D. Las reacciones de hipersensibilidad de tipo II ocurren en las membranas celulares del anfitrión o en la matriz extracelular. Las reacciones de Arthus y la enfermedad del suero son hipersensibilidades de tipo III que constituyen el resultado de las interacciones de un anticuerpo con un antígeno soluble. La IgE no participa, por lo que se excluye que se trate de una hipersensibilidad de tipo I.

14.4 Una niña de ocho años de edad, alérgica a los cacahuates (maní), ingiere de forma inadvertida un cereal que contiene trazas de esa oleaginosa. En menos de una hora presenta eritema difuso (enrojecimiento de la piel) y urticaria asociada a síntomas respiratorios como insuficiencia respiratoria y sibilancias. ¿Qué indican estos síntomas?

A. Una reacción de hipersensibilidad de tipo I.
B. Una reacción de Arthus.
C. Las células que expresan los FcR se unen a células del anfitrión recubiertas de IgG.
D. La IgG se ha unido a la matriz extracelular de la vía respiratoria.
E. Interacciones mediadas por IgM con las membranas celulares de los linfocitos.

La respuesta correcta es A. Esta niña ha experimentado hipersensibilidad inmediata o de tipo I. La clave en este caso es que la reacción ocurrió en menos de una hora tras la ingestión del antígeno (cacahuate). Los síntomas de la niña tienen las características principales de las reacciones anafilácticas mediadas por la IgE. Las reacciones de Arthus y las mediadas por IgM e IgG no inducen la desgranulación de los mastocitos; no pueden ser la causa de esta rápida insuficiencia respiratoria.

14.5 La paciente de ocho años de edad se recuperó del problema descrito en la pregunta 14.4. Al día siguiente, fue a jugar con un amigo que acababa de volver de un viaje por Asia con su familia y el niño le regaló una caja lacada japonesa. Dos días más tarde, la niña desarrolla picor en las manos y su madre observa que están de color rojo brillante. La madre también percibe que la niña tiene vesículas con líquido claro en el antebrazo derecho. ¿Qué tipo de hipersensibilidad sugieren estos datos?

A. Tipo I, mediada por linfocitos T CD4$^+$.
B. Tipo I, mediada por linfocitos T CD8$^+$.
C. Tipo II, mediada por linfocitos T CD8$^+$.
D. Tipo III, mediada por linfocitos T CD4$^+$.
E. Tipo IV, mediada por linfocitos T CD4$^+$.

La respuesta correcta es E. El urushiol se encuentra en la hiedra venenosa y en el roble venenoso. Es un componente común de la laca japonesa. La urticaria (picor) y las vesículas con líquido en el antebrazo de la paciente son características de la dermatitis por contacto, una clase de hipersensibilidad de tipo IV mediada por linfocitos T CD4$^+$. Las hipersensibilidades de los tipos I, II y III están mediadas por anticuerpos; la de tipo IV no.

14.6 Una mujer de 45 años de edad con antecedente de infección por virus de hepatitis C padece insuficiencia renal, hipertensión (aumento de la tensión sanguínea) y anemia. Los análisis muestran baja concentración de C3 en el suero. El sedimento urinario contiene leucocitos, eritrocitos y moldes eritrocíticos (un molde proteináceo de los túbulos renales que incluye eritrocitos). La biopsia renal confirma glomerulonefritis. ¿Qué tipo de hipersensibilidad sugieren estos datos?

A. Tipo I, mediada por linfocitos T CD4+.

B. Tipo II, mediada por anticuerpos IgM.

C. Tipo III, mediada por anticuerpos IgG.

D. Tipo IV, mediada por linfocitos T CD4+.

E. Tipo IV, mediada por anticuerpos IgG (y algunas veces IgM).

La respuesta correcta es C. La glomerulonefritis a menudo se asocia con depósitos de inmunocomplejos, una variedad de hipersensibilidad de tipo III. Los cilindros eritrocíticos advierten glomerulonefritis y la baja concentración de C3 indica un elevado consumo y activación de C3. La hipersensibilidad de tipo I está mediada por IgE, pero no por linfocitos T CD4+. Las respuestas de hipersensibilidad de tipo II casi siempre implican a las IgG. En la hipersensibilidad de tipo IV no participan los anticuerpos.

14.7 Un hombre de 35 años de edad tiene dolor de cabeza, fatiga, aturdimiento, disnea (dificultad respiratoria) y taquicardia (ritmo cardiaco elevado). Los análisis revelan concentración de hemoglobina baja y la prueba directa de Coombs es positiva (presencia de anticuerpos en la superficie de los eritrocitos). El paciente recibe antibióticos contra los síntomas de las vías respiratorias altas. ¿Qué tipo de hipersensibilidad indican estos datos?

A. Tipo I, mediada por anticuerpos IgG.

B. Tipo II, mediada por anticuerpos IgG.

C. Tipo III, mediada por anticuerpos IgG.

D. Tipo III, mediada por anticuerpos IgG o IgM.

E. Tipo IV, mediada por linfocitos T CD4+.

La respuesta correcta es B. En las reacciones de tipo II participan anticuerpos contra las propias células (como los eritrocitos) o membranas. Determinados fármacos reaccionan con los eritrocitos para formar neoantígenos. Las respuestas de tipo I son contra los antígenos extraños (p. ej., alérgenos); están causadas por IgE y no provocan reacción positiva en la prueba de Coombs. Las reacciones de tipo III implican complejos antígeno-anticuerpo y en las reacciones de tipo IV no participan los anticuerpos.

14.8 Un hombre de 55 años de edad previamente sano se presenta con urticaria y síntomas de dificultad respiratoria y sibilancias difusas casi cuatro horas después de comer una hamburguesa. Ha comido carne de res durante muchos años sin problema alguno; es granjero y vive en Virginia. Ese hallazgo sugiere el siguiente evento en este paciente:

A. Alergia a alfa-gal.

B. Reacción de Arthus.

C. Enfermedad del suero.

D. Hipersensibilidad tipo II.

E. Hipersensibilidad tipo III.

La respuesta correcta es A. Este paciente puede tener alergia a alfa-gal, una reacción a la molécula del azúcar alfa-gal (galactosa-α-1,3-galactosa). Se han informado casos de alergia a alfa-gal en el sureste y medio oeste de Estados Unidos. Aunque los niños y los adultos pueden desarrollar alergia a alfa-gal, la mayoría de casos parecen observarse en personas mayores de 50 años de edad. El diagnóstico de alergia se basa en la historia clínica y exploración física del paciente, además de una prueba en sangre en busca de anticuerpos IgE contra alfa-gal. El reconocimiento temprano y los cambios en la dieta para evitar la carne pueden prevenir problemas de salud graves que pondrían en riesgo la vida.

14.9 Una mujer de 40 años de edad padece fatiga, pérdida ponderal, artritis en las manos y exantema malar ("en mariposa"). Las pruebas en sangre revelan anticuerpos antinucleares y antiADN de doble cadena. Sus síntomas y pruebas en sangre son consistentes con lupus eritematoso sistémico; estos hallazgos sugieren el siguiente tipo de hipersensibilidad en esta paciente:

A. Tipo I, mediada por linfocitos T CD4+

B. Tipo II, mediada por anticuerpos IgM.

C. Tipo III, mediada por anticuerpos IgG y complemento.

D. Tipo IV, mediada por linfocitos T CD4+

E. Tipo IV, mediada por anticuerpos IgG (y a veces IgM).

La respuesta correcta es C. El lupus eritematoso sistémico es resultado de la generación de anticuerpos autoinmunes contra las proteínas cromosómicas (y ácidos nucleicos). Como consecuencia, estos anticuerpos forman inmunocomplejos que activan el complemento y dañan los tejidos; una hipersensibilidad tipo III.

Inmunodeficiencias

15

I. GENERALIDADES

A veces parece que el sistema inmune es tan complejo que parece imposible que funcione. El fallo parece casi garantizado y, en efecto, son habituales pequeñas carencias en la generación de receptores de los linfocitos B y T (capítulo 8). El sistema inmune está diseñado de forma redundante, de modo que al fallar un componente a veces se le puede reemplazar con otro de funciones similares o solapantes. En otros casos, el fallo en la función inmune es más general y conlleva graves consecuencias clínicas.

Los fallos generales del sistema inmune dejan a la persona afectada con menor capacidad para resistir la infección. Las **deficiencias inmunitarias** o **inmunodeficiencias** provocadas por anomalías en varios componentes del sistema inmune son muy poco frecuentes, aunque no insignificantes, y pueden tener dos orígenes diferentes. Las **inmunodeficiencias primarias** se deben a anomalías intrínsecas o congénitas, las que suelen tener naturaleza génica, pero a veces pueden resultar de errores aleatorios durante las etapas del desarrollo. Se conocen más de 100 inmunodeficiencias en los humanos y en muchas de esas enfermedades se tiene identificado el gen responsable.

Las inmunodeficiencias primarias parecían ser poco frecuentes, pero muchas son más comunes de lo que se había pensado. La deficiencia selectiva de IgA tiene intervalo de prevalencia de 1 en 100 a 1 en 1 000 en ciertas poblaciones. Dado que existe un número tan grande de inmunodeficiencias primarias diferentes, cuando se consideran en conjunto constituyen un problema de salud importante. Muchas inmunodeficiencias primarias se manifiestan hacia los seis meses de vida, cuando los anticuerpos de origen materno que llegaron al torrente circulatorio del feto durante el embarazo desaparecen y el niño entonces depende de su propio sistema inmune.

Las **inmunodeficiencias secundarias** se deben a causas ambientales como las infecciones, determinados tratamientos terapéuticos, el cáncer y deficiencias en la nutrición. Ocurren en cualquier etapa de la vida, según el momento en que se produzca la exposición al agente causal. Del mismo modo que en el caso de las inmunodeficiencias primarias, las personas afectadas son más susceptibles a las infecciones.

Las inmunodeficiencias se caracterizan por diferentes rasgos. Algunos se observan en muchos tipos de inmunodeficiencias y otros solo se presentan en un grupo limitado de estas enfermedades; algunos, incluso, están asociados con una sola deficiencia específica. Estos rasgos distintivos y específicos de cada enfermedad son muy útiles para el diagnóstico de las deficiencias de cada persona.

Características comunes en muchas inmunodeficiencias:

- Infecciones recurrentes o crónicas.
- Incapacidad de eliminar microorganismos infecciosos tras un tratamiento habitual con antibióticos.
- Infecciones con microorganismos poco usuales.

Características limitadas a un grupo reducido de inmunodeficiencias:

- Incapacidad de los niños para ganar peso con normalidad, proceso conocido como *retraso del crecimiento* (inmunodeficiencia combinada grave [IDCG], deficiencia del receptor para interferón γ [IFN-γ], síndrome del linfocito desnudo).
- Hepatoesplenomegalia (inmunodeficiencia común variable [IDCV], deficiencia del receptor para el IFN-γ, síndrome de Chédiak-Higashi).
- Erupciones cutáneas (IDCG, síndrome de Wiskott-Aldrich [SWA], agammaglobulinemia ligada al cromosoma X).
- Diarrea (asociada con infección digestiva) (IDCV, SWA, agammaglobulinemia ligada al cromosoma X, síndrome del linfocito desnudo, IDCG, enfermedad granulomatosa crónica [EGC]).
- Abscesos recurrentes (EGC, anomalías en las moléculas de adhesión de los leucocitos).

Características extrainmunitarias de inmunodeficiencias específicas:

- Déficit de plaquetas (trombocitopenia; SWA).
- Pérdida del equilibrio (ataxia) y dilatación permanente de los capilares sanguíneos (telangiectasia; inmunodeficiencia con ataxia-telangiectasia).
- Albinismo parcial o completo (síndrome de Chédiak-Higashi).

II. INMUNODEFICIENCIAS PRIMARIAS (CONGÉNITAS)

Las anomalías o alteraciones que provocan las inmunodeficiencias primarias pueden afectar a diferentes linajes celulares: al linaje combinado de las células linfocíticas, a los linajes de los linfocitos T o B por separado, a los linajes celulares que dan lugar a las células fagocíticas y los linfocitos citolíticos naturales (NK, *natural killer*) e, incluso, a las células que secretan los componentes del complemento. Además, las anomalías en las células de un linaje pueden afectar a otros linajes que intrínsecamente son normales. Por ejemplo, las anomalías en los linfocitos T pueden provocar el bloqueo de la activación de los linfocitos B originalmente normales. En el caso de la interacción entre células de diferentes linajes, un defecto puede inhibir múltiples tipos de respuestas inmunes.

Las anomalías en genes autosómicos (tanto recesivos como dominantes) afectan a ambos sexos por igual. Sin embargo, las anomalías asociadas con los genes del cromosoma X (casi siempre recesivos) afectan con mucho más frecuencia a los hombres que a las mujeres. A diferencia de las mujeres, los hombres no pueden compensar un defecto que afecte a un gen del cromosoma X con el alelo normal correspondiente en el otro cromosoma X.

A. Anomalías en las células madre

Las **células madre pluripotentes**, que en última instancia dan lugar a los linajes granulocítico, monocítico, trombocítico y linfocítico del sistema hematopoyético, se encuentran al principio en el eje aorta-gónadas-mesonefros del embrión en desarrollo; estas células realizan dos migraciones. Durante el desarrollo embrionario y fetal migran al hígado. Más tarde, antes del nacimiento, migran de nuevo y esta vez hacia la médula ósea, donde permanecen toda la vida. Algunas de estas células madre pluripotentes se diferencian en células madre ligeramente diferenciadas que dan lugar a los cinco linajes hematopoyéticos (figura 15-1). Las células madre linfocíticas dan lugar a los dos tipos de linfocitos B (B-1 y B-2) y a los dos tipos de linfocitos T ($\alpha\beta$ y $\delta\gamma$). En el capítulo 7 se mencionó que el linaje de los linfocitos B-2 perma-

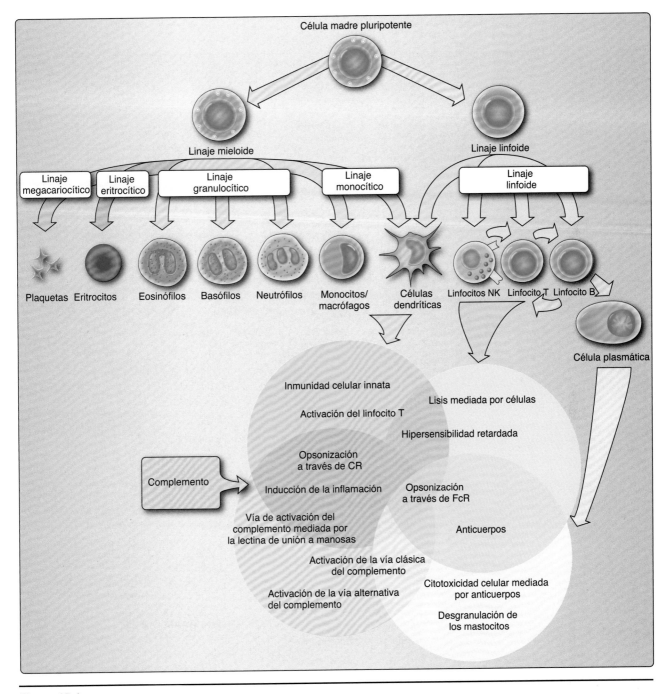

Figura 15-1
Células madre hematopoyéticas y linajes. Las células madre pluripotentes de la médula ósea dan origen a los cinco linajes celulares hematopoyéticos: linfocitos, megacariocitos, monocitos, granulocitos y eritrocitos. Cabe destacar que tanto el linaje monocítico como el linfoide generan células dendríticas. CR, receptores para el complemento; NK, linfocitos citolíticos naturales (*natural killers*).

nece en el interior de la médula ósea durante el desarrollo, mientras que el linaje B-1 se reubica y se autorreplica en los tejidos pleural y peritoneal, al tiempo que el linaje de los linfocitos T migra al timo.

El resultado de las anomalías en las células madre linfocíticas que se diferencian hacia los linajes de los linfocitos B y T es la función defectuosa de ambos tipos celulares (figura 15-2). Determinadas anomalías pueden dar lugar a la alteración del número de linfocitos T y B, a su función, o a ambas propiedades a la vez. Las respuestas celulares (p. ej., la lisis mediada por células y la hipersensibilidad

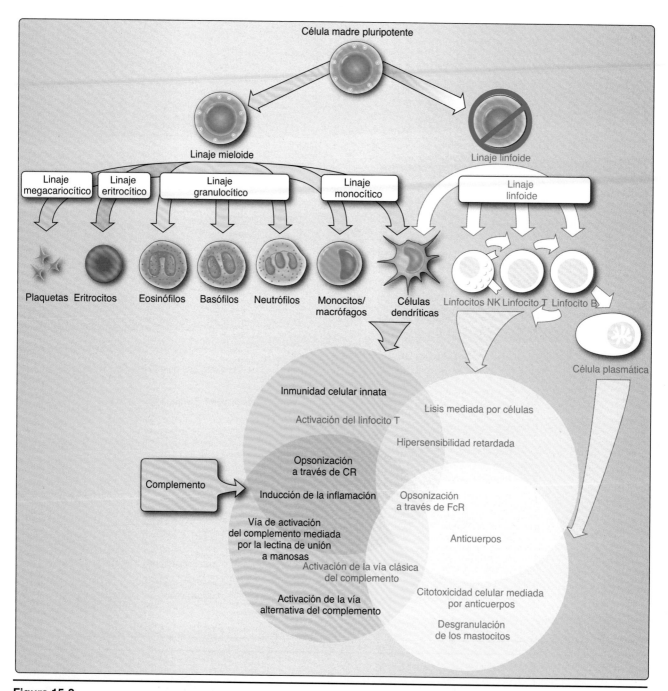

Figura 15-2
Efectos de las deficiencias en el linaje linfoide. Las anomalías en el linaje que generan los linfocitos B y T alteran el desarrollo o la funcionalidad de ambos tipos de linfocitos. CR, receptores para el complemento; NK, linfocitos citolíticos naturales (*natural killers*).

retardada) se ven reducidas, así como la producción de inmunoglo-bulinas. Sin embargo, el impacto relativo de determinadas anomalías no siempre afecta del mismo modo a los linfocitos B y a los linfocitos T, y sus graves consecuencias tampoco afectan de igual manera a todos los individuos afectados.

La **IDCG** es el ejemplo clásico de las anomalías en el linaje linfoide combinado. No es un tipo único de padecimiento, sino un grupo de enfermedades provocadas por diferentes anomalías en genes concretos que tienen consecuencias funcionales similares (tabla 15-1). Las anomalías relacionadas con la IDCG pueden afectar a los genes que codifican las enzimas (RAG-1 y RAG-2) responsables de la reordenación del ADN que codifica las regiones variables de las inmunoglobulinas o del receptor del linfocito T. Otros ejemplos son las anomalías en los receptores de las citocinas y en las moléculas implicadas en la interacción entre células, necesaria para la activación de los linfocitos. Las anomalías en la producción de la **fosforilasa de nucleósidos de purina** son ejemplo de cómo una anomalía génica afecta tanto a los linfocitos B como a los T, pero con intensidad diferente. La acumulación de metabolitos tóxicos resultantes de esta anomalía afecta las funciones de los linfocitos T de una forma más grave que a los linfocitos B.

B. Anomalías en los linfocitos T

Las inmunodeficiencias primarias intrínsecas de los linfocitos T provocan anomalías tanto en el número de linfocitos T como en sus funciones. Sin embargo, como los linfocitos T cooperadores son esenciales para la activación de los linfocitos B vírgenes y de los linfocitos B de memoria, muchas anomalías de los linfocitos T también afectan al número de linfocitos B y a la producción de inmunoglobulinas (figura 15-3). En la tabla 15-2 se detallan varias enfermedades representativas provocadas por anomalías en los linfocitos T. Algunas de ellas son comunes tanto para linfocitos T CD4$^+$ como CD8$^+$; otras afectan a un solo tipo celular. La respuesta de hipersensibilidad retardada es la principal responsable de la eliminación de los hongos; por este motivo, cuando hay infecciones frecuentes o recurrentes de hongos, cabe suponer la existencia de algún defecto en la función de los linfocitos T.

Una segunda categoría de anomalías que afectan a los linfocitos T es donde la mutación responsable no se limita a los linfocitos T, sino que afecta a las células que influyen sobre el desarrollo o la activación de los linfocitos T. Por ejemplo, la **deficiencia de TAP-2** (también conocida como **síndrome del linfocito desnudo de tipo I**) está provocada por anomalías en el transportador asociado con el sistema de presentación antigénica (TAP, *transporter associated with the antigen presentation*; tanto TAP-1 como TAP-2). Por último, estas anomalías afectan la carga de fragmentos peptídicos en las moléculas del complejo principal de histocompatibilidad I (MHC-I, *major histocompatibility complex I*) de todas las células nucleadas, lo que provoca la reducción del número de moléculas bien estructuradas del MHC-I que alcanzan la superficie celular. Esta reducción de la expresión del MHC-I origina la disminución del número de linfocitos CD8$^+$ funcionales que, a su vez, puede afectar las funciones de los linfocitos NK, que controlan la expresión del MHC-I en las células del cuerpo (aunque los linfocitos NK no parecen atacar a las células no infectadas).

De forma parecida, las anomalías en la expresión de las moléculas del MHC-II provocan la reducción del número de linfocitos T CD4$^+$. Un ejemplo es el **síndrome de DiGeorge** (tabla 15-2), donde las anomalías en el desarrollo del timo por alteraciones en el tercer y cuarto sacos faríngeos del embrión pueden inhibir o bloquear el desarrollo o educación de los linfocitos T. La gravedad de los efectos del síndrome de DiGeorge es variable. Además de una anomalía en el desarrollo de los sacos faríngeos, el síndrome quizá incluya

Tabla 15-1. Enfermedades por inmunodeficiencias primarias atribuidas a anomalías en las células madre y al fenotipo de la enfermedad por inmunodeficiencia combinada grave (IDCG)

Enfermedad	Herencia	Gen	Cromosoma	Consecuencias	Frecuencia
Deficiencia de adenosina-desaminasa (ADA)	Autosómica recesiva	*ADA* (adenosina-desaminasa)	20	Muy susceptible a las infecciones; defecto en el metabolismo de las purinas; el número y las funciones de los linfocitos T y B están disminuidos debido a metabolitos tóxicos; reducción de las concentraciones de inmunoglobulinas	· Alrededor de 1 en 200 000 a 1 000 000 de neonatos en el mundo (https://ghr.nlm.nih.gov/condition/adenosine-deaminase-deficiency#statistics)
Inmunodeficiencia con ataxia-telangiectasia	Autosómica recesiva	*ATM* (ataxia-telangiectasia mutado)	11	Aumento de proclividad a las infecciones; infecciones sinopulmonares frecuentes; afectada la reparación del ADN y efectos variables que incluyen ataxia y telangiectasia (problemas de equilibrio y en la amplitud de los pequeños capilares); ocurre a varias edades y en distintas funciones; el número y las funciones de los linfocitos T y las concentraciones de inmunoglobulinas (especialmente IgG, IgA e IgE) pueden estar disminuidos; el número de linfocitos B puede ser normal; con frecuencia, se encuentran autoanticuerpos y anomalías cromosómicas; riesgo aumentado de desarrollar leucemias o linfomas.	· 1 de 40 000-100 000 personas a nivel mundial (https://ghr.nlm.nih.gov/condition/ataxia-telangiectasia#statistics)
Deficiencia de la fosforilasa de nucleósidos de purina	Autosómica recesiva	*NP* (fosforilasa de nucleósidos)	14	Aumento de la proclividad a las infecciones; defecto en el metabolismo de las purinas; descenso del número de linfocitos T con el tiempo (más susceptibles que los linfocitos B a la acumulación de metabolitos tóxicos); descenso paulatino de la concentración de inmunoglobulinas por disminución del número de linfocitos T cooperadores.	· Se ha informado un total cercano a 70 personas afectadas en el mundo en las publicaciones médicas (https://ghr.nlm.nih.gov/condition/purine-nucleoside-phosphorylase-deficiency#statistics)
Deficiencia de RAG1 o RAG2	Autosómica recesiva	*RAG1* y/o *RAG2* (genes activadores de la recombinación)	11	Muy proclives a las infecciones; incapaces de reordenar el ADN de las regiones variables de las inmunoglobulinas y de los receptores de los linfocitos T; reducción o ausencia del número/función de los linfocitos T y B; ausencia o reducción de las concentraciones de inmunoglobulinas.	——

Tabla 15-1 (Continuación)

Enfermedad	Herencia	Gen	Cromosoma	Consecuencias	Frecuencia
IDCG ligada a X	Ligada al cromosoma X y recesiva	*IL2RG* (cadena γ común del receptor para citocinas, un componente de los complejos receptores para IL-2, IL-4, IL-7, IL-9 e IL-15)	X	Múltiples efectos porque la cadena γ es un componente común a los receptores para distintas citocinas; aumento de la proclividad a las infecciones; el número de linfocitos T y la concentración de inmunoglobulinas están disminuidos; el número de linfocitos B es normal o ha aumentado.	• Alrededor de 1 en 50 000 a 100 000 neonatos (https://ghr.nlm. nih.gov/condi- tion/x-linked-seve- re-combined-im- munodeficiency # statistics).
Deficiencia de JAK3 cinasa	Autosómica recesiva	*JAK3* (cinasa Jano 3)	19	Aumento de la proclivi- dad a las infecciones; transducción de la señal intracelular defectuosa; el número de linfocitos T y la concentración de inmu- noglobulinas están dis- minuidos; el número de linfocitos B es normal o ha aumentado.	• De 7 a 14% de los casos de IDCG. • La prevalencia de IDCG por todas las causas gené- ticas combinadas es cercana a 1 en 50 000 (https://ghr. nlm.nih.gov /condition /jak3-deficient-se- vere-combined-im- munodeficiency# statistics).
Síndrome de Wiskott-Aldrich	Ligada al cromosoma X, recesiva	*WAS* (síndrome de Wiskott-Aldrich)	X	Aumento de proclivi- dad a infecciones, en especial por *S. aureus;* se desarrolla durante el primer año de vida y la primera infancia; el número y las funciones de los linfocitos T y B están disminuidos, así como las concentra- ciones de inmunoglo- bulinas; las plaquetas están en número menor y presentan anomalías.	• Incidencia entre 1 y 10 casos por millón de hombres en el mundo. • Más común en varones (https://ghr.nlm. nih.gov/condition /wiskott-aldrich -syndrome # statistics).

Aplicación clínica 15-1. Inmunodeficiencia combinada grave ligada al cromosoma X

Un niño de cuatro meses de edad padece diarrea grave y retraso del cre- cimiento. Durante los dos últimos meses ha tenido dos episodios de infec- ciones en el oído que requirieron tratamiento con antibióticos. El examen médico describe al menor con signos de desnutrición, con mínimo tejido en las amígdalas y micosis oral. El análisis de sangre muestra concentra- ción de linfocitos muy baja, con ausencia total de linfocitos T (CD3$^+$) y de linfocitos NK (CD16$^+$, CD56$^+$), además de un número reducido de linfocitos B (CD19$^+$). Entonces, la consulta con un inmunólogo indica el diagnóstico de IDCG ligada al cromosoma X. El equipo de trasplantes recibe la infor- mación y al paciente se le realiza trasplante de médula ósea.

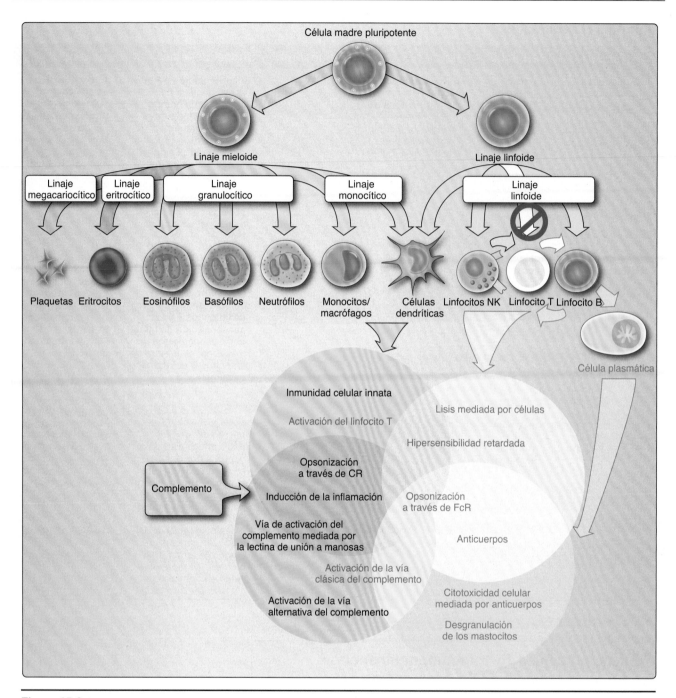

Figura 15-3
Efectos de las deficiencias en los linfocitos T. Las anomalías en los linfocitos T no sólo reducen las repuestas inmunes
celulares; también reducen las funciones de los linfocitos B, ya que éstos necesitan la participación de los linfocitos T para
su activación. CR, receptores para el complemento; NK, linfocitos citolíticos naturales (*natural killers*).

malformaciones en la aorta, en la cara y la mandíbula, así como en
las glándulas paratiroideas. La mayoría de las personas que padecen
el síndrome de DiGeorge poseen pequeñas eliminaciones en el cromosoma 22, aunque el gen o genes implicados y sus funciones no se
han identificado todavía. Estas características asociadas con el síndrome de DiGeorge permiten su rápida detección tras el nacimiento.

Tabla 15-2. Inmunodeficiencias primarias por anomalías en los linfocitos T.

Enfermedad	Herencia	Gen	Cromosoma	Consecuencias	Frecuencia
Deficiencia de CD3	Autosómica recesiva	*CD3G* o *CD3E*	11	Aumento de la proclividad a las infecciones; anomalías en las proteínas CD3γ (CD3G) o CD3ε (CD3E); efectos variables en las funciones de los linfocitos T.	___
Síndrome de DiGeorge	Autosómica dominante o espontánea	Anomalías desconocidas en el desarrollo embrionario del timo	22 (cuando es génico)	Aumento de proclividad a las infecciones; el número y las funciones intrínsecas de los linfocitos T son normales, pero pueden estar reducidos de forma variable, en función del grado de afectación del desarrollo del timo a partir del tercer y cuarto arcos braquiales; concentraciones variables de inmunoglobulinas; con frecuencia se observan eliminaciones en el cromosoma 22; suelen aparecer con otras anomalías (p. ej., faciales, palatales, aórticas, de las glándulas paratiroideas y del metabolismo del calcio).	• Alrededor de 1 en 4 000 personas (https://ghr.nlm.nih.gov/condition/22q112-deletion-syndrome#statistics).
Deficiencias del MHC de clase II (síndrome del linfocito desnudo)	Autosómica recesiva	*CIITA* o *RFX5*	16 o 1	Aumento de la proclividad a las infecciones; errores en la transducción de la señal intracelular; número reducido de linfocitos T CD4+; reducción de la concentración de inmunoglobulinas dependiendo del nivel de afectación de los linfocitos T cooperadores.	• Rara (https://ghr.nlm.nih.gov/condition/bare-lympho-cyte-syndro-me-type-ii#statistics).
Deficiencias de la fosforilasa de nucleósidos de purina	Autosómica recesiva	*NP* (fosforilasa de nucleósidos)	14	Aumento de proclividad a las infecciones; anomalía en el metabolismo de las purinas; descenso del número de linfocitos T con el tiempo (más susceptibles que los linfocitos B a la acumulación de metabolitos tóxicos); descenso paulatino de la concentración de inmunoglobulinas por el descenso del número de linfocitos T cooperadores.	• Rara (https://ghr.nlm.nih.gov/condition/purine-nucleosi-de-phosphoryla-se-deficiency#statistics).
Deficiencias del transportador asociado con la presentación de antígeno (TAP) 1 o 2	Autosómica recesiva	*TAP-1* o *TAP-2*	6	Aumento de la proclividad a las infecciones víricas y a algunas bacterias intracelulares; reducción de la expresión del MHC de clase I y la presentación antigénica; disminución del número y las funciones de los linfocitos TCD8+.	___

(continúa)

Tabla 15-2 (Continuación)

Enfermedad	Herencia	Gen	Cromosoma	Consecuencias	Frecuencia
Deficiencia de ZAP-70	Autosómica recesiva	*ZAP70* (cadena ζ asociada con una proteína cinasa)	2	Infecciones graves recurrentes; la producción de señales desde el receptor de los linfocitos T es defectuosa; ausencia de linfocitos T CD8+; el número de linfocitos T CD4+ es normal, pero no son funcionales.	• Rara (https://ghr.nlm. nih.gov /condition/ zap70-related-severe-combined-immunodeficiency #statistics).
Candidiasis mucocutánea crónica familiar	Autosómica dominante o autosómica recesiva	STAT1 (autosómica dominante) CARD9 o IL17RC (autosómica recesiva)	22	Infección micótica crónica o recurrente por *Candida*	• Rara (https://ghr.nlm. nih.gov/gene/ IL17RA #synonyms) (https://rarediseases.info.nih.gov/ diseases/1077/ autosomal-recessive-candidiasis-familial-chronic-mucocutaneous).
Distrofia ectodérmica candidiasis-poliendocrinopatía autoinmune (APECED)	Autosómica recesiva	*AIRE*	21	Pérdida de inducción de tolerancia normal en los linfocitos T; candidiasis mucocutánea, hipoparatiroidismo, enfermedad de Addison.	• 1 en 90 000 a 200 000 (https://ghr.nlm. nih.gov /condition/autoimmune -polyendocri-nopathy-candidiasis-ectodermal-dystrophy#statistics).
Síndrome por hiper-IgE	Autosómica dominante	*STAT3*	17	Pérdida de la diferenciación de Th17; aumento significativo de la diferenciación de Th2 (de ahí el eccema grave/ persistente), infecciones cutáneas, eosinofilia.	• Rara: menos de 1 por millón (https://ghr.nlm. nih.gov /condition/ autosomal-dominant-hyper-ige-syndrome #statistics).
IPEX	Recesiva ligada a X	*FOXP3*	X	Pérdida de la generación de Treg; diarrea, retraso del crecimiento, diabetes (temprana), dermatitis, anemia, trombocitopenia (autoinmune).	• Rara: 1 por 1.6 millones de personas (https://ghr. nlm.nih.gov/ condition/immune-dysregulation-polyendocrinopathy-enteropathy-x-linked-syndrome #statistics).

C. Anomalías en los linfocitos B

Ciertas anomalías genéticas heredadas son intrínsecas a los linfocitos B (figura 15-4). Estas anomalías de los linfocitos B son responsables de la mayoría (más de 80%) de las enfermedades por inmunodeficiencias en los seres humanos (tabla 15-3). Las concentraciones de inmunoglobulinas se ven afectadas de forma general, pero no necesariamente el número de linfocitos B. Algunos déficits de linfocitos B se caracterizan por producción anómala de todos los isotipos de inmunoglobulinas, mientras que otros solo afectan a uno o pocos isotipos. La cantidad de linfocitos T y sus funciones no se ven afectadas. Los siguientes ejemplos ilustran los efectos aquí descritos.

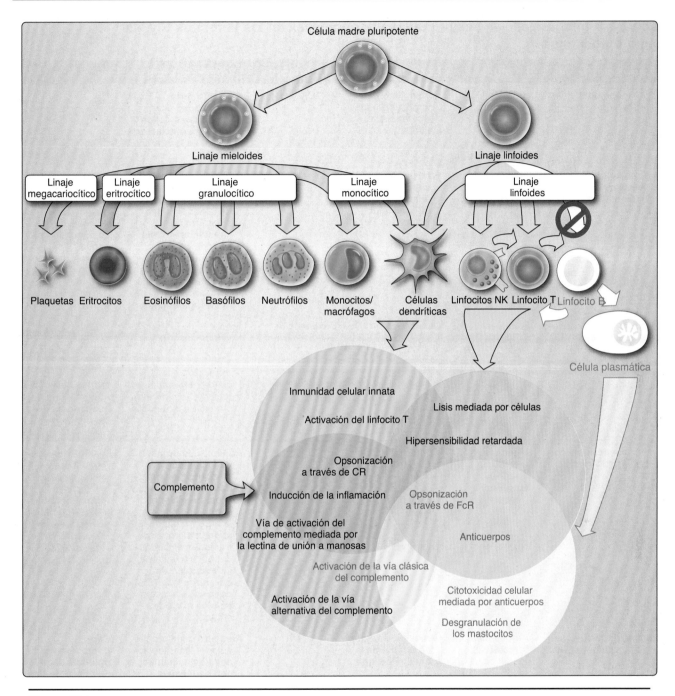

Figura 15-4
Efectos de las deficiencias en los linfocitos B. Las anomalías en los linfocitos B afectan las respuestas humorales tanto en número como en funciones, incluyendo la producción de inmunoglobulinas. Las funciones de los linfocitos T no se ven alteradas. CR, receptores para el complemento; NK, linfocitos citolíticos naturales (*natural killers*).

La **agammaglobulinemia de Bruton**, una enfermedad recesiva ligada al cromosoma X, es una de las inmunodeficiencias de los linfocitos B que mejor se conocen. Es el resultado de un defecto en el gen que codifica la tirosinacinasa de Bruton *(BTK)*. En esta enfermedad el número de linfocitos B es muy bajo y existe disminución de todos los isotipos de inmunoglobulinas. Las anomalías en algunos genes autosómicos también dan lugar a desarrollo aberrante de los linfocitos B y agammaglobulinemias similares.

Tabla 15-3. Inmunodeficiencias primarias por anomalías en los linfocitos B y las inmunoglobulinas

Enfermedad	Herencia	Locus	Cromosoma	Consecuencias	Frecuencia
Agammaglobulinemia autosómica recesiva	Autosómica recesiva	Varios genes implicados en la diferenciación inicial	Varios	Aumento de la proclividad a las infecciones; fallos en la diferenciación inicial de los linfocitos B.	____
Agammaglobulinemia ligada al cromosoma X (de Bruton)	Ligada al cromosoma X y recesiva	*BTK* (tirosina-cinasa de la agammaglobulinemia de Bruton)	X	Aumento de la proclividad a las infecciones; incremento de la sensibilidad a bacterias encapsuladas (p. ej., estreptococos); disminución drástica del número de linfocitos B y de las concentraciones de inmunoglobulinas.	• Alrededor de 1 en 200 000 neonatos (https://ghr.nlm.nih.gov/condition/x-linked-agammaglobuli-nemia #genes).
Inmunodeficiencia común variable (IDCV)	Múltiples formas	Desconocido	Desconocido	Aumento de la proclividad a las infecciones piógenas; síntomas variables; reducción o ausencia de determinados isotipos (o combinaciones de isotipos).	• Se estima que afecta a 1 en 25 000 a 50 000 personas en el mundo 9(https://ghr.nlm.nih.gov/condition/common-varia-ble-immune-defi-ciency#statistics).
Inmunodeficiencia con hiper-IgM	Ligada al cromosoma X y recesiva; autosómica recesiva	*CD40LG* (ligando de CD40, CD154)	X	Aumento de proclividad a infecciones piógenas; incapacidad de los linfocitos B para realizar el cambio de clase o la hipermutación somática; concentraciones elevadas de IgM y ausencia/disminución de IgG, IgA e IgE; 70% de los casos están ligados al cromosoma X.	Se estima que ocurre en 2 por cada millón de neonatos varones (https://ghr.nlm.nih.gov/condition/x-linked-hyper-igm-syndrome #statistics).
Eliminaciones del gen de la cadena pesada	Autosómica recesiva	Genes de la región constante de la cadena pesada	14	Aumento de la proclividad a las infecciones (los pacientes con deficiencia de IgG1 presentan el aumento de la proclividad a las infecciones piógenas (aquellos con deficiencia a IgG2 e IgG3 son susceptibles a las bacterias encapsuladas); ausencia de varios isotipos de inmunoglobulinas (según el gen de la cadena pesada afectado); las IgG son afectadas con más frecuencia; es común la reducción del número de linfocitos B.	• Rara (https://www.uptodate.com/contents/the-heavy-chain-disea-ses?search=Ig%20heavy%20chain%20gene%20dele-tions&source=search_result&se-lectedTitle=2~150-&usage_type=default&display_rank=2 #H12).

Tabla 15-3 (Continuación)

Enfermedad	Herencia	Locus	Cromosoma	Consecuencias	Frecuencia
Deficiencia en la cadena kappa	Autosómica recesiva	Genes de la cadena κ	2	Ausencia o disminución de inmunoglobulinas que contienen la cadena κ; la proclividad a las infecciones apenas se ve afectada.	____
Deficiencia selectiva de IgA	Múltiples formas	Múltiples genes	Varios	Aunque los pacientes con esta deficiencia apenas muestran aumento en la proclividad a infecciones, en algunos casos hay aumento notable, en especial de infecciones bacterianas piógenas recurrentes en pacientes que tienen además deficiencia para IgG2; ausencia o disminución de los linfocitos B que expresan IgA; la concentración plasmática de IgA está reducida y, con frecuencia, también hay alguna deficiencia en algún subtipo de IgG; se suelen presentar alergias y enfermedades autoinmunes; la frecuencia es de 1 a 2 por cada 1 000 personas, lo que la hace una de las inmunodeficiencias más comunes.	• La prevalencia varía entre 1 en 100 y 1 en 1 000 de poblaciones caucásicas, negras y del Medio Oriente • Las tasas de prevalencia varían de 1 en 1 615 a 1 en 19 000 en diferentes regiones de China y Japón (https://www.uptodate.com/contents/selective-iga-deficiency-clinical-manifestations-pathophysiology-and-diagnosis?search=Selective%20IgA%20deficiency&source=search_result&selectedTitle=1~130&usage_type=default&display_rank=1 Consultado el 21 de marzo de 2020).

Aplicación clínica 15-2. Agammaglobulinemia de Bruton ligada al cromosoma X

La agammaglobulinemia de Bruton ligada al cromosoma X se bautizó así en honor al pediatra estadounidense Ogden Carr Bruton. En 1952, el doctor Bruton describió el caso clínico de un niño de ocho años que padecía infecciones bacterianas recurrentes, que incluían muchos episodios de sepsis por neumococos. Bruton vacunó al niño, pero incluso así éste no produjo ningún tipo de anticuerpos contra los neumococos. De hecho, el menor no producía anticuerpos contra ningún antígeno y no se detectaban anticuerpos en su suero. El Dr. Bruton trató al paciente con inyecciones mensuales de gammaglobulinas exógenas. El niño no volvió a padecer ningún episodio de septicemia durante los 14 meses en los cuales recibió las inyecciones. Dado que esta enfermedad sólo se observa en pacientes de sexo masculino, al principio se asumió que estaba ligada al cromosoma X en su patrón hereditario. El gen defectuoso, *BTK*, que codifica para la tirosina cinasa de Bruton, es crítico para la maduración de las células preB y las células B maduras en diferenciación; su localización es el brazo largo del cromosoma X.

> ### Aplicación clínica 15-3. Inmunodeficiencia común variable
>
> Una mujer de 40 años de edad tiene sinusitis recurrente y necesita tratamiento con antibióticos. Durante los últimos tres años estuvo hospitalizada en dos ocasiones por neumonías bacterianas. Explica también que padece diarrea crónica, dolor abdominal, pérdida de peso y astenia. Los análisis indican hipoabsorción a causa de infección con *Giardia lamblia*. El análisis de inmunoglobulinas séricas revela concentración muy baja de IgG y concentración ligeramente baja de IgA. Todo encaja con deficiencia de inmunoglobulinas común variable. La paciente recibe tratamiento pasivo con anticuerpos y su concentración de IgG aumenta hasta un nivel normal. Continúa recibiendo el tratamiento de inmunoglobulinas y no sufre ninguna infección o diarrea desde hace varios años.

La **deficiencia selectiva de IgA** es la enfermedad por inmunodeficiencia más común, con frecuencia estimada de 1 a 2 casos por cada 100 personas. Este trastorno puede estar producido por anomalías en muchos genes. Además, existen datos de que algunas variantes implican un problema en la señalización hacia el cambio de isotipo por parte de los linfocitos T. Las personas con deficiencia selectiva en la producción de IgA tienen concentraciones normales de los otros isotipos y, con frecuencia, tienen otras enfermedades inmunes (p. ej., alergia o autoinmunidad). Algunos pacientes con deficiencia grave de IgA presentan reacciones a la infusión de productos sanguíneos que contengan pequeñas cantidades de IgA.

La activación de los linfocitos B depende, en parte, de la interacción con los linfocitos T CD4$^+$. Algunas de esas interacciones suponen la participación de la unión de CD40 en los linfocitos T con CD154 (el ligando de CD40) en los linfocitos B. **La inmunodeficiencia con hiper-IgM** es resultado de un defecto en el gen que codifica al ligando de CD40. En consecuencia, el cambio de isotipo no se lleva a cabo con normalidad y las personas con este defecto producen concentraciones elevadas de IgM, pero sufren carencia de linfocitos B que secretan IgG, IgA e IgE.

D. Anomalías en los fagocitos y los linfocitos NK

La inmunodeficiencia en ocasiones es resultado de las anomalías en las células que no son del linaje linfocítico, como los fagocitos, neutrófilos y linfocitos NK (figura 15-5; tabla 15-4). Las anomalías en las células fagocíticas son importantes por que estas células ejercen funciones clave en las respuestas tanto de la inmunidad innata como de la adaptativa. Las anomalías afectan a dos de las funciones esenciales de estas células: su habilidad para destruir microorganismos y su capacidad para interaccionar con otros tipos celulares.

Son varias las anomalías que interfieren con la capacidad del fagocito para destruir microbios. Los defectos en los genes asociados con la **enfermedad granulomatosa crónica** (**EGC**) resultan en falta de enzimas y de otras moléculas microbicidas (p. ej., metabolitos tóxicos del oxígeno) implicadas en la destrucción y la degradación de los microorganismos ingeridos. En contraste, las personas que padecen el **síndrome de Chédiak-Higashi** tienen concentraciones de estas enzimas y de moléculas microbicidas normales, pero un defecto en las membranas de los organelos celulares inhibe la fusión de los lisosomas (que transportan las enzimas y las moléculas microbicidas) con los fagosomas (que contienen los microorganismos ingeridos). Como consecuencia, los fagocitos no logran destruir los microorganismos ingeridos. Las anomalías en los receptores (p. ej., los receptores de reconocimiento de patrones, receptores para el IFN-γ) que utilizan las células fagocíticas para responder a las señales externas de activación pueden hacer que las personas afectadas sean susceptibles a las infecciones bacterianas.

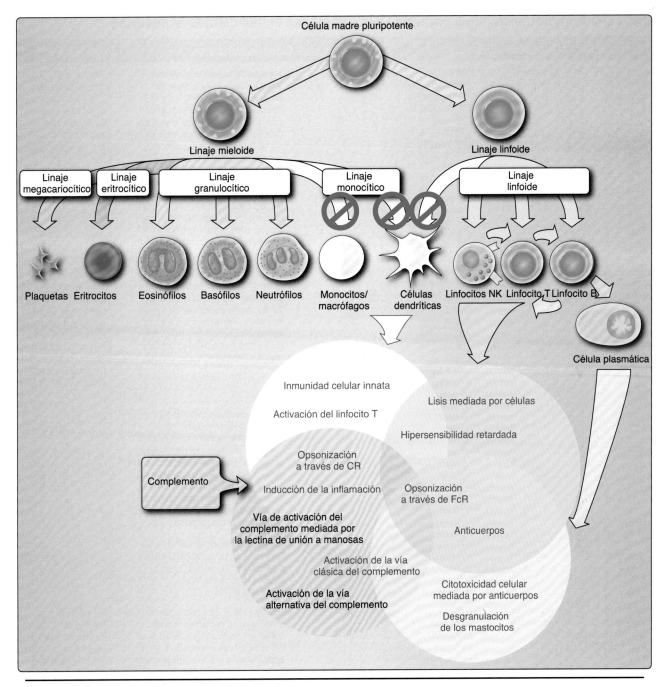

Figura 15-5
Efectos de las deficiencias en las células fagocíticas y en los linfocitos citolíticos naturales (NK, *natural killer*). Las anomalías en las células fagocíticas reducen la capacidad para fagocitar y degradar microorganismos y activar la presentación antigénica a los linfocitos T. Las anomalías en los linfocitos NK dañan su capacidad de destruir las células infectadas por virus y participar en el desarrollo de las respuestas inmunes de tipo Th1. CR, receptores para el complemento.

Un segundo grupo de anomalías (p. ej., las **deficiencias de adhesión del leucocito 1 [DAL-1**, *leukocyte adhesion defect 1*] y 2 **[DAL-2]**) inhiben la función de las células accesorias e incluso su capacidad para migrar e interaccionar con otros tipos celulares. Por ejemplo, algunos leucocitos deben interaccionar con el endotelio vascular para poder pasar del sistema vascular a los tejidos. Los leucocitos de las personas afectadas no son capaces de migrar hacia los órganos donde se lleva a cabo la activación de los linfocitos ni a los lugares de infección donde son necesarios para destruir y eliminar los microorganismos infecciosos.

Tabla 15-4. Inmunodeficiencias primarias por anomalías en las células accesorias

Enfermedad	Herencia	Locus	Cromosoma	Consecuencias	Frecuencia
Síndrome de Chédiak-Higashi	Autosómica recesiva	*LYST* (regulador del tráfico lisosómico; también llamado CHS1)	1	Aumento de la susceptibilidad a las infecciones piógenas; alteración de la fusión de los lisosomas con los fagosomas por un defecto en las membranas de los orgánulos; reducción de la capacidad para eliminar los microorganismos fagocitados; reducción de las funciones de los linfocitos T y de los linfocitos NK; albinismo frecuente en los ojos y en la piel, y otras anomalías en las membranas de los orgánulos; gránulos gigantes en los neutrófilos y en otras células.	• Rara (https://ghr.nlm.nih.gov/condition/chediak-higashi-syndrome#statistics).
Enfermedad granulomatosa crónica (EGC)	Ligada al cromosoma X y recesiva	*CYBB* (cadena β del citocromo b; también llamado gp91phox)	X	Aumento de la susceptibilidad a las infecciones, especialmente por *Staphylococcus aureus*, *Salmonella enterica*, *S. Typhimurium*, *Serratia marcescens*; están afectados los macrófagos y los neutrófilos; incapaces de producir superóxido.	• Se estima que ocurre en 1 en 200 000 a 250 000 personas alrededor del mundo (https://ghr.nlm.nih.gov/condition/chronic-granulomatous-disease#statistics)
	Autosómica recesiva	*NCF1* (p47phox)	7	Aumento de susceptibilidad a infecciones; imposibilidad de producir superóxido para eliminar los microorganismos fagocitados; están afectados los macrófagos y los neutrófilos; NCF1 y NCF2 codifican dos componentes del complejo de la NADPH oxidasa; CYBA codifica la cadena α del citocromo b.	____
		NCF2 (p67phox)	1		
		CYBA (p22phox)	16		
Deficiencia del receptor de IFN-γ	Autosómica recesiva	*IFNGR1* (receptor del IFN-γ)	6	Elevada susceptibilidad a infecciones por micobacterias; están afectados los macrófagos, los neutrófilos, los linfocitos NK y Th1.	____
Defecto de adhesión leucocitaria de tipo 1 (LAD-1)	Autosómica recesiva	*ITGB2* (también llamado CD18)	21	Aumento de susceptibilidad a infecciones recurrentes bacterianas; frecuentes abscesos no resueltos; anomalías en la quimiotaxis y en la adherencia a las superficies endoteliales de los macrófagos, de los neutrófilos y de los linfocitos NK.	• Se estima que ocurre en 1 por millón de personas en el mundo (https://ghr.nlm.nih.gov/condition/leukocyte-adhesion-deficiency-type-1#statistics).
Defecto de adhesión leucocitaria de tipo 2 (LAD-2)	Autosómica recesiva	Transportador de *GDP-fucosa 1*	11	Aumento de susceptibilidad a infecciones recurrentes bacterianas y frecuentes abscesos no resueltos; incapacidad de sintetizar CD15s, una molécula de adhesión a carbohidratos; anomalías en la capacidad de los leucocitos para moverse de la circulación a los tejidos; también provoca el fenotipo del grupo sanguíneo Bombay.	• Rara (https://www.uptodate.com/contents/leukocyte-adhesion-deficiency?search=Leukocyte%20adhesion%20defect%202&source=search_result&selectedTitle=1~150&usage_type=default&display_rank=1).

Tabla 15-4 (Continuación)

Enfermedad	Herencia	Locus	Cromosoma	Consecuencias	Frecuencia
Displasia ectodérmica hipohidrótica ligada a X e inmunodeficiencia (EDA-ID)	Recesiva ligada a X	IKBKG	X	Pérdida de producción de citocinas inflamatorias; respuestas disminuidas de anticuerpos y DTH; recurrencia de neumonía, otitis media, sinusitis e infecciones cutáneas y gastrointestinales.	• 1 en 250 000 individuos (https://ghr.nlm.nih.gov/condition/anhidrotic-ectodermal-dysplasia-with-immune-deficiency#statistics).
Defectos de señalización y de los receptores tipo toll	Autosómica recesiva	*MyD88*	3	Mayor susceptibilidad a infecciones bacterianas por *S. pneumoniae*, *Staphylococcus aureus* y *Pseudomonas aeruginosa*; primera infección bacteriana antes de los dos años de edad; las infecciones pueden poner en riesgo la vida.	(https://ghr.nlm.nih.gov/condition/myd88-deficiency#statistics).
Defectos de señalización y de los receptores tipo toll	Autosómica recesiva	*Gen IRAK4*	12	Mayor susceptibilidad a infecciones bacterianas por *S. pneumoniae*, *S. aureus* y *P. aeruginosa*; primera infección bacteriana antes de los dos años de edad; las infecciones pueden poner en riesgo la vida.	• Muy rara (https://ghr.nlm.nih.gov/condition/irak-4-deficiency#statistics).

E. Anomalías en el sistema del complemento

Las deficiencias en el sistema del complemento pueden afectar las respuestas innatas y adaptativas (tabla 155; figura 156). Muchas anomalías en genes que implican a los componentes del complemento y a moléculas reguladoras aumentan la susceptibilidad a la infección y, algunas veces, el riesgo de padecer determinadas enfermedades autoinmunes. En general, las anomalías en la vía alternativa y la vía de la lectina de unión a manosa (MBL, *mannosa-binding lectin*) dan lugar al aumento de tendencia a las infecciones. Las anomalías en la vía clásica (excepto para C3) no están asociadas con un aumento importante de la susceptibilidad a la infección, excepto para aquellas causadas por bacterias encapsuladas. En estas infecciones, la acción simultánea de los anticuerpos, el complemento y los neutrófilos es necesaria para opsonizar y matar dichas bacterias. Como C3 es una piedra angular en las tres vías de activación del complemento, la **deficiencia de C3** desemboca en diversos problemas, como infecciones recurrentes o enfermedades por la formación de inmunocomplejos.

Las vías alternativa y MBL son capaces de proveer un grado suficiente de protección donde el complemento actúa como mediador contra la infección, incluso en ausencia de la vía clásica. Las deficiencias en los componentes de la vía alternativa (p. ej., C3, B, D) están asociadas con aumento en la susceptibilidad a la infección. Las deficiencias en C1, C2 y C4 pueden dar lugar a defectos en la capacidad de eliminar inmunocomplejos, lo que aumenta el riesgo de padecer enfermedades de hipersensibilidad de tipo III y lesiones en los riñones, las articulaciones, la piel y los vasos linfáticos (capítulo 14).

Las deficiencias en los componentes que regulan el complemento también pueden provocar enfermedades. La más conocida es el **angioedema hereditario** (o edema angioneurótico hereditario), donde

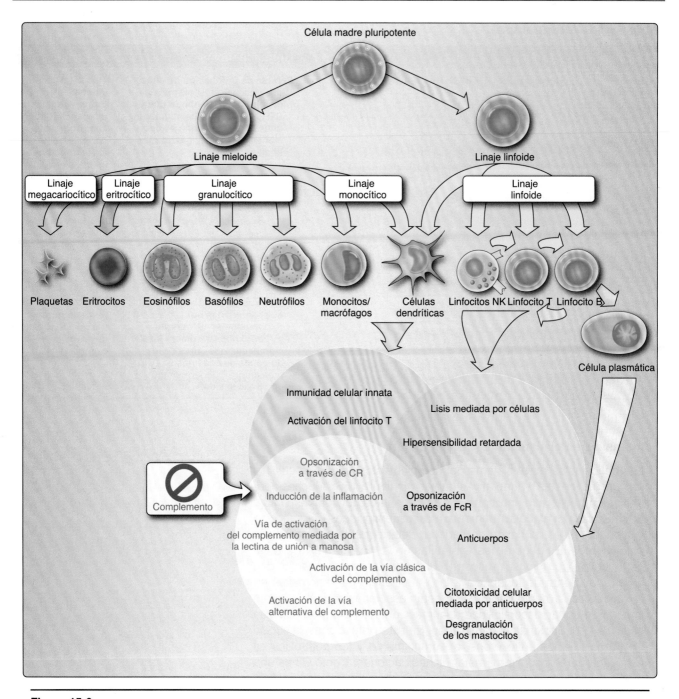

Figura 15-6
Efectos de las deficiencias en el sistema del complemento. Las anomalías en los componentes del complemento pueden alterar la opsonización, la destrucción lítica de microorganismos (mediada por el complejo de ataque a la membrana) y la capacidad de inducir inflamación. Las anomalías en los componentes reguladores pueden provocar episodios inflamatorios incontrolados. CR, receptores para el complemento; NK, linfocitos citolíticos naturales (*natural killers*).

la baja concentración de inhibidor del factor del complemento C1 vuelve casi imposible controlar la vía clásica de activación del complemento. El resultado son episodios inflamatorios incontrolados que pueden llegar a ser graves si se ven afectados los sistemas vascular, respiratorio y gastrointestinal. Las deficiencias en el **factor acelerador de la degradación** (**DAF**, *decay accelerating factor*) o el CD59 permiten la acumulación de complejos del complemento, entre ellos el complejo de ataque a la membrana, sobre las membranas de las células del propio anfitrión, lo que provoca lesiones celulares.

Tabla 15-5. Inmunodeficiencias primarias por anomalías en el sistema del complemento

Enfermedad	Herencia	Locus	Cromosoma	Consecuencias	Frecuencia
Deficiencia de C1q, C1r	Autosómica recesiva	*C1QA, C1QB, C1QC* (cadenas A, B y C de C1q)	1	Aumento de incidencia de infecciones; síndromes parecidos al lupus eritematoso sistémico (LES); incapacidad de eliminar inmunocomplejos.	____
		C1R o *C1S* (C1r y C1s)	12		____
Deficiencia de C2	Autosómica recesiva	*C2*	6	Síndromes parecidos al LES; vasculitis; incapacidad de eliminar inmunocomplejos.	• En países occidentales, se estima que afecta a 1 en 20 000 individuos (https://ghr.nlm.nih. gov/condition/complement-component-2-deficiency#statistics).
Deficiencia de C3	Autosómica recesiva	*C3*	19	Infecciones piógenas recurrentes; anomalías en la opsonización.	____
Deficiencia de C4	Autosómica recesiva	*C4*	6	Aumento de la incidencia de infecciones; síndromes parecidos al LES; incapacidad de eliminar inmunocomplejos.	• Rara (https://www. uptodate.com/ contents/inherited-disorders-of-the-complement-system?search=C1q,%20C1r%20 deficiency &source=search_result &selectedTitle=1~70&usage_type=default&display_ rank=1#H8).
Deficiencia de C5, C6, C7a	Autosómica recesiva	*C5, C6* o *C7*	9, 5 o 5	Mayor susceptibilidad a *Neisseria;* incapacidad de formar el complejo de ataque a la membrana; síndromes parecidos al LES.	____
Deficiencia de C8	Autosómica recesiva	*C8A* o *C8B* (cadenas α y β de CD8)	2	Mayor susceptibilidad a *Neisseria;* incapacidad para formar el complejo de ataque de membrana; síndromes parecidos al LES.	____
Deficiencia de C9	Autosómica recesiva	*C9*	5	Mayor susceptibilidad a *Neisseria;* incapacidad de formar el complejo de ataque a la membrana.	____
Deficiencia del factor H	Autosómica recesiva	*CFH* (gen del factor H)	1	Infecciones piógenas recurrentes; aumento de la activación de la vía alternativa.	____
Deficiencia del factor P (properdina)	Ligada al cromosoma X y recesiva	*PFC* (properdina, complemento)	X	Aumento de susceptibilidad a infecciones, de forma particular por el género *Neisseria;* la vía alternativa está dañada; estabilidad reducida de la convertasa C3bBb sobre las superficies microbianas.	____

(continúa)

Tabla 15-5 (Continuación)

Enfermedad	Herencia	Locus	Cromosoma	Consecuencias	Frecuencia
Angioedema hereditario	Autosómica dominante	*SERPING1* (inhibidor de C1)	11	La activación espontánea excesiva de la vía clásica del complemento (especialmente C2) produce inflamación local; inflamación de la tráquea y de los bronquios que puede ser mortal.	• Estimación de 1 en 50 000 personas (https://ghr.nlm.nih.gov/condition/hereditary-angioedema#statistics).
Hemoglobinuria paroxística nocturna	Ligada al cromosoma X y recesiva	*PIGA* (fosfatidil inositol glucano)	X	La síntesis del fosfatidil-inositol-glucano (PIG) está dañada; la ausencia de PIG evita la unión de DAF y CD59 sobre la membrana de la célula del huésped; incapacidad de eliminar los complejos de complemento en la superficie de la célula anfitriona; lisis de eritrocitos excesiva.	• Estimación de 1 y 5 por millón de personas. (https://ghr.nlm.nih.gov/condition/paroxysmal-nocturnal-hemoglobinuria#statistics).

III. INMUNODEFICIENCIAS SECUNDARIAS (ADQUIRIDAS)

Algunas inmunodeficiencias no se originan por causas génicas o durante el desarrollo, sino por la interacción con el medio ambiente; estas enfermedades se denominan **inmunodeficiencias secundarias**. Ocurren en cualquier etapa de la vida, dependiendo de cuándo se produce la interacción con el factor causal (tabla 15-6). Entre los factores ambientales que inducen inmunodeficiencias están los tratamientos terapéuticos, las infecciones, el cáncer y el estado de salud general.

A. Secuelas fisiológicas

Muchos factores que afectan la salud general de una persona pueden afectar la función inmune. El estrés, por ejemplo, no sólo se asocia con disminución general del estado de salud, sino también con deterioro de la función inmune. Entre los más investigados dentro de los factores ambientales que influyen en la salud está la nutrición. Se sabe que la desnutrición es un factor que disminuye las capacidades del sistema inmune para eliminar las infecciones y, en algunos casos, se ha visto que la reducción de la cantidad de determinados componentes en la dieta incide sobre la inmunodeficiencia. El aminoácido glutamina, por ejemplo, es fundamental para los niveles energéticos del metabolismo, y la reducción en la dieta de determinados minerales y vitaminas está implicada en la reducción de la función inmune. Varios informes indican que las concentraciones bajas de hierro, cinc, selenio y vitaminas A, B_6, C y E están asociadas con deterioro de la función inmune.

B. Tratamiento

El funcionamiento normal del sistema inmune de una persona puede inhibirse, tanto de forma intencional como por efecto secundario de un tratamiento médico (capítulo 18). Los receptores de trasplantes suelen recibir al menos un tratamiento de inhibición de las respuestas del sistema inmune, durante cierto tiempo (tabla 15-6), para aumentar las probabilidades de supervivencia del tejido trasplantado. Durante esos tratamientos (e incluso después), las personas que reciben el trasplante tienen más posibilidades de sufrir **infecciones oportunistas**, por lo que deben estar controladas y recibir tratamiento para evitar el desarrollo de una infección masiva.

Tabla 15-6. Causas de las inmunodeficiencias secundarias

Causa	Ejemplos	Mecanismos
Secuelas fisiológicas	Desnutrición general	Gran repercusión en las funciones que requieren mucha energía.
	Metabolismo energético	Deficiencias de aminoácidos esenciales para el metabolismo energético.
	Deficiencias en oligoelementos metálicos	Deficiencias críticas de cofactores.
	Deficiencias vitamínicas	Deficiencias críticas de cofactores.
Tratamientos	Radiaciones ionizantes	Dañan las células que se dividen; inducen estrés oxidativo.
	Fármacos citotóxicos (entre ellos, muchos de los utilizados en el tratamiento del cáncer)	Dañan/matan las células que se dividen.
	Fármacos antiinflamatorios (p. ej., corticoesteroides)	Interfieren con la producción de algunas citocinas.
	Inmunodepresores (p. ej., ciclosporina, tacrolimús, rapamicina)	Interfieren con la producción de algunas citocinas.
Infección	Virus de inmunodeficiencia humana (VIH)	Mata a los linfocitos T CD4$^+$, a los monocitos e incluso a los linfocitos T CD8$^+$; la proteína codificada por el gen vírico *nef* redirige las moléculas pMHC de clase I desde la superficie hacia los lisosomas donde son degradadas.
	Virus de Epstein-Barr	Produce un análogo de la interleucina 10.
	Schistosoma	Secreta enzimas capaces de degradar las inmunoglobulinas.
	Herpesvirus	Inhibe la maduración del MHC-I dentro del retículo endoplásmico.
	Citomegalovirus humano (CMVH)	Interfiere con el transporte de péptidos hacia el retículo endoplásmico a través de TAP; redirige las moléculas del MHC-I hacia el citoplasma y no hacia la membrana celular.
	Chlamydia	Interfiere con la función fagocítica, evitando la fusión de los lisosomas y los fagosomas.
	Staphylococcus	Produce una toxina que mata a los fagocitos; produce una proteína que interfiere con la opsonización dirigida por FcR.
	Yersinia	Produce una toxina que mata a los fagocitos.
	Streptococcus	Produce una toxina que mata a los fagocitos.
	Mycobacterium	Produce una toxina que mata a los fagocitos; inhibe la acidificación en el interior del fagosoma evitando la fusión con los lisosomas; inhibe la degradación oxidativa dentro del fagosoma.
	Salmonella	Inhibe la degradación oxidativa dentro del fagosoma.
	Leishmania	Inhibe la degradación oxidativa dentro del fagosoma.
Cáncer	Mieloma múltiple	Aumenta la respuesta inmune oligoclonal.
	Macroglobulinemia de Waldenström	Producción excesiva de inmunoglobulinas; aumento de la viscosidad de la sangre.
	Leucemia linfocítica crónica (LLC)	Reduce la producción de inmunoglobulinas.
	Linfoma de linfocitos pequeños (LLP)	Reduce la producción de inmunoglobulinas.

De forma parecida, a las personas que padecen enfermedades autoinmunes (capítulos 16 y 18) deben recibir fármacos que reduzcan las respuestas inmunes causantes de sus problemas; pero de nuevo, esos tratamientos hacen a estas personas más susceptibles a infecciones oportunistas. Los tratamientos dirigidos a otros problemas médicos, como el cáncer, también afectan el sistema inmune, ya que están dirigidos contra las células que tienen una tasa de división celular elevada.

C. Infección

Como se expone en el capítulo 13, muchos microorganismos infecciosos esquivan o evaden la respuesta inmune dirigida contra ellos. En muchos casos, esas tácticas defensivas dejan al anfitrión en estado de mayor susceptibilidad a las infecciones por parte de otros microorganismos; por ejemplo, algunas bacterias secretan enzimas que destruyen las inmunoglobulinas y los componentes de complemento localmente. Algunas bacterias y virus se protegen a sí mismos tras la ingestión por fagocitosis, inhibiendo varias actividades de los fagocitos: la fusión de los fagosomas con los lisosomas, la síntesis y liberación de moléculas microbicidas y la presentación de péptidos por parte de las moléculas del MHC-I. Otros microorganismos (p. ej., *Plasmodium*) evaden el sistema inmune, infectando células, como los eritrocitos, que no expresan en su superficie las moléculas del MHC-I ni las del MHC-II. El resultado final es que los linfocitos T no consiguen detectar si estas células están infectadas o no. Por último, algunos microorganismos infecciosos influyen en la redirección de los linfocitos T vírgenes hacia las vías Th1 o Th2 (la que sea menos eficiente para la eliminación de esos microorganismos en particular).

El **virus de la inmunodeficiencia humana (VIH)** destruye los linfocitos T CD4$^+$, provocando el **síndrome de inmunodeficiencia adquirida (sida)**. Este virus también puede infectar y matar los monocitos e incluso los linfocitos T CD8$^+$ cuando la infección progresa. Dado que los linfocitos T CD4$^+$ son determinantes para el desarrollo de numerosas respuestas inmunes, su pérdida progresiva supone disminución gradual de las respuestas humoral y celular, con aumento de la susceptibilidad a las infecciones oportunistas que en algún momento pueden ser mortales.

En 2009 se estimó que había 33.3 millones de personas con VIH/sida en el planeta, la mayoría en el África subsahariana. Según una publicación sobre VIH/sida del *Joint United Nations Programme*, unas 60 millones de personas en todo el mundo están infectadas con VIH y 25 millones han muerto por causas relacionadas con ese virus desde que empezó la epidemia. Desde principios de la década de 1990-1999, sin embargo, el número de nuevos casos de sida y de muertos por VIH ha descendido de forma importante gracias a los tratamientos antirretrovíricos.

En 2018, cerca de 37.9 millones de personas vivían con VIH, 770 000 fallecieron por causas relacionadas con VIH y 1.7 millones de personas se infectaron. En junio de 2019, 24.5 millones de persona tenían acceso a la terapia antirretroviral. Entre 2000 y 2018, las infecciones nuevas por VIH disminuyeron 37% y las muertes relacionadas con VIH se redujeron 45%, con 13.6 millones de vidas salvadas gracias a

---

Aplicación clínica 15-4. Infección por VIH y sida

El sida es provocado por el VIH, un retrovirus que daña las células del sistema inmune del anfitrión. Las personas con VIH pueden sufrir infecciones oportunistas y varias formas de cáncer. Los Centers for Disease Control and Prevention (CDC) definen el sida como la confirmación del laboratorio de la infección por VIH y un número de linfocitos T CD4$^+$ de 200 células/mL; o un porcentaje de linfocitos T CD4$^+$ < 14; o la confirmación de una enfermedad definidora del sida (con la confirmación del laboratorio de la infección por VIH). Entre las enfermedades definidas como sida están la candidiasis esofágica, la criptococosis (extrapulmonar), la histoplasmosis (diseminada o extrapulmonar), la neumonía por *Pneumocystis jiroveci* y la infección por *Mycobacterium tuberculosis* en cualquier zona.

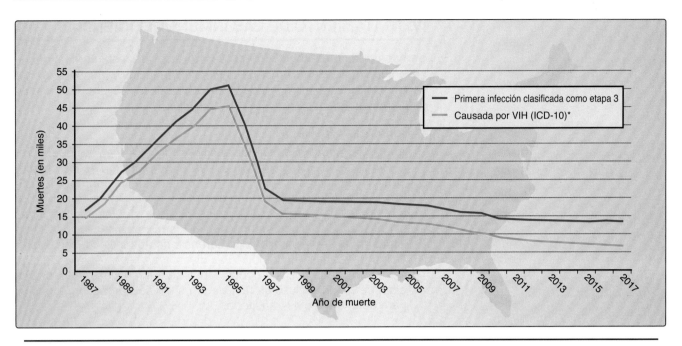

Figura 15-7
Muertes en personas con VIH, clasificada por primera vez como etapa 3 (sida) en National HIV Surveillance System y muertes reportadas en certificados de muerte donde el VIH fue la causa subyacente de defunción, 1987-2017, Estados Unidos.

la terapia antiviral; ese logro fue resultado de los grandes esfuerzos de los programas nacionales contra VIH financiados por la sociedad civil y grupos de desarrollo internacionales. Hasta ahora, esos decrementos han sido más evidentes en Estados Unidos y Europa, donde se dispone de terapias antivirales con mayor facilidad (figura 15-7; véase https://www.who.int /news-room/fact-sheets/detail/hiv-aids; acceso el 5 de abril de 2020).

La molécula CD4 expresada en subgrupos de linfocitos T humanos, en las células dendríticas y en algunos macrófagos es el elemento principal que utiliza el VIH para unirse e infectar a la célula. Sin embargo, el virus también utiliza dos receptores de quimiocinas como correceptores para infectar sobre todo dos tipos de células: el CCR5 en los macrófagos y células dendríticas, y el CXCR4 en los linfocitos (figura 158); sin estos correceptores, el VIH es incapaz de entrar con éxito en la célula. La infección de las células dendríticas CD4$^+$CCR4$^+$ parece ser la vía inicial para la infección; la infección de los linfocitos T CD4$^+$CXCR4$^+$ sucede en una fase posterior del proceso de infección.

D. Cáncer

Los linfocitos transformados reducen la capacidad del sistema inmune para responder a los diferentes antígenos, porque exceden por mucho al resto de la población de linfocitos. Como resultado, el repertorio inmunitario se vuelve limitado porque cada vez está dominado por menos clones de linfocitos. Los linfocitos y los monocitos que se vuelven malignos (**linfomas y leucemias**) pueden obstaculizar la capacidad de regeneración de las células hematopoyéticas. Con frecuencia, suelen presentar en su superficie una expresión aberrante de moléculas y alteran su capacidad para la producción de anticuerpos y citocinas. El resultado final es que pueden inducir inmunodeficiencias por interacciones aberrantes con otros elementos del sistema inmune. Un ejemplo interesante lo proporcionan las personas afectadas por la **macroglobulinemia de Waldenström**, en la que se produce una secreción tan elevada de inmunoglobulinas que aumenta la viscosidad de la sangre.

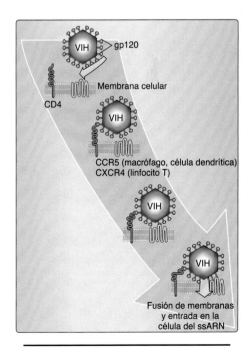

Figura 15-8
Correceptores para la infección celular por VIH. Además de la molécula de CD4, el VIH necesita CCR5 o CXCR4 para poder entrar e infectar la célula con éxito.

IV. TRATAMIENTO DE LAS INMUNODEFICIENCIAS

Se han utilizado diferentes métodos para tratar de restaurar las funciones inmunes deficientes o aliviar sus consecuencias. Algunos solo proveen beneficios transitorios y deben repetirse de forma regular, mientras que otros pueden suponer una cura definitiva.

A. Reposición pasiva

Aunque los beneficios suelen ser transitorios, a menudo puede ser conveniente la administración pasiva o la reposición de los componentes deficientes. La inyección **intravenosa de inmunoglobulinas**, por ejemplo, supone una aportación de anticuerpos exógenos que aumenta la insuficiente concentración de inmunoglobulinas intrínsecas. Es factible administrar de forma pasiva citocinas y enzimas (p. ej., en pacientes con carencia de adenosinadesaminasa). Como las células o las moléculas inyectadas tienen semivida finita, los tratamientos pasivos deben repetirse a intervalos regulares. En algunos casos, incluso es factible transferir células de forma pasiva para obtener efectos transitorios.

B. Trasplante de médula ósea

Para las inmunodeficiencias permanentes o de larga duración, la administración pasiva puede ser eficaz, pero necesita aplicaciones periódicas. En algunos casos existe el riesgo de sufrir la enfermedad del suero. La sustitución por células madre manipuladas en ocasiones es un recurso para la cura permanente. En la actualidad, el trasplante de médula ósea de un donante adecuado es el medio más eficiente para reparar un sistema inmune dañado. En la médula ósea transferida están todas las células madre necesarias para producir linfocitos, fagocitos, neutrófilos, eosinófilos, mastocitos y basófilos. Excepto para las inmunodeficiencias que dependen de una fuente externa al sistema hematopoyético (p. ej., el síndrome de DiGeorge), la sustitución de la médula ósea en un individuo inmunodeficiente por una médula procedente de una persona sana debería proporcionar una fuente permanente de los componentes normales del sistema inmune.

Como el trasplante de médula ósea supone el emplazamiento de un tejido inmunocompetente en un receptor inmunoincompetente, es posible que el tejido trasplantado reaccione contra el receptor. Los linfocitos T maduros e inmunocompetentes de la médula ósea, pese a que son eliminados antes de la transferencia (capítulo 17), pueden ver al receptor como extraño y atacar las células del anfitrión (**enfermedad del injerto contra el receptor o anfitrión**); sin embargo, el trasplante de médula ósea cada vez es más eficaz y las técnicas para realizarlo también son más sofisticadas.

C. Ingeniería genética

Los avances en esta área permiten remplazar células defectuosas por células "reparadas". Se toman células defectuosas del paciente, en un laboratorio se remplazan los genes defectuosos por otros funcionales y las células se vuelven a infundir. Las numerosas complicaciones técnicas de este método limitan su uso. Primero, pese a que las células reparadas son células madre, el procedimiento constituye un tratamiento pasivo y se debe repetir a medida que las células inyectadas mueren. Segundo, una vez inyectadas, las células manipuladas deben ser capaces de migrar de forma adecuada a los lugares donde puedan crecer y desarrollarse con normalidad. Tercero, los genes "reparados" se deben regular y expresar de forma correcta y, asimismo, las células manipuladas deben responder de forma adecuada a las señales que afectan la expresión y secreción de los productos de este nuevo gen. Por último, es preciso considerar el riesgo de que la manipulación favorezca una transformación cancerosa o hacia otro comportamiento aberrante en la población de células manipuladas.

En los National Institutes of Health se realizan con éxito algunos tratamientos para las inmunodeficiencias en personas afectadas por la carencia de adenosinadesaminasa. Aunque varios de esos pacientes obtienen un gran beneficio, no se ha conseguido el remplazo plenamente funcional de un número suficiente de células madre, por lo que los pacientes deben recibir células manipuladas de forma pasiva y periódica. Se tiene la esperanza de que la permanente investigación en este campo mejore la eficacia de dichos procedimientos.

Resumen del capítulo

- Las **inmunodeficiencias primarias** son causadas por mutaciones génicas o defectos congénitos. Se han descrito más de 100 inmunodeficiencias primarias en los humanos. En la mayoría de ellas, se conoce la alteración específica en el ámbito génico. Las anomalías que conducen a las inmunodeficiencias primarias tienen lugar en varios linajes celulares y afectan a diferentes grupos de células o moléculas.

- Las **inmunodeficiencias secundarias** se explican por factores ambientales como las infecciones, los tratamientos terapéuticos, el cáncer y la desnutrición. Ocurren en cualquier etapa de la vida, según cuándo tenga lugar la exposición a los agentes que las provocan.

- La **inmunodeficiencia combinada grave (IDCG)** es causada por anomalías en el linaje de los linfocitos, que afectan las funciones de los linfocitos B y T. La IDCG constituye un grupo de enfermedades provocadas por diversas anomalías génicas (autosómicas y ligadas al cromosoma X) que tienen consecuencias funcionales parecidas.

- La **deficiencia de TAP** surge por anomalías en el transportador de péptidos asociado al sistema de presentación de antígenos (TAP). Estas anomalías imposibilitan la carga de fragmentos peptídicos en las moléculas del MHC-I que se sintetizan en las células nucleadas del organismo. La consecuencia es que el número de moléculas del MHC-I que llega a la superficie de la célula se ve muy reducido.

- El **síndrome de DiGeorge** es resultado de anomalías en el desarrollo del timo que evitan la evolución normal y la educación de los linfocitos T. El síndrome de DiGeorge se manifiesta con diferentes grados de gravedad y puede estar acompañado de malformaciones provocadas por la alteración del desarrollo embrionario que afecta a tejidos como la aorta, la cara y la mandíbula, además de las glándulas paratiroideas.

- La **agammaglobulinemia ligada al cromosoma X o de Bruton** es una alteración recesiva ligada al cromosoma X provocada por un defecto que afecta al gen que codifica para la tirosinacinasa de Bruton (*BTK*), una enzima fundamental en el desarrollo temprano de los linfocitos B. En este trastorno no existen linfocitos B o su número es muy reducido.

- La **deficiencia selectiva de IgA** es la inmunodeficiencia más frecuente, con incidencia estimada de uno o dos casos por cada mil personas.

- La **inmunodeficiencia con hiper-IgM** se debe a un defecto en el gen que codifica el ligando de CD40 (CD154). El resultado es que no se lleva a cabo el cambio de isotipo, por lo que las personas afectadas producen grandes cantidades de IgM pero carecen de linfocitos B productores de IgG, IgA o IgE.

- La **enfermedad granulomatosa crónica** es causada por anomalías que afectan a diversos genes que codifican enzimas y moléculas con actividad microbicida (p. ej., metabolitos tóxicos derivados del oxígeno), los cuales participan en la destrucción y la degradación de los microorganismos fagocitados.

- El **síndrome de Chédiak-Higashi** es resultado de la incapacidad de fusionar los lisosomas (que contienen enzimas y moléculas microbicidas) con los fagosomas (que contienen los microorganismos fagocitados).

- Algunas inmunodeficiencias (p. ej., **anomalías en la adhesión del leucocito de tipo 1 [DAL-1] y 2 [DAL-2]**) surgen de desórdenes en moléculas necesarias para la migración de los leucocitos y para la interacción de estas células.

- En el **angioedema hereditario**, provocado por la baja concentración del inhibidor del factor del complemento C1, se reduce la capacidad para controlar la activación de la vía clásica del complemento.

- El **virus de la inmunodeficiencia humana (VIH)** destruye los linfocitos CD4$^+$, dando lugar al **síndrome de inmunodeficiencia adquirida (sida)**.

- La inyección de **inmunoglobulinas por vía intravenosa** aporta anticuerpos exógenos que aumentan las bajas concentraciones de inmunoglobulinas intrínsecas existentes.

- En el caso de inmunodeficiencias permanentes o crónicas, la sustitución de la médula ósea de los pacientes inmunodeficientes por la médula ósea de un donante sano puede suponer la reconstitución de la función inmune. En la médula ósea del donante se hallan las células madre necesarias para regenerar los linfocitos, los fagocitos, los neutrófilos, los eosinófilos, los mastocitos y los basófilos.

Preguntas de estudio

15.1 Un niño de dos meses de edad padece diarrea persistente, signos y síntomas de neumonía provocada por *Pneumocystis jiroveci*, y una infección oral de origen micótico por *Candida albicans*. Su peso se halla en el percentil 10. Los análisis realizados por medio de la reacción en cadena de la polimerasa para el VIH son negativos. La causa más probable de estos resultados es:

A. La reducción drástica del número de linfocitos B.

B. Herencia ligada al cromosoma X de los genes del HLA.

C. Un cambio de isotipo defectuoso.

D. La función anómala de los linfocitos T.

E. La deficiencia selectiva de IgA.

La respuesta correcta es D. La infección micótica indica un defecto de los linfocitos T. Las respuestas A, C y E en sí mismas no implican un defecto en las funciones de los linfocitos T. Los genes del antígeno leucocítico humano (HLA, *human leukocyte antigen*) son autosómicos, no están ligados al cromosoma X.

15.2 Una niña de cinco años de edad tiene una pequeña eliminación en el cromosoma 22. Tiene dañado el desarrollo del timo, con deficiencia significativa en el número de linfocitos T funcionales. La etiología más probable para estos resultados es:

A. Deficiencia en la adenosinadesaminasa.

B. Síndrome de Chédiak-Higashi.

C. Síndrome de DiGeorge.

D. Angioedema hereditario.

E. Inmunodeficiencia combinada grave (IDCG).

La respuesta correcta es C. El desarrollo dañado del timo que provoca disfunción en los linfocitos T y la pequeña eliminación en el cromosoma 22 son características del síndrome de DiGeorge. En los otros casos el desarrollo del timo es normal.

15.3 ¿Cuál de los siguientes mecanismos está dañado en un niño de tres años de edad con un defecto ligado al cromosoma X del gen de la tirosinacinasa de Bruton?

A. La eliminación de bacterias mediada por anticuerpos.

B. La formación del complejo de ataque a la membrana.

C. Las respuestas de hipersensibilidad retardada.

D. La producción de IFNγ por parte de los linfocitos CD4+.

E. La migración de los precursores de los linfocitos T al timo.

La respuesta correcta es A. La agammaglobulinemia de Bruton supone la casi o total ausencia de los linfocitos B y de anticuerpos; por tanto, las respuestas mediadas por los anticuerpos contra los microorganismos están dañadas de forma grave. Incluso sin anticuerpos y sin la activación de la vía clásica del complemento, el complejo de ataque a la membrana se puede activar a través de las vías MBL o alternativa. Los anticuerpos no están implicados en los otros casos.

15.4 Un niño de seis meses de edad tiene diarrea, infecciones micóticas generalizadas, exantemas cutáneos y no gana peso. También presenta una deficiencia en las funciones de los linfocitos B y T. El timo tiene tamaño normal. El tratamiento para reparar de forma permanente la inmunidad normal de este paciente podría ser:

A. Coctel de antibióticos suministrado de forma regular.

B. Trasplante de médula ósea.

C. Administración de inmunoglobulinas exógenas de forma periódica.

D. Aislamiento antiséptico del entorno.

E. Tratamiento de hormonas tímicas de por vida.

La respuesta correcta es B. Los síntomas sugieren un defecto en el linaje linfocítico. Este defecto podría eliminarse de forma permanente remplazando las células madre defectuosas con un trasplante de médula ósea. El aislamiento es beneficioso, pero supone una imposición muy grave para la calidad de vida y constituye una protección más que una regeneración de la función. Las otras opciones requieren aplicaciones constantes y repetitivas pero no suponen regeneración de la función.

15.5 Una niña recién nacida tiene una malformación en la mandíbula, malformaciones cardiacas e hipocalcemia. Además, presenta disminución notable de las respuestas mediadas por anticuerpos y células. ¿Cuál de las siguientes inmunodeficiencias podría encajar con el diagnóstico diferencial de esta paciente?

A. Una deficiencia en la adenosinadesaminasa (ADA).

B. Síndrome de DiGeorge.

C. Angioedema hereditario.

D. Inmunodeficiencia combinada grave (IDCG).

E. Síndrome de Wiskott-Aldrich.

La respuesta correcta es B. Las anomalías en la mandíbula y la estructura cardiaca, y el defecto en el metabolismo del calcio (por desarrollo anómalo de las glándulas paratiroideas) apuntan a un trastorno en el desarrollo de las estructuras que derivan de la tercera y cuarta bolsas faríngeas. Ninguna de las otras enfermedades descritas está asociada con estos síntomas. Es probable que en esta persona también esté afectado el timo y que se encuentre subdesarrollado, lo que es un síntoma distintivo del síndrome de DiGeorge.

15.6 Una mujer de 21 años de edad sufre episodios recurrentes de inflamación de los tejidos subcutáneo y submucoso de las vías respiratorias y digestiva desde la infancia. Su concentración del inhibidor del factor C1 del complemento es inferior a 5% de los valores normales; esos datos apoyan el diagnóstico de:

A. Síndrome de DiGeorge.

B. Angioedema hereditario.

C. Inmunodeficiencia por causas nutricionales.

D. Hemoglobinuria paroxística nocturna.

E. Síndrome de Wiskott-Aldrich.

La respuesta correcta es B. El angioedema hereditario se origina por concentración muy baja del inhibidor del factor C1 del complemento. El síndrome de DiGeorge es causado por desarrollo aberrante del timo. Las inmunodeficiencias por causas nutricionales no se caracterizan por reducción aguda de un tipo celular específico o de una molécula relacionada. La hemoglobinuria paroxística nocturna es provocada por deficiencia de CD59 y el síndrome de Wiskott-Aldrich por deficiencia de la proteína del síndrome de Wiskott-Aldrich.

15.7 Un niño de tres meses de edad tiene infecciones recurrentes. Los resultados de un análisis por azul de nitrotetrazolio (que evalúa la efectividad de las enzimas de degradación) muestran que la capacidad de destruir microorganismos está dañada. ¿Cuál de las siguientes circunstancias es la causa más probable de los síntomas presentados por el paciente?

A. Síndrome de Chédiak-Higashi.

B. Enfermedad granulomatosa crónica.

C. Angioedema hereditario.

D. VIH/sida.

E. Macroglobulinemia de Waldenström.

La respuesta correcta es B. La enfermedad granulomatosa crónica surge por anomalías en algunas de las diferentes enzimas implicadas en la degradación o en las proteínas responsables del estallido oxidativo. El síndrome de ChédiakHigashi se debe a la incapacidad de fusionar los lisosomas con los fagosomas. El VIH/sida se produce por la destrucción progresiva de los linfocitos T $CD4^+$. Aunque el VIH infecta a los macrófagos y las células dendríticas, estas células mantienen intacta su función fagolisosómica. El angioedema hereditario es resultado de una deficiencia en el inhibidor del factor C1 del complemento y la macroglobulinemia de Waldenström está provocada por exceso de producción de IgM.

15.8 Un hombre de 25 años de edad presenta fiebre, tos y sudoración nocturna. El examen médico muestra fiebre elevada, ritmo respiratorio elevado, candidiasis bucal (infección fúngica) y a la altura media del pulmón derecho se ausculta una obstrucción respiratoria. Los análisis muestran número de linfocitos CD4 de 60 células/mL (el valor normal es de 400/mL). El proceso que explica con mayor probabilidad estos resultados es:

A. Enfermedad autoinmune con neumonía.

B. Neumonía bacteriana.

C. VIH/sida acompañado quizá de *Mycobacterium tuberculosis*.

D. Neumonitis por hipersensibilidad.

E. Solo una infección por *Mycobacterium tuberculosis*.

La respuesta correcta es C. La clave está en el número tan bajo de linfocitos T $CD4^+$, que es característico del VIH/sida. Ninguna de las otras posibilidades corresponde con este dato. Las dificultades respiratorias debidas a infección por *Mycobacterium tuberculosis* son muy frecuentes en los afectados por VIH/sida.

15.9 Un hombre de 35 años de edad es hospitalizado después de un accidente vehicular. Por la pérdida significativa de sangre, requiere la infusión inmediata de líquidos y una transfusión sanguínea. El paciente tiene antecedentes de deficiencia selectiva de IgA. ¿Qué complicación podría ocurrir?

A. Reacción anafiláctica después de la transfusión de productos hemáticos.

B. VIH/sida.

C. Neumonitis por hipersensibilidad.

D. Solo una infección por *Mycobacterium tuberculosis*.

La respuesta correcta es A. Los individuos con deficiencia de IgA están en riesgo de una reacción grave a transfusiones sanguíneas. Pueden tener anticuerpos anti-IgA, los cuales pueden causar anafilaxia. Ninguna de las otras opciones se relacionaría con este hallazgo.

15.10 Una mujer de 45 años de edad padece sinusitis recurrente que requiere tratamiento antibiótico. Hace poco estuvo hospitalizada por neumonía bacteriana en varias ocasiones. También informa síntomas de diarrea crónica. La evaluación de inmunoglobulinas séricas revela una cifra significativamente reducida de IgG y reducción leve de las cifras de IgA. Con base en estos hallazgos, el proceso subyacente más probable es:

A. Síndrome de Chédiak-Higashi.

B. Enfermedad granulomatosa crónica.

C. Deficiencia común variable de inmunoglobulinas.

D. Angioedema hereditario.

E. Macroglobulinemia de Waldenström.

La respuesta correcta es C. Esta paciente tiene signos y síntomas consistentes con una deficiencia común variable de inmunoglobulinas. El hallazgo clave es la disminución significativa de las cifras de IgG y leve de IgA. El síndrome de Chédiak-Higashi se produce por la incapacidad de fusionar los lisosomas con los fagosomas y afecta a los fagocitos y los linfocitos NK. La enfermedad granulomatosa crónica se produce por defectos en varias enzimas degradantes u otras moléculas implicadas en el estallido oxidativo que afecta la habilidad de los neutrófilos y macrófagos para aniquilar los microbios ingeridos. El angioedema hereditario es resultado de la deficiencia de inhibidor de C1 relacionada con episodios inflamatorios descontrolados que pueden ser graves cuando se afecta el sistema vascular, el tracto respiratorio y GI. La macroglobulinemia de Waldenström se ocasiona por la producción excesiva de IgM.

Autoinmunidad

16

I. GENERALIDADES

El sistema inmune innato depende de un conjunto de receptores "codificados" e integrados (de forma estable) en el genoma para detectar moléculas que indican algún peligro potencial para el organismo. El sistema inmune adaptativo se enfrenta a un reto mucho mayor para hacer esa discriminación. Los receptores del linfocito B (BCR, *B cell receptor*) y los receptores del linfocito T (TCR, *T cell receptor*) del sistema inmune adaptativo se generan de forma aleatoria en el interior de cada individuo, sin que exista un "aprendizaje previo" de los epítopos que pueden reconocer. El resultado de este proceso es que algunos BCR y TCR reconocen lo propio y otros lo extraño. Hay varios mecanismos para identificar, controlar y eliminar células con potencial autorreactivo. El fracaso de esos recursos conduce a la **autoinmunidad**.

La artritis reumatoide (AR), la diabetes mellitus de tipo 1, la esclerosis múltiple (EM), la psoriasis y el lupus eritematoso sistémico (LES), por nombrar solo algunas, son enfermedades autoinmunitarias. La autoinmunidad es compleja, puede desencadenarse de diferentes modos y el riesgo de padecerla depende de varios factores ambientales y genéticos, muchos de los cuales están por ser identificados. Sin embargo, todos estos factores contribuyen a la pérdida de la autotolerancia, es decir, la habilidad del sistema inmune para distinguir de forma eficiente lo propio de lo extraño y evitar destruir lo primero.

II. AUTOTOLERANCIA

Tolerancia es la ausencia de una respuesta agresiva del sistema inmune frente a un epítopo. La **autotolerancia** es resultado de la inactivación o destrucción de forma deliberada de linfocitos que expresan los BCR y los TCR que reconocen y se unen a epítopos propios. Estos procesos de inactivación y destrucción ocurren durante el desarrollo inicial de los linfocitos (tolerancia central) o pueden acaecer en la periferia de éstos (tolerancia periférica). Entender cómo el sistema inmune impone la autotolerancia de forma natural proporciona las claves para el desarrollo de estrategias dirigidas al tratamiento de enfermedades autoinmunitarias causadas por la pérdida de la autotolerancia.

A. Tolerancia central

Ocurre durante las etapas iniciales del desarrollo de los linfocitos B en la médula ósea y de los linfocitos T en el timo; por lo común, tanto los linfocitos B como los T que se unen a epítopos propios mueren por apoptosis durante las etapas iniciales del desarrollo. De esta forma, se eliminan grandes cantidades de linfocitos potencialmente autorreactivos antes de que entren en el torrente circulatorio (capítulo 9).

Los linfocitos B expresan en la superficie IgM en forma de BCR. El reconocimiento de los epítopos presentes en la médula ósea por parte de los BCR de los linfocitos B en desarrollo desencadena la muerte de estas células por apoptosis, proceso que se conoce

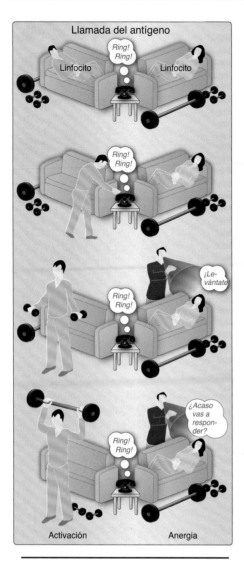

Figura 16-1
Anergia. La unión del antígeno (para los linfocitos B) o del pMHC (para los linfocitos T) puede iniciar tanto la activación como la anergia de los linfocitos.

como **selección negativa**. De una forma parecida, el fuerte enlace del péptido-complejo principal de histocompatibilidad (MHC, *major histocompatibility complex*) (pMHC-I o pMHC-II) con el TCR de los timocitos ($CD4^+CD8^-$ o $CD4^-CD8^+$) provoca la apoptosis de estos últimos. Estos fenómenos eliminan la mayoría de los linfocitos B y T con potencial autorreactivo antes de que pasen a la periferia (figura 9-1). La principal restricción es que los mecanismos de la tolerancia central no son 100% efectivos, en especial para antígenos con expresión restringida en la periferia y, por ello, se requieren salvaguardas adicionales contra la activación autoinmune. A fin de prevenir que las células autorreactivas inflijan lesiones en el organismo, es necesario implementar otros métodos.

B. Tolerancia periférica

Existen unos cuantos mecanismos adicionales, en conjunto denominados **tolerancia periférica**, encargados de controlar y eliminar los linfocitos B y T autorreactivos que salen de la médula ósea y del timo. Hay tres mecanismos principales que incluyen la tolerancia periférica: anergia (un estado de falta de respuesta descrita en el texto siguiente); supresión activa, mediante la cual los linfocitos reguladores e interacciones receptor/ligando inhiben la actividad de otras células, y deleción.

1. **Anergia.** La figura 16-1 muestra una visión original de la anergia que describe lo que significa un "estado de ausencia de respuesta". En esencia, hay un estímulo, pero se le ignora. De manera más específica, la unión del linfocito T a un pMHC-I o pMHC-II en la superficie de una célula presentadora de antígeno (APC, *antigen presenting cell*) provoca la primera señal de activación de los linfocitos T, pero para que la activación ocurra los linfocitos T necesitan recibir una segunda señal de las APC (señales coestimuladoras, etc.; véase el capítulo 10). Los linfocitos vírgenes $CD8^+$ pueden reconocer y unirse al propio pMHC-I de una célula no APC, así como de una APC. Durante la interacción con las células no APC, la unión del TCR con el pMHC-I genera la primera señal, pero no las segundas señales. La recepción de la primera señal pero no la segunda provoca que los linfocitos T vírgenes entren en un estado de inactivación conocido como **anergia** (figura 16-2). El estado de inactivación es tan intenso, que los linfocitos T $CD8^+$ anérgicos normalmente no pueden ser activados en los encuentros posteriores que generen tanto la primera como la segunda señal. Sin embargo, en algunas circunstancias, la anergia se elimina de forma que los linfocitos T $CD8^+$ son activados y desencadenan una enfermedad autoinmune. Además, los linfocitos T $CD4^+$ pueden desarrollar anergia. De modo similar a los linfocitos T $CD8^+$, el sólo reconocimiento de pMCH-II por TCR junto con la ausencia de la segunda señal (ya sea la interacción de CD28 o factores innatos) induce anergia. Sin embargo, hay mecanismos adicionales a través de los cuales pueden controlarse las células T $CD4^+$ autorreactivas (véase el inciso siguiente, Supresión).

   Los linfocitos B también pueden entrar en anergia en la periferia después de dejar la médula ósea. Al igual que los linfocitos T primitivos, los linfocitos B vírgenes llegan a entrar en estado anérgico si sus inmunoglobulinas de superficie se unen a antígenos propios en ausencia de las señales adicionales necesarias que provienen de los linfocitos T. Estos linfocitos B anérgicos se vuelven más dependientes de la citocina prosupervivencia BAFF (factor activador de células B). No obstante, estos linfocitos B anérgicos son menos competitivos que los linfocitos B no anérgicos por la cantidad limitante de BAFF en la periferia. Por tanto, estos linfocitos B anérgicos tienen vida más breve y recambio más rápido que sus contrapartes no anérgicas.

2. **Supresión.** Los linfocitos autorreactivos pueden suprimirse a través de múltiples mecanismos, que incluyen linfocitos T $CD4^+CD25^+$, un subconjunto regulador de células T (T_{reg}) e interacciones receptor/ligando que suprimen la actividad de los linfocitos T.

La tolerancia hacia los epítopos propios también puede inducirse mediante la acción de las células reguladoras (figura 16-3). Los linfocitos T reguladores (T_{reg}) son el tipo celular predominante que suprime activamente los linfocitos autorreactivos mediante la producción de IL-10 y TGF-β, y el contacto intercelular (descrito más a fondo en el capítulo 12). La importancia de T_{reg} para controlar la tolerancia periférica está respaldada por el hallazgo de que los individuos con enfermedades autoinmunes particulares presentan pérdida de las cifras de células T_{reg} o de la función supresora en sangre periférica.

Además de la actividad de T_{reg}, los linfocitos autorreactivos pueden suprimirse mediante las interacciones receptor/ligando que bloquean o disminuyen la activación de los linfocitos T autorreactivos. Como ya se mencionó, la ausencia de interacción de CD28 con B7 (CD80/86) puede provocar la anergia de los linfocitos T. No obstante lo anterior, está demostrado que otra molécula en los linfocitos T CD4+ activados, llamada CTLA-4 (antígeno citotóxico de lintocito T 4) puede interactuar con B7, que suprime activamente la activación de los linfocitos T. La importancia de CTLA-4 para controlar los linfocitos T autorreactivos se ha sugerido por individuos con deficiencia de CTLA-4; estas personas padecen diversas enfermedades autoinmunes que parecen ser resultado de la activación inadecuada de los linfocitos T policlonales autorreactivos. Un ligando adicional que controla la activación de los linfocitos T autorreactivos es PD-1 (proteína de muerte programada-1). PD-1 se expresa en las células T activadas por antígeno (incluidos los linfocitos T autorreactivos). La interacción de PD-1 en el linfocito T autorreactivo con su ligando PD-L1 o PD-L2 encontrado en APC y células de numerosos tejidos suprime la activación de los linfocitos T autorreactivos. Las señales de PD-1 disminuyen la señalización de TCR inducida en los linfocitos T autorreactivos y provocan la inactivación del linfocito T autorreactivo, por tanto, cuando las células T autorreactivas reconocen un antígeno en la periferia, la interacción de PD-1 en la célula T autorreactiva por la expresión de PD-L1/L2 en APC o células parenquimatosas detiene su actividad y ayuda a mantener la tolerancia de las células T.

Se piensa que el mecanismo final para mantener la tolerancia periférica es la apoptosis de linfocitos T autorreactivos mediada por Fas (CD95). A la interacción constante con antígenos, los linfocitos T CD4+ aumentan la expresión del ligando para Fas (CD178), el Fas expresado en las células cercanas interactúa con el ligando Fas en los linfocitos T autorreactivos e induce apoptosis de los mismos. Las personas con deficiencia de la interacción Fas/FasL tienen una enfermedad denominada síndrome linfoproliferativo autoinmune (ALPS, *autoimmune lymphoproliferative syndrome*). Los individuos nacidos con un defecto genético en esta interacción padecen enfermedades autoinmunes, sobre todo las que atacan el linaje hematopoyético, aunque en ocasiones también se ven afectados órganos como riñones, hígado, ojos o piel.

Como ya se mencionó, hay múltiples mecanismos para controlar las actividades de los linfocitos T CD4+ autorreactivos, ya que las células T CD4+ dirigen las reacciones autoinmunes. Los linfocitos T CD4+ lo hacen mediante la producción de citocinas, que actúan sobre las células inmunitarias y sobre los tejidos mismos. La producción de IFN-γ por las células Th1 y de IL-17 por las células Th17 es importante para promover la autoinmunidad. En fecha reciente se observó que hay desequilibrio de Th17/T_{reg} en numerosas enfermedades autoinmunes, lo que indica que reducir la producción de células Th17 puede disminuir los síntomas en estos sujetos. Numerosas terapias nuevas dirigidas a IL-17 y/o citocinas que contribuyen al desarrollo de Th17 se encuentran en estudio clínico y muestran eficacia en el tratamiento de ciertas enfermedades autoinmunes.

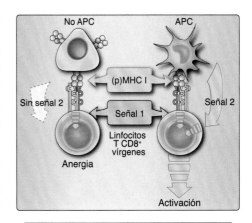

Figura 16-2
Inducción de anergia en los linfocitos T por unión a células no APC. La interacción del TCR del linfocito T CD8+ virgen con el pMHC-I de una célula no APC proporciona la primera señal para la activación. Los linfocitos T que reciben la señal 1 en ausencia de la señal 2 son convertidos en anérgicos.

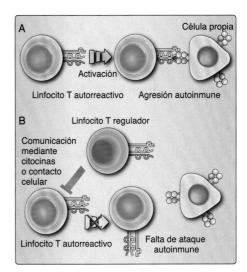

Figura 16-3
Inhibición mediada por los linfocitos reguladores. Los linfocitos reguladores (normalmente linfocitos T) pueden detener algunas respuestas de otros linfocitos. **A.** Los linfocitos T autorreactivos que se activan pueden unirse y atacar las células del anfitrión. **B.** Los linfocitos reguladores inhiben la activación de los linfocitos autorreactivos y, algunas veces, incluso a los que ya están activados.

III. PÉRDIDA DE LA AUTOTOLERANCIA

Pese a la existencia de diversos mecanismos para evitar las respuestas contra epítopos propios, la autoinmunidad se sigue produciendo de forma ocasional. ¿Por qué sucede eso? ¿Qué situaciones permiten que las células inmunitarias autorreactivas escapen de los mecanismos de selección y permanezcan libres para destruir los tejidos y las células del organismo? En efecto, existen diversas situaciones que hacen que ello sea posible.

A. Mimetismo molecular

Con frecuencia, la infección suele estar asociada al desarrollo de la autoinmunidad. Datos experimentales *in vitro* muestran que en determinadas circunstancias, la adición de concentraciones elevadas de citocinas exógenas puede activar los linfocitos T vírgenes en ausencia de interacciones con las APC y, en algunos casos, incluso pueden activarse los linfocitos T anérgicos. La inflamación en los puntos de infección, originada por la acción de los fagocitos activados en respuesta a la presencia de microorganismos infecciosos, puede inducir niveles elevados de citocinas proinflamatorias que podrían reproducir los efectos observados *in vitro*. En este contexto, los linfocitos T autorreactivos pueden recibir suficientes estímulos para activarse, incluso si no están interaccionando de modo directo con las APC (figura 16-4). Aunque este mecanismo todavía no se ha demostrado en vivo, la tendencia al desarrollo de enfermedades autoinmunitarias tras episodios de infección indica que tiene importancia.

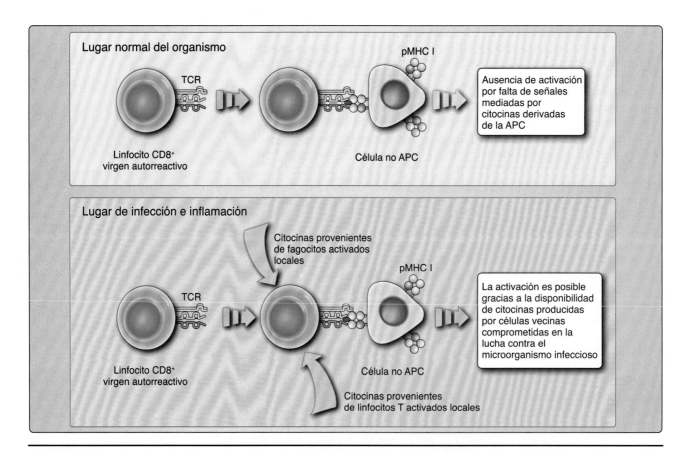

Figura 16-4
La inflamación y la autoinmunidad. En circunstancias normales, los linfocitos autorreactivos no se activan por el contacto con moléculas propias. Aunque estén interaccionando con una APC, no reciben las señales de las citocinas necesarias para su activación. Sin embargo, en los lugares de inflamación, las cantidades de citocinas quizá sean suficientes para activar un linfocito T autorreactivo cuando se esté uniendo a un epítopo propio en una célula no APC.

El **mimetismo molecular** es un proceso por el cual la infección por un determinado microorganismo está asociada al subsiguiente desarrollo de una enfermedad autoinmune. Las moléculas antigénicas de algunos microorganismos infecciosos son tan similares a algunas moléculas del propio anfitrión, que las respuestas de los linfocitos B y T generadas contra los antígenos del microorganismo pueden dañar las células del anfitrión que contienen las moléculas similares (figura 16-5). El ejemplo mejor descrito de este proceso es el daño cardiaco que se produce por la fiebre reumática tras una infección por *Streptococcus pyogenes* ("estreptococo", el microorganismo causante de la faringoamigdalitis estreptocócica) (figura 16-6). Las cepas β-hemolíticas de *S. pyogenes* del grupo A expresan grandes cantidades de un antígeno conocido como proteína M, una molécula que comparte algunas similitudes estructurales con las moléculas que se encuentran en las válvulas y las membranas del corazón. Si las concentraciones de IgM e IgG generadas contra la proteína M durante el proceso infeccioso alcanzan determinados valores, pueden producirse suficientes uniones a las células del anfitrión como para inducir lesión tisular y reducción de la función cardiaca. Además de las células del corazón, los anticuerpos contra la proteína M pueden tener cierta reacción cruzada con moléculas expresadas por las células del anfitrión en las articulaciones y los riñones. Las lesiones producidas en el ámbito cardiaco y en otros tejidos en ocasiones son mortales. En consecuencia, es importante que en sujetos con dolor de garganta se determine si hay infección por *Streptococcus pyogenes* y, en su caso, se inicie un tratamiento con antibióticos para eliminar la infección antes de que se active una potente respuesta en forma de anticuerpos contra los antígenos de *Streptococcus*.

El mimetismo molecular parece implicado en diversas enfermedades autoinmunes como la diabetes. Determinados fragmentos peptídicos del virus Coxsackie y el citomegalovirus mimetizan con la glutamato-

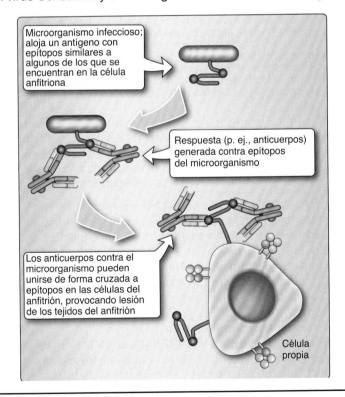

Figura 16-5
El mimetismo molecular. Algunos antígenos microbianos poseen epítopos similares o idénticos a algunos epítopos de las moléculas del anfitrión. Las potentes respuestas contra los epítopos microbianos pueden ser suficientes para unirse a los epítopos del anfitrión y causar una lesión mediada por el sistema inmune.

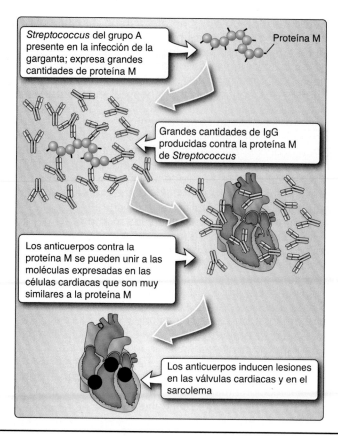

Figura 16-6
Asociación entre la lesión cardiaca y la fiebre reumática. La fiebre reumática es provocada por la infección (normalmente en la garganta) por *Streptococcus* del grupo A. Se generan grandes cantidades de anticuerpos contra la proteína M de la bacteria. Las IgG contra la proteína M pueden establecer una reacción cruzada contra algunas moléculas expresadas en los tejidos cardiacos que tienen gran similitud con la proteína M. El resultado es una lesión inducida por anticuerpos, especialmente en las válvulas y en el sarcolema, que puede provocar una grave enfermedad cardiaca. En ocasiones también se ven afectados otros tejidos.

descarboxilasa, la principal diana de los linfocitos T autorreactivos en personas con diabetes de tipo 1. Además, algunos péptidos de otros tipos de virus (p. ej., citomegalovirus, sarampión, hepatitis C) son similares a la fosfatasa IA-2, una enzima producida por las células β pancreáticas, y podrían ser la base de algunos tipos de diabetes.

Está demostrada la asociación entre los microorganismos infecciosos y determinados trastornos autoinmunes. Enfermedades inflamatorias que afectan las articulaciones, que incluyen la **espondilitis anquilosante** (que causa fusión de las vértebras con el tiempo y por lo general afecta normalmente a la parte baja de la columna vertebral) y artritis reactiva (que afecta las extremidades inferiores, el tubo digestivo y los aparatos genital y urinario), son más comunes en personas que poseen el gen *HLA-B27* y han sido infectadas por *Klebsiella pneumoniae*. De hecho, existen ciertas similitudes estructurales entre la molécula HLA-B27 y ciertas proteínas expresadas por *Klebsiella*, lo que sugiere que posiblemente esté involucrado el mimetismo molecular. Además, el receptor de la acetilcolina, que es la automolécula diana en la enfermedad autoinmunitaria de la **miastenia grave**, comparte algunas similitudes estructurales con determinadas proteínas del virus de la poliomielitis. Todos estos datos sugieren que el mimetismo molecular quizá sea un factor importante en el inicio de algunas enfermedades autoinmunes.

Aplicación clínica 16-1. Virus Zika y síndrome Guillain-Barré

En 1947 se descubrió el virus Zika en monos del bosque de Zika, en Uganda. En 1952 se identificó el primer caso humano de Zika. Las infecciones por ese virus han ocurrido en África, sureste de Asia, islas del Pacífico, América y el Caribe. El agente se propaga en gran medida por la mordedura del mosquito de la especie *Aedes* infectado.

Muchas personas infectadas con virus Zika son asintomáticas o sólo tienen síntomas leves. Los síntomas más comunes incluyen fiebre, exantema, cefalea, artralgias, ojo rojo y mialgias. La enfermedad puede durar días o hasta una semana.

El Zika puede transmitirse por vía sexual o durante el embarazo, de la madre a su feto. La infección durante el embarazo puede producir trastornos graves al nacer, que incluyen microcefalia y otros defectos cerebrales graves. También se ha relacionado con otros problemas, como aborto, óbito y otros defectos congénitos.

Hay reportes crecientes de síndrome de Guillain-Barré en áreas afectadas por virus Zika.

El diagnóstico de Zika se basa en los antecedentes de viaje reciente, síntomas y estudios de laboratorio. Una prueba en sangre u orina puede confirmar la infección por Zika. No se cuenta con vacuna ni tratamiento específico para la infección por este virus. (https://www.who.int/emergencies/zika-virus/timeline/en/; https://www.cdc .gov/zika/about/overview.html.)

B. Propagación del epítopo

Otro proceso que puede contribuir a la influencia que los microorganismos infecciosos ejercen sobre la autoinmunidad es el fenómeno de la **propagación del epítopo**. El epítopo que inicia una respuesta que da lugar a la autoinmunidad quizá no sea el epítopo contra el cual se dirija la respuesta inmune que más tarde será responsable de la patogenia de la enfermedad. Por ejemplo, las respuestas iniciales contra un microorganismo infeccioso quizá den como resultado una lesión que exponga epítopos propios y que estos últimos sean los responsables de desencadenar respuestas autoinmunes auténticas. En algunos modelos animales de la esclerosis múltiple humana, las respuestas contra un epítopo vírico específico preceden, con frecuencia, al desarrollo de respuestas contra los epítopos asociados con la vaina de mielina que protege los axones de las neuronas.

Además, durante una enfermedad autoinmune el epítopo propio dominante que origina la respuesta no se mantiene necesariamente constante. En algunos modelos experimentales de enfermedades autoinmunitarias que incluyen episodios de activación y remisión de los síntomas clínicos, dichos episodios pueden ser resultado de una serie de respuestas independientes generadas contra diferentes epítopos propios, más que una sola forma de respuesta contra un mismo epítopo que periódicamente aumenta y disminuye (figura 16-7). La posibilidad de que los epítopos que inician una enfermedad autoinmune sean diferentes de los que están implicados en el proceso patógeno complica los intentos de diseñar tratamientos adecuados. Se considera que el fenómeno de la propagación del epítopo participa en diversas enfermedades autoinmunes, entre ellas el LES, la enfermedad inflamatoria intestinal (enfermedad de Crohn y colitis ulcerosa), la EM, el pénfigo vulgar y la diabetes de tipo 1.

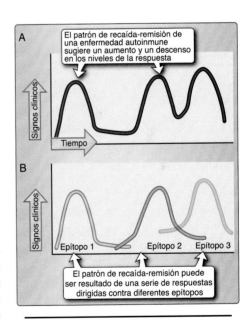

Figura 16-7
Asociación de las enfermedades autoinmunes con respuestas periódicas contra diversos epítopos. **A.** Algunas enfermedades autoinmunes alternan periodos de exacerbación y remisión de los signos clínicos (patrón de recaída-remisión). **B.** En algunos modelos de enfermedad autoinmune se ha visto que las fases de recaída de la exacerbación se deben a una serie de respuestas nuevas generadas contra diferentes epítopos.

C. Pérdida de la supresión

Los diferentes tipos de células supresoras sirven para mantener la tolerancia periférica. Los datos sugieren que el número de estas células desciende con la edad, lo que aumenta el riesgo de que los linfocitos autorreactivos que ya estaban inhibidos puedan activarse. En algunas enfermedades autoinmunes, como el **LES**, existe una asociación entre el riesgo de padecer la enfermedad y el envejecimiento. Es muy difícil, sin embargo, diferenciar entre el aumento del riesgo debido a los cambios que se producen con el envejecimiento y el simple hecho de que con la edad se aumenta la probabilidad de padecer una enfermedad.

D. Antígenos secuestrados

Muchas moléculas propias están "secuestradas" y por lo común, por diferentes motivos, nunca son expuestas al sistema inmune. En consecuencia, si esas moléculas llegan a estar expuestas, por ejemplo, como resultado de una lesión, el sistema inmune las reconoce como extrañas y trata de eliminarlas. Uno de los ejemplos que mejor se conocen de antígenos secuestrados es el relacionado con la espermatogonia y el desarrollo de los espermatozoides en la luz de los túbulos seminíferos. En el desarrollo embrionario, los túbulos se forman antes de que se desarrolle el sistema inmune y quedan alojados dentro de una funda formada por células de Sertoli unidas de forma hermética. Las células del sistema inmune nunca penetran esta barrera formada por las células de Sertoli; por tanto, las moléculas que sólo son expresadas por las células del túbulo seminífero nunca son presentadas como propias al sistema inmune. Si, por una lesión (o por un procedimiento quirúrgico como la vasectomía), estas moléculas son expuestas, se desencadenan respuestas inmunitarias contra ellas (por ser consideradas como extrañas). Se considera que algunos casos de esterilidad masculina están provocados por este mecanismo.

De forma generalizada, los lugares del cuerpo que tienen algún grado de aislamiento del sistema inmune reciben el nombre de **órganos inmunoprivilegiados**. Estos lugares, además de la luz de los túbulos seminíferos, incluyen la córnea y la cámara anterior del ojo, el cerebro y el entorno uterino durante el embarazo. La reducida vascularización de la córnea y de la cámara anterior del ojo, junto con otros mecanismos de inmunosupresión, ayudan a proteger las delicadas estructuras del ojo de las posibles lesiones y daños irreversibles que pueden ocurrir tras un proceso inflamatorio intenso. Por ejemplo, el líquido que rellena la cámara anterior del ojo contiene muchas moléculas antiinflamatorias. Además, las células de la parte anterior de la cámara expresan en su superficie la molécula **ligando de Fas** (CD178), como ya se describió. Cuando el ligando de Fas se une a **Fas** (CD95), expresado en la superficie de los linfocitos T, se induce la muerte de éstos por apoptosis (figura 16-8). De este modo, las células de la cámara anterior se protegen a sí mismas destruyendo los linfocitos T autorreactivos que pudieran interaccionar con ellas. La **barrera hematoencefálica** está formada por un endotelio vascular denso y unido de forma hermética, que limita el flujo de células y de grandes moléculas desde el sistema circulatorio hacia el cerebro, limitando así la capacidad del sistema inmune de infiltrarse en el cerebro. De nuevo, se cree que la barrera hematoencefálica es beneficiosa, ya que las respuestas inflamatorias potentes podrían lesionar de forma irreparable el cerebro.

Algunas veces, las moléculas tienen sitios con inmunoprivilegio. Las configuraciones tridimensionales de algunas moléculas pueden esconder epítopos en su interior, que quedan fuera del reconocimiento

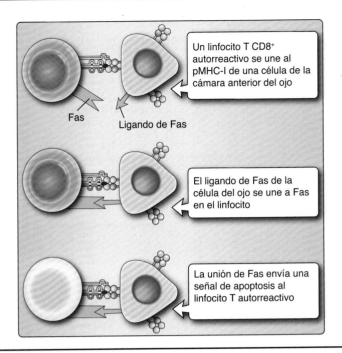

Figura 16-8
Función del ligando de Fas en la protección de las células en los lugares
de privilegio inmunitario. El ligando de Fas se une a las moléculas de
Fas expresadas en la superficie de los linfocitos T; dicha unión induce la
apoptosis de la célula que expresa Fas (en este caso el linfocito T) y, de
este modo, se evita la posible lesión inducida por los linfocitos T sobre las
células de la cámara anterior.

por el sistema inmune. Sin embargo, si la molécula es alterada por
desnaturalización o fragmentación, los epítopos "escondidos" pueden quedar expuestos y ser accesibles al reconocimiento y unión
por parte de los anticuerpos (figura 16-9). Los epítopos ocultos se
denominan **epítopos crípticos**. La presencia del factor reumatoide,
asociado con las enfermedades inflamatorias reumatoides, es un
ejemplo de este fenómeno (figura 16-10). La unión de las moléculas de IgG a su antígeno desencadena cambios conformacionales
en las regiones Fc, de manera que quedan expuestas estructuras
que estaban "escondidas", algunas de las cuales facilitan la unión
del complemento o de los receptores para el Fc, mientras que otras
representan estructuras glucídicas crípticas que pueden ser reconocidas por los anticuerpos IgM. Los anticuerpos IgM que reconocen
las estructuras glucídicas crípticas en las moléculas de IgG unidas
al antígeno se denominan **factores reumatoides**. La unión de IgM
a IgG aumenta la formación de inmunocomplejos y la activación del
complemento (capítulo 14). La presencia del factor reumatoide está
asociada con diversas enfermedades inflamatorias autoinmunitarias.

E. Neoantígenos

Las respuestas a neoantígenos pueden mimetizar respuestas autoinmunitarias. Los **neoantígenos** son antígenos propios que fueron
modificados por algún factor extrínseco (p. ej., la unión de un reactivo químico), de modo que el sistema inmune los reconoce como
extraños. En realidad, no son auténticos autoantígenos y las reacciones que desencadenan no son verdaderamente autoinmunes, sin
embargo, los efectos de las respuestas a estos neoantígenos son
casi idénticos a los de las respuestas contra los antígenos propios.
Algunas respuestas que suelen clasificarse como autoinmunes en

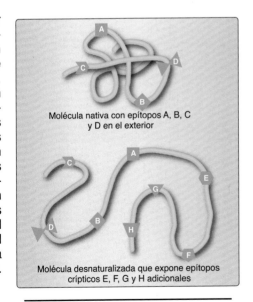

Molécula nativa con epítopos A, B, C
y D en el exterior

Molécula desnaturalizada que expone epítopos
crípticos E, F, G y H adicionales

Figura 16-9
Epítopos crípticos. Algunos epítopos
no están al alcance del sistema inmune
porque están protegidos en el interior
de la estructura tridimensional de una
molécula. Un cambio estructural en esa
molécula, sea por desnaturalización
o por digestión, propicia que esos
epítopos crípticos sean más accesibles
a los anticuerpos.

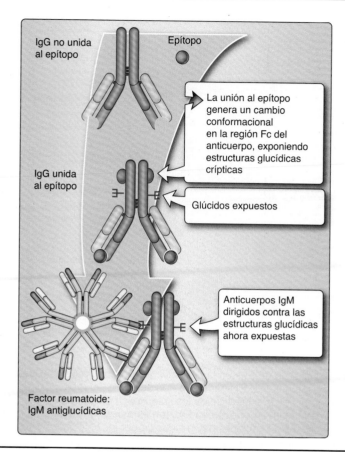

Figura 16-10
El factor reumatoide (IgM producida contra IgG) es resultado del
reconocimiento de epítopos crípticos. La unión de los anticuerpos, entre
ellos IgG, a sus epítopos genera un cambio conformacional en la región
Fc del anticuerpo, exponiendo nuevos lugares que son accesibles para el
complemento y para el reconocimiento mediado por los receptores Fc; estos
lugares expuestos incluyen estructuras glucídicas que eran crípticas pero,
una vez accesibles, son reconocidas y ligadas por las moléculas de IgM (las
moléculas IgM e IgG no se representan a escala).

realidad son causadas por neoantígenos. Una característica que distingue las respuestas a neoantígenos de las respuestas autoinmunes
auténticas es que las respuestas a los primeros suelen desaparecer
cuando el agente responsable de la aparición del neoantígeno es
eliminado. Los autoantígenos verdaderos, por el contrario, persisten
toda la vida y continúan estimulando las respuestas autoinmunes
aunque sean destruidos y eliminados.

IV. ENFERMEDADES AUTOINMUNES

En la tabla 16-1 se describen algunas enfermedades autoinmunes, las
cuales implican a muchas moléculas, células y tejidos que son dianas
de las enfermedades autoinmunes. Algunas enfermedades autoinmunitarias son sistémicas o difusas por la distribución de los antígenos diana;
por ejemplo, en el LES y la AR se ven afectadas varias articulaciones y
tejidos corporales. Otras enfermedades afectan órganos y tejidos específicos. Algunos trastornos autoinmunes, como el LES, el síndrome de
Sjögren y la AR, ocurren con más frecuencia en mujeres que en hombres. En Estados Unidos, alrededor de 80% de los pacientes con enfermedades autoinmunes son mujeres. El síndrome de Sjögren primario y

Tabla 16-1. Enfermedades autoinmunes

Tejido afectado	Enfermedad	Antígeno diana	Prevalencia estimada[a]
Ojo	Uveítis	β_1-cristalino, otras proteínas del cuerpo epitelial ciliar	1.7 por 100 000 personas (Estados Unidos)
Tejido conjuntivo	Esclerodermia (esclerosis sistémica)	Antígenos Scl-70, PM-Scl	3.8-34.1 por 100 000 personas (mundial)
Eritrocitos	Anemia hemolítica autoinmune	Moléculas de la superficie del eritrocito	17 por 100 000 personas (Dinamarca)
Válvulas del corazón y membrana del sarcolema	Cardiopatía reumática	Proteína M de *Streptococcus*, antígenos cardiacos	1.3 por 1 000 niños de 5-14 años (mundial)
Articulaciones de las extremidades inferiores; algunas veces ojos y aparatos genital, urinario o digestivo	Artritis reactiva	Posible asociación con microorganismos infecciosos	91.3 por 100 000 adultos de por lo menos 16 años de edad (República Checa)
Riñones, pulmones	Síndrome de Goodpasture	Colágeno de tipo IV de las membranas basales	1-9 por 1 000 000 de personas
Intestino grueso	Colitis ulcerosa	Desconocido	286.3 por 100 000 personas (Estados Unidos)
Parte baja de la médula espinal	Espondilitis anquilosante	Desconocido	7.4-18.6 por 10 000 personas (mundial)
Mielina del sistema nervioso central	Esclerosis múltiple	Proteínas mielínicas (varias)	30.1 por 100 000 personas (mundial)
Células β de los islotes pancreáticos	Diabetes mellitus tipo I	Glutamato-descarboxilasa, preproinsulina, otros productos de las células β	192 por 100 000 (Estados Unidos)
Plaquetas	Púrpura trombocitopénica trombocítica	Moléculas de integrinas en las plaquetas	25.5 por 100 000 personas (Europa)
Músculo esquelético	Miastenia grave	Receptor de la acetilcolina	7.77 por 100 000 personas (mundial)
Músculo esquelético	Polimiositis/dermatomiositis	Antígenos Jo-1, PM-Scl	5.1 por 100 000 personas (Estados Unidos)
Piel	Pénfigo vulgar	Desmogleína 3	18 por 100 000 personas (Europa)
Piel	Psoriasis	Desconocido, pero hay alguna asociación con infecciones por *Streptococcus*	9-510 por 10 000 (mundial)
Piel, sistema vascular, músculo, articulaciones, riñón	Lupus eritematoso sistémico (LES)	Ácidos nucleicos, proteínas nucleares	3.2-517.5 por 100 000 personas (global)
Intestino delgado y cualquier parte del tracto gastrointestinal	Enfermedad de Crohn	Desconocido	246.7 casos por 100 000 personas (Estados Unidos)
Espermatogonia, esperma	Algunas formas de esterilidad masculina	Desconocido	Desconocida
Membranas sinoviales, articulaciones	Artritis reumatoide	Desconocido	246.6 por 100 000 personas (mundial)
Canalículos lagrimales	Síndrome de Sjögren primario	Antígenos Ro/SS-A	20-100 por 100 000 personas (Estados Unidos)
Glándula tiroidea	Enfermedad de Graves	Receptor para TSH	1151.5 por 100 000 (Estados Unidos)
Glándula tiroidea	Tiroiditis de Hashimoto	Tiroglobulina	791.7 por 100 000 adultos mayores de 19 años (Estados Unidos)

[a] Las diferencias en cuanto a diseño y metodología de los estudios pueden afectar las estimaciones, incluida la estimación reportada (p. ej., punto, periodo, acumulativo), definición de caso (p. ej., autoinforme, diagnóstico por médico), población de estudio (p. ej., etnia, región geográfica, grupo de edad), y fuente de datos (p. ej., cuestionario, exploración clínica, datos administrativos, datos de registro, combinación de múltiples fuentes de datos).

Aplicación clínica 16-2. Esclerosis múltiple

Una mujer de 40 años de edad, con cuadro de tres años de duración de debilidad progresiva de la pierna derecha, padece dificultades para caminar. En fecha reciente, ha experimentado también visión borrosa intermitente en el ojo derecho.

No tiene otros síntomas neurológicos ni problemas médicos. En la exploración física destacan la debilidad y la dificultad para caminar, sobre todo con la pierna derecha; necesita un bastón para hacerlo.

El estudio de laboratorio revela bandas oligoclonales en el líquido cefalorraquídeo (LCR). La resonancia magnética craneal y la medular muestran lesiones compatibles con EM.

La EM es una enfermedad inflamatoria desmielinizante del sistema nervioso central. Los síntomas clínicos pueden incluir neuritis óptica, que es inflamación del nervio óptico que puede provocar pérdida unilateral de la visión, y la debilidad espástica de las extremidades. Las bandas oligoclonales son bandas de IgG que se ven en el LCR en casi 85% de los pacientes con EM.

Las opciones terapéuticas para la EM se listan en la tabla 18-1.

LES son casi nueve veces más comunes en ellas que en varones. AR es casi cinco veces más común en mujeres menores de 50 años que en hombres, y la razón se vuelve cercana a 2:1 en individuos de mayor edad; quizá la pérdida de estrógeno esté implicada en las mujeres de edad avanzada.

Otros ejemplos de enfermedades autoinmunes son los siguientes:

- Enfermedad de Crohn (intestino).
- Síndrome de Goodpasture (riñón y pulmones).
- Diabetes mellitus de tipo 1 (células β del páncreas).
- La EM (sustancia blanca del cerebro y de la médula espinal).

Las enfermedades autoinmunes son resultado de lesiones en las células y tejidos infligidas por las respuestas humorales, por las respuestas celulares efectoras o por ambas. Se debe señalar que la clasificación de las lesiones mediadas por un mecanismo humoral o celular se basa, algunas veces, en datos procedentes de modelos experimentales.

A. Enfermedades autoinmunes asociadas con una respuesta humoral

Algunas enfermedades autoinmunitarias resultan de la unión de anticuerpos autorreactivos, lo que provoca respuestas de hipersensibilidad de tipos II y III. Los anticuerpos responsables del inicio de la enfermedad suelen ser del isotipo IgG, aunque también los anticuerpos del isotipo IgM pueden contribuir al proceso. La activación del complemento y la opsonización de las células diana provocan respuestas inflamatorias que aumentan las lesiones infligidas a las células y los tejidos diana. También están presentes los linfocitos T autorreactivos, pero su papel principal, más que el ataque directo a las células del anfitrión, es la activación de los linfocitos B autorreactivos. Entre los ejemplos de este tipo de enfermedades autoinmunes están los siguientes:

- Anemia hemolítica autoinmunitaria.
- Síndrome de Goodpasture.

Aplicación clínica 16-3. Artritis reumatoide

Una mujer de 45 años de edad acude después de cinco semanas de astenia asociada a dolor articular en las manos y los pies, además de rigidez matutina; está tomando ibuprofeno y paracetamol sin mucho alivio.

La exploración física revela factor reumatoide y anticuerpos contra el péptido citrulinado cíclico.

El examen de laboratorio da resultados positivos para el factor reumatoide y anticuerpos antipéptidos citrulinados cíclicos.

La paciente tiene síntomas y pruebas de sangre compatibles con AR, que es una poliartropatía inflamatoria crónica y puede afectar a muchos tejidos y órganos.

En el capítulo 18 se explican más a fondo esta enfermedad y sus opciones terapéuticas.

- Tiroiditis de Hashimoto.
- Fiebre reumática.
- Artritis reumatoide.
- Lupus eritematoso sistémico.

B. Enfermedades autoinmunitarias asociadas a una respuesta celular

En las respuestas de hipersensibilidad de tipo IV se producen lesiones causadas por respuestas celulares que conducen a la enfermedad autoinmunitaria. Tales reacciones en ocasiones incluyen linfocitos T citotóxicos o macrófagos activados por respuestas DTH. La inflamación que se desencadena puede implicar numerosas respuestas que ocurren de forma simultánea. En algunas enfermedades llegan a aparecer determinados anticuerpos, pero no está demostrado que éstos contribuyan a la enfermedad. Los siguientes trastornos autoinmunes son provocados por respuestas de hipersensibilidad de tipo IV. La AR es un ejemplo de enfermedad autoinmunitaria que implica lesiones provocadas por las respuestas humoral y celular.

- Diabetes mellitus de tipo 1.
- EM.
- AR.

V. ASOCIACIÓN DEL ANTÍGENO LEUCOCÍTICO HUMANO CON LAS ENFERMEDADES AUTOINMUNES

El riesgo de padecer una enfermedad autoinmunitaria está asociado en muchas ocasiones a la presencia de determinados genes del antígeno leucocítico humano (HLA, *human leukocyte antigen*) (tabla 16-2). En algunos casos (p. ej., HLA-B27 y HLA-DR3), un solo gen del HLA está asociado con riesgo elevado de sufrir numerosas enfermedades autoinmunitarias. Los mecanismos moleculares que subyacen a estas asociaciones estadísticas todavía no se conocen, pero tal vez ejercen alguna influencia en el procesamiento y la presentación de epítopos propios a los linfocitos T autorreactivos.

La fiabilidad de la asociación estadística entre un determinado gen del HLA y una determinada enfermedad autoinmune se expresa como **riesgo relativo**; dicho parámetro compara la frecuencia de una deter-

Tabla 16-2. Asociación entre el complejo principal de histocompatibilidad (MHC) y las enfermedades autoinmunes

Enfermedad	Gen del HLA[a]	Riesgo relativo[b]
Uveítis aguda anterior	B27	10
Espondilitis anquilosante	B27	100
Síndrome de Goodpasture	DR2	15
Enfermedad de Graves	DR3	4
Tiroiditis de Hashimoto	DR5	3
Diabetes mellitus dependiente de insulina de tipo 1	Heterocigoto DR3/DR4	20–25
Esclerosis múltiple	DR2	5
	DR3	10
Miastenia grave	DR3	3
	B8	3
Pénfigo vulgar	DR4	15
Psoriasis vulgar	Cw6	5–13
Enfermedad de Reiter	B27	35
Artritis reumatoide	DR4	4
Lupus eritematoso sistémico	DR3	6

[a] Los estudios realizados en diferentes poblaciones pueden implicar diferentes genes.
[b] El riesgo relativo puede variar entre diferentes estudios. Los valores de la tabla son representativos.
MHC, complejo principal de histocompatibilidad.

	DR3[+]	DR3[−]
Enfermedad de Graves [+]	4	2
Enfermedad de Graves [−]	1996	3998
Total	2000	4000

Frecuencia de la enfermedad de Graves entre los individuos DR3[+]

$$\frac{4}{(4 + 1996)} = \frac{4}{2000} = 0.002$$

Frecuencia de la enfermedad de Graves entre los individuos DR3[−]

$$\frac{2}{(2 + 3998)} = \frac{2}{4000} = 0.0005$$

Riesgo relativo $\frac{0.002}{0.0005} = 4$

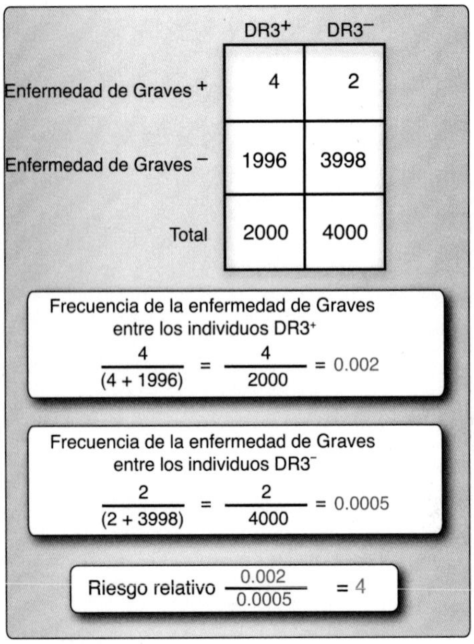

Figura 16-11
Riesgo relativo. La asociación estadística entre una enfermedad autoinmune y un gen específico del HLA se expresa como riesgo relativo, que es la relación entre la incidencia de la enfermedad en los individuos portadores del gen en cuestión y la incidencia en los que no son portadores.

minada enfermedad entre las personas portadoras de un gen particular del HLA con la frecuencia de dicha enfermedad en individuos no portadores (figura 16-11). Por ejemplo, un riesgo relativo de seis para la asociación del LES con el HLA-DR3 significa que el LES es seis veces más frecuente entre las personas DR3[+] que entre las DR3[−]. Los cálculos de riesgo relativo se realizan con poblaciones definidas y los resultados pueden variar entre grupos de diferente origen étnico o geográfico.

Dado que el factor genético es solo uno de los posibles factores que contribuyen al riesgo de padecer una determinada enfermedad autoinmune, la mayoría de los riesgos relativos son modestos, con intervalo de 2 a 5; sin embargo, algunos genes del HLA muestran asociaciones muy elevadas. Por ejemplo, el HLA-B27 y la espondilitis anquilosante tienen riesgo relativo de 100, de manera que más de 90% de las personas que padecen espondilitis anquilosante son B27[+]. La repercusión del riesgo relativo debe considerarse también en el contexto de la frecuencia de la enfermedad. Una enfermedad que aparece en proporción de 3 por millón en un grupo y de 1 por millón en el otro grupo tiene riesgo relativo de tres, pero la repercusión real queda diluida por la rareza de la enfermedad.

Aplicación clínica 16-4. Uveítis

Una mujer de 28 años de edad con enfermedad de Crohn de tres años de evolución refiere disminución progresiva de la agudeza visual en los dos últimos días. Informa haber notado visión borrosa y luego desarrollar fotofobia con cefalea, estos síntomas han empeorado, y ahora tiene también dolor ocular bilateral. Niega síntomas gastrointestinales e informa que su enfermedad de Crohn ha estado bajo control adecuado.

La exploración física demuestra inyección conjuntival bilateral, miosis con aversión luminosa y agudeza visual disminuida de 20/400 en ambos ojos. La exploración con lámpara de hendidura muestra la presencia de leucocitos en la cámara anterior del ojo.

Esta paciente tiene signos y síntomas consistentes con **uveítis**, una inflamación intraocular aguda que requiere pronta evaluación y tratamiento por especialista una vez diagnosticada.

Las causas de uveítis son bastante amplias, ya que incluyen diversos agentes infecciosos y también se relacionan con enfermedades sistémicas, como enfermedad de Crohn, enfermedad inflamatoria intestinal y artritis idiopática juvenil.

Las opciones de tratamiento farmacológico se listan en la tabla 18-1.

Aplicación clínica 16-5. Esclerodermia (esclerosis sistémica)

Una mujer de 48 años de edad se presenta con endurecimiento progresivo lento de la piel de las manos, cuello y área torácica de dos años de evolución. Informa que se le dificulta formar un puño, ya que sus dedos están tumefactos. La piel está muy tensa y dolorosa en ocasiones; su rostro y cuello progresan del mismo modo. Hay áreas adicionales con cambios de coloración cutánea "en sal y pimienta".

La exploración física es notable por tensión sanguínea de 175/91 mm Hg, esclerodactilia bilateral con contracturas articulares tempranas de la mano que limitan la función de presión activa con piel alopécica/brillante subyacente que se extiende en dirección proximal hacia los antebrazos. Su cuello y el área torácica superior presentan una induración similar con áreas de hiperpigmentación/hipopigmentación.

Los hallazgos de laboratorio señalan anticuerpos antinucleares positivos y anticuerpos antiScl-70 (antitopoisomerasa de ADN I) positivos.

Esta paciente tiene signos y síntomas consistentes con **esclerodermia (esclerosis sistémica)**, una enfermedad autoinmune crónica caracterizada por un espectro patológico muy variable que incluye siempre fibrosis de la piel y que puede afectar órganos internos con disfunción vascular. Los hallazgos cutáneos característicos aprontan una evaluación más extensa de los sistemas gastrointestinal, pulmonar, musculoesquelético y renal por múltiples especialistas.

De manera típica, los tratamientos médicos incluyen la vigilancia multidisciplinaria en busca de complicaciones de la enfermedad.

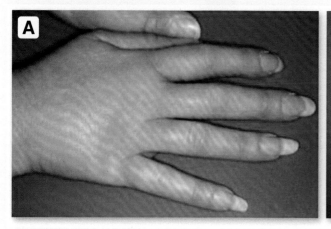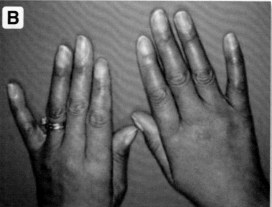

A. La tumefacción difusa de los dedos es una presentación inicial común. **B.** La piel brillante sugiere engrosamiento

Aplicación clínica 16-6. Cardiopatía reumática

Una mujer de 50 años de edad padece dificultad respiratoria que empeora al caminar. También despierta por la noche con la misma sensación e informa fatiga en el transcurso del día.

La exploración física es relevante por un "soplo cardiaco" y edema podálico leve.

Los síntomas de esta paciente sugieren estenosis mitral, una constricción o estrechamiento de la abertura de la válvula mitral. La cardiopatía reumática es la causa más común de estenosis mitral. La cardiopatía reumática es una complicación de la fiebre reumática, que puede inflamar varios tejidos del organismo, que incluyen las válvulas del corazón.

El mecanismo sospechoso de ataque inmunitario es la similitud entre ciertas moléculas de la bacteria estreptococo y el tejido cardiaco humano.

El diagnóstico de estenosis mitral requiere anamnesis, exploración física, ecocardiografía transtorácica (ecografía torácica) y confirmación con cateterismo cardiaco.

Los pacientes con estenosis mitral moderada o grave sintomática requieren intervención quirúrgica.

Aplicación clínica 16-7. Psoriasis

Una mujer de 32 años de edad se presenta con áreas pruriginosas de descamación cutánea en la región dorsal del cuello, axilas, codos y rodillas, de cuatro meses de evolución. Hace poco estuvo bajo mucho estrés y está bastante alterada por la apariencia de sus lesiones.

La exploración física evidencia placas plateadas de distribución simétrica con bordes bien definidos rodeados por piel de apariencia normal en las áreas ya mencionadas. No tiene articulaciones inflamadas ni hipersensibles. La exploración de laboratorio no muestra datos patológicos.

Los hallazgos son consistentes con **psoriasis**, una enfermedad cutánea inflamatoria crónica común que se caracteriza de manera típica por placas eritematosas prominentes bien demarcadas con escamas plateadas. Aunque la psoriasis puede ocurrir a cualquier edad, es más frecuente en adultos que en niños. Los antecedentes familiares aumentan el riesgo de desarrollar psoriasis. Otros factores de riesgo incluyen tabaquismo, obesidad y consumo de alcohol. Es típico que la psoriasis ocurra de manera independiente, aunque en ocasiones se relaciona con afección articular, lo cual quizá a la larga derive en un diagnóstico de artritis psoriásica.

Las opciones de tratamiento médico se listan en la tabla 18-1.

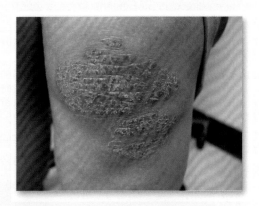

Placas eritematosas brillantes bien demarcadas en la rodilla.

Aplicación clínica 16-8. Síndrome de Sjögren

Una mujer de 55 años de edad se presenta con ojo y boca secos de tres años de evolución. Informa que utiliza gotas oftálmicas varias veces al día y hace poco desarrolló caries dentales pese a tener buena higiene bucal. También despierta varias veces por la noche para tomar tragos de agua.

La exploración física señala xerostomía (boca seca) con glándulas parótidas ligeramente tumefactas e hipersensibles bilaterales. Los resultados de laboratorio revelan anticuerpos positivos anti-Ro/SSA y anti-La/SSB.

La paciente muestra signos y síntomas consistentes con **síndrome de Sjögren**, una enfermedad autoinmune crónica caracterizada por función lagrimal y salival disminuida debido a inflamación de dichas glándulas exocrinas. El síndrome de Sjögren es más común en mujeres de edad avanzada, aunque también afecta a hombres y ocurre a cualquier edad. También se le ha relacionado con otras enfermedades autoinmunes, que incluyen artritis reumatoide y lupus eritematoso sistémico. Es importante señalar que en estos pacientes hay riesgo marcadamente incrementado de linfoma.

Las opciones terapéuticas se listan en la tabla 18-1.

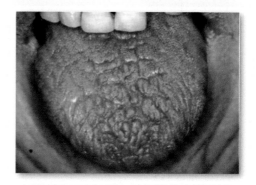

Síndrome de Sjögren con la lengua seca.

Resumen del capítulo

- La **tolerancia** es la incapacidad de responder de forma intensa contra un epítopo reconocido por el sistema inmune.
- La **autoinmunidad** es resultado de la pérdida de **autotolerancia** a través de un fallo en la capacidad de inactivar o eliminar células autorreactivas.
- La **tolerancia central** ocurre en los órganos linfáticos primarios (médula ósea y timo) durante el desarrollo inicial de los linfocitos B y T.
- La **tolerancia periférica** es resultado de los mecanismos que inactivan o eliminan los linfocitos B y T autorreactivos que se encuentran en circulación.
- La **anergia** (inactivación) de los linfocitos B y T ocurre cuando los linfocitos vírgenes se unen a sus epítopos específicos mediante sus BCR o TCR ("primera señal"), pero no reciben las segundas señales necesarias para la activación, que son proporcionadas por los linfocitos T (en el caso de los linfocitos B) y las APC (en el caso de los linfocitos T).
- Los linfocitos T supresores inhiben las respuestas activadas por otras células del sistema inmune.
- La pérdida de la autotolerancia puede suceder a través de mimetismo molecular, por la existencia de un epítopo desencadenante, por la pérdida de la supresión o por la exposición de antígenos secuestrados.
- El **mimetismo molecular** implica la generación de respuestas contra epítopos de origen microbiano que pueden establecer una reacción cruzada contra los epítopos del anfitrión muy parecidos en estructura a los de los microorganismos.
- La **propagación del epítopo** ocurre cuando la respuesta a un epítopo conduce a la generación de respuestas contra uno o más epítopos diferentes.
- El número de linfocitos T supresores disminuye con la edad, lo que permite que los linfocitos autorreactivos escapen de la regulación e inicien enfermedades autoinmunitarias.
- Los antígenos secuestrados se encuentran en lugares del cuerpo que normalmente están ocultos al sistema inmune, detrás de estructuras anatómicas especializadas u otros mecanismos.
- Los **neoantígenos** son antígenos de formación reciente, que no son antígenos propios, pero pueden conducir a enfermedades que imitan una autoinmunidad. Si el factor responsable de la creación del neoantígeno desaparece, la enfermedad también lo hace; en contraste, como norma, las respuestas a auténticos antígenos propios suelen ser permanentes.
- Se conocen numerosos trastornos autoinmunitarios; sus efectos dependen, en gran medida, de la localización del epítopo propio. Algunas enfermedades, como el lupus eritematoso sistémico y la artritis reumatoide, son sistémicas y afectan diversas partes del cuerpo de forma simultánea. Otras, como la tiroiditis de Hashimoto y el síndrome de Sjögren, afectan a determinados tejidos u órganos.
- Los trastornos autoinmunitarios pueden ser resultado de la lesión provocada por anticuerpos (hipersensibilidades de tipo II y III), por respuestas celulares (hipersensibilidad de tipo IV) o por ambas.
- Algunas enfermedades autoinmunitarias se desarrollan con elevada frecuencia en personas que tienen determinados genes del HLA. La asociación estadística entre una enfermedad y un gen del HLA se expresa como **riesgo relativo**.

Preguntas de estudio

16.1. La incapacidad de inactivar o eliminar linfocitos autorreactivos genera:

   A. Autoinmunidad.
   B. Selección positiva.
   C. Selección negativa.
   D. Supresión.
   E. Tolerancia.

La respuesta correcta es A. La autoinmunidad es resultado de la incapacidad de inactivar o eliminar linfocitos autorreactivos. La selección positiva es el fenómeno que selecciona los linfocitos que pueden funcionar dentro del organismo. La supresión, la selección negativa y la tolerancia son diferentes mecanismos por medio de los cuales el sistema inmune genera tolerancia.

16.2 La incapacidad del sistema inmune de responder de forma intensa contra un epítopo se denomina:

   A. Autoinmunidad.
   B. Selección positiva.
   C. Selección negativa.
   D. Supresión.
   E. Tolerancia.

La respuesta correcta es E. La tolerancia es la incapacidad para generar una respuesta destructiva contra un epítopo reconocido por el sistema inmune.

16.3 La inactivación o destrucción deliberada de los linfocitos que poseen BCR o TCR capaces de reconocer y unirse a epítopos propios específicos causa:

   A. Hipersensibilidad.
   B. Autoinmunidad.
   C. Mimetismo molecular.
   D. Selección positiva.
   E. Autotolerancia.

La respuesta correcta es E. La inactivación o destrucción de linfocitos que poseen un receptor de antígeno determinado es uno de los mecanismos de generación de tolerancia. Las respuestas de hipersensibilidad son potentes y destructoras. La autoinmunidad es resultado de la ausencia de autotolerancia. El mimetismo es un mecanismo para romper la tolerancia. La selección positiva es la promoción de los linfocitos que llevan receptores capaces de reconocer moléculas propias.

16.4 Los linfocitos que expresan los marcadores tanto CD4 como CD25 en su superficie tienen la función de:

   A. Células presentadoras de antígeno.
   B. Linfocitos B secretores de anticuerpos.
   C. Linfocitos T citotóxicos.
   D. Linfocitos T parecidos a los linfocitos citolíticos naturales.
   E. Linfocitos T reguladores.

La respuesta correcta es E. Los linfocitos T CD4$^+$CD25$^+$ son un subgrupo regulador de linfocitos T. No actúan como células presentadoras de antígeno ni como secretoras de anticuerpos. Los linfocitos T citotóxicos son CD8$^+$. No pertenecen al subgrupo de los linfocitos T parecidos a los linfocitos citolíticos naturales.

16.5 Durante una infección con *Streptococcus pyogenes*, una persona produce suficientes cantidades de IgM e IgG contra un antígeno de *S. pyogenes* que se asemeja estructuralmente a un antígeno que se encuentra en el corazón, lugar donde los anticuerpos desencadenaron una lesión cardiaca. En este ejemplo, el microorganismo contribuye a la autoinmunidad por medio de un proceso denominado:

   A. Anergia.
   B. Tolerancia central.
   C. Epítopo desencadenante.
   D. Pérdida de la supresión.
   E. Mimetismo molecular.

La respuesta correcta es E. El mimetismo molecular contribuye a la autoinmunidad, pues desencadena respuestas contra las moléculas del microorganismo que tienen reacción cruzada con las moléculas del anfitrión. La anergia y la tolerancia central son mecanismos para prevenir la autoinmunidad. El epítopo desencadenante implica la generación de respuestas contra una serie de antígenos diferentes, no en forma de reacción cruzada. La pérdida de la supresión es un mecanismo diferente por medio del cual se puede romper la tolerancia.

16.6 Una niña de 12 años de edad, hasta ahora sana, ha perdido 8 kg en las últimas dos semanas sin hacer dieta. Sus padres están preocupados por la pérdida de peso, que atribuyen a una alteración en la alimentación. La anamnesis de la paciente revela polidipsia (sed excesiva), poliuria (producción excesiva de orina) y nicturia durante las últimas semanas. La glucemia en ayunas es de 460 mg/dL (límites de referencia entre 70 mg/dL y 100 mg/dL). A la paciente se le diagnostica una enfermedad autoinmunitaria. En función de estos datos, ¿cuál fue, con mayor probabilidad, el diagnóstico de la paciente?

   A. Anorexia nerviosa.

   B. Hipertiroidismo.

   C. Nefrolitiasis (cálculos en el riñón).

   D. Diabetes mellitus de tipo 1.

   E. Infección urinaria.

La respuesta correcta es D. De toda la lista, la diabetes mellitus de tipo 1 es una enfermedad autoinmunitaria que afecta la regulación de la glucemia. Algunas formas de hipertiroidismo son resultado de una enfermedad autoinmunitaria que afecta los receptores de la glándula tiroidea. La anorexia nerviosa, la nefrolitiasis y las infecciones urinarias no son enfermedades autoinmunitarias.

16.7 En la pregunta 16.6, ¿qué defecto o deficiencia está asociado al trastorno de la paciente?

   A. Tejido adiposo.

   B. Túbulos renales.

   C. Células β pancreáticas.

   D. Glándula tiroidea.

   E. Músculo esquelético.

La respuesta correcta es C. La destrucción de las células β pancreáticas reduce la producción de insulina. Los otros tejidos no son dianas de la agresión autoinmunitaria, aunque pueden sufrir lesiones secundarias si la enfermedad primaria no se trata y controla de forma adecuada.

16.8 Una mujer sana de 65 años de edad acude con deposiciones frecuentes, pérdida de peso y nerviosismo. La exploración física evidencia ligero exoftalmos (protrusión del globo ocular) y fibrilación auricular (ritmo cardiaco anormal). Los análisis apoyan el diagnóstico de enfermedad de Graves. ¿Cuál de los siguientes tejidos u órganos estará más afectado por la acción de las reacciones inmunitarias?

   A. Tejido conjuntivo.

   B. Articulaciones de las extremidades inferiores.

   C. Válvulas cardiacas.

   D. Riñones.

   E. Glándula tiroidea.

La respuesta correcta es E. La enfermedad de Graves es resultado de las respuestas autoinmunitarias contra la glándula tiroidea. Los otros tejidos y órganos mencionados no son dianas de las respuestas autoinmunitarias que se producen en la enfermedad de Graves.

16.9 ¿De cuál de los siguientes procesos inmunitarios es un ejemplo la enfermedad de Graves?

   A. Enfermedad autoinmunitaria asociada al gen *HLA-B27*.

   B. Enfermedad autoinmunitaria asociada al gen *HLA-DR3*.

   C. Inmunodeficiencia asociada al gen *HLA-DR2*.

   D. Inmunodeficiencia asociada al gen *HLA-DR4*.

   E. Hipersensibilidad de tipo III asociada al gen *HLA-Cw6*.

La respuesta correcta es B. La enfermedad de Graves es una enfermedad autoinmunitaria que se asocia con la presencia del gen *HLA-DR3*. No se asocia con *HLA-B27*, *DR2*, *DR4* ni *Cw6*. No es resultado de una inmunodeficiencia.

16.10 Un hombre de 35 años de edad tiene síntomas de fatiga, parestesia (entumecimiento y hormigueo) en los brazos y piernas y, en ocasiones, visión borrosa desde hace dos meses. Las pruebas revelan varias áreas de desmielinización en el sistema nervioso central. ¿Cuál de los siguientes diagnósticos estaría fundado en los síntomas observados?

A. Espondilitis anquilosante.

B. Tiroiditis de Hashimoto.

C. Esclerosis múltiple.

D. Artritis reactiva.

E. Lupus eritematoso sistémico.

La respuesta correcta es C. La esclerosis múltiple es una enfermedad autoinmunitaria provocada por la desmielinización en el sistema nervioso central. La espondilitis anquilosante y la artritis reactiva afectan las articulaciones. La tiroiditis de Hashimoto afecta la glándula tiroides y el lupus eritematoso sistémico es una enfermedad sistémica con síntomas iniciales en las articulaciones, músculos, piel y riñones.

16.11 ¿Cuál de los siguientes procesos inmunitarios aparece de forma subyacente en la espondilitis anquilosante?

A. Enfermedad autoinmunitaria asociada con el gen *HLA-B27*.

B. Desarrollo de autoanticuerpos contra ácidos nucleicos.

C. Destrucción de neuronas mediada por un proceso inmunitario.

D. Inmunodeficiencia asociada al gen *HLA-DR4*.

E. Mimetismo molecular del receptor para la acetilcolina.

La respuesta correcta es A. La espondilitis anquilosante es una enfermedad autoinmunitaria en la cual 90% de quienes la padecen son portadores del gen *HLA-B27*. La respuesta autoinmunitaria no afecta a los ácidos nucleicos ni a los receptores de la acetilcolina. No se trata de una inmunodeficiencia.

16.12 Una mujer de 30 años de edad presenta fatiga, pérdida de peso, artritis en sus manos y un eccema malar (en forma de "mariposa"). Los análisis de sangre muestran baja concentración de hemoglobina y presencia de anticuerpos antinucleares. ¿Cuál de los siguientes diagnósticos emparejados con sus procesos inmunitarios subyacentes apoyan estos resultados?

A. Enfermedad de Graves: autoanticuerpos contra el receptor para la hormona estimuladora del tiroides.

B. Miastenia grave: autoinmunidad asociada con el gen *HLA-DR3*.

C. Síndrome de Reiter: lesiones mediadas por el sistema inmune asociadas con el gen *HLA-B27*.

D. Artritis reumatoide: inmunodeficiencia asociada con el gen *HLA-DR4*.

E. Lupus eritematoso sistémico: autoanticuerpos contra proteínas nucleares.

La respuesta correcta es E. El lupus eritematoso sistémico está provocado por la producción de anticuerpos autoinmunitarios contra proteínas nucleares (y ácidos nucleicos). Está asociado con la presencia del *HLA-DR3*, pero no con el *B27* ni el *DR4*. La miastenia grave es resultado de autoanticuerpos contra los receptores para la acetilcolina presentes en las células de los músculos. El síndrome de Reiter y la artritis reumatoide afectan a las articulaciones. La glándula tiroidea no es una diana de los anticuerpos antinucleares.

16.13 Una mujer de 55 años de edad se queja de crisis de dolor y rigidez en las manos y las muñecas, que son frecuentes por la mañana. La exploración muestra inflamación y entumecimiento en ambas manos y muñecas. Los análisis muestran la presencia del factor reumatoide. La paciente recibe un diagnóstico de artritis reumatoide. Las lesiones que quizás se producen en esta paciente son resultado de:

A. Reacciones inmunitarias tanto humorales como celulares.

B. Hipersensibilidad de tipo II y III.

C. Sólo respuestas inmunitarias mediadas por IgE.

D. Autotolerancia.

E. Sólo hipersensibilidad de tipo II.

La respuesta correcta es A. La artritis reumatoide implica lesiones causadas tanto por respuestas de hipersensibilidad de tipo III mediadas por anticuerpos como por respuestas de hipersensibilidad de tipo IV celulares. No suponen la intervención de respuestas de hipersensibilidad de tipo II o respuestas mediadas por IgE (de tipo I). Es resultado de una pérdida de la autotolerancia.

16.14 Un hombre de 47 años de edad tiene antecedente de insuficiencia renal y necesita un trasplante de riñón. Alrededor de cuatro semanas después de recibir el trasplante presenta oliguria (descenso en la producción de orina), fiebre, hipertensión y dolor o entumecimiento en la zona del aloinjerto. Con base en estos datos, el proceso inmunitario subyacente más probable es:

A. Autoinmunidad.
B. Rechazo agudo.
C. Rechazo crónico.
D. Rechazo hiperagudo.
E. Tolerancia periférica.

La respuesta correcta es B. El tiempo referido concuerda con rechazo agudo del órgano trasplantado, pero no con rechazo crónico ni hiperagudo. No hay datos que hagan pensar en autoinmunidad. La tolerancia periférica es un mecanismo para evitar respuestas contra antígenos propios.

16.15 Una mujer de 20 años de edad refiere dolor cólico en la parte baja derecha del abdomen asociado a diarrea y pérdida de peso. Los análisis de sangre muestran concentraciones de hemoglobina bajas y un número elevado de leucocitos. Se le diagnostica la enfermedad de Crohn. ¿Cuál de los siguientes resulta más afectado en esta enfermedad autoinmunitaria?

A. El tejido conjuntivo.
B. Los eritrocitos.
C. Las células β pancreáticas.
D. El intestino delgado.
E. La glándula tiroidea.

La respuesta correcta es D. La enfermedad de Crohn afecta el intestino delgado. No existe ninguna relación con el tejido conjuntivo, con los eritrocitos, con las células β pancreáticas ni con la glándula tiroidea.

16.16 Una mujer de 40 años de edad con hipertensión arterial tiene endurecimiento progresivo lento de la piel de las manos, cuello y tórax. Los estudios en sangre revelan anticuerpos antinucleares y anti-Scl 70 positivos. El diagnóstico de la siguiente enfermedad se basa en los hallazgos descritos:

A. Síndrome de Goodpasture.
B. Miastenia grave.
C. Esclerosis múltiple.
D. Síndrome de Sjögren.
E. Esclerosis sistémica.

La respuesta correcta es E. La esclerosis sistémica es una enfermedad autoinmune caracterizada por muchas enfermedades que incluyen de manera universal la fibrosis de la piel. En ocasiones afecta órganos internos con disfunción vascular. Los anticuerpos antinucleares y anti-Scl-70 positivos apoyan el diagnóstico.

16.17 Una mujer de 50 años de edad padece de ojos y boca secos de un año de evolución. Las pruebas en sangre revelan anticuerpos contra Ro/SSA y La/SSB positivos. Estos hallazgos apoyan un diagnóstico de:

A. Síndrome de Goodpasture.
B. Miastenia grave.
C. Esclerosis múltiple.
D. Síndrome de Sjögren.
E. Esclerosis sistémica.

La respuesta correcta es D. El síndrome de Sjögren es una enfermedad autoinmune caracterizada por función lagrimal y salival disminuida a causa de la inflamación de estas glándulas exocrinas. Los anticuerpos anti-Ro/SSA y anti-La/SSB tienen esta afección en la mayoría de los pacientes.

17 Trasplante

I. GENERALIDADES

La capacidad de remplazar o restaurar los tejidos dañados, o incluso partes completas del cuerpo, ha sido durante mucho tiempo un sueño para los profesionales de la salud. Hace solo 5 o 6 décadas que es posible usar los trasplantes de manera amplia en el ámbito de la medicina. Entre los obstáculos que se han tenido que superar están el control de las infecciones, el emparejamiento génico de los donantes con los receptores, la comprensión del proceso inmunitario que se produce y la obtención de sustancias que inhiban el sistema inmune. El desarrollo de técnicas antisépticas y antibióticos reduce el riesgo de infecciones, mientras que la tipificación tisular y los inmunosupresores aumentan las probabilidades de éxito del trasplante.

II. BASES GENÉTICAS DEL TRASPLANTE

A principios del siglo xx se reconocieron las bases genéticas del trasplante. El emparejamiento génico (semejanza o disparidad) entre el donante y el receptor es quizá el factor más importante para determinar la probabilidad de que un trasplante tenga éxito. El sistema inmune del receptor busca en la superficie de las células del donante una serie de moléculas determinadas por los genes (**antígenos de histocompatibilidad**). Por tanto, la respuesta contra las células y los tejidos trasplantados tiene paralelismos con la respuesta del cuerpo contra los microorganismos infecciosos extraños.

A. Genes y antígenos de histocompatibilidad

Los genes de histocompatibilidad codifican los antígenos de histocompatibilidad. Se calcula que existen varios grupos de estos locus, tal vez más de 100. Entre ellos están las moléculas, codificadas por el **complejo principal de histocompatibilidad** (**MHC**, *major histocompatibility complex*), de los MHC-I y II. Excepto algunos locus cuya expresión no se comprende, los productos de los genes de histocompatibilidad se expresan de forma codominante. El término **codominancia** significa que se expresan ya sea como una sola copia (heterocigotos o hemicigotos) o como dos copias (homocigotos). Por tanto, un individuo heterocigoto en un locus determinado de histocompatibilidad (p. ej., $H1^a/H1^b$) expresaría de forma simultánea tanto la molécula $H1^a$ como la $H1^b$ en la misma superficie celular (figura 17-1); con otros locus de histocompatibilidad (p. ej., $H2^a/H2^b$, $H3^a/H3$) pasaría lo mismo. Aquí se aplica la terminología que se usa en los seres humanos. El H2 de los humanos no debe confundirse con el H2 de los ratones, que es el MHC múrido. El MHC de los humanos se denomina antígeno leucocitario humano (HLA, *human leukocyte antigen*) (capítulo 6).

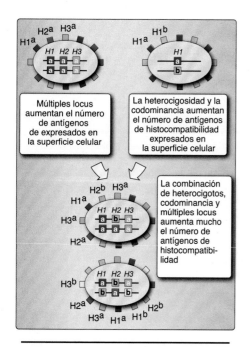

Figura 17-1
Antígenos de histocompatibilidad.

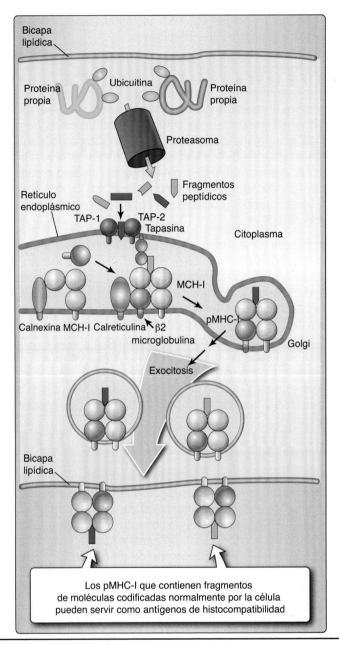

Figura 17-2
Función de los antígenos de histocompatibilidad. Los fragmentos peptídicos procedentes de la degradación de las moléculas del citoplasma en los proteasomas se cargan en las moléculas del MHC-I dentro del retículo endoplásmico y se presentan en la superficie de todas las células nucleadas.

Solo se conocen la estructura y función de algunas de estas moléculas; en concreto, las del MHC-I y MHC-II. Asimismo, aparte de que incluyen moléculas codificadas por un gran número de genes repartidos por todos los cromosomas (entre ellos el X y el Y), se sabe poca cosa sobre los otros antígenos de histocompatibilidad que no son MHC. En principio, cualquier fragmento peptídico transportado a la superficie celular y presentado por moléculas del MHC-I o del MHC-II puede servir como antígeno de histocompatibilidad (figura 17-2). Estos fragmentos pueden producirse a partir de proteínas citosólicas o de fragmentos de células ingeridas y degradadas por las células fagocíticas. La distinción importante es que las moléculas

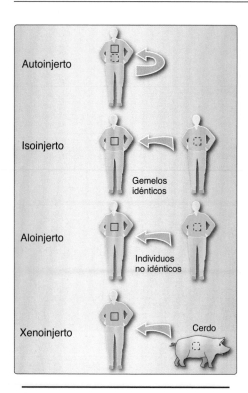

Figura 17-3
Clasificación de los injertos en relación
con los genes del donante y del
receptor.

están codificadas por las células trasplantadas del donante y no proceden de microorganismos infecciosos.

B. Tipos de injertos

Los trasplantes se pueden dividir por su localización o por la relación génica entre el receptor y el donante. Con respecto a la localización, los tejidos u órganos que se colocan en su propio lugar anatómico se denominan injertos **ortotópicos**; sin embargo, muchos tejidos u órganos trasplantados también pueden funcionar muy bien en otros sitios. Los injertos que están colocados en un sitio distinto del que les corresponde se llaman **heterotópicos**, los cuales son especialmente útiles cuando la colocación de injertos ortotópicos sea técnicamente difícil.

La clasificación de los injertos en relación con los genes del donante y del receptor es más compleja (figura 17-3). Los **autoinjertos** son los que se transfieren de una parte del individuo a otra localización dentro del mismo individuo. Los injertos **singénicos** o **isoinjertos** son los transferidos entre individuos distintos que tienen los mismos genes o casi (p. ej., gemelos idénticos o miembros de una cepa endogámica). Los **aloinjertos** se transfieren entre dos individuos de la misma especie con genes dispares (p. ej., hermano y hermana, padre e hijo o entre individuos no relacionados). Por último, los **xenoinjertos** son los que se intercambian entre miembros de distintas especies (p. ej., la colocación de corazones de primates en receptores humanos).

C. Las leyes del trasplante

Al principio, estas leyes se establecieron mediante estudios experimentales, sobre todo en ratones, pero también se pueden aplicar al trasplante en humanos. La diversidad génica asegura que en las personas casi no hay dos individuos con los mismos genes (los gemelos idénticos son una excepción). Los antígenos de histocompatibilidad involucrados en el trasplante varían de un caso a otro, dependiendo de las diferencias génicas específicas en cada combinación de donante y receptor (figura 17-4). Los animales de experimentación y las plantas pueden reproducirse de tal forma que reducen su heterogeneidad génica y, por tanto, la variabilidad génica se convierte en variable controlada, no descontrolada. Este proceso, llamado **endogamia**, se obtiene cruzando individuos muy relacionados. Cuando se somete a ratones de laboratorio al entrecruzamiento entre hermanos y hermanas durante 20 o más generaciones consecutivas, se producen las **cepas endogámicas**. Los animales de una determinada cepa endogámica son hipotéticamente homocigotos para más de 99% de sus locus génicos y prácticamente todos tienen los mismos genes.

Los trasplantes entre miembros de las mismas o diferentes cepas endogámicas se utilizaron para deducir las leyes del trasplante, que se pueden resumir en la siguiente frase: *un anfitrión puede reconocer como extraño y desarrollar una respuesta contra cualquier antígeno de histocompatibilidad no codificado por sus propias células* (figura 17-5). Los injertos entre individuos de la misma especie que son por completo diferentes (homocigotos para distintos alelos) en un locus de histocompatibilidad pueden ser rechazados. Estas diferencias, por varias razones, no siempre provocan el rechazo, pero esa posibilidad existe en todos los casos. Cada miembro en el intercambio

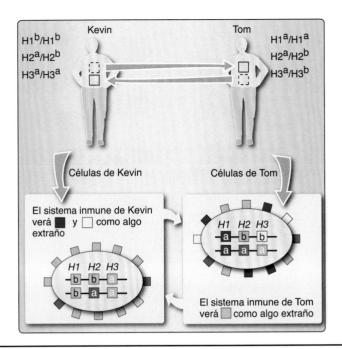

Figura 17-4
Las diferencias de histocompatibilidad varían según las combinaciones de donante y receptor. Los antígenos del donante que pueden estimular la respuesta inmunitaria del receptor dependen de la combinación específica de los genes de histocompatibilidad del donante y del receptor.

reconocerá como extraña la forma alélica del antígeno de histocompatibilidad expresado por el otro. Los receptores heterocigotos, por otro lado, no verán nada extraño en los injertos recibidos de los padres donantes homocigotos. Los injertos heterocigotos colocados en cualquiera de los homocigotos paternos serán rechazados, ya que expresan antígenos de histocompatibilidad que son extraños para uno de los receptores paternos.

La utilidad de las cepas endogámicas se puede extender sometiéndolas a programas de selección y cruzamiento que usan la recombinación génica para la transferencia de pequeños fragmentos cromosómicos desde una cepa endogámica a otra. Estos nuevos animales endogámicos se denominan **cepas congénicas** y permiten realizar la comparación entre los organismos que difieren entre ellos en una pequeña fracción de un cromosoma o, por el contrario, que solo tienen en común un pequeño fragmento cromosómico (figura 17-6). Las comparaciones entre cepas congénicas permiten cartografiar y analizar de forma individual los genes de histocompatibilidad que se han transferido con el segmento.

Los genes de histocompatibilidad mejor caracterizados son los codificados por las moléculas del MHC-I y II. Como se comentó en el capítulo 6, estas moléculas son muy polimórficas en la población. Como resultado, las moléculas del MHC-I y II que difieren entre el receptor y el donante son reconocidas como extrañas y desencadenan respuestas inmunes dirigidas contra las células del donante. Las moléculas extrañas del MHC son una fuerte barrera para la supervivencia del trasplante.

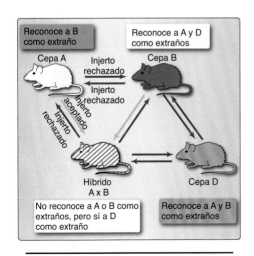

Figura 17-5
Leyes del trasplante.

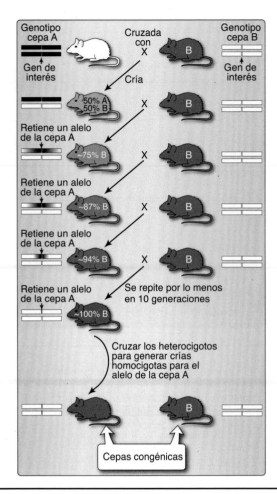

Figura 17-6
Cepas congénicas. Las que se obtienen mediante crianza dirigida y
seleccionada solo difieren en una pequeña región cromosómica.

Se han definido diversas características que distinguen los efectos
en el trasplante de los locus del MHC-I y II, y los que **no son MHC** (o
menores) (figura 17-7). Aunque se pueden encontrar excepciones,
se pueden hacer generalizaciones.

III. RECHAZO DE TEJIDOS

El sistema inmune del receptor reconoce los fragmentos de los péptidos
presentados por las moléculas del MHC-I o II, tanto si los fragmentos
proceden de microorganismos infecciosos como si lo hacen de la degradación de moléculas propias codificadas por los genes del anfitrión
(figuras 10-5 y 10-6). En el caso de los tejidos trasplantados, los genes
de las células trasplantadas pueden codificar moléculas extrañas que
pueden ser detectadas por el sistema inmune del receptor y funcionar
como antígenos de histocompatibilidad. Los linfocitos T pueden detectar
y activarse contra los antígenos de histocompatibilidad a través de dos
vías distintas de reconocimiento: directa e indirecta (figura 17-8). El reconocimiento directo conlleva el reconocimiento de MHC extraño en las
células presentadoras de antígeno del donante (APC, *antigen presenting
cells*) por los linfocitos T del receptor, mientras que el reconocimiento indirecto implica la captación del antígeno trasplantado mediante las vías

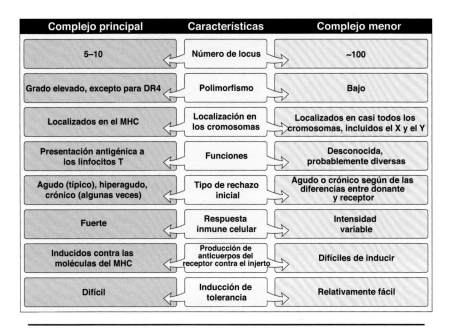

Complejo principal	Características	Complejo menor
5–10	Número de locus	~100
Grado elevado, excepto para DR4	Polimorfismo	Bajo
Localizados en el MHC	Localización en los cromosomas	Localizados en casi todos los cromosomas, incluidos el X y el Y
Presentación antigénica a los linfocitos T	Funciones	Desconocida, probablemente diversas
Agudo (típico), hiperagudo, crónico (algunas veces)	Tipo de rechazo inicial	Agudo o crónico según de las diferencias entre donante y receptor
Fuerte	Respuesta inmune celular	Intensidad variable
Inducidos contra las moléculas del MHC	Producción de anticuerpos del receptor contra el injerto	Difíciles de inducir
Difícil	Inducción de tolerancia	Relativamente fácil

Figura 17-7
Genes y antígenos de histocompatibilidad. MHC, complejo principal de histocompatibilidad (*major histocompatibility complex*).

de presentación de antígenos exógenos por las APC del receptor a los propios linfocitos T del receptor.

El **reconocimiento directo** se induce por las APC del donador que expresan MHC clases I y II del donador identificado por las células T del receptor. Estos linfocitos T alorreactivos comprenden 1 a 10% del repertorio completo de células T y tienen la capacidad de inducir reacciones extremadamente potentes que provocan el rechazo del trasplante. En este tipo de reconocimiento, las APC del donador se portan en el órgano trasplantado y pueden egresar a los ganglios linfáticos de drenaje. En estos ganglios linfáticos, los linfocitos T alorreactivos (tanto linfocitos T CD4+ como CD8+) del receptor se activan directamente por las moléculas de MHC extrañas con péptido. Estos linfocitos activados recirculan hacia el injerto, donde promueven el rechazo, en especial como rechazo de trasplante agudo (ver el texto a continuación). En contraste, el **reconocimiento indirecto** se induce por las células presentadoras de antígeno del receptor que procesan los antígenos del trasplante a través de la vía exógena en MHC clase II para los linfocitos T del receptor que reconocen el antígeno extraño del trasplante en el contexto de su MHC propio.

A. Tipos de rechazo

Las respuestas de rechazo se dividen en tres tipos, de acuerdo con el tiempo en que se producen y la intensidad: rechazo crónico, agudo e hiperagudo. En cada tipo de respuesta está implicada una parte distinta de las respuestas inmunitarias y éstas están determinadas, en parte, por la falta de compatibilidad entre el donante y el receptor.

B. Respuestas inmunes implicadas en el rechazo

Los **rechazos crónicos** son los más lentos y menos vigorosos. Los tejidos u órganos trasplantados establecen una conexión vascular y funcionan durante semanas, meses e incluso años antes de que se pongan en evidencia los signos de deterioro producidos por la respuesta inmune. Incluso después de que aparezcan los primeros signos de rechazo, la destrucción del injerto se produce de manera

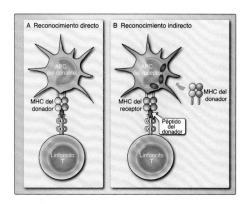

Figura 17-8
Reconocimiento directo e indirecto.

lenta y gradual a medida que el tejido del injerto se daña a través de reacciones inmunes mediadas tanto por células como por anticuerpos. Durante el rechazo crónico, la activación inicial de los linfocitos T CD4$^+$, sobre todo a través del reconocimiento indirecto, inicia la reacción. Estos linfocitos T CD4$^+$ específicos contra el trasplante inducen reacciones de hipersensibilidad tipos III y IV que provocan la producción de citocinas que estimulan la proliferación de células de la vasculatura. Esto causa oclusión vascular, disminución del flujo sanguíneo y remplazo del parénquima por tejido fibrótico.

Después del injerto, los **rechazos agudos** se producen de forma mucho más inmediata que los crónicos. Los injertos establecen conexiones vasculares y antes de que aparezcan los primeros signos de rechazo funcionan con normalidad durante un corto periodo (p. ej., de 2 a 4 semanas). A diferencia de lo que ocurre en los rechazos crónicos, en los agudos el rechazo se produce con rapidez una vez iniciado. El rechazo agudo está mediado de manera predominante por una reacción de hipersensibilidad tipo IV, pero las respuestas humorales también pueden contribuir al rechazo agudo del injerto. Los injertos se vuelven edematosos y se inflaman, con influjo de infiltrados celulares linfocíticos y monocíticos. Tras los primeros signos de deterioro, la destrucción completa y el desprendimiento de los tejidos injertados pueden producirse en unos días. Los rechazos agudos suelen verse cuando el donante y el receptor difieren en los genes de histocompatibilidad del MHC, sobre todo en los involucrados en el locus del MHC-I.

Los **rechazos hiperagudos** son el tipo de rechazo más rápido. Se inician y completan a los pocos días de la colocación del trasplante, por lo general antes de que los tejidos u órganos injertados establezcan conexiones con los vasos sanguíneos del receptor. La respuesta inmune suele estar dirigida a los vasos sanguíneos del injerto y está mediado (en varias situaciones) por el complemento y los anticuerpos preexistentes. Estos anticuerpos preexistentes, denominados **anticuerpos naturales**, se unen al endotelio de la vasculatura del órgano trasplantado e inducen la activación del complemento. La activación ocasiona lesión del endotelio, inflamación y trombosis dentro del órgano trasplantado; por último, este rechazo mediado por inmunidad provoca daño irreversible y pérdida de la función del órgano trasplantado. Al principio, los anticuerpos que median los rechazos hiperagudos son del isotipo IgM y son "anticuerpos naturales" que los individuos tienen contra antígenos carbohidratos de los grupos

---

Aplicación clínica 17-1. Trasplante renal

Un hombre de 42 años de edad se presenta con fatiga. Su historia clínica incluye el diagnóstico de diabetes de tipo 1 a los 18 años de edad e hipertensión a los 32 años. Había estado tomando insulina y un antihipertensivo. Los análisis mostraron hemoglobina baja y disminución de la función renal. Se le diagnosticó anemia asociada a insuficiencia renal crónica. El paciente recibe las opciones de someterse a diálisis o trasplante renal para tratar su enfermedad. Le comentan que el trasplante renal le dará una buena calidad de vida y que, en conjunto, es menos caro que la diálisis crónica. Se identificó a su hermano como buen candidato genético y el paciente recibió un riñón de su hermano. Un mes después de la operación, llega a urgencias con dolor del lado de trasplante y fiebre. Los resultados de laboratorio demuestran cifras elevadas de nitrógeno de urea sérico y creatinina, que son consistentes con función renal disminuida. Se realizaron cambios a su esquema de inmunosupresión para detener el rechazo agudo del trasplante.

sanguíneos ABO. Ya que los trasplantes actuales requieren compatibilidad ABO, los rechazos hiperagudos mediados por anticuerpos naturales IgM han disminuido significativamente. Además, los rechazos hiperagudos tienden a encontrarse en personas que tienen IgG contra antígenos del trasplante a causa de transfusiones hemáticas, trasplantes previos y/o embarazos múltiples. El tratamiento de los rechazos hiperagudos es limitado, porque la reacción y el daño ocurren con gran rapidez, así que antes de hacer el trasplante es preciso realizar esfuerzos significativos para buscar anticuerpos preexistentes en el receptor que podrían inducir un rechazo hiperagudo.

Como ocurre en las respuestas a los organismos infecciosos, la respuesta inmune contra los tejidos u órganos trasplantados pueden desarrollar memoria. Los intentos de repetir un injerto que ha sido rechazado con anterioridad suelen provocar rechazo acelerado, fenómeno que se denomina **rechazo secundario** (figura 17-9). Los injertos que son rechazados de forma crónica en el primer intento, cuando se repiten pueden ser rechazados de forma aguda. Durante el rechazo inicial, los linfocitos T y B activados quizá generen poblaciones de células de memoria que son la base para que las respuestas secundarias sean más rápidas e intensas. Las segundas series de respuestas son, por lo tanto, respuestas secundarias inmunes dirigidas contra antígenos de histocompatibilidad.

Aunque no se generan todos los tipos de respuesta inmune frente a cada aloinjerto o xenoinjerto, en varios episodios de rechazo se han observado casi todos los tipos de respuesta inmune relevantes: anticuerpos, respuestas de los linfocitos T, complemento e incluso linfocitos citolíticos naturales (NK).

Los anticuerpos contra antígenos del injerto se producen a través de dos fuentes primarias. Como ya se explicó, los **anticuerpos naturales** son anticuerpos preexistentes que están presentes en ausencia de una exposición conocida o inmunización. Proporcionan, por ejemplo, la base de las reacciones transfusionales contra los antígenos ABO en los eritrocitos, una cuestión que se tratará más adelante en este capítulo. Los anticuerpos naturales se producen, muy probablemente, por los linfocitos B B-1 tras el estímulo producido por moléculas antigénicas de la microbiota normal del organismo (figura 17-10); son del isotipo IgM y están dirigidos contra los antígenos formados por glúcidos. Estos anticuerpos se inducen mediante moléculas de glúcidos microbianos pero en ocasiones tienen reactividad cruzada con moléculas de glúcidos en las células eucariotas (p. ej., humanas). Así, por ejemplo, pueden actuar de forma inmediata para dañar los eritrocitos o el endotelio vascular en las transfusiones que no son compatibles a causa de los antígenos de glúcidos ABO.

La segunda fuente de anticuerpos involucrada en el rechazo del injerto se produce por la activación de los linfocitos B y su conversión a células plasmáticas que sintetizan anticuerpos contra los antígenos de histocompatibilidad del injerto. Por lo general, para que se produzcan cantidades suficientes de anticuerpos que afecten la supervivencia del injerto hace falta una exposición muy prolongada o exposiciones repetidas. Las reacciones agudas contra los injertos que se hacen por primera vez están mediadas por la respuesta de los linfocitos T. Aunque es relativamente fácil generar altas concentraciones de anticuerpos contra las moléculas del MHC-I y II mediante la exposición repetida a los aloinjertos (o células inyectadas), es muy difícil demostrar la producción de anticuerpos contra antígenos de histocompatibilidad menores (no MHC). La unión de los anticuerpos a las células del injerto puede iniciar acciones destructivas como la activación del complemento, la opsonización y la citotoxicidad celular dependiente de anticuerpos. Los efectos de estas acciones pueden variar según la naturaleza de los tejidos diana.

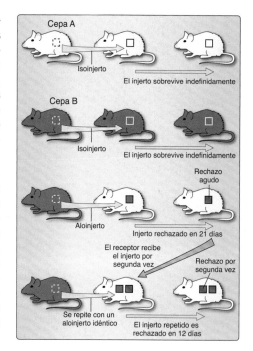

Figura 17-9
Rechazos por segunda vez. El aloinjerto inicial entre diferentes cepas endogámicas suele producir un rechazo agudo. Si la combinación del injerto rechazado se repite, el nuevo injerto es rechazado de forma acelerada ("segunda serie").

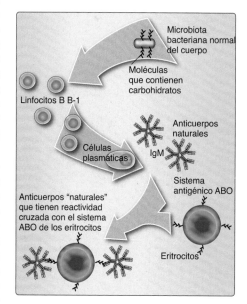

Figura 17-10
Anticuerpos naturales. Los anticuerpos naturales contra los antígenos A y B reciben esta denominación porque ya están presentes en el momento de la transfusión, antes de cualquier exposición o inmunización.

En los rechazos agudos y crónicos se confirma el desarrollo de hipersensibilidad retardada (DTH, *delayed-type hipersensitivity*) y de las respuestas de linfocitos T citotóxicos dirigidas contra los antígenos de histocompatibilidad. Parece que la naturaleza inflamatoria de la respuesta DTH, con la incorporación y la activación de los macrófagos, desempeña un papel importante. Aunque sabemos con certeza que se generan linfocitos T citotóxicos dirigidos en específico contra los antígenos de histocompatibilidad, es difícil calcular en qué grado contribuyen a un determinado rechazo, puesto que su actividad citotóxica cada vez se dirige contra una sola célula diana. Tanto la respuesta DTH como la de linfocitos T citotóxicos se pueden generar contra el MHC (I y II) y contra los antígenos de histocompatibilidad diferentes al MHC.

La activación del complemento y la inflamación subsiguiente llegan a producir importantes daños e incluso la muerte de las células trasplantadas. Como ya se mencionó, esta inflamación en ocasiones inicia por la unión de las moléculas específicas IgG e IgM al injerto. También se sabe que el complemento es importante en los xenoinjertos, sin que la vía clásica de activación del complemento esté implicada. Las células del anfitrión están protegidas contra el posible peligro de la deposición de fragmentos del complemento (p. ej., C3b y C4b) sobre la superficie de sus membranas, mediante la presencia de varios receptores celulares y de enzimas asociadas con la membrana, que los fragmentan y eliminan de forma continua. Sin embargo, estos mecanismos protectores son específicos para cada especie, así que cuando un injerto proveniente de un cerdo se coloca en un receptor humano, las enzimas y los receptores que protegen eficazmente las células de cerdo del complemento del cerdo no son eficaces contra el complemento humano y entonces los fragmentos del complemento humano quizá ataquen rápidamente las células del injerto, lo que da inicio a la opsonización y la formación del complejo de ataque a la membrana. La rápida activación de esos componentes del complemento preexistentes provoca el rechazo hiperagudo de los xenoinjertos.

C. Intervención terapéutica

Los esfuerzos iniciales para minimizar el riesgo de rechazo se basan en que haya el mejor emparejamiento génico posible entre el donante y el receptor; sin embargo, en la mayoría de los trasplantes existe un cierto grado de desigualdad. El siguiente paso es inhibir la capacidad del sistema inmune del receptor para atacar y dañar los tejidos injertados; por lo general, esta inhibición se realiza de dos formas:

- La **tolerancia inmunológica específica** conlleva la inhibición selectiva de la respuesta a un antígeno determinado o un grupo de antígenos.

- La **inmunosupresión** implica la inhibición de la respuesta inmunitaria general sin tener en cuenta la especificidad.

En modelos de experimentación es factible inducir tolerancia inmunológica a los injertos extraños, aunque es necesario tener información muy precisa sobre las diferencias génicas involucradas y suficiente tiempo para preparar al receptor del injerto. Estos requisitos limitan su uso en humanos. Además, algunas de estas técnicas no son aceptables desde el punto de vista ético, de modo que la inmunoterapia para los pacientes que han recibido un trasplante aún es la inmunosupresión.

Las técnicas de inmunosupresión, como la irradiación total del cuerpo o el uso de medicamentos tóxicos, eliminan de forma eficaz las respuestas inmunes que pueden dañar los órganos o los tejidos trasplantados (tabla 17-1). No obstante, los pacientes tratados son más proclives a infecciones oportunistas que pueden ser mortales

Tabla 17-1. Agentes inmunosupresores importantes en el trasplante

Agente	Células afectadas	Modo de acción
Azatioprina	Múltiples tipos celulares	Inhibición de la síntesis de nucleótidos
Corticoesteroides (p. ej., prednisona)	Múltiples tipos celulares	Inhibición de la transcripción de numerosas citocinas y otros productos implicados en la inflamación
Ciclosporina	Linfocitos	Inhibición de la transcripción de numerosas citocinas (p. ej., IL-2, IL-4)
Mofetilo	Linfocitos	Inhibición de la síntesis de nucleótidos y proliferación de los linfocitos
Sirolimús (rapamicina)	Linfocitos T	Inhibición de alguna de las señales de transducción inducidas por las citocinas (p. ej., IL-2)
Tacrolimús (FK506)	Linfocitos T	Inhibición de la transcripción de genes en los linfocitos, inactivación de la calcineurina
Anticuerpos contra el receptor para la IL-2	Linfocitos T	Inhibición de la activación mediada por la IL-2 de los linfocitos
Irradiación	Múltiples tipos celulares	Inducción de daño del ADN, especialmente en células que proliferan rápidamente
Anticuerpos contra linfocitos o contra linfocitos T	Linfocitos y linfocitos T	Destrucción o inhibición de los linfocitos o de subtipos de linfocitos

si no se controlan y tratan de modo correcto. Durante las últimas décadas se desarrollaron medicamentos que tienen efectos más específicos sobre el sistema inmune (p. ej., la ciclosporina, el tacrolimús y la rapamicina). Sus efectos están más dirigidos hacia las células que se reaccionan con los antígenos del injerto y dejan al resto del sistema inmune relativamente intacto en cuanto a su capacidad de reaccionar contra microorganismos infecciosos; sin embargo, estos tratamientos no están exentos de riesgos. Si tienen una infección importante durante este periodo, las células del sistema inmune que responden contra el microorganismo infeccioso podrían ser inhibidas de la misma forma que las que responden a los aloantígenos del injerto. Además, en ocasiones, el uso continuado de estos medicamentos se asocia con el daño de algunos órganos como el hígado; éstos y otros medicamentos terapéuticos se tratan con mayor detalle en el capítulo 18.

Un segundo método para inducir una inhibición menos global de la respuesta inmune es el uso de anticuerpos dirigidos contra las moléculas en la superficie de las células implicadas en la respuesta inmune y, en particular, contra los linfocitos y las APC. Por ejemplo, se han utilizado los anticuerpos contra amplias categorías de linfocitos T (p. ej., anticuerpos anti-CD3), para limitar la activación de los linfocitos T después del trasplante. Además, los anticuerpos que se unen a IL-2R encontrado en los linfocitos T tienen eficacia en la inmunodepresión postrasplante. Al igual que otros esquemas inmunodepresores, aún hay preocupación respecto a que su uso prolongado pueda reducir la capacidad del cuerpo para responder ante los microorganismos infecciosos.

IV. CONSIDERACIONES HISTOESPECÍFICAS

Dependiendo de los tejidos trasplantados, pueden producirse problemas distintos. Considere dos de estas situaciones: la transfusión sanguínea y el trasplante de médula ósea.

A. Transfusión

Es, en esencia, un trasplante de sangre. Los eritrocitos y los leucocitos en la sangre transfundida contienen cientos de moléculas que pueden variar según los individuos y que actúan como antígenos de histocompatibilidad presentes en la superficie de esas células. Se

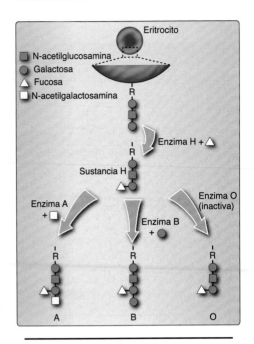

Figura 17-11
Síntesis de los antígenos de los grupos
sanguíneos ABO.

calcula que los eritrocitos por sí solos expresan alrededor de 400 tipos de estos antígenos. Por fortuna, la incompatibilidad para la mayoría de estos antígenos pocas veces tiene consecuencias clínicas y, si aparecen, no son muy graves; sin embargo, hay dos sistemas antigénicos que tienen relevancia clínica: el ABO y el Rh.

1. **ABO.** El **sistema antigénico ABO** es un grupo de estructuras de glúcidos en la superficie de los eritrocitos y en algunas células endoteliales y epiteliales. Se sintetizan gracias a las glucosiltransferasas que están codificadas por dos locus: el H y el ABO (figura 17-11) (tabla 17-2). El locus H tiene dos alelos: H, que es dominante, y h, que es recesivo. El alelo h recesivo codifica un producto no funcional, mientras que el alelo H codifica una fucosiltransferasa que añade fucosa a una molécula precursora que se encuentra normalmente presente en la superficie de los eritrocitos, produciendo así la sustancia H. La sustancia H es la precursora sobre la que actúan las glucosiltransferasas codificadas por los alelos del locus ABO, lo que da lugar a los antígenos A y B (figura 17-11).

Los **anticuerpos naturales** (también llamados **anticuerpos que aparecen de forma espontánea**) se encargan de reconocer y unir los antígenos A y B que están en el suero sin ningún estímulo de transfusiones previas o inmunizaciones intencionadas. Estos anticuerpos naturales, de isotipo IgM, quizás se generan contra los carbohidratos de la microbiota normal del cuerpo y su implicación en la transfusión seguramente se debe a la reacción cruzada con algunos de los glúcidos de los eritrocitos que comparten similitudes estructurales con los de la microbiota. Los individuos que no tienen antígenos A ni B en la superficie de sus eritrocitos generan anticuerpos IgM tanto contra A como contra B. Las personas del grupo sanguíneo A, que toleran sus propios antígenos A, solo producirán anticuerpos anti-B. Del mismo modo, los individuos con el grupo B toleran sus propios antígenos B y, por tanto, solo generan anticuerpos anti-A.

Tabla 17-2. Sistema antigénico ABO

Genotipo del individuo		Fenotipo del individuo	Anticuerpos naturales presentes en el suero
Locus *H*	Locus *ABO*		
HH o *Hh*	*AA*	A	Anti-B
HH o *Hh*	*AO*	A	Anti-B
HH o *Hh*	*AB*	AB	Ninguno
HH o *Hh*	*BB*	B	Anti-A
HH o *Hh*	*BO*	B	Anti-A
HH o *Hh*	*OO*	O	Anti-A y anti-B
hh	*AA*	O	Anti-A y anti-B
hh	*AO*	O	Anti-A y anti-B
hh	*AB*	O	Anti-A y anti-B
hh	*BB*	O	Anti-A y anti-B
hh	*BO*	O	Anti-A y anti-B
hh	*OO*	O	Anti-A y anti-B

Tabla 17-3. Combinaciones ABO permitidas entre donante y receptor

Fenotipo del receptor	Puede aceptar eritrocitos de donantes con fenotipo
A	A, O
B	B, O
AB	AB, A, B, O
O	O

Las transfusiones incompatibles (p. ej., eritrocitos del grupo A inyectados en un receptor del grupo B) pueden tener consecuencias graves. Los anticuerpos naturales IgM reaccionan casi de inmediato con los eritrocitos transfundidos, iniciándose la aglutinación y la lisis mediada por el complemento. La aglutinación es el proceso donde ocurre la aglomeración de células que se observa cuando se determina el grupo ABO en los laboratorios (capítulo 20). La incompatibilidad ABO puede producir destrucción masiva de los eritrocitos transfundidos (**reacción transfusional**) y, si es muy grave, puede dar lugar a un fenómeno conocido como reacción hemolítica aguda durante las 24 horas siguientes a la transfusión. Esta reacción es causada por hemólisis masiva en los vasos sanguíneos por la unión de las IgM a los eritrocitos y la subsiguiente activación del complemento. Los signos clínicos son fiebre, escalofríos, disnea y urticaria entre otros, si es muy intensa, quizá se produzca una situación potencialmente mortal conocida como coagulación intravascular diseminada.

Estas situaciones enfatizan la necesidad de determinar el grupo sanguíneo y emparejar los donantes y los receptores de forma correcta. Los individuos del grupo A pueden recibir sangre de individuos con fenotipos A u O, mientras que los del B pueden recibir sangre de los de fenotipo B u O (tabla 17-3). Los receptores del grupo O solo deben recibir eritrocitos de donantes del tipo O. Los individuos AB pueden recibir sin problemas transfusiones de donantes de los fenotipos A, B, O o AB (tabla 17-3).

2. **Rh.** Los **antígenos Rh** *(Rhesus)* que están en la superficie de los eritrocitos son proteínas. Cuando un individuo Rh negativo (Rh⁻) se expone a eritrocitos Rh positivos (Rh⁺) puede generar anticuerpos, algunos de los cuales son de isotipo IgG. Los antígenos Rh se pueden tipificar antes de la transfusión y las reacciones transfusionales relacionadas con el Rh se pueden evitar no transfundiendo sangre Rh⁺ a un receptor Rh⁻. La incompatibilidad Rh durante el embarazo en una madre Rh⁻ que tiene un feto Rh⁺ puede provocar problemas. La sangre del feto inmuniza a la madre que produce anticuerpos de tipo IgG que pueden cruzar la placenta y destruir los eritrocitos del feto en el útero.

Los antígenos Rh están codificados por una serie de locus estrechamente asociados en el genoma (*D* y *CE*), con alelos dominantes (p. ej., *D*) y alelos recesivos (p. ej., *d*), de los cuales el más importante es el *D*. Los individuos *DD* o *Dd* tienen el fenotipo Rh⁺, mientras que los que tienen *dd* son Rh⁻ (tabla 17-4). Si el padre es Rh⁺, una madre Rh⁻ puede estar embarazada de un feto Rh⁺ (figura 17-12). El sistema inmune de la madre está expuesto a la sangre del feto desde el primer trimestre del embarazo y empieza

Tabla 17-4. Sistema antigénico RH

Genotipo Rh		Fenotipo Rh
Locus D (alelos *D* y *d*)	**Locus *C* + locus *E*** (alelos *C* o *c* y *E* o *e*)	
DD	**Todas las combinaciones** (*C* + *E*, *C* + *e*, *c* + *E* o *c* + *e*)	Rh⁺ (positivo)
Dd	**Todas las combinaciones** (*C* + *E*, *C* + *e*, *c* + *E* o *c* + *e*)	Rh⁺ (positivo)
dd	**Todas las combinaciones** (*C* + *E*, *C* + *e*, *c* + *E* o *c* + *e*)	Rh⁻ (negativo)

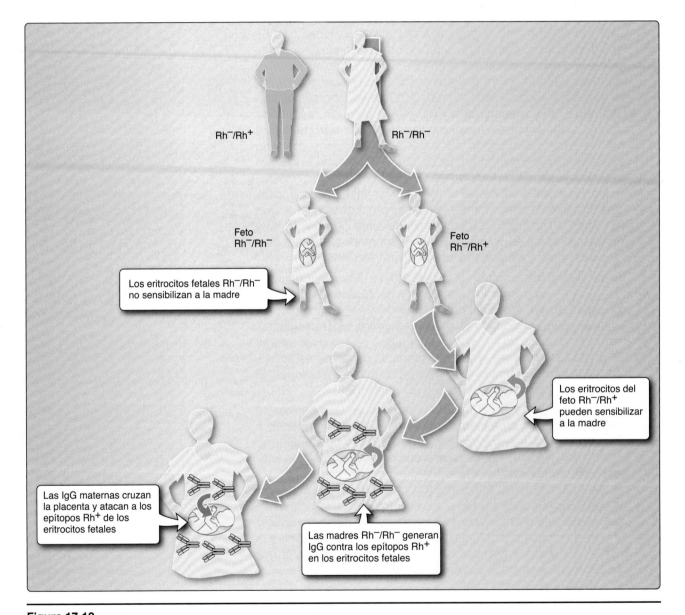

Figura 17-12
Enfermedad hemolítica del recién nacido. Una madre Rh⁻ que tiene un feto Rh⁺ puede entrar en contacto con los eritrocitos fetales durante el embarazo o en el parto. El sistema inmune de la madre puede generar anticuerpos IgG anti-Rh que cruzan la placenta y se unen a los eritrocitos fetales Rh⁺. Tras la unión, estos anticuerpos pueden inducir la destrucción de los eritrocitos fetales, lo cual puede resultar en anemia y otras consecuencias.

Aplicación clínica 17-2.
Reacción por transfusión de sangre

Una mujer de 55 años de edad fue diagnosticada con cáncer de mama y se sometió a cirugía y quimioterapia citotóxica. En la actualidad, la paciente está hospitalizada para recibir una transfusión sanguínea por causa de la anemia producida por este tratamiento.

Unos minutos después del comienzo de la transfusión presenta fiebre, náuseas, dolor de espalda e hipotensión. La transfusión sanguínea se detiene de inmediato; se le administran líquidos por vía intravenosa y paracetamol. Vuelven a analizar la sangre de la mujer y detectan que la tipificación original había sido errónea, lo que confirma que la situación se originó por reacción transfusional. Sus síntomas se resuelven sin ninguna complicación, como podría ser una insuficiencia renal aguda.

---

a generar anticuerpos IgG anti-Rh. El primer feto casi nunca está en peligro porque se necesita mucho tiempo para desarrollar concentraciones dañinas de anticuerpos anti-Rh. No obstante, los siguientes fetos Rh^+ están en peligro porque las concentraciones de anticuerpos maternos anti-Rh pueden aumentar con rapidez y entrar en el feto. Su unión a los eritrocitos fetales puede producir anemia y daños a otros órganos fetales. Esto se denomina **enfermedad hemolítica del recién nacido (EHRN)** o también **eritroblastosis fetal**. El antígeno Rh es una proteína e induce una respuesta mediada por IgG. Cualquier embarazo entre un hombre Rh^+ y una mujer Rh^- puede producir un feto con Rh incompatible. Los abortos (espontáneos o inducidos) pueden llevar también al desarrollo de una respuesta mediada por anticuerpos IgG contra Rh_0 *(D)*.

En la EHRN, la unión de los anticuerpos anti-Rh a los eritrocitos opsoniza éstos y provoca su depuración por el sistema reticuloendotelial. (El complemento no es un factor contribuyente principal de la anemia, ya que el antígeno Rh es muy escaso en la superficie de los eritrocitos, por lo que no es un buen activador del complemento.) La anemia que se produce puede ser tan grave que el feto sufre graves daños o muere en el útero. A fin de compensar la anemia, la médula ósea del feto libera eritrocitos inmaduros (o eritroblastos). La presencia anómala de estos eritroblastos en la circulación fetal es el sello que caracteriza la enfermedad (de ahí el término eritroblastosis fetal).

El tratamiento preventivo, en especial con el uso de inmunoglobulinas contra Rh_0 *(D),* minimiza el riesgo de que la madre sea sensibilizada contra el Rh. En la actualidad se utiliza de forma habitual cuando se producen estos casos; dicho tratamiento conlleva la inyección de un preparado con una cantidad elevada de anticuerpos anti-Rh. Estas mezclas contienen anticuerpos anti-Rh obtenidos de sueros humanos de madres que tienen anticuerpos contra los antígenos Rh. Las inmunoglobulinas Rh_0 *(D)* deben administrarse después de la duodécima semana gestacional, tanto para los embarazos como para los abortos espontáneos o los provocados. Los preparados RhoGAM y MICRhoGAM eliminan las células fetales de la circulación materna con la rapidez suficiente para evitar la sensibilización del sistema inmune de la madre contra el Rh. El uso de las inmunoglobulinas Rh_0 *(D)* está indicado también después de una transfusión sanguínea en una mujer Rh^-.

Aplicación clínica 17-3.
Enfermedad hemolítica del recién nacido

Una mujer de 30 años de edad está embarazada por tercera vez. Su primer embarazo acabó en aborto y ella no se realizó ninguna prueba para conocer la causa. En el segundo embarazo, al nacer, el bebé estaba ictérico y tenía anemia y hepatoesplenomegalia, datos compatibles con la EHRN. Al realizar unos análisis, se detectó que la paciente era Rh⁻ y el padre del bebé era Rh⁺. En su sangre se encontraron concentraciones elevadas de anticuerpos anti-Rh.

Durante su tercer embarazo estaba muy preocupada. Para prevenir complicaciones recibió inyecciones de un preparado con cantidades elevadas de anticuerpos contra antígenos Rh, el que se administró en la semana 28 de embarazo y de nuevo dentro de 72 horas antes del parto; ella tuvo un bebé sano.

Aunque se trataba de un niño de aspecto sano, desde ese instante debía estar en observación para saber si tenía alguna secuela que no fuera aparente en el momento del nacimiento. Si se lleva a cabo un tratamiento prenatal apropiado, la EHRN se produce en muy raras ocasiones, sin embargo, todavía es un riesgo en las situaciones en que no se aplica un tratamiento prenatal adecuado o no se dispone de él.

B. Médula ósea

Contiene células madre para todo el sistema hematopoyético y (al menos de forma hipotética) se puede utilizar para tratar a pacientes cuyos tejidos, algunos de ellos o todos, son intrínsecamente defectuosos o han sido dañados. Algunos ejemplos de las afecciones que es posible tratar son las enfermedades por inmunodeficiencia, algunas anemias y los efectos de los tratamientos antineoplásicos. El trasplante de médula ósea quizá sea beneficioso para algunos de estos pacientes, pero también conlleva riesgos excepcionales. El trasplante de médula ósea implica la colocación de un tejido inmunocompetente en un receptor que normalmente, por razones naturales o terapéuticas, es inmunodeficiente. No obstante, incluso los receptores con sistema inmune intacto son sometidos a tratamientos que dañan deliberadamente su sistema inmune para permitir que la médula ósea trasplantada se establezca en su nuevo entorno.

Bajo estas circunstancias, los inmunocitos en la médula ósea pueden reconocer como extraños los antígenos de histocompatibilidad de las células del receptor y atacar los tejidos del anfitrión (ver la figura 7-13). Se trata de una respuesta del **injerto contra huésped (ICH)** y su resultado es la **enfermedad injerto contra huésped (EICH)**, que puede ser mortal. La EICH suele desarrollarse a partir de dos fuentes distintas procedentes de la médula ósea trasplantada: las células madre y los linfocitos T maduros de la médula ósea implantada. El problema más inmediato y grave procede de los linfocitos T maduros, ya que son capaces de generar respuestas del ICH rápidas y graves. Estas respuestas pueden minimizarse con el pretratamiento de la médula ósea que va a ser inoculada y la eliminación de los linfocitos T. Se espera que los linfocitos generados a partir de las células madre implantadas toleren los antígenos de histocompatibilidad cuando se produzca la selección positiva y negativa en el timo del receptor. La tolerancia a veces es imperfecta, pero cuando las respuestas del ICH provienen de los linfocitos generados a partir de las células madre del donante, dichas respuestas suelen ser transitorias y menos graves que las respuestas del ICH iniciadas por los linfocitos T maduros presentes en el inóculo de médula ósea.

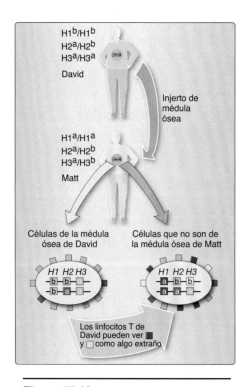

Figura 17-13
Trasplante de médula ósea. Los linfocitos T inmunocompetentes en la médula ósea del donante pueden reconocer los antígenos del receptor como extraños e iniciar una enfermedad del injerto contra el receptor o anfitrión (EICH). El riesgo de una EICH puede reducirse mucho al eliminar los linfocitos T maduros del inóculo de la médula ósea antes de su introducción.

Aunque el emparejamiento génico entre el donante y el receptor puede minimizar el riesgo de EICH, también es importante por otras razones. Los linfocitos T generados por las células madre implantadas deben someterse a educación en el timo del receptor. Para que las selecciones positiva y negativa reciban la educación tímica adecuada, es necesario cierto grado de emparejamiento entre los genes del MHC-I y II del donante y el receptor. Hasta que la nueva médula se establezca, los pacientes que reciben médula ósea también son vulnerables a las infecciones oportunistas y, por tanto, es preciso vigilarlos ante esos riesgos y tratarlos de forma apropiada. Una vez que las células madre hematopoyéticas se establecen y funcionan, por lo general permiten que los pacientes tengan condición normal o casi normal para el resto de su vida.

C. Sitios con privilegio inmunológico

Algunos lugares anatómicos son "permisivos" y toleran los emparejamientos génicos incorrectos entre el donante y el receptor, que en la mayoría de las partes del cuerpo llevarían a rechazo temprano. Los aloinjertos y xenoinjertos que serían rechazados de inmediato en la mayoría de los lugares del cuerpo, a menudo sobreviven cuando se colocan en estas áreas, denominadas **sitios con privilegio inmunológico**. Cada uno de esos lugares tiene características que limitan la respuesta inmune contra las células y las moléculas que se encuentran en él. Los sitios con este privilegio son el ojo, los túbulos testiculares, el encéfalo y quizás la placenta.

El ojo tiene varias características que lo convierten en un sitio privilegiado. El humor acuoso de la cámara anterior permite que las células y las moléculas existan sin tener contacto próximo con los vasos sanguíneos, escondiéndolas hasta cierto punto del sistema inmune. Además, los procesos inmunológicos que inhiben las respuestas inmunitarias, como la muerte por apoptosis de los linfocitos que atacan los tejidos del ojo, se producen con rapidez, protegiendo así al ojo del daño causado por exceso de inflamación. Este mecanismo puede explicar, al menos en parte, la facilidad con que se pueden trasplantar las corneas entre individuos con diferencias génicas que serían difíciles de tolerar en otros tejidos.

La luz de los testículos también es un sitio con privilegio inmunológico. Los túbulos testiculares se desarrollan y cierran antes del desarrollo del sistema inmune. Ya que las células de Sertoli y otros elementos tubulares previenen cualquier paso de las células inmunológicas a los túbulos testiculares, el sistema inmune nunca reconoce como propias las moléculas y las células que solo se encuentran en este entorno (p. ej., espermatogonias y espermatozoides en desarrollo). Como consecuencia de ello, si los túbulos testiculares se rompen por una infección, traumatismo o intervención quirúrgica, el sistema inmune puede reaccionar contra las moléculas que ahora aparecen expuestas y que parecen antígenos extraños. Se calcula que parte de los casos de infertilidad masculina se debe a respuestas inmunes contra los elementos expuestos del túbulo testicular.

En ocasiones, el encéfalo se considera un sitio con privilegio inmunológico porque la barrera hematoencefálica puede limitar el intercambio de células y grandes moléculas entre los vasos sanguíneos y el sistema nervioso. El alcance de este aislamiento se ha reconsiderado tras la identificación de un sistema linfático meníngeo. Este último no solo drena linfa, sino que además contiene células inmunológicas en ausencia de infecciones. En la actualidad se realiza investigación significativa sobre la contribución de este sistema a las infecciones y enfermedades. Incluso con la presencia de este sistema linfoide, hay sistemas adicionales para limitar la respuesta inmune en el cerebro, por su potencial de daño mediado por inmunidad. Uno de dichos mecanismos es la expresión reducida de MHC clase I en las células del sistema nervioso central, para limitar la patología mediada por linfocitos T CD8$^+$.

La placenta es un interesante rompecabezas. El feto que se está desarrollando suele expresar numerosos antígenos de histocompatibilidad que son extraños para la madre. ¿Por qué el sistema inmune de la madre no ataca y destruye al feto? Aparte de las IgG maternas que cruzan la placenta para dar protección pasiva al feto, se han sugerido algunas estructuras y acontecimientos bioquímicos del entorno feto/útero como factores contribuyentes.

V. ORÍGENES DE LOS TEJIDOS

Los tejidos disponibles para el trasplante pueden tener diversos orígenes. Desde siempre, se han obtenido de donantes voluntarios vivos o de cadáveres. En el caso de los donantes cadáveres, se debe obtener la autorización a través de un documento procedente del mismo donante, realizado antes de su muerte, o a través del consentimiento de la familia o de los tutores. En función de la naturaleza de los tejidos, las células donadas pueden expandirse o modificarse en el laboratorio antes de ser implantadas en el receptor. Las investigaciones sobre el uso de las células madre, bien provengan de adultos o de tejidos embrionarios, proporcionan otra fuente de trasplantes posible, pero su uso en humanos ha sido muy limitado hasta el momento. Por último, la búsqueda de órganos disponibles se ha extendido a otras especies y el uso de primates y cerdos como donantes ha aportado algunos beneficios, aunque con grandes límites por los problemas inherentes a los intercambios xenógenos.

A. Tejidos y órganos humanos

El número total de trasplantes realizados hasta ahora en todo el mundo excede el medio millón. El aumento en la eficacia de los trasplantes ha sido posible por la mejora continua de las técnicas, la capacidad para emparejar genéticamente los donantes y los receptores y el desarrollo constante de inmunosupresores y antibióticos que se pueden usar para manipular el sistema inmune del receptor, lo que permite la supervivencia del injerto sin que esté acompañada de infecciones importantes.

1. **Obtención de órganos y distribución.** Existe desequilibrio creciente entre el número de órganos disponibles para trasplante y el número de pacientes que los están esperando. La distribución eficaz de los órganos disponibles se vuelve cada vez más complicada. En Estados Unidos, la distribución de órganos está gestionada por la United Network for Organ Sharing (UNOS), una organización que administra la entidad Organ Procurement and Transplantation Network, financiada con fondos federales. La UNOS usa varios parámetros para decidir la asignación de los órganos donados, a medida que éstos están disponibles, que incluyen el grado de emparejamiento génico, el posible beneficio para el receptor y ciertas prioridades geográficas. Esta organización mantiene una página de internet actualizada, que está disponible para el público general, donde se detallan los tipos de órganos, el número de trasplantes realizados, el grado de éxito, las listas de espera y otros criterios.

2. **Células troncales (madre) y origen fetal.** La capacidad de transferir células troncales sanas que se autorrenuevan y son capaces de generar nuevas células y/o tejidos puede ser beneficiosa para

varias lesiones (p. ej., heridas por quemaduras, lesiones de la médula espinal) y enfermedades (p. ej., artritis, diabetes, enfermedades cardiovasculares y enfermedades neurológicas, como Alzheimer o Parkinson). En algunos casos, estas aproximaciones representan nuevas formas de tratamiento; en otros, extienden la eficacia de los tratamientos ya existentes. Por ejemplo, el trasplante de los islotes pancreáticos se utiliza en el tratamiento de la diabetes, pero las células trasplantadas tienen vida limitada. El trasplante de células troncales capaces de generar islotes podría proporcionar un tratamiento sustitutivo permanente.

Las **células troncales de adultos** se han utilizado en un número limitado de casos humanos, pero su capacidad de generar distintos tejidos nuevos es más limitada. Además, aún falta mucho por aprender sobre cuál es la mejor manera para obtenerlas y prepararlas para su utilización. Hasta ahora su principal aplicación ha sido el empleo de células troncales hematopoyéticas en el trasplante de médula ósea. Como se demuestra con modelos animales de experimentación, las **células troncales embrionarias** tienen una amplia capacidad de regeneración, pero su uso en humanos ha sido restringido por consideraciones prácticas y éticas.

3. **Consideraciones éticas.** Los trasplantes se acompañan de decisiones que suponen problemas éticos para algunas personas. En algunos casos, los hábitos culturales o religiosos prohíben participar como donantes o receptores de trasplantes e incluso de transfusiones sanguíneas. Incluso cuando no existen esas limitaciones tan generales, algunos individuos tienen dificultades para ofrecerse como donantes. Como resultado, la necesidad de órganos donados excede enormemente al aporte, lo que hace que sea necesario un sistema como el de la UNOS para regular su distribución y evitar que la disponibilidad de esos órganos dependa del nivel económico del receptor o de influencias políticas y sociales.

La posibilidad de utilizar células troncales embrionarias se enfrenta a la oposición social y religiosa procedente de algunos grupos de la comunidad científica, religiosa o general. Esa oposición ha impuesto importantes limitaciones para la obtención y utilización de las células troncales embrionarias humanas, ya sea para la investigación o para su uso terapéutico.

B. Tejidos y órganos no humanos (xeno-)

La falta de disponibilidad de órganos humanos revitaliza la investigación de alternativas no humanas; se han realizado numerosos intentos para usar animales como donantes. Los primates son una elección de donante muy obvia, porque tienen una composición génica muy parecida a la de los humanos. Los cerdos tienen muchas similitudes fisiológicas con las personas y algunas razas tienen órganos que son del tamaño apropiado; la piel de los cerdos se ha usado en algunas ocasiones para cubrir temporalmente áreas dañadas de víctimas humanas de quemaduras.

Sin embargo, los xenotrasplantes no han tenido mucho éxito y no se han utilizado ampliamente. Los xenoinjertos tienen importantes obstáculos inmunológicos. Además, existe la preocupación sobre la posibilidad de introducir, a través de los xenotrasplantes, infecciones zoonóticas (las que pasan de una especie a otra). Por último, algunos individuos se oponen al uso de xenoinjertos con base en motivos éticos. Aunque en el plano de la experimentación se han hecho avances muy prometedores, éstos no han logrado que aumente de forma significativa el uso de xenotrasplantes en la clínica.

Resumen del capítulo

- El emparejamiento génico (similitud/disparidad) entre el donante y el receptor es un factor muy importante en la determinación de la probabilidad de éxito de un trasplante.

- Los **genes de histocompatibilidad** codifican antígenos de histocompatibilidad. Entre éstos se encuentran las moléculas del MHC-I y II codificadas por el **complejo principal de histocompatibilidad** (MHC).

- Los injertos que se colocan en su localización anatómica normal se llaman injertos **ortotópicos**. A los injertos colocados en un sitio distinto de su localización normal se les llama injertos **heterotópicos**.

- Los **autoinjertos** son los que se transfieren desde una parte de un individuo a otra localización dentro del mismo individuo. Los injertos **singénicos** son los transferidos entre distintos individuos con los mismos genes o entre animales de experimentación miembros de la misma cepa endogámica. Los **aloinjertos** son los transferidos entre dos individuos de la misma especie con genes distintos. Los **xenoinjertos** son los intercambiados entre miembros de distintas especies.

- Las **leyes del trasplante** pueden resumirse de la siguiente manera: *un receptor puede reconocer como extraño cualquier antígeno de histocompatibilidad no codificado por sus propias células e iniciar una respuesta contra él.*

- El sistema inmune del receptor reconoce a los tejidos trasplantados mediante el **reconocimiento directo** y el **reconocimiento indirecto**. El reconocimiento directo está mediado por los linfocitos T del receptor que reconocen de modo directo las moléculas de MHC del donador expresadas en las APC del donador, mientras que el reconocimiento indirecto está mediado por los linfocitos T del receptor que reconocen los antígenos del donador presentados en el contexto del MHC del receptor en las APC del receptor.

- Los **rechazos crónicos** son los más lentos y menos potentes; son típicos de situaciones donde el donante y el receptor difieren solo en cuanto a los genes de histocompatibilidad que no pertenecen al MHC. Después de la colocación del injerto, **los rechazos agudos** se producen mucho antes que los crónicos (p. ej., 2 a 4 semanas). Los **rechazos hiperagudos** son los más rápidos. Se inician y completan unos días después de la colocación del injerto, por lo general antes de que los tejidos u órganos injertados establezcan conexiones con los vasos sanguíneos del receptor. Los **rechazos secundarios** hacen referencia a injertos que se rechazan con más rapidez cuando se repiten en un receptor que ya ha rechazado previamente el mismo tipo de injerto.

- Está demostrado el desarrollo de respuestas de hipersensibilidad retardada (DTH) y de linfocitos T citotóxicos dirigidos contra los antígenos de histocompatibilidad tanto en el rechazo agudo como en el crónico.

- Se pueden tomar varias medidas que inhiben la capacidad del sistema inmune del receptor para atacar y dañar los tejidos injertados. La **tolerancia inmunológica específica** conlleva la inhibición selectiva de la respuesta contra uno o un grupo de antígenos. La **supresión inmunológica** (o **inmunosupresión**) es la inhibición amplia y general de la respuesta inmunitaria, sin tener en cuenta la especificidad. Un segundo método para inducir una inhibición más selectiva de la respuesta inmunitaria es el uso de anticuerpos dirigidos contra las moléculas localizadas en la superficie de las células involucradas en la respuesta inmunitaria, en particular los linfocitos y las células presentadoras de antígeno.

- La incompatibilidad ABO puede dar como resultado la destrucción masiva de los eritrocitos transfundidos (**reacción transfusional**). Si es suficientemente grave, puede producir un tipo de reacción transfusional que tiene lugar durante las 24 horas siguientes a la transfusión y se conoce como **reacción hemolítica aguda**.

- Cuando un individuo Rh negativo (Rh⁻) es expuesto a eritrocitos Rh positivos (Rh⁺) puede desarrollar anticuerpos, algunos de los cuales son del isotipo IgG. En el caso de una madre Rh⁻ que tiene un feto Rh⁺, los anticuerpos maternos IgG anti-Rh pueden atravesar la placenta y unirse a los eritrocitos fetales. Esto puede provocar la **enfermedad hemolítica del recién nacido**.

- La **enfermedad del injerto contra el huésped (EICH)** puede desarrollarse en el trasplante de médula ósea a partir de dos orígenes: las células madre y los linfocitos T maduros que están en la médula ósea implantada. Estos últimos tienen mayor riesgo de inducir EICH, pero esta última llega a minimizarse mediante eliminar los linfocitos T del inóculo de médula ósea antes del trasplante.

- Los tejidos disponibles para el trasplante tienen diversos orígenes; por lo general se han obtienen a partir de voluntarios vivos o de cadáveres.

Preguntas de estudio

17.1 Una mujer de 23 años de edad tiene genotipo HLA A3/A8, B1/B8, C4/C1. Para cada locus, primero se cita el alelo materno y después el alelo paterno. Existen algunos posibles donantes. ¿Cuál de los siguientes donantes sería la mejor elección?

   A. Donante A: A8/A27, B24/B8, C4/C9.
   B. Donante B: A3/A3, B27/B8, C1/C1.
   C. Donante C: A8/A6, B44/B8, C4/C1.
   D. Donante D: A6/A27, B1/B8, C4/C2.
   E. Donante E: A3/A8, B1/B27, C9/C4.

La respuesta correcta es B. El mejor donante es el que tiene menos genes HLA no presentes en el receptor. El donante B solo contiene el *HLA-B27*, que no está en el receptor. El donante A tiene tres emparejamientos incorrectos, el donante C tiene dos, el donante D tiene tres y el donante E tiene dos.

17.2 Tras recibir un riñón trasplantado del donante más idóneo disponible, a una mujer de 38 años de edad se le administraron medicamentos inmunosupresores, entre ellos ciclosporina, con la finalidad de:

   A. Disminuir la producción de IL-2 por los linfocitos T.
   B. Destruir las células madre en su médula ósea.
   C. Inducir la involución del timo.
   D. Inhibir la liberación de IFN-γ por los macrófagos.
   E. Reducir la secreción plasmática de anticuerpos IgG.

La respuesta correcta es A. La ciclosporina disminuye la producción de IL-2 de los linfocitos T, lo que reduce la proliferación de los linfocitos T. El tratamiento con ciclosporina no destruye las células madre de la médula ósea ni tampoco induce la involución tímica. Asimismo, la ciclosporina no afecta la liberación del IFN-γ por los macrófagos ni la secreción plasmática de anticuerpos IgG.

17.3 Un niño de seis años de edad recibe, durante el tratamiento para su leucemia mieloide aguda, un trasplante de médula ósea de su padre. La preocupación más importante debe ser el desarrollo de:

   A. Un rechazo agudo.
   B. Una reacción alérgica.
   C. Respuestas autoinmunitarias.
   D. La enfermedad del injerto contra el anfitrión.
   E. Hipersensibilidad inmediata.

La respuesta correcta es D. La enfermedad del injerto contra el huésped (EICH) es un riesgo porque la médula ósea contiene tejido inmunocompetente. La respuesta de la EICH está dirigida contra los antígenos del receptor que no están presentes en la médula ósea del donante. Los individuos que reciben trasplantes de médula ósea están inmunodeprimidos, lo que implica que existe riesgo muy pequeño de desarrollar respuestas del receptor contra el injerto, como puede ser el rechazo agudo. Las reacciones alérgicas, también descritas como reacciones de tipo I o de hipersensibilidad inmediata, no se producen como respuesta al trasplante de médula ósea. Una respuesta autoinmunitaria es aquella dirigida por el sistema inmune contra sus propios antígenos.

17.4 Sin tratamiento, el futuro más probable de una piel injertada obtenida de un donante no emparentado con el mismo sistema HLA que el receptor es:

   A. El rechazo agudo.
   B. El rechazo crónico.
   C. La EICH.
   D. El rechazo hiperagudo.
   E. El éxito a largo plazo.

La respuesta correcta es B. Lo más probable en esta situación es el rechazo crónico al cabo de varios meses o años. Los individuos no relacionados, pero con HLA idéntico, presentarán numerosos emparejamientos incorrectos de los genes del complejo menor de histocompatibilidad. Debido a que los genes del complejo principal de histocompatibilidad (MHC) coinciden, es muy improbable que se produzcan reacciones de rechazo hiperagudas y agudas. La piel no posee tejido inmunocompetente y, por tanto, no puede generar una respuesta del injerto contra el receptor. Incluso con los genes del MHC idénticos, el éxito a largo plazo de un trasplante de piel requiere tratamiento inmunodepresor.

17.5 ¿Cuáles son los grupos sanguíneos ABO de los hijos de un hombre que tiene el grupo AB y de una mujer cuyo grupo es O?

A. Solo tipo A.
B. Solo tipos A y B.
C. Solo tipos A, B y AB.
D. Tipos A, B, AB y O.
E. Solo tipo O.

La respuesta correcta es B. Los grupos sanguíneos A y B pueden aparecer en hijos de padres con los grupos AB y O. El sexo de los padres y de los hijos no es un factor influyente, ya que la herencia del sistema de grupos sanguíneos ABO es autosómica. A y B son codominantes y ambos son dominantes sobre O. En este ejemplo, el niño heredará el alelo A o el B del padre y el alelo O de la madre y tendrá el grupo sanguíneo A o el B. La herencia de A y B a la vez o solo de O no es posible, lo que elimina los tipos AB y O como los tipos sanguíneos posibles entre los hijos de esta pareja.

17.6 Un hombre de 48 años de edad se somete a trasplante renal. Unas cuantas horas después tiene fiebre, dolor del lado del trasplante y gasto urinario reducido. Los valores de laboratorio señalan cifras altas de nitrógeno de urea sérico y creatinina, consistentes con rechazo del órgano. El tipo de rechazo que ocurre se debe a:

A. Anticuerpos preformados contra antígenos tipo carbohidrato expresados en el tejido del donador.
B. Linfocitos T CD8$^+$ del receptor específicos para MHC clase I en el tejido trasplantado del donador.
C. Linfocitos T CD4$^+$ del receptor específicos para MHC clase II en el tejido trasplantado del donador.
D. Células NK del receptor que reconocen la ausencia de moléculas de MHC en el tejido trasplantado del donador.
E. Células T gamma delta que reconocen antígenos lipídicos expresados en el tejido del donador.

La respuesta correcta es A. Este individuo presenta un rechazo hiperagudo, que tiende a estar mediado por anticuerpos preexistentes que activan la cascada del complemento. Esta activación provoca daño de la vasculatura del órgano trasplantado, seguida por pérdida de la función del órgano, indicada por las cifras elevadas de nitrógeno de urea sérico y creatinina.

17.7 Una mujer de 68 años de edad llega a la sala de urgencias con fiebre, ictericia (color amarillo de la piel) y dolor en un sitio quirúrgico reciente. Sus antecedentes indican trasplante hepático hace dos semanas. Los valores de laboratorio señalan aumento del tiempo de protrombina y de las cifras de AST/ALT. La biopsia hepática indica infiltrado mononuclear significativo. ¿Cuál de los siguientes tipos celulares dirige el rechazo encontrado en esta paciente?

A. Linfocitos B.
B. Linfocitos T CD4$^+$ T.
C. Linfocitos T CD8$^+$ T.
D. Macrófagos.
E. Linfocitos NK.

La respuesta correcta es B. En un rechazo agudo, los linfocitos T CD4$^+$ dirigen la respuesta inmune mediante la producción de citocinas. Estas citocinas ayudan a activar y dirigir respuestas inmunes mediadas por células (que incluyen linfocitos T CD8$^+$ y macrófagos) y respuestas inmunes humorales contra antígenos dentro del trasplante.

17.8 Una víctima de quemadura requiere un trasplante de piel de su pierna a su brazo para remplazar el tejido con daño permanente. ¿Qué tipo de trasplante se considera como óptimo?

A. Xenoinjerto.
B. Injerto singénico.
C. Aloinjerto.
D. Autoinjerto.

La respuesta correcta es D. Este hombre se someterá a un autoinjerto, porque el tejido trasplantado se encuentra en otra parte de su cuerpo. Un xenoinjerto es un injerto de tejido entre especies. Un injerto singénico es un injerto entre individuos genéticamente idénticos, como gemelos idénticos, y un aloinjerto es un injerto entre personas no genéticamente idénticas dentro de una especie.

17.9 Un hombre de 36 años de edad se presenta con su médico de atención primaria para su revisión anual. Sus antecedentes indican un trasplante renal exitoso hace tres años. Los hallazgos de la exploración física se encuentran dentro de límites normales, pero sus resultados de laboratorio demuestran cifras aumentadas de nitrógeno de urea sérico y creatinina, indicativas de daño renal. ¿Cuál de lo siguiente tiene mayor probabilidad de reconocerse como iniciador de esta respuesta?

A. Carbohidratos del donador en las células endoteliales.

B. Péptidos aloantigénicos del donador en el contexto del MHC del receptor.

C. Péptidos aloantigénicos del donador en el contexto del MHC del donador.

D. Péptidos del receptor en el contexto del MHC del receptor.

E. Péptidos del receptor en el contexto del MHC del donador.

La respuesta correcta es B. Este individuo presenta rechazo crónico. Durante el rechazo crónico, el reconocimiento indirecto (la activación de las células T del receptor por los aloantígenos del donador en el contexto del MHC del receptor) es un factor importante que contribuye a iniciar y dirigir esta respuesta. El reconocimiento directo (la activación de los linfocitos T del receptor por las APC del donador que expresan MHC clase I y II) es más importante durante el rechazo agudo.

17.10 Una mujer de 26 años de edad acaba de tener un bebé varón sano. Este es su segundo embarazo. Ella es Rh-negativa, mientras que su esposo es Rh-positivo. Antes de dejar el hospital, se le administra RhoGAM con el siguiente objetivo:

A. Neutralizar el factor Rh en los eritrocitos maternos.

B. Inducir a las células T reguladoras contra el factor Rh.

C. Eliminar los eritrocitos fetales de la circulación materna.

D. Disminuir la expresión del factor Rh de los eritrocitos fetales.

E. Inducir lisis de los eritrocitos fetales dependiente de ADCC.

La respuesta correcta es C. RhoGAM es una preparación de anticuerpos que se administra a madres Rh-negativas que tienen un hijo Rh-positivo, para eliminar los eritrocitos fetales de la circulación antes de que la madre pueda conformar una respuesta inmune contra la proteína Rh encontrada en los eritrocitos fetales. La introducción de RhoGAM ha disminuido significativamente el desarrollo de eritroblastosis fetal en madres Rh-negativas que tienen múltiples embarazos con hijos Rh-positivos.

18 Tratamiento farmacológico inmunológico

I. GENERALIDADES

A veces es conveniente aumentar o complementar la respuesta inmune normal para mantener una buena salud. Sin embargo, en otras ocasiones, como es el caso de los trasplantes, la respuesta del sistema inmune crea problemas. En otras instancias, como la alergia o la autoinmunidad, se desarrollan respuestas inmunes no deseadas. En muchas de estas situaciones, la respuesta inmune se potencia, disminuye o altera mediante fármacos u otros tratamientos, como se describe en este capítulo.

II. MEDIDAS QUE AUMENTAN LA RESPUESTA INMUNE

La inmunoterapia es la aplicación de tratamientos terapéuticos con el propósito de aumentar la función inmune. Estos tratamientos incluyen, por ejemplo, el uso de fármacos (p. ej., **adyuvantes**) que aumentan la respuesta inmune de una forma no específica. Los tratamientos más dirigidos son, entre otros, la aplicación de citocinas que estimulan la actividad de un tipo especial de células, o la administración de inmunoglobulinas de suero humano para complementar o sustituir las concentraciones subóptimas de inmunoglobulinas o isotipos en pacientes con varias inmunodeficiencias.

A. Tratamiento complementario

Además del tratamiento primario, el complementario se administra para estimular la respuesta inmune de forma no específica, ya sea de forma directa o indirecta. Los adyuvantes administrados con vacunas pueden aumentar de forma indirecta el efecto de éstas mediante la atracción de las células presentadoras de antígeno y el aumento de la expresión de moléculas coestimuladoras. El **bacilo de Calmette-Guérin (BCG)** es un derivado vivo atenuado de *Mycobacterium bovis* que se usa en todo el mundo como vacuna contra la tuberculosis. El BCG intravesical se utiliza como terapia y profilaxis contra tumores recurrentes en pacientes con carcinoma *in situ* de la vejiga. El BCG induce una reacción granulomatosa en el sitio de administración. Aunque hay cierta evidencia de que el BCG puede inducir una respuesta antitumoral específica al infectar directamente las células tumorales, se asume que su eficacia en el cáncer vesical depende de su habilidad para actuar también como adyuvante para reforzar la respuesta inmune antitumoral.

B. Tratamiento con citocinas

La respuesta inmune innata o adquirida se regulan a través de varios estímulos, entre los que se encuentran las citocinas. Las citocinas afectan la inducción y la intensidad de la proliferación, la diferenciación y la activación de las células, además de la inflamación y la reparación tisular.

Los interferones pueden ser eficaces en el tratamiento de los pacientes con inmunodeficiencias, como es el caso de la enfermedad granulomatosa crónica (EGC), un trastorno provocado por una anomalía de los fagocitos en la eliminación de las bacterias. En los pacientes con EGC la incidencia de infecciones graves disminuye mucho con el tratamiento con citocinas proinflamatorias, como el IFN-γ recombinante. Los efectos secundarios más comunes de los tratamientos con IFN son síntomas que se asemejan a una infección gripal y que pueden ser muy debilitantes.

La terapia con citocinas también se aplica en el tratamiento del cáncer. Sin embargo, la inmunoterapia basada en citocinas contra los tumores ha sido ineficaz y solo hasta hace muy poco se desarrollaron tratamientos mejorados. Entre ellos están el uso del IFN-α para el tratamiento de la tricoleucemia; la interleucina 2 (IL-2) para el manejo de algunos carcinomas renales y melanomas, y el IFN-γ y el factor de necrosis tumoral α (TNF-α, *tumor necrosis factor* α) para el tratamiento de tumores de ovario. La IL-2 puede activar los linfocitos citolíticos naturales (NK, *natural killers*), que son un componente importante en la destrucción de células tumorales.

Los tumores pueden disminuir, a veces, la respuesta inmune. Un intento de aumentar las respuestas antitumorales utiliza el aislamiento de linfocitos T de los tumores extraídos y su proliferación en el laboratorio después de añadir IL-2 a los cultivos celulares. Se supone que, en esa población de linfocitos T (linfocitos infiltrantes del tumor), muchos estarán dirigidos contra antígenos tumorales. La proliferación en el laboratorio previa a la reinfusión incrementa la probabilidad de que las células encuentren su diana en las células tumorales. La IL-2 también se puede administrar a pacientes de forma exógena, para así facilitar la proliferación *in vivo* de los linfocitos T antitumorales.

Por último, las citocinas a veces pueden funcionar, hasta cierto punto, como adyuvantes; así, parece que las respuestas inmunes a las vacunas de péptidos del melanoma aumentan cuando se inyecta la IL-12 junto a las vacunas.

C. Terapia sustitutiva de anticuerpos

La administración de inmunoglobulinas exógenas (**inmunoglobulina humana** o **IgH**) puede ser un tratamiento eficaz para pacientes con deficiencias generalizadas de anticuerpos (hipogammaglobulinemia o agammaglobulinemia). La IgH contiene, sobre todo, IgG con cantidades ínfimas de IgM e IgA. Ya que su origen es una acumulación de sueros humanos inmunizantes, la IgH puede reaccionar contra un amplio grupo de epítopos. El beneficio que produce la IgH dura casi un mes (la semivida de la IgG en el suero es de unos 23 días); por tanto, para obtener protección, las inyecciones de IgH deben repetirse con intervalos mensuales que permitan mantener los niveles necesarios de anticuerpos. Como la IgH es un preparado inmunomodulador que puede modificar la activación del complemento, además de alterar la producción de anticuerpos y suprimir varios mediadores inflamatorios, puede ser beneficiosa cuando la inmunodeficiencia no es el problema subyacente. Se sabe que es conveniente en el tratamiento de la púrpura trombocitopénica idiopática autoinmune, la leucemia linfoide crónica de células B y el síndrome de Kawasaki, una enfermedad que afecta por lo general a los niños y que produce la inflamación de los vasos sanguíneos y otros tejidos, como los músculos del corazón.

El tratamiento de sustitución con anticuerpos no siempre necesita IgH de amplio espectro. Las personas con deficiencias selectivas de anticuerpos, los grupos con riesgo elevado para ciertas infecciones (ancianos o niños), o los expuestos a enfermedades infecciosas (p. ej., los trabajadores del ámbito de la salud o el personal de laboratorio) pueden beneficiarse de inyecciones por vía intramuscular de inmunoglobulinas de amplio espectro o de preparados de inmunoglobulinas que contengan anticuerpos específicos. Existen preparados de inmunoglobulinas que contienen anticuerpos específicos (p. ej., contra tétanos, hepatitis B, rabia, citomegalovirus y virus de la varicela zóster) para sujetos con riesgo elevado. Gracias a la tecnología de los **anticuerpos monoclonales**, se dispone de grandes cantidades de anticuerpos contra epítopos específicos también para otros usos terapéuticos. Por ejemplo, los anticuerpos monoclonales contra el marcador CD20 son muy útiles en el tratamiento del linfoma no hodgkiniano de linfocitos B.

Aplicación clínica 18-1. Enfermedad de Kawasaki

Un preescolar de cuatro años de edad es atendido por fiebre de alto grado persistente de seis días de evolución que no ha respondido a los antipiréticos. A tres días de iniciada la fiebre, se observó aumento de tamaño de sus ganglios linfáticos del lado izquierdo del cuello, con inyección conjuntival. Ahora padece dolor y tumefacción de la lengua, con labios agrietados y exantema de cuerpo completo.

La exploración física evidencia a un preescolar de apariencia enferma, con fiebre de 39.5 °C, taquicardia, inyección conjuntival bilateral, labios fisurados, "lengua de fresa" rojo brillante y exantema maculopapular en el tronco y las extremidades.

Este paciente tiene signos y síntomas consistentes con **enfermedad de Kawasaki**, una vasculitis predominante en la infancia temprana que afecta las arterias de calibre medio del organismo. La causa exacta aún se desconoce, pero los factores de riesgo incluyen género masculino y antecedentes familiares de enfermedad de Kawasaki. Las arterias coronarias tienen vulnerabilidad particular al daño vascular, por lo que es necesario el pronto diagnóstico e inicio del tratamiento para prevenir complicaciones cardiovasculares, que incluyen aneurismas coronarios, infarto miocárdico agudo, miocardiopatías y muerte súbita. Los tratamientos incluyen medicamentos antiplaquetarios como ácido acetilsalicílico, inmunoglobulinas intravenosas y corticoesteroides.

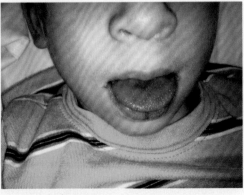

Lengua de fresa.

Aplicación clínica 18-2. Síndrome de Guillain-Barré

Un hombre de 50 años de edad se presenta con debilidad progresiva, entumecimiento y dolor en ambas piernas y brazos. Al interrogatorio, informa haber tenido fiebre de bajo grado, conjuntivitis, exantema y artralgias en los últimos días.

La exploración física evidencia debilidad simétrica y bilateral de las extremidades relacionada con hiporreflexia generalizada y marcha anormal. Los estudios de conducción nerviosa revelan neuropatía grave. La punción lumbar muestra cifras proteicas aumentadas en el líquido cefalorraquídeo. Los síntomas clínicos y pruebas diagnósticas son consistentes con **síndrome de Guillain-Barré** (GBS) precipitado por una enfermedad viral previa.

El síndrome de Guillain-Barré es una enfermedad autoinmune rara que afecta las células nerviosas periféricas. Los síntomas clínicos incluyen debilidad progresiva de las piernas y los brazos, reflejos disminuidos o ausentes en las extremidades débiles y, en casos peores, parálisis.

La duración de los síntomas puede ser de unas cuantas semanas a varios meses. Numerosos pacientes se recuperan por completo, aunque algunos experimentan daño nervioso permanente. Los tratamientos para GBS incluyen cuidados de soporte con recambio plasmático o inmunoglobulina intravenosa.

Las causas de GBS se desconocen. Muchos casos tienen una infección viral o bacteriana previa al desarrollo de los síntomas. La infección por la bacteria *Campylobacter jejuni* es uno de los factores de riesgo más comunes. Otras infecciones incluyen aquellas por virus Epstein-Barr y Zika. En raras ocasiones, los pacientes desarrollan GBS después de una cirugía o de recibir una vacuna.

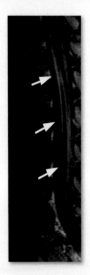

Síndrome de Guillain-Barré. La imagen sagital poscontraste demuestra reforzamiento marcado de las raíces nerviosas de la cauda equina (*flechas blancas*) en este paciente con síndrome de Guillain-Barré clínico. Advierta el predominio ventral de las raíces nerviosas engrosadas (*flechas blancas*), el cual se ha descrito en esta polineuropatía aguda.

Aplicación clínica 18-3. Miastenia grave

Una mujer de 62 años de edad se presenta con caída de ambos párpados de dos semanas de evolución con desarrollo reciente de visión doble, todo lo cual parece empeorar en el transcurso del día. Informa no tener dolor ni fatiga; también niega debilidad de las extremidades, problemas en la deglución o dificultad para hablar o respirar.

La exploración física muestra diplopía en la valoración de la agudeza visual y ptosis bilateral que empeora al mantener la mirada hacia arriba. En la valoración neurológica completa no se encuentran más datos patológicos. Esta paciente tiene signos y síntomas consistentes con **miastenia grave**, una enfermedad de la transmisión neuromuscular bien comprendida con una combinación variable de debilidad, que con mayor frecuencia afecta los músculos oculares pero en ocasiones incluye el diafragma y los músculos de las extremidades. Los casos más graves llegan a incluir debilidad profunda con posible insuficiencia respiratoria.

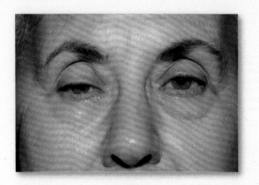

Ptosis en miastenia grave.

La fisiopatología de la debilidad muscular se debe a un autoanticuerpo dirigido contra el receptor de acetilcolina (Ach-R) localizado en la membrana postsináptica de la placa neuromuscular, lo cual provoca el bloqueo de la señal de activación muscular desde la neurona. A menudo, los pacientes tienen timo agrandado o desarrollan un timoma.

El diagnóstico se realiza mediante la detección de anticuerpos contra ACh-R en suero y estudios de conducción nerviosa.

Los tratamientos médicos pueden incluir inhibidores de acetilcolinesterasa para el alivio sintomático rápido, junto con inmunoglobulinas intravenosas, recambio plasmático o inmunosupresores. También está demostrado que la timectomía mejora la evolución clínica.

III. MEDIDAS QUE DISMINUYEN LA RESPUESTA INMUNE

El sistema inmune puede rechazar de forma intensa órganos recién trasplantados. Las células inmunes hiperactivas pueden atacar los tejidos propios y, por tanto, inducir enfermedades autoinmunes. La respuesta inmune se puede controlar mediante el uso de medicamentos u otras sustancias que evitan o tratan estas situaciones. Las medidas que disminuyen la respuesta inmune pueden ser específicas o inespecíficas.

A. Fármacos antiinflamatorios

La inflamación es una respuesta contra las sustancias extrañas. También puede ser una respuesta a la lesión o traumatismo de los tejidos, o a algunos químicos endógenos, que provocan la activación directa o indirecta del sistema inmune innato. La inflamación se caracteriza por aumento del flujo sanguíneo con aumento de la permeabilidad capilar y filtración de plasma y componentes de la sangre a los espacios intersticiales, además de migración de leucocitos hacia el lugar inflamado. Los mediadores químicos de la inflamación que se liberan a partir de células granulocíticas como los mastocitos, los basófilos y los eosinófilos son la histamina, la serotonina, las prostaglandinas, la bradicinina, las quimiocinas y los leucotrienos. Las células fagocíticas, como los neutrófilos y los macrófagos, pueden endocitar sustancias extrañas, lo que estimula la liberación de moléculas inflamatorias. En este caso se utilizan antiinflamatorios como los corticoesteroides y la prednisona, o antiinflamatorios no esteroideos (AINE; p. ej., ibuprofeno y ácido acetilsalicílico).

1. **Corticoesteroides.** Estos fármacos, en especial los glucocorticoesteroides, tienen amplios y potentes efectos antiinflamatorios e inmunosupresores. Los glucocorticoesteroides se utilizan para el tratamiento de la artritis reumatoide (AR) desde 1949. En la actualidad, se usan para tratar de forma inespecífica varias enfermedades inflamatorias y padecimientos como las enfermedades autoinmunes, la alergia y el asma, además de prevenir el rechazo de los órganos.

    Los glucocorticoides son hormonas esteroideas que se unen al receptor citosólico para los glucocorticoides (figura 18-1). Este complejo recién formado entra a continuación en el núcleo celular y se une a los elementos de respuesta de los glucocorticoides presentes en la región promotora de genes específicos, lo que causa el aumento o la disminución de la expresión de los genes diana. Los glucocorticoides son sustancias antiinflamatorias muy eficaces, aunque el mecanismo específico de su efecto antiinflamatorio no se conoce del todo. Los efectos que se conocen son los siguientes:

    - Inhibición de la transcripción de los genes que codifican las citocinas IL-1, IL-2, IL-3, IL-4, IL-5, IL-6, IL-8 y TNF-α.

    - Disminución de la expansión clonal de los linfocitos B y disminución de la síntesis de anticuerpos.

    - Disminución de la producción de IL-2, reduciendo la proliferación de linfocitos T.

    - Disminución del tamaño y el contenido linfático del bazo y de los ganglios linfáticos.

    - Modificación funcional de ciertos subtipos de linfocitos T.

    - Aumento de la síntesis de lipocortina 1, la cual inhibe la producción de mediadores lipídicos como las prostaglandinas y los leucotrienos.

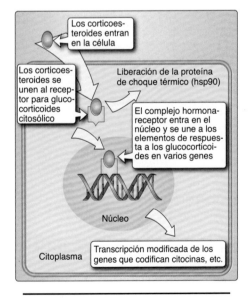

Figura 18-1
Los glucocorticoides y el receptor para glucocorticoides citosólico.

- Disminución del número de linfocitos T, eosinófilos y mastocitos en la lámina propia de las vías respiratorias.
- Inhibición de la quimiotaxis de los monocitos y neutrófilos.
- Cambios en la distribución de los leucocitos, que ocasiona linfopenia (disminución del número de linfocitos) y neutrofilia (aumento del número de neutrófilos).

Muchos padecimientos, por ejemplo, la enfermedad inflamatoria intestinal, el lupus eritematoso sistémico, la anemia hemolítica autoinmune, la púrpura trombocitopénica idiopática y la AR, responden bien a los corticoesteroides, los cuales se pueden administrar por vía oral, intravenosa, intramuscular, tópica y por inhalación. Los corticoesteroides administrados por inhalación y por vía intranasal se utilizan con frecuencia en el tratamiento del asma y la rinitis. La administración tópica es eficaz en el tratamiento de la dermatitis atópica y alergia ocular. Para minimizar las respuestas inmunes contra los antígenos de los injertos, los corticoesteroides son útiles durante las crisis de rechazo de los órganos trasplantados, sobre todo cuando los injertos no están del todo emparejados.

Existen riesgos asociados con el uso de corticoesteroides. Los efectos adversos clínicamente importantes por su uso están relacionados con la dosis, la duración y la vía de administración. El tratamiento crónico con dosis sistémicas elevadas puede producir efectos adversos importantes. En los niños, por ejemplo, la administración crónica de glucocorticoides puede disminuir el crecimiento óseo. Otros efectos clínicamente importantes son la supresión del eje hipotálamo-hipofisario, las infecciones, la hipertensión, las cataratas, la hiperglucemia y la osteoporosis. Los individuos que utilizan corticoesteroides deben estar muy bien controlados para detectar la aparición de cualquier reacción adversa.

2. **Fármacos antiinflamatorios no esteroideos.** Entre estos medicamentos encontramos el ácido acetilsalicílico y el ibuprofeno. Los AINE tienen efectos antiinflamatorios, antipiréticos y analgésicos (figura 18-2). Además de proporcionar beneficios clínicos en el tratamiento de enfermedades inflamatorias, el ácido acetilsalicílico se usa para tratar situaciones que requieren inhibición de la agregación plaquetaria. Asimismo, los AINE bloquean de forma irreversible la enzima prostaglandina sintasa, que tiene dos isoformas: la ciclooxigenasa 1 (COX-1) y la ciclooxigenasa 2 (COX-2). La COX-1 y la COX-2 son responsables de la síntesis del tromboxano y prostaglandina. Pero la COX-2 solo se induce en lesiones inflamatorias. Como consecuencia de la inhibición de las prostaglandinas, se produce disminución del edema, de la infiltración leucocítica, del dolor y de la fiebre. La inhibición de la producción de tromboxano reduce la agregación plaquetaria. El efecto antiinflamatorio de los AINE se observa por lo general con dosis elevadas, mientras que el efecto analgésico (disminución del dolor) depende de la dosis (figura 18-2).

La síntesis de prostaglandinas asociada a la COX-1 conlleva la protección del tubo digestivo y la regulación de procesos celulares normales, como la hemostasia vascular, la agregación de plaquetas y la función renal. La síntesis de prostaglandinas asociada con la COX-2 se induce en las lesiones inflamatorias, de modo que parece que los efectos beneficiosos de los AINE se deben a la inhibición de la COX-2, mientras que los efectos adversos parecen tener su origen en la inhibición de la COX-1. Por esta razón

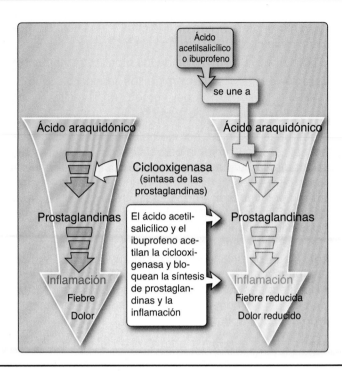

Figura 18-2
Antiinflamatorios no esteroideos: ácido acetilsalicílico e ibuprofeno. La inhibición de la síntesis de las prostaglandinas a través del bloqueo de la ciclooxigenasa disminuye la inflamación.

se desarrollaron agentes selectivos de COX-2, sin embargo, se sabe que los tratamientos a largo plazo con inhibidores selectivos de COX-2 aumentan el riesgo de infarto de miocardio y de accidente cerebrovascular. Como resultado, algunos de estos inhibidores selectivos de COX-2 fueron retirados del mercado.

En general, los AINE se usan para tratar dolores pequeños o moderados y situaciones inflamatorias, como la AR. La inhibición de la agregación plaquetaria hace que el ácido acetilsalicílico sea clínicamente útil en la prevención de trombosis de la arteria coronaria y ataques isquémicos transitorios. Los peores efectos adversos del uso crónico de los AINE son la irritación, la erosión y la hemorragia gástricas. Otros efectos clínicos importantes son la necrosis renal tubular y la insuficiencia renal aguda.

B. Medidas inmunosupresoras

Las enfermedades autoinmunes se producen cuando se desarrolla una respuesta inmune adversa contra los epítopos propios. Estas enfermedades en ocasiones se producen como consecuencia del daño que las respuestas inmunes humorales o celulares, o ambas, infligen a los linfocitos y los tejidos. Varios tipos de mecanismos reguladores mantienen la tolerancia inmunológica. Cuando estos mecanismos de tolerancia fallan, por la genética, la edad o factores ambientales, el riesgo de que ocurran enfermedades autoinmunes aumenta, ya que los linfocitos autorreactivos previamente suprimidos quizá ahora se tornen activos.

En algunos casos, las respuestas en las enfermedades autoinmunes como la AR, las enfermedades inflamatorias del intestino o el lupus eritematoso sistémico son inhibidas mediante el uso de agentes farmacológicos. También se utilizan medidas inmunosupresoras para disminuir los rechazos de injertos y sus catastróficos efectos, o en el tratamiento del asma bronquial.

1. **Tratamiento de la artritis reumatoide.** La **AR** es una enfermedad autoinmune crónica, multisistémica e inflamatoria que afecta la membrana sinovial y los cartílagos de las articulaciones pequeñas y grandes, así como otros órganos. Se trata de una enfermedad destructiva que implica respuestas tanto celular como humoral (figura 18-3). La causa inicial que conduce a la AR se desconoce. La destrucción del cartílago se debe al reconocimiento de los antígenos por parte de los linfocitos T CD4$^+$ en la articulación, lo que desata la liberación de citocinas inflamatorias que provocan la acumulación de neutrófilos y macrófagos. En la membrana sinovial inflamada hay linfocitos B, células plasmáticas, linfocitos T CD4$^+$ y varios tipos de citocinas inflamatorias, entre ellas TNF-α, IL-1, IL-8 e IFN-γ. El **factor reumatoide** (autoanticuerpos IgM o IgG dirigidos contra la región Fc de las IgG circulantes) se forma y facilita la creación de inmunocomplejos. En la mayoría de los pacientes con AR se detectan anticuerpos contra péptidos cíclicos citrulinados (anti-CCP, *cyclic citrullinated peptide*) antes de que se desarrollen los síntomas de la AR. En estadios avanzados de la AR, el depósito de los inmunocomplejos y la fijación del complemento pueden contribuir no solo a la destrucción de la articulación, sino también a la generación de vasculitis, carditis y pleuritis.

Además de los glucocorticoides como la prednisona, los tratamientos para la AR incluyen fármacos antirreumáticos modificadores de la enfermedad (FARME), inhibidores del TNF-α, inhibidores del receptor de IL-1 e inmunomoduladores AINE que inhiben la ciclooxigenasa y bloquean la formación de las prostaglandinas, de manera que ayudan a reducir el dolor y la inflamación asociados con la AR. Los antirreumáticos como el metotrexato, los antipalúdicos y la sulfasalazina pueden aliviar el proceso de la enfermedad pero, por lo general, no consiguen la remisión completa.

Aún no se sabe bien cómo funcionan los FARME, pero parece que actúan sobre el sistema inmune. El tratamiento con estos fármacos, para ser totalmente eficaz, necesita su administración por seis a ocho meses, por lo menos. A pesar de su eficacia ante el tratamiento de la AR, los efectos adversos suelen ser muy importantes y las personas que toman estos medicamentos necesitan un control frecuente.

El antirreumático modificador de la enfermedad más usado como sustancia inmunodepresora en el tratamiento de la AR es el metotrexato. Este fármaco inhibe la síntesis de ADN mediante la inhibición de la dehidrofolato reductasa, una enzima necesaria para la conversión del ácido fólico en su forma activa, el tetrahidrofolato (una enzima implicada en la síntesis de la timidina). La toxicidad del metotrexato se asocia sobre todo con las células que se dividen rápidamente, por tanto, quizá propicie efectos adversos importantes, sobre todo supresores, en la mucosa gastrointestinal y la médula ósea. Otros efectos adversos de importancia clínica son la fibrosis hepática y la neumonitis por hipersensibilidad. Por la gravedad de los efectos secundarios, para el tratamiento de la AR solo se usan dosis pequeñas.

Las citocinas están implicadas en los procesos inflamatorios sistémicos y la destrucción local de la articulación asociados con la AR. El desarrollo de medicamentos que inhiben las citocinas y su función ha sido útil en el tratamiento de estos casos. Los anticuerpos monoclonales que neutralizan el TNF-α, los receptores solubles recombinantes del TNF-α y las proteínas que bloquean el receptor de la IL-1 son algunas opciones de tratamiento disponibles.

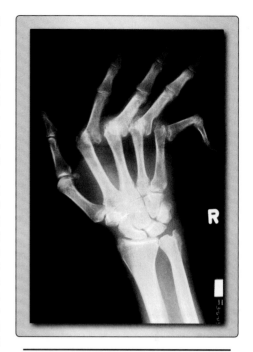

Figura 18-3
Artritis reumatoide. En este trastorno las lesiones inducidas en el cartílago se deben a los linfocitos T CD4$^+$ que reconocen en la articulación el antígeno que inicia la reacción inmune, lo que desencadena la liberación de citocinas. La producción de anticuerpos IgG contra el antígeno que inicia la reacción inmune también contribuye a la inflamación a través de la formación de inmunocomplejos. Radiografía de la mano de un paciente con artritis reumatoide grave.

Una forma de tratar la AR es la utilización de anticuerpos monoclonales que se unen con eficacia al TNF-α, una citocina que desempeña un papel fundamental en el desarrollo de la enfermedad. Otro recurso es una molécula llamada **inmunoadhesina**, una proteína de fusión producida a través de la tecnología del ADN recombinante, que une el dominio constante de una molécula de anticuerpo con el dominio de reconocimiento de ligando de un receptor para citocina. Una tercera forma es el uso de una proteína recombinante que imita a un antagonista natural del receptor de la IL-1, de manera que bloquea de forma eficaz el sitio de unión de la IL-1.

Los inhibidores del receptor del TNF-α inactivan con éxito el TNF-α. Estos inhibidores pueden disminuir los indicadores y los síntomas de la AR y reducir la progresión del deterioro articular. Además, el inicio de su actividad es más rápido que el de los FARME. Los efectos adversos están asociados a los de la inhibición de las citocinas y entre ellos se encuentran las infecciones (p. ej., la reactivación de las infecciones latentes por tuberculosis).

El antagonista del receptor de la IL-1 es otra sustancia que se usa en el tratamiento de la AR. La IL-1 es una proteína que se encuentra en cantidades más elevadas en las articulaciones de los pacientes de esta enfermedad. El uso de los antagonistas reduce la unión de IL-1 a su receptor (IL-1R). Los efectos secundarios son aumento de la infección y disminución del número de leucocitos y plaquetas.

En sujetos con respuestas inadecuadas a los tratamientos antagonistas contra el TNF, otras opciones terapéuticas son el modulador de coestimulación de linfocitos T (abatacept), el anticuerpo citolítico dirigido contra el CD-20 (rituximab) o el inhibidor del receptor de la IL-6 (tocilizumab). Entre los efectos adversos graves están las infecciones.

2. **Tratamiento del asma.** El **asma** es una enfermedad crónica inflamatoria respiratoria. La patogenia del asma es producida por células inflamatorias como los mastocitos, los neutrófilos, los eosinófilos y los linfocitos CD4$^+$ Th2 . La inflamación de los bronquios provoca broncoconstricción y una respuesta exacerbada de la vía respiratoria que, en individuos susceptibles, que provoca disnea recurrente, episodios de sibilancias y tos en personas susceptibles (figura 18-4). El asma crónica propicia el desarrollo de inflamación refractaria en vías áreas, acompañada de edema bronquial, mucosidad y obstrucción bronquial. La obstrucción del flujo respiratorio suele ser reversible, ya sea de forma espontánea o con un tratamiento. Un factor de predisposición en el desarrollo del asma bronquial es la atopia, una predisposición génica a desarrollar respuestas mediadas por la IgE contra alérgenos comunes como los hongos. Otras causas que desencadenan el asma son las infecciones respiratorias y la caspa de los animales (p. ej., los gatos).

El tratamiento del asma se realiza mediante fármacos broncodilatadores como los agonistas de los receptores adrenérgicos β_2 (salbutamol), las metilxantinas (teofilina) y los fármacos anticolinérgicos (bromuro de ipratropio); fármacos antiinflamatorios como los corticoesteroides inhalados junto a los agonistas β_2 de acción prolongada, los inhibidores de la desgranulación de los mastocitos (p. ej., el cromoglicato) y los agonistas de los leucotrienos; además, una nueva sustancia inmunomoduladora: el omalizumab, que es un anticuerpo monoclonal anti-IgE.

3. **Trasplantes.** En la mayoría de los trasplantes existe una cierta falta de emparejamiento génico entre el receptor y el donante. Las células trasplantadas, los tejidos y los órganos tienden a ser destruidos por el sistema inmune del receptor (receptor contra

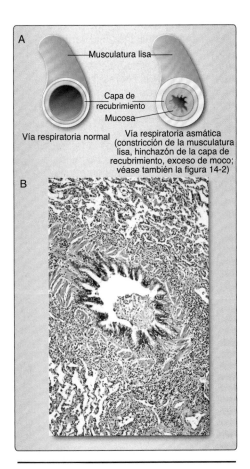

Figura 18-4
Asma bronquial. **A.** Bronquio sano y bronquio de un paciente con asma; inflamación bronquial asociada a edema, producción de moco y obstrucción. **B.** Sección histológica de un bronquíolo asmático.

injerto). En el caso del trasplante de medula ósea, son los tejidos del receptor los proclives a ser atacados por los leucocitos del injerto (injerto contra receptor). En cualquier caso, la coexistencia del receptor y el injerto quizá dependa del uso de tratamientos para disminuir la respuesta destructiva del sistema inmune que derive del receptor o del donante.

Un método utilizado es la supresión del sistema inmune (o inmunosupresión), que inhibe de forma amplia las respuestas inmunitarias sin tener en cuenta la especificidad. Sin embargo, en las últimas décadas se desarrollaron fármacos como la ciclosporina, el tacrolimús y el sirolimús, que tienen efectos mucho más restringidos sobre el sistema inmune. Sus efectos están más dirigidos contra las células que reaccionan con los antígenos del injerto, sin inhibir la capacidad del resto del sistema inmune para defenderse de los microorganismos infecciosos. No obstante, no están exentos de riesgos. Con frecuencia, los pacientes reciben los medicamentos durante un largo periodo. Si sufren una infección importante durante ese tiempo, las células inmunes que responden al agente infeccioso pueden ser inhibidas de la misma forma que las que responden a los antígenos del aloinjerto. Además, el uso de dichos fármacos durante lapsos prolongados puede asociarse con alteraciones en ciertos órganos como el hígado.

La ciclosporina es un fármaco inmunosupresor esencial descubierto en 1976. Se sabe que es eficaz para el tratamiento de la enfermedad de injerto contra huésped que se produce tras el trasplante de médula ósea y otros órganos, y en el tratamiento de algunas enfermedades autoinmunes. La ciclosporina es un inhibidor específico de la inmunidad celular. Los estudios de laboratorio muestran que modifica de forma selectiva las actividades inmunorreguladoras de los linfocitos T cooperadores. En concreto, la ciclosporina inhibe la calcineurina, que es necesaria para la activación de los linfocitos T, por tanto, suprime la producción de IL-2. Los efectos adversos importantes son neurotoxicidad, neuropatía y hepatotoxicidad.

El tacrolimús es un antibiótico macrólido derivado de la bacteria *Streptomyces tsukubaensis* y es aproximadamente entre 50 y 100 veces más potente que la ciclosporina. Su mecanismo de acción se parece al de la ciclosporina, ya que altera de manera selectiva las actividades de los linfocitos T cooperadores a través de la inhibición de la calcineurina y, por tanto, la síntesis y la secreción de la IL-2. Los efectos adversos importantes del tacrolimús son similares a los de la ciclosporina, entre ellos nefrotoxicidad, neurotoxicidad y hepatotoxicidad.

El sirolimús (rapamicina) también es un antibiótico macrólido aislado de la bacteria filamentosa *Streptomyces hygroscopicus* y es estructuralmente similar al tacrolimús. Sin embargo, el sirolimús interfiere en la respuesta inmune mediante el bloqueo de las señales producidas por el receptor para la IL-2 y la inhibición de la síntesis proteínica. Los efectos adversos importantes del sirolimús son la hiperlipidemia, leucocitopenia y trombocitopenia.

4. **Otras enfermedades autoinmunes e inflamatorias.** Los tratamientos preferidos para algunas enfermedades autoinmunes (algunas se consideran en el capítulo 16) se muestran en la tabla 18-1. Algunas de estas enfermedades son sistémicas (p. ej., el lupus eritematoso sistémico), mientras que otras tienen efectos más limitados a órganos específicos y tejidos. Las enfermedades autoinmunes pueden producirse por respuestas patológicas humorales, celulares o ambas.

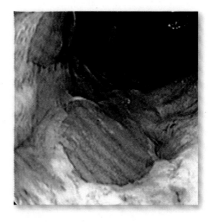

Figura 18-5
Enfermedad de Crohn. Se muestra un segmento del intestino con áreas discontinuas de inflamación. La inflamación se extiende a todas las capas del intestino.

Tabla 18-1. Tratamiento de las enfermedades autoinmunes e inflamatorias

Enfermedad	Tejidos/órganos afectados	Indicadores y síntomas comunes	Medicamentos inmunosupresores/ antiinflamatorios
Alopecia areata	Folículos pilosos	Pérdida de cabello, hendiduras de la placa ungueal	Corticoesteroides
Dermatitis atópica (eccema)	Piel	Sequedad de la piel, enrojecimiento, formación de costras, prurito con engrosamiento de las áreas afectadas	Corticoesteroides[a] Inhibidores de calcineurina[b] Inhibidor de fosfodiesterasa-4[b] Antagonista α del receptor de interleucina-4 [b]
Enfermedad de Crohn	Mucosa intestinal	Diarrea, dolor en el cuadrante inferior derecho de la cavidad abdominal, con masa inflamatoria, fiebre y pérdida de peso	Sulfasalazina[a] Corticoesteroides[a,b] Inhibidores del TNF-α[b]
Esclerosis múltiple	Materia blanca del cerebro y médula espinal	Síntomas sensoriales, neuritis óptica, diplopía, debilidad de las piernas, ataxia, alteraciones cognitivas y afectivas, fatiga, estreñimiento, aumento de la urgencia/ frecuencia urinaria y disfunción sexual	IFN-β-1α, IFN-β-1β, acetato de glatiramer, mitoxantrona, natalizumab, corticoesteroides
Síndrome de Guillain-Barré	Nervios periféricos	Entumecimiento, hormigueo, debilidad de brazos y piernas, reflejos disminuidos, ataxia y parálisis	Inmunoglobulinas
Lupus eritematoso sistémico	Articulaciones, músculos, vasos sanguíneos, riñones, piel, mucosa, sistema nervioso central, sangre, corazón y pulmones	Artritis, pérdida de peso, fatiga, eritema, llagas en la boca, alopecia y fotosensibilidad	Corticoesteroides Hidroxicloroquina Inhibidor específico del estimulador de linfocitos B
Esclerodermia (esclerosis sistémica)	Piel, vasos sanguíneos, riñones, tracto GI, pulmones, músculos y corazón	Piel engrosada y endurecida con malestar, artritis, disfagia, dificultad respiratoria, tos, fatiga, fenómeno de Raynaud	No hay un estándar de atención o terapias aprobadas
Miastenia grave	Placa motora muscular (unión neuromuscular)	Debilidad muscular (ptosis, diplopía y disartria)	Inhibidor de acetilcolinesterasa Corticoesteroides
Dermatomiositis	Piel y músculo	Pérdida de peso, artralgias, debilidad de los músculos proximales, cansancio, eritema y fotosensibilidad	Corticoesteroides, azatioprina
Síndrome de Sjögren	Glándulas lagrimales y salivales	Ojos y boca secos, caries dentales	Agonistas muscarínicos Corticoesteroides
Enfermedad de Kawasaki	Arterias de calibre mediano en todo el cuerpo (vasculitis)	Fiebre, exantema, conjuntivitis, lengua dolorosa y tumefacta, linfadenopatía	Inmunoglobulinas, corticoesteroides
Colitis ulcerosa	Mucosa y submucosa del colon	Diarrea y hematoquecia	Sulfasalazina, corticoesteroides, azatioprina e inhibidores del TNF-α
Psoriasis	Piel	Lesiones de la piel y edematosas cubiertas de escamas blancas plateadas	Corticoesteroides tópicos[a] Inhibidores del TNF-α[b] Antagonista del receptor de interleucina-17 A[b] Antagonista de interleucina-23[b]
Psoriasis artrítica	Articulaciones	Artritis, artralgia (inflamación de la unión oligoarticular)	AINE[a], metotrexato[b], sulfasalazina, inhibidores del TNF-α[b]
Espondilitis anquilosante	Articulaciones del esqueleto axial y sacroilíacas	Dolor en la espalda y artritis de caderas y rodillas	AINE[c], inhibidores del TNF-α
Artritis reumatoide	Articulaciones	Dolor, tumefacción y rigidez de las articulaciones periféricas	Metotrexato[c] Inhibidores de TNF-α Inhibidores de Janus cinasa Anticuerpo citolítico dirigido a CD20 Antagonista del receptor de interleucina-1 Antagonista del receptor de interleucina-6 Modulador coestimulador selectivo de células T
Uveítis	Ojos	Pérdida de la agudeza visual con "moscas voladoras", dolor ocular con enrojecimiento	Corticoesteroides tópicos[c] Corticoesteroides sistémicos Inhibidores de TNF-α

[a]Enfermedad leve a moderada.
[b]Enfermedad moderada a grave.
[c]Terapia inicial.

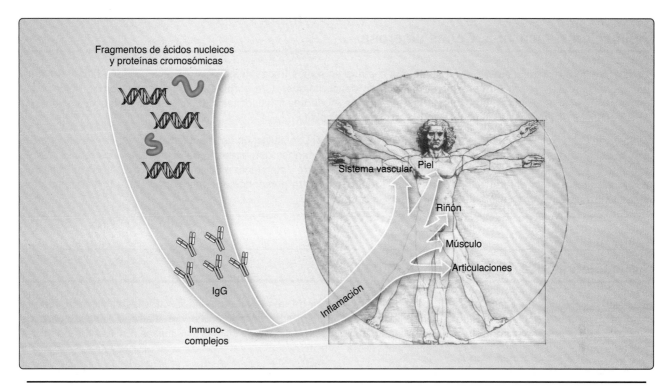

Figura 18-6
Lupus eritematoso sistémico. La enfermedad está asociada con los autoanticuerpos contra los fragmentos de ácidos nucleicos y proteínas cromosómicas, y produce inflamación sistémica (hipersensibilidad de tipo III) que afecta muchos órganos y tejidos del cuerpo.

Aplicación clínica 18-4. Espondilitis anquilosante

Un hombre de 35 años de edad, se presenta con dolor en la parte inferior de la espalda que persiste desde hace más de tres meses. El dolor se manifiesta sobre todo en el hueso sacro y el área de la nalga; en ocasiones, se irradia por las piernas. A veces este padecimiento despierta al paciente durante la noche, y por la mañana el sujeto siente que su espalda está rígida. La exploración física detecta pérdida moderada de la flexión lateral de la columna lumbar. Los análisis muestran aumento de la velocidad de sedimentación globular y leucocitosis. El factor reumatoide es negativo. La tipificación de los antígenos leucocíticos muestra HLA-B27. La radiografía de la columna evidencia erosiones óseas subcondrales leves en el lado ilíaco y calcificación y osificación en la zona sacra.

Este individuo tiene síntomas y signos compatibles con **espondilitis anquilosante**. La fisiopatología de este trastorno es provocada por inflamación asociada con infiltración celular de linfocitos, células plasmáticas y leucocitos en las articulaciones afectadas, en particular las sacroilíacas y las facetarias de la columna vertebral, además de las partes blandas paravertebrales. La etiología se desconoce, pero de 90 a 95% de los pacientes expresan el antígeno leucocítico HLA-B27 y por lo general tienen antecedentes familiares de la enfermedad.

Los tratamientos iniciales para esta persona son un programa de ejercicios de por vida y analgésicos tipo AINE. Existen otros antiinflamatorios que pueden producir beneficio clínico (tabla 18-1). A medida que la enfermedad progresa, puede estar indicada la cirugía de la columna vertebral y de la cadera.

Aplicación clínica 18-5. Colitis ulcerosa

Un hombre de 30 años de edad sufre durante una semana episodios frecuentes de diarrea sanguinolenta, dolor abdominal, urgencia fecal y febrícula. La exploración física evidencia temperatura corporal de 38 °C, taquicardia, dolor abdominal y heces sanguinolentas. Los análisis revelan anemia moderada y leucocitosis. La colonoscopia muestra abscesos en las criptas e inflamación superficial desde el recto hasta el colon.

El paciente tiene signos y síntomas que indican **colitis ulcerosa**. Los hallazgos de la colonoscopia confirman el diagnóstico, aunque se desconoce la etiología de la colitis ulcerosa. Es curioso que el riesgo de sufrir colitis ulcerosa se asocie con individuos no fumadores y antiguos fumadores. Las opciones de tratamiento médico para este trastorno son similares a las indicadas para la enfermedad de Crohn en la tabla 18-1. Para personas con enfermedad grave y resistente a los tratamientos médicos, probablemente está indicada la cirugía.

Aplicación clínica 18-6. Enfermedad de Crohn

Un joven de 16 años de edad padece dolor abdominal y diarrea de tres años de evolución. En fecha reciente, reporta pérdida ponderal de 6.8 kg. Describe el dolor abdominal como intermitente y tipo cólico, con diarrea ocasional; pero los síntomas han ocurrido con mayor frecuencia y se han vuelto más graves en los últimos seis meses. En la actualidad tiene cerca de ocho episodios de diarrea no sanguinolenta al día.

La exploración física revela temperatura de 37.8 °C, abdomen blando a la palpación y fuga de heces que contienen moco del periné.

Las pruebas de laboratorio indican anemia leve y cifras elevadas de proteína C reactiva. La exploración colonoscópica revela zonas de úlceras colónicas con inflamación extensa del íleon terminal.

Los signos y síntomas de este paciente sugieren **enfermedad de Crohn**. Los cambios inflamatorios mucosos característicos en las biopsias endoscópicas ayudan a confirmar el diagnóstico. La enfermedad de Crohn tiene numerosas similitudes con la colitis ulcerativa, ya que ambas se clasifican como enfermedades inflamatorias intestinales. Sin embargo, la enfermedad de Crohn puede afectar cualquier parte del sistema gastrointestinal y tiene distribución discontinua entre las áreas de inflamación. La causa se desconoce, pero parece que el factor de riesgo más significativo es el antecedente familiar de la afección.

Las opciones de tratamiento médico se listan en la tabla 18-1. La cirugía se utiliza con frecuencia para manejar las complicaciones que ocurren con la enfermedad de Crohn grave.

Aplicación clínica 18-7. Lupus eritematoso sistémico

Una mujer de 25 años de edad presenta un eritema en forma de mariposa en las mejillas y dolor articular moderado. La exploración física muestra temperatura de 38 °C y eritema permanente en las mejillas. Además, tiene flacidez leve e hinchazón en las articulaciones de las dos manos. Los análisis de laboratorio muestran anemia moderada, leucocitosis y anticuerpos antinucleares y contra el ADN bicatenario.

Esta paciente muestra signos y síntomas compatibles con **lupus eritematoso sistémico**, una enfermedad asociada con los autoanticuerpos contra fragmentos de ácidos nucleicos y proteínas cromosómicas, lo que produce inflamación que afecta muchos órganos y tejidos del cuerpo.

Para el diagnóstico definitivo, la paciente debe mostrar en cualquier momento cuatro de los criterios siguientes: eritema malar (eritema en mariposa que aparece en la cara), lesiones discoides en la piel, fotosensibilidad, úlceras orales, artritis no erosiva, serositis, alteraciones renales, trastornos neurológicos, alteraciones sanguíneas, alteraciones inmunitarias y anticuerpos antinucleares. Las opciones del tratamiento médico del lupus eritematoso sistémico se muestran en la tabla 18-1.

Aplicación clínica 18-8. Alopecia areata

Una mujer de 21 años de edad se presenta por pérdida de cabello. Informa que hace poco se cortó el cabello y la estilista notó una pequeña zona de alopecia en la parte superior de su cabeza; también tiene hendiduras en la superficie de sus uñas. No ha notado otros síntomas y no toma medicamento alguno.

La exploración física delata un área redonda aislada de 2 cm de pérdida de cabello en su cuero cabelludo y numerosas hendiduras en la superficie de sus uñas.

Se establece el diagnóstico de alopecia areata con hendiduras ungueales. La alopecia areata es una enfermedad autoinmune caracterizada por pérdida no cicatrizante del cabello y se relaciona con anomalías ungueales.

Los pacientes con alopecia areata quizá requieran valoración para otras afecciones, que incluyen enfermedad tiroidea y lupus eritematoso sistémico.

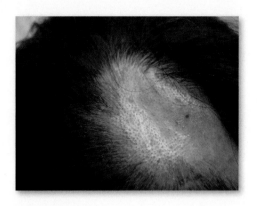

Alopecia areata.

Aplicación clínica 18-9. Dermatitis atópica (eccema)

Una mujer de 26 años de edad se presenta con placas eritematosas, pruriginosas y descarnadas en sus brazos, de un mes de evolución. Ha tenido piel seca durante muchos años, pero los emolientes usuales ya no le funcionan. El prurito persistente afecta su sueño de manera significativa.

En la exploración física se observan lesiones descamativas eritematosas con escoriaciones en la región superior de los brazos.

Esta persona tiene signos y síntomas consistentes con **dermatitis atópica (eccema)**, una enfermedad inflamatoria cutánea crónica que ocurre con mayor frecuencia en lactantes y niños, pero que también puede afectar a adultos. De manera típica, el diagnóstico es clínico basado en los hallazgos de dermatitis pruriginosa y se respalda por los antecedentes personales o familiares de atopia (consistentes en la tríada de eccema, asma y rinitis alérgica).

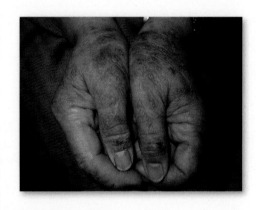

Dermatitis atópica.

La causa exacta aún se encuentra bajo investigación activa, pero se piensa que la producción inapropiada de IgE y la disfunción de IgE son mediadores clave en la patogenia de la dermatitis atópica. El tratamiento inicial para la enfermedad leve a moderada incluye emolientes tópicos y corticoesteroides. Los pacientes con enfermedad grave pueden requerir inmunosupresores más potentes.

IV. TRATAMIENTOS QUE ALTERAN LA RESPUESTA INMUNE

En ocasiones, algunos tratamientos se usan para modificar la respuesta inmune mediante la prevención, el bloqueo de dicha respuesta antes de que se inicie o el direccionamiento hacia una reacción menos dañina. Por otro lado, el tratamiento de los síntomas alérgicos o de las respuestas graves y potencialmente mortales, como la anafilaxia, es un ejemplo del redireccionamiento de la respuesta inmune para producir efectos menos nocivos, lo que supone un beneficio.

A. Medidas preventivas

Una vez que inicia la respuesta inmune es difícil suprimir totalmente su efecto. Un método o enfoque más eficaz consiste en utilizar medidas terapéuticas antes de que se desarrolle la respuesta inmune, aunque esto requiere que esa respuesta inmune adversa sea inminente. El tratamiento con antibióticos es un ejemplo de medida preventiva.

1. **Tratamiento antibiótico.** En algunas ocasiones, los antibióticos se administran para prevenir una infección bacteriana y limitar el desarrollo de respuestas inmunes adaptativas con potencial dañino. Así, por ejemplo, además de causar cardiopatía estructural, la fiebre reumática cardiaca era la causa de muerte más frecuente en niños antes de 1960; con el desarrollo del tratamiento preventivo con antibióticos, la incidencia de esta enfermedad disminuyó de forma significativa. La fiebre reumática se asocia con una infección previa de estreptococos del grupo A, como por ejemplo una faringitis aguda. La fiebre reumática es, en general, una enfermedad autolimitada. En la mayoría de pacientes los síntomas desaparecen al cabo de unos cuantos días, aunque algunos desarrollan complicaciones que llevan a la producción de anticuerpos autorreactivos que provocan fiebre reumática aguda autoinmune, enfermedad que puede desembocar en cardiopatía reumática. La inflamación del corazón y, en específico, las vegetaciones valvulares y la regurgitación de la válvula mitral son causas de morbilidad a largo plazo; además, las articulaciones, el sistema nervioso central, la piel y los tejidos subcutáneos llegan a verse afectados. La fiebre reumática se produce porque hay reactividad cruzada entre la pared del estreptococo y los tejidos cardiacos. El uso de penicilina u otros antibióticos disminuye la probabilidad de que se induzca una cantidad suficiente de anticuerpos y de que ocurra una cardiopatía.

B. Modificación del curso de la enfermedad

Al minimizar el curso de la enfermedad, las medidas terapéuticas son beneficiosas. La administración sistémica de citocinas se usa en la clínica para modificar el curso de diversas enfermedades. La inmunoterapia con alérgeno administrada a pacientes con enfermedades alérgicas es una forma de redirigir la respuesta inmune para que tenga menos efectos dañinos.

1. **Citocinas.** Estas proteínas actúan como mensajeros entre las células y afectan sus funciones. La administración sistémica de citocinas sirve en la clínica para modificar el curso de muchas enfermedades, entre ellas el cáncer. Los estudios de investigación clínica apoyan el uso de los IFN para el tratamiento de algunos tumores malignos así como de otras enfermedades. El IFN-α se aplica para tratar tumores como la leucemia mieloide crónica, el sarcoma de Kaposi, la tricoleucemia y las hepatitis B y C. El IFN-β se usa para tratar el tipo de esclerosis múltiple con recaídas y el IFN-γ para tratar la EGC. Además, el IFN-γ sirve para tratar la dermatitis atópica grave (mediada por IgE). El IFN-γ disminuye la producción de IL-4 y el desarrollo de respuestas IgE. A pesar de que los IFN ofrecen beneficios terapéuticos, también tienen efectos secundarios sistémicos; los más comunes son síntomas que se asemejan a una infección gripal.

El VIH, el virus que provoca el sida, destruye los linfocitos T CD4$^+$ y reduce el número de monocitos y macrófagos. El número de linfocitos T CD8$^+$ también se ve reducido. En los países desarrollados, las muertes por infección por el VIH disminuyeron de forma drástica gracias al **tratamiento antirretrovírico de gran actividad (TARGA)**. Sin embargo, aunque con este tratamiento disminuye la carga vírica, el virus no es eliminado.

2. **Inmunoterapia con alérgeno.** Se basa en la administración por vía subcutánea de un extracto acuoso del alérgeno. El paciente recibe el tratamiento varias veces durante semanas o meses, con aumento gradual de la dosis. Una estrategia alternativa es la inmunoterapia sublingual. El objetivo de la inmunoterapia con alérgeno es reducir la respuesta que desencadena el alérgeno, reducir la respuesta inflamatoria y prevenir el desarrollo de cronicidad de la enfermedad. Con la inmunización repetida, la producción de anticuerpos se redirige: pasa de ser predominantemente de tipo IgE a ser de tipo IgG. Los anticuerpos IgG se unen y eliminan el alérgeno antes de que pueda interaccionar con los anticuerpos IgE que están unidos a la superficie de los mastocitos. Dicho tratamiento está indicado para personas con rinitis alérgica, asma alérgica o hipersensibilidad a las picaduras de insectos. Estos pacientes tienen síntomas que no se controlan solo evitando la exposición a un alérgeno, o la terapia farmacológica para ellos no ha demostrado eficacia. La inmunoterapia alérgica, por lo general, es segura, sin embargo, es factible que se desarrolle una reacción adversa muy grave, que es la anafilaxia. Todos los sujetos que reciben inmunoterapia deben quedar en observación como mínimo durante 30 minutos después de recibir la inyección y debe haber tratamientos de urgencia disponibles por si fueran necesarios (p. ej., antihistamínicos y epinefrina).

Resumen del capítulo

- Los **adyuvantes** administrados con las vacunas pueden aumentar de forma indirecta el efecto de las vacunas, al atraer las células presentadoras de antígeno y aumentar la expresión de las moléculas coestimuladoras.

- Las citocinas afectan la inducción e intensidad de la proliferación celular, además de la diferenciación, activación celular, inflamación y reparación de los tejidos.

- La administración de inmunoglobulinas exógenas (inmunoglobulina humana o IgH) puede ser un tratamiento eficaz para las personas con deficiencias generalizadas de anticuerpos.

- Los glucocorticoides son hormonas esteroideas antiinflamatorias que se unen a los receptores de glucocorticoides citosólicos, formando complejos que pueden entrar en el núcleo y alterar la transcripción de determinados grupos de genes. Se usan para tratar la enfermedad inflamatoria intestinal, el lupus eritematoso sistémico, la anemia hemolítica autoinmune, la púrpura trombocitopénica idiopática y la artritis reumatoide.

- Los AINE reducen la inflamación mediante la inhibición de la síntesis de las prostaglandinas y del tromboxano a través de la inactivación de la ciclooxigenasa (sintasa de la prostaglandina).

- La artritis reumatoide es una enfermedad crónica multisistémica, inflamatoria y autoinmune que afecta la membrana sinovial y los cartílagos de las pequeñas y grandes articulaciones, además de otros órganos. Algunos tratamientos para esta enfermedad son el uso de glucocorticoesteroides, los FARME, los inhibidores del TNF-α, los inhibidores del receptor para la IL-1 y los inmunomoduladores.

- El asma bronquial es una enfermedad frecuente que implica inflamación crónica de las vías respiratorias. En la patogenia del asma se incluyen células inflamatorias, como los mastocitos, neutrófilos, eosinófilos y linfocitos CD4$^+$Th2.

- La ciclosporina inhibe la calcineurina, lo que provoca supresión de la producción de IL-2. El tacrolimús tiene un mecanismo de acción similar al de la ciclosporina, ya que inhibe selectivamente la calcineurina y suprime la síntesis y secreción de IL-2. El sirolimús detiene la respuesta mediante el bloqueo de las señales del receptor para la IL-2 y la inhibición de la síntesis proteínica.

Preguntas de estudio

18.1 ¿Cuál de los siguientes objetivos describe el uso común de un adyuvante?

A. Disminuir la expansión de los clones de linfocitos B y la síntesis de anticuerpos.

B. Aumentar el efecto de una vacuna.

C. Superar las deficiencias de anticuerpos.

D. Inhibir la traducción de los genes que codifican numerosas citocinas.

E. Tratar enfermedades inflamatorias, entre ellas las enfermedades autoinmunes.

La respuesta correcta es B. Los adyuvantes se usan con frecuencia para aumentar el efecto de las vacunas. Los adyuvantes se proporcionan junto a un tratamiento primario para estimular de forma no específica las respuestas inmunes, directa o indirectamente. Las deficiencias en la producción de anticuerpos se tratan a veces con inmunoglobulinas humanas (IgH). Los medicamentos antiinflamatorios, como los glucocorticoesteroides, pueden disminuir la expansión clonal de los linfocitos B y la síntesis de los anticuerpos, además de inhibir la traducción de genes de las citocinas. Los glucocorticoesteroides también se usan para tratar las enfermedades inflamatorias.

18.2 A un paciente se le trata con inmunoglobulinas humanas (IgH). ¿Cuál de las siguientes enfermedades requiere este tipo de tratamiento?

A. Agammaglobulinemia.

B. Alergia.

C. Artritis reumatoide.

D. Cáncer superficial de vejiga.

E. Lupus eritematoso sistémico.

La respuesta correcta es A. Las IgH se usan para tratar la agammaglobulinemia, una deficiencia generalizada de anticuerpos. Ya que se trata principalmente de IgG, las IgH que se obtienen de mezclas de sueros humanos inmunes pueden proporcionar reactividad contra un amplio espectro de epítopos. Los medicamentos antiinflamatorios, como los glucocorticoesteroides, se suelen usar para tratar las enfermedades alérgicas y la artritis reumatoide. El cáncer superficial de vejiga a veces se trata con la administración directa del adyuvante del bacilo de Calmette-Guérin (BCG). Las IgH no tienen propiedades antivíricas. Los interferones de tipo I se utilizan para aumentar las respuestas inmunes en pacientes con hepatitis víricas B o C.

18.3 Los glucocorticoides ejercen sus efectos inmunosupresores a través de:

A. La unión a receptores intracelulares y modulación de la transcripción génica.

B. La inhibición de la capacidad de agregación de las plaquetas.

C. La inhibición de la ciclooxigenasa y de la producción de tromboxano.

D. La estimulación de la producción de IL-2 y proliferación de linfocitos T.

E. El aumento de los receptores para las citocinas en la superficie celular.

La respuesta correcta es A. Los glucocorticoides se unen a los receptores intracelulares localizados en el citosol e influyen (inducen o inhiben) en la transcripción de los genes diana. Los AINE inhiben la ciclooxigenasa y, por tanto, inhiben la producción de prostaglandinas, lo que da como resultado la reducción del edema, de la infiltración leucocítica, del dolor y la fiebre. El ácido acetilsalicílico, un AINE, bloquea la agregación plaquetaria a través de la inhibición irreversible de la enzima ciclooxigenasa y de la reducción de la producción de tromboxano A2 en las plaquetas. Los glucocorticoides son inmunosupresores e inhiben la producción de IL-2 y la proliferación de los linfocitos T en lugar de estimularla. Al ser inmunosupresores, los glucocorticoides no facilitan la respuesta a las citocinas mediante el aumento de sus receptores.

18.4 Una niña de 12 años de edad con antecedente de respuestas mediadas por IgE a varios alérgenos comunes padece asma aguda bronquial. ¿Cuál de los siguientes tratamientos se utilizará probablemente en primer lugar?

A. Un agonista del receptor adrenérgico β_2 inhalado.

B. Adyuvantes inyectados.

C. Ácido acetilsalicílico administrado por vía oral.

D. Citocinas inyectadas por vía subcutánea.

E. Antihistamínicos administrados de forma sistémica.

La respuesta correcta es A. Los agonistas del receptor adrenérgico β_2 (como el salbutamol) inhalados se utilizan primero para tratar el asma aguda. Los adyuvantes se usan para aumentar la respuesta inmune, lo que no es un objetivo en el tratamiento del asma aguda, ya que ésta puede ser el resultado de una alergia. Los AINE, como el ácido acetilsalicílico, tienen propiedades antiinflamatorias, pero no actúan con tanta rapidez como los agonistas de los receptores adrenérgicos β_2. Las citocinas no reducen un proceso inflamatorio mediado por la inmunidad, como el asma aguda. La administración sistémica de corticoesteroides es útil para el tratamiento de la inflamación crónica.

18.5 Un niño de seis años de edad padece fiebre, taqui-cardia, inyección conjuntival bilateral, labios fisurados, "lengua de fresa" rojo brillante y exantema maculopapular en el tronco y extremidades. ¿Cuál de los siguientes tratamientos es más apropiado para la enfermedad más probable en este paciente?

A. Antibióticos.

B. Anticuerpo citolítico contra CD20.

C. Inmunoglobulina humana.

D. AINE.

E. Inhibidor de TNF-α.

La respuesta correcta es C. Este paciente tiene signos y síntomas consistentes con enfermedad de Kawasaki, una vasculitis predominante en la infancia temprana que afecta las arterias de mediano calibre del organismo. Las complicaciones de esta afección incluyen aneurismas coronarios, infarto miocárdico agudo, miocardiopatías y muerte súbita. La causa de la enfermedad de Kawasaki aún se desconoce, aunque se ha propuesto la hipótesis de la contribución potencial de un agente infeccioso, y se ha demostrado que el uso de inmunoglobulina humana es beneficioso.

18.6 Tras un trasplante de médula ósea, ¿cuál de los siguientes tratamientos es más indicado para inhibir la inmunidad mediada por los linfocitos T y el desarrollo de respuestas de injerto contra el anfitrión?

A. Adyuvantes.

B. Ácido acetilsalicílico.

C. Corticoesteroides.

D. Ciclosporina.

E. Citocinas.

La respuesta correcta es D. La ciclosporina es un inhibidor específico de la inmunidad mediada por linfocitos T y es un agente inmunosupresor con eficacia probada en el tratamiento de la enfermedad del injerto contra el anfitrión tras el trasplante de médula ósea. Los adyuvantes aumentan la respuesta inmune. El ácido acetilsalicílico y los corticoesteroides son antiinflamatorios de amplio espectro. Las citocinas son mediadores del sistema inmune que a veces se utilizan para aumentar la inmunidad, por ejemplo, contra los tumores.

18.7 Una mujer de 30 años de edad refiere entumecimiento, debilidad y dolor en ambas piernas y brazos. Hace poco tuvo fiebre, conjuntivitis y exantema. Los estudios de conducción nerviosa revelan neuropatía grave. La prueba de punción lumbar releva cifras altas de proteína en el líquido cefalorraquídeo. Estos hallazgos apoyan el diagnóstico siguiente:

A. Síndrome de Guillain-Barré.

B. Miastenia grave.

C. Artritis psoriásica.

D. Artritis reumatoide.

E. Lupus eritematoso sistémico.

La respuesta correcta es A. los síntomas clínicos y las pruebas diagnósticas son consistentes con síndrome de Guillain-Barré, una enfermedad autoinmune rara que afecta las células nerviosas periféricas. Los síntomas clínicos incluyen debilidad progresiva de brazos y piernas, reflejos disminuidos o ausentes en las extremidades débiles y, en casos peores, parálisis. Numerosos pacientes tienen infecciones virales o bacterianas previas al desarrollo de los síntomas.

Inmunidad antitumoral

I. GENERALIDADES

Normalmente existe un equilibrio entre la proliferación y la muerte celular, por lo que en cada tejido se mantiene estable el número de células. De vez en cuando, sin embargo, algunas células no responden a los mecanismos que controlan la división y la destrucción. Éstas son las células tumorales. El cambio de una célula normal a célula cancerosa requiere varias etapas de transformación. Las células tumorales transformadas expresan antígenos característicos en la superficie celular y esos antígenos, a menudo, inician una respuesta inmune. Los planteamientos terapéuticos que intentan explotar la respuesta inmune contra los tumores siguen en investigación. Sin embargo, los tumores también escapan del reconocimiento del sistema inmune y, a veces, su crecimiento parece estimulado por mediadores inmunitarios producidos contra dicho tumor.

II. CÁNCER

Un **tumor**, o una **neoplasia**, es un grupo de descendientes clonales de una célula cuyo crecimiento dejó de estar regulado. Cuando un tumor continúa creciendo e invadiendo el tejido sano se considera que se trata de un **cáncer**.

A. Terminología y definiciones

Los tumores **malignos** se distinguen de los **benignos** por su crecimiento progresivo y su capacidad de invadir. La **metástasis** es una característica de muchos tumores malignos (cáncer). Las células metastásicas se separan del tumor principal, invaden los vasos sanguíneos y linfáticos, y viajan a otros tejidos, donde continúan creciendo e invadiendo. De esta forma, los tumores que están en un sitio pueden dar lugar al crecimiento de tumores secundarios en otros puntos del cuerpo (figura 19-1).

La clasificación de los tumores se basa en el origen embrionario del tejido del cual derivan las células malignas. Los **carcinomas** se desarrollan a partir de los tejidos endodérmicos o ectodérmicos (p. ej., piel y glándulas) y constituyen la mayoría de los tumores malignos, entre ellos los cánceres de mama, colon y pulmón. Los **sarcomas** se desarrollan a partir del hueso y del cartílago, y tienen incidencia muy inferior a la de los carcinomas. Las **leucemias** surgen de células malignas del linaje hematopoyético que proliferan como células individuales, mientras que los **linfomas** aparecen a partir de las células hematopoyéticas malignas pero crecen como tumores sólidos.

B. Transformación maligna

Los experimentos con células en cultivo permiten a los investigadores vigilar el desarrollo de los tumores. Las células infectadas con ciertos virus (p. ej., SV40 o virus del sarcoma de Rous), irradiadas (luz ultra-

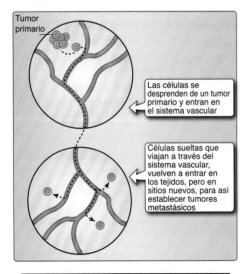

Figura 19-1
Metástasis. Las células tumorales se pueden desprender del tumor primario y viajar a través de los vasos para establecer tumores metastásicos en otros sitios.

Las células se desprenden de un tumor primario y entran en el sistema vascular

Células sueltas que viajan a través del sistema vascular, vuelven a entrar en los tejidos, pero en sitios nuevos, para así establecer tumores metastásicos

Tumor primario

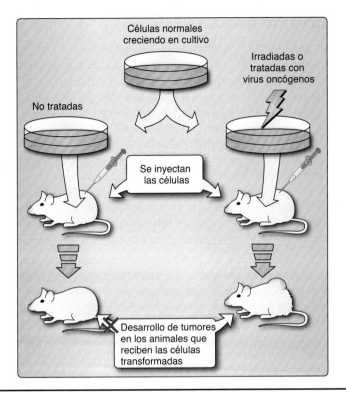

Figura 19-2
Transformación maligna. La transfección o irradiación de las células
normales en cultivo las modifica de tal forma que serán capaces de
inducir la formación de tumores cuando sean inyectadas en animales de
experimentación.

violeta o radiaciones ionizantes) o tratadas con ciertos productos químicos que modifican el ADN, muestran alteraciones del crecimiento
y, a menudo, inducen tumores cuando se inyectan en los animales
(figura 19-2); estas células transformadas pueden crecer en cultivo de
forma casi ilimitada. En algunos casos, cuando los retrovirus (virus
de ARN) inducen dichos cambios de proliferación en las células, el
proceso está relacionado con la presencia de **oncogenes** (genes productores de cáncer) del virus. El cambio de una célula normal a célula
tumoral se conoce como **transformación maligna**.[1] El proceso de
transformación maligna requiere al menos dos fases distintas: la primera es el **inicio**, que cambia el genoma de la célula; la segunda es la
promoción, que da como resultado la división celular.

C. Tumores del sistema inmune

Los **linfomas** y las **leucemias** son los tumores del sistema inmune. Los
linfomas son tumores sólidos de tejidos linfáticos como la médula ósea
y los ganglios linfáticos. Los linfomas de Hodgkin y no hodgkinianos son
algunos ejemplos. Las leucemias consisten en células individuales dispersas que derivan de la médula ósea y pueden ser de linaje linfocítico
o mielocítico. Las leucemias agudas tienen origen en células menos maduras y se encuentran en niños y adultos. Las leucemias crónicas son
tumores de células más maduras que se desarrollan con lentitud y solo
se observan en los adultos.

[1] Para más información sobre la transformación maligna, vea *LIR. Biología
molecular y celular*, 2a ed., Capítulo 22, Crecimiento celular anormal.

D. Oncogenes y proliferación celular

En algunos casos, la transformación maligna inducida por retrovirus (o virus de ARN) se relaciona con la presencia de genes cancerígenos llamados **oncogenes** en los retrovirus. El oncogén vírico *Src* (v-*Src*), del virus del sarcoma de Rous, es un ejemplo de este tipo de genes. La inserción de este virus en un cultivo de células normales provoca la transformación maligna. Los oncogenes víricos tienen homólogos en las células normales, denominados protooncogenes celulares (p. ej., c-Src es el protooncogén celular para v-Src). Se piensa que los oncogenes víricos evolucionaron de protooncogenes celulares capturados por retrovirus durante el proceso de la integración vírica en y la escisión del genoma celular. La conversión de un protooncogén en un oncogén promotor de cáncer también puede ocurrir por efecto de mutaciones génicas activadoras o su expresión desregulada.

1. **Estimuladores de la proliferación celular.** Son los oncogenes que funcionan como estimuladores de la división celular, como los que codifican los factores de crecimiento y sus correspondientes receptores. Los oncogenes también pueden codificar las proteínas implicadas en las vías transmisoras de señales, en particular la fosforilación a través de tirosinacinasas, y las que funcionan como factores de transcripción. El aumento de la actividad de las proteínas codificadas por los oncogenes en esta categoría puede dar como resultado la proliferación celular descontrolada. Algunos ejemplos son *sis,* que codifica una cadena del factor de crecimiento derivado de plaquetas, y *erb-b,* que codifica el receptor para el factor de crecimiento epidérmico (tabla 19-1). *Src* y *Abl,* en sus formas protooncógenas (celulares), codifican las tirosina-cinasas que regulan la división celular. En sus formas oncógenas, la función reguladora de estas proteínas se ha perdido y las células afectadas proliferan sin control. *Ras* codifica una proteína que se

Tabla 19-1. Oncogenes

Clasificación	Gen	Función
Estimuladores de la división celular	*Abl*	Tirosina cinasa
	erb-b	Receptor para el factor epidérmico
	Fms	Receptor para el factor estimulador de colonias
	fos	Componente de un factor de transcripción
	Jun	Componente de un factor de transcripción
	Myc	Proteína de unión al ADN
	Ras	Proteína de unión al GTP
	Sis	Forma alterada del factor de crecimiento derivado de plaquetas
	Src	Tirosina cinasa
Inhibidores de la división celular: supresores de tumores	*NF1*	Supresor de la neurofibromatosis
	Rb	Supresor del retinoblastoma
	p53	Proteína nuclear que suprime el crecimiento tumoral
Reguladores de la apoptosis	*Bax*	Estimulador de la muerte celular programada
	Bcl-2	Inhibidor de la muerte celular programada

une a GTP. Cuando la forma oncógena de ras se mantiene activa se produce la estimulación continua de la división. Los oncogenes *fos, Jun* y *Myc* codifican los factores de transcripción.

2. **Genes supresores de tumores.** A veces llamados antioncogenes, son genes que codifican proteínas que inhiben la división celular. Cuando un supresor de tumores se inactiva a través de una mutación, pierde la capacidad de inhibir el crecimiento celular, lo que provoca proliferación celular incontrolada. En numerosas células tumorales humanas se han encontrado formas mutadas del supresor de tumores *p53*. La mutación del supresor de tumores *Rb* puede llevar al desarrollo de tumores de retina malignos en niños con retinoblastoma hereditario.

3. **Reguladores de la apoptosis.** Una tercera categoría de genes relacionados con el cáncer son aquellos que regulan la apoptosis. Algunos miembros de este grupo previenen la muerte celular programada (apoptosis),[2] mientras que otros la inducen. *Bcl-2*, un oncogén antiapoptósico descubierto en un linfoma folicular de linfocitos B, suele regular la supervivencia celular de ciertos linfocitos durante su desarrollo. Cuando *Bcl-2* se expresa de forma inadecuada, una célula que normalmente moriría por apoptosis, sobrevive y el resultado es la pérdida de la regulación de la proliferación celular. Una de las varias proteínas relacionadas con *Bcl-2* (prosupervivencia) es *Bax*, que es proapoptósica. La relación entre las proteínas *Bcl-2* y *Bax* en una célula determina que esta última sobreviva o inicie la muerte celular programada.

E. Antígenos tumorales

Las células tumorales expresan antígenos en su superficie que suelen ser dianas de la respuesta inmune. Muchos antígenos tumorales son péptidos celulares presentados por moléculas del complejo principal de histocompatibilidad (MHC, *major histocompatibility complex*) que estimulan la proliferación específica de antígeno de los linfocitos T (tabla 19-2). Algunas moléculas antigénicas en las células tumorales son formas variantes de proteínas normales resultantes de la mutación del gen que codifica dicha proteína. Otros antígenos normalmente solo se encuentran en las células en ciertos estadios del desarrollo o en líneas celulares, y son antigénicos cuando se expresan fuera de su contexto habitual. Existen otros antígenos tumorales que solo son moléculas que se encuentran en una concentración mayor de la normal en las células tumorales, mientras que algunas proteínas están codificadas por genes que solo se encuentran en los tumores.

1. **Antígenos específicos de tumores (TSA, *tumor-specific antigens*).** Estos antígenos no se encuentran en las células somáticas normales, sino que son el resultado de mutaciones de los genes y las proteínas alteradas resultantes que se expresan en las células tumorales. La identificación de los TSA en los tumores que aparecen de forma espontánea es difícil, tal vez porque la respuesta del sistema inmune suele eliminar las células que los expresan en cantidades suficientemente altas como para ser antigénicas. Sin embargo, los TSA se han identificado en tumores inducidos en cultivo mediante transformación vírica o tratamientos con químicos cancerígenos. Cuando se introducen en ratones

---

[2] Para más información sobre apoptosis, vea *LIR. Biología molecular y celular*, 2a ed., Capítulo 23, Muerte celular.

Tabla 19-2. Antígenos relacionados con tumores (TAA)

Antígeno	Expresión
HER2/*neu*	Expresión baja en el tejido epitelial normal y expresión alta en los tumores de mama
AFP	Suero de los fetos y pacientes con cáncer de hígado
CEA	Hígado fetal y suero de pacientes con cáncer colorrectal
BAGE	Melanoma/testículo normal
GAGE-1 y 2	Melanoma/testículo normal
MAGE-3	Melanoma/testículo normal
RAGE	Melanoma/testículo normal
P15	Amplia expresión
PRAME	Amplia expresión
SART-1	Amplia expresión

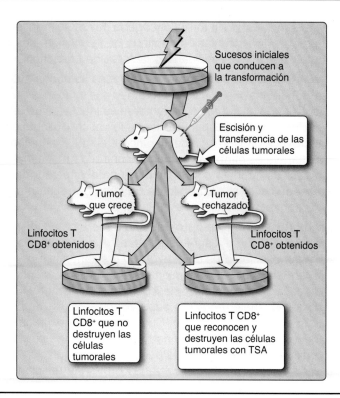

Figura 19-3
Identificación de TSA. Las células transformadas inyectadas en ratones
singénicos a veces inducen la formación de tumores, pero no siempre.
Cuando se genera una línea no oncógena (rechazo del tumor) y se obtienen
los linfocitos T citotóxicos CD8⁺ de ese animal, estos linfocitos reconocen las
células tumorales portadoras de TSA.

singénicos, estos antígenos inducen respuestas inmunitarias celulares que atacan las células tumorales (figura 19-3).

2. **Antígenos relacionados con tumores (TAA, *tumor-associated antigens*).** Estos antígenos no son exclusivos de las células
tumorales, sino que su expresión en esas células está alterada.
Por ejemplo, el antígeno tumoral puede localizarse en cantidades
excesivas o en un tipo celular donde normalmente no existe. Las
células del cáncer de mama humano suelen tener cantidades elevadas del receptor para el factor de crecimiento *HER2/neu*, que
se encuentra en concentraciones muy pequeñas en las células
normales pero se expresa en exceso en 20 a 30% de los tumores
de mama primarios. Los tumores positivos para HER2 son muy
malignos y tienen riesgo alto de recidiva (tabla 19-2). MAGE-1,
BAGE y GAGE-2 son ejemplos de antígenos oncofetales porque
se expresan en tumores y células normales fetales. Tras el estadio fetal del desarrollo, las células diferenciadas con normalidad
no expresan esos antígenos oncofetales, excepto las células germinales de los testículos. Sin embargo, los antígenos oncofetales también se expresan en los melanomas humanos, gliomas y
carcinomas de mama. Otro antígeno oncofetal, la α-fetoproteína,
se encuentra en las células del hígado del feto y en las células de
carcinoma hepático (y en el suero de los individuos con cáncer
de hígado). Otras células tumorales pueden expresar cantidades
superiores a las normales de moléculas específicas de tejido (p.
ej., MART-1 y gp75 se expresan en exceso en las células de melanoma), mientras que otros tipos de células tumorales expresan
formas aberrantes de estas moléculas. Un ejemplo es MUC-1,

una mucina glucosilada (que contiene carbohidratos) que está menos glucosilada en los tumores pancreáticos. La disminución de las concentraciones de glúcidos puede desvelar epítopos ocultos de MUC-1.

III. INMUNOVIGILANCIA

La teoría de la inmunovigilancia indica que, con frecuencia, las células del cáncer producidas por el cuerpo son eliminadas antes de que se multipliquen lo suficiente como para ser clínicamente detectables. Según esto, gracias al trabajo eficaz del sistema inmune que "patrulla" por todo el cuerpo y desarrolla respuestas contra las células anómalas, la mayoría de las células transformadas nunca llegan a ser auténticos tumores malignos (figura 19-4). Los datos que apoyan la teoría de la vigilancia

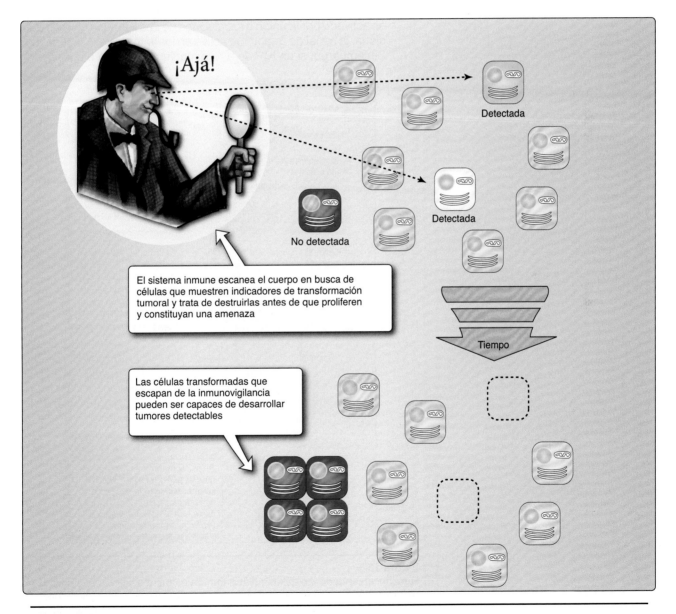

Figura 19-4
Inmunovigilancia. El sistema inmune "patrulla" en busca de células anómalas y, a menudo, bloquea el crecimiento celular antes de que aparezca el tumor. Solo las células malignas que escapan de la detección de la inmunovigilancia se convierten en tumores clínicos.

inmunitaria proceden de pacientes inmunosuprimidos y con inmunodeficiencias, en quienes la incidencia de tumores es mayor.

A. Innata

La primera línea de defensa inmunitaria contra los tumores viene de los componentes menos específicos de la respuesta inmunitaria, el sistema inmune innato. Estos mecanismos impiden la expansión de las enfermedades malignas y no son específicos de antígenos tumorales únicos, sino que reconocen muchas características de las células tumorales.

1. **Linfocitos citolíticos naturales NK** (*natural killers*). Tienen capacidad limitada para discriminar entre las células tumorales y las normales. Debemos recordar que éstos reconocen las dianas a través de los receptores activadores de muerte (KAR, *killer activating receptors*) y los receptores inhibidores de muerte (KIR, *killer inhibitory receptors*) (capítulo 5). Los KIR reconocen las moléculas humanas del MHC-I: HLA-B y HLA-C. Otro receptor inhibidor, el CD94, reconoce otras moléculas de clase I llamadas HLA-E. Cuando un KAR es activado por la unión a los glúcidos de sus ligandos en las células diana, la señal de "matar" se activa en los linfocitos NK (figura 19-5). Sin embargo, si un KIR se activa mediante la unión a sus ligandos

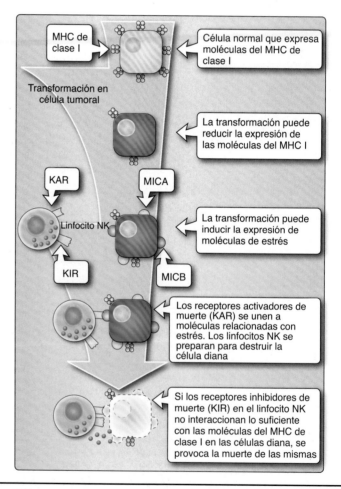

Figura 19-5
Reconocimiento de las células diana tumorales por los linfocitos citolíticos naturales (NK). Las células transformadas pueden tener pocas moléculas del MHC-I por célula y expresar moléculas de estrés que son reconocidas por los KAR en los linfocitos NK, lo que permite a estos últimos destruir la célula diana. La disminución de la expresión del MHC-I reduce la unión NK-KIR, permitiendo la destrucción de la célula diana. MHC, complejo principal de histocompatibilidad.

en la superficie de una célula diana, el linfocito NK recibe la señal de "no matar" y la célula diana sobrevive. La falta de interacción de los KIR da como resultado la inducción de la lisis de la célula diana por parte del linfocito NK. Cuando la expresión de las moléculas del MHC-I en la superficie celular es anormalmente baja, como es el caso de algunas células tumorales, quizá los KIR no reconozcan los ligandos en las células diana (malignas) y los linfocitos NK probablemente los destruyan. En algunos casos, los receptores para el Fc en los linfocitos NK pueden unirse a los anticuerpos presentes en las células tumorales (producidos como parte de la respuesta adaptativa contra las células tumorales), lo que lleva a citotoxicidad dependiente de anticuerpo.

2. **Macrófagos y citocinas.** En etapas tempranas del desarrollo tumoral, los macrófagos cerca de los tumores secretan citocinas con actividad antitumoral (figura 19-6). Los interferones (IFN) son un grupo de citocinas con actividad antitumoral. Está demostrado que los IFN-α, IFN-β e IFN-γ aumentan la expresión del MHC clase I en las células tumorales (las cuales, a menudo, disminuyen la expresión del MHC clase I para evadir la respuesta inmune). El aumento de la expresión del MHC clase I, que tiene el potencial de limitar la aniquilación por los linfocitos NK, puede incrementar la sensibilidad de las células tumorales a los linfocitos T citotóxicos. Asimismo, el IFN-γ puede inhibir directamente la proliferación de las células tumorales.

B. Adaptativa

Mientras las células inmunes innatas responden a las señales inducidas por estrés y cambios de la expresión de MHC, la respuesta inmune adaptativa reconoce los antígenos tumorales que se expresan por las células cancerosas. Los linfocitos B son capaces de reconocer TSA en la superficie de las células tumorales para inducir numerosas estrategias para su ataque. En tanto la destrucción mediada por anticuerpos de las células tumorales puede no ser tan crítica como la de los linfocitos T para promover las respuestas antitumorales (véase el texto siguiente), la opsonización de las células tumorales con anticuerpos específicos contra TSA provoca la activación de la cascada clásica del complemento para formar el complejo de ataque a la membrana y lisar la célula tumoral. Además, como ya se mencionó, los anticuerpos específicos contra tumores pueden opsonizar las células tumorales que provocan el reconocimiento por las células que expresan FcγR para inducir citotoxicidad dependiente de anticuerpos.

Inclusive, los linfocitos T CD4$^+$ son críticos para promover la respuesta antitumoral. Esta declaración está respaldada en parte por la incidencia significativa de cáncer en pacientes con VIH que pierden la inmunidad mediada por células. Los linfocitos T específicos para TSA que promueven la respuesta antitumoral son del fenotipo Th1; estos linfocitos Th1 producen tanto IL-2 como IFN-γ, que ayuda a activar las células NK y las células T CD8$^+$ específicas para TSA. Las mutaciones en las células tumorales provocan la formación de nuevos autopéptidos que no se "consideran propios" porque las mutaciones son específicas para el tumor y no se expresan en el resto del organismo. Por tanto, los linfocitos T CD8$^+$ que son específicos para estos péptidos alterados son capaces de reconocer células tumorales y destruirlas mediante apoptosis mediada por perforinas y granzimas, así como mediante interacciones FasL:Fas (figura 19-7).

IV. EVASIÓN DE LA RESPUESTA INMUNE

Aunque tanto la respuesta inmune innata como la adaptativa se activan por la presencia de células malignas, con frecuencia las células tumorales escapan del sistema inmune y producen tumores y enfermedades

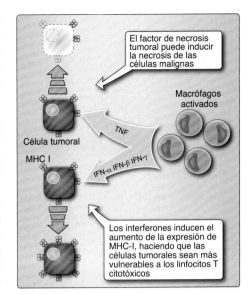

El factor de necrosis tumoral puede inducir la necrosis de las células malignas

Macrófagos activados

Célula tumoral

MHC I

TNF

IFN-α IFN-β IFN-γ

Los interferones inducen el aumento de la expresión de MHC-I, haciendo que las células tumorales sean más vulnerables a los linfocitos T citotóxicos

Figura 19-6
Actividad antitumoral de las citocinas. Los macrófagos activados liberan TNF-α y TNF-β, que inducen la necrosis de las células tumorales, y también liberan IFN-α, -β y -γ, que aumentan la expresión de las moléculas del MHC-I en la superficie de las células tumorales, lo que permite que pasen a ser las dianas de la destrucción por parte de los linfocitos T citotóxicos. MHC, complejo principal de histocompatibilidad

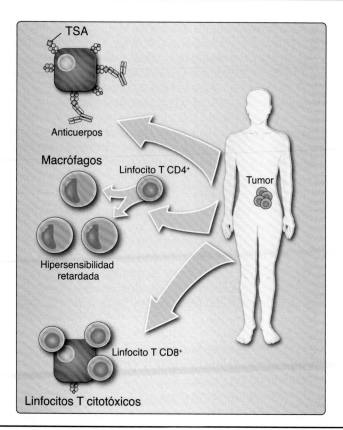

Figura 19-7
Respuestas de la inmunidad adaptativa contra las células tumorales. Tanto las respuestas humorales como las respuestas celulares se desarrollan contra las células tumorales. TSA, antígenos de histocompatibilidad específicos de tumor.

que pueden ser mortales. Desde hace largo tiempo se han encontrado células del sistema inmune dentro de los tumores; sin embargo, estos hallazgos se observaron después del establecimiento (y numerosas veces la transformación maligna) de los tumores. Al inicio, no se había apreciado el concepto de una coevolución del tumor y de la respuesta inmune durante el desarrollo tumoral. Ahora se comprende que a medida que las células cancerosas evaden la respuesta inmune inicial, el tumor y las células inmunes coevolucionan juntos para formar el microambiente tumoral (TME, *tumor microenvironment*). El TME consiste en células tumorales, células estromales y células inmunes, y se vuelve inmunosupresor para disminuir de modo continuo cualquier intento de erradicar el tumor por el sistema inmune. Los mecanismos a través de los cuales el TME se vuelve inmunosupresor no solo se deben a estrategias de evasión específicas por el tumor, sino también a las aberraciones resultantes de la respuesta inmune antitumoral.

A. Estrategias evasivas del tumor

Como ya se mencionó, los cambios oncogénicos encontrados en la célula tumoral pueden provocar la activación constitutiva de las vías de transducción de señales que modifican la expresión de los marcadores de superficie celular y factores solubles producidos por las células tumorales. Por ello, el tumor no solo influye sobre las células que son capaces de alcanzarlo, sino que además puede crear un TME que produce regulación descendente de la activación de las células inmunes y promueve el crecimiento tumoral. Este proceso mediante el cual el sistema inmune moldea el destino del tumor se denomina inmunoedición tumoral. Hay tres etapas de la inmunoedición: eliminación del tumor, equilibrio y escape. Se han identificado varios mecanismos que facilitan el escape de la respuesta inmune por las células tumorales.

Un mecanismo por el cual las células tumorales evaden la respuesta inmune en el TME son las cifras reducidas de moléculas de MHC clase I en las células tumorales. La transformación maligna puede dar como resultado la reducción o pérdida total de dichas moléculas en las células transformadas. Si las células tumorales expresan cantidades disminuidas de MHC clase I, la respuesta de los linfocitos NK contra éstas puede aumentar, mientras que la respuesta mediada por linfocitos T citotóxicos disminuye (figura 19-8).

Además, las células tumorales pueden evadir la respuesta inmune al disminuir la expresión de TSA. Está demostrado que las células tumorales disminuyen la expresión de TSA en presencia de anticuerpos dirigidos contra los antígenos tumorales. En un proceso conocido como modulación antigénica, los antígenos desaparecen durante un tiempo y vuelven a aparecer cuando el anticuerpo es eliminado. Las células que dejan de expresar el antígeno ya no son dianas de las otras respuestas inmunes adaptativas (figura 19-9).

Las células tumorales provocan regulación ascendente del ligando de muerte programada 1 (PD-L1, *programmed death-ligand 1*) y del ligando de muerte programada 2 (PD-2), que pueden interactuar con la proteína de muerte programada 1 (PD-1) al infiltrar linfocitos T para disminuir las respuestas de los linfocitos T específicos para TSA. Durante una respuesta inmune normal, la interacción PD-1:PD-L1/L2 tiene una función importante para contraer la respuesta inmune y promover el mantenimiento de la tolerancia periférica. Numerosos linfocitos activados específicos contra tumores (linfocitos T CD4+, linfocitos T CD8+ y linfocitos NK) expresan PD-1, mientras PD-L1 se encuentra en numerosos tipos tumorales. Por tanto, los linfocitos antitumorales activados llegan al sitio del tumor listos para realizar sus funciones efectoras, pero al interactuar con su objetivo (las células tumorales), la expresión de PD-L1 en el tumor interrumpe su activación.

Además, las mutaciones ocurridas durante la transformación tumoral pueden provocar la activación constitutiva de factores de transcripción que actúan como oncogenes. Algunos de estos factores de transcripción oncogénicos no solo promueven la progresión tumoral, sino además inducen la producción constitutiva de citocinas antiinflamatorias, como IL-10 y TGF-β. La producción de estas citocinas por los tumores crea un ambiente inmunosupresor que disminuye las respuestas específicas contra el tumor. Por ejemplo, TGF-β disminuye la presentación de antígenos por las células dendríticas dentro del tumor, el desarrollo de linfocitos Th1, y la actividad citolítica por los linfocitos T CD8+ y NK.

B. Evasión inmune tumoral causada por manipulación de las funciones de las células inmunes

El TGF-β producido por el tumor no solo aminora la respuesta específica contra el tumor, sino que además actúa sobre las células inmunes para perpetuar el entorno supresor dentro del TME. El TGF-β producido por las células tumorales promueve la diferenciación de T_{reg} y el fenotipo protumoral de los macrófagos relacionados con tumores (TAM, *tumor-associated macrophages*). T_{reg} y TAM producen más TGF-β para perpetuar el ambiente rico en TGF-β que reduce la respuesta inmune en el TME. Como ya se mencionó, es típico que los macrófagos limiten el desarrollo tumoral inicial mediante la producción de citocinas. Sin embargo, si un tumor supera con éxito al sistema inmune, estos macrófagos quedan bañados en TGF-β y

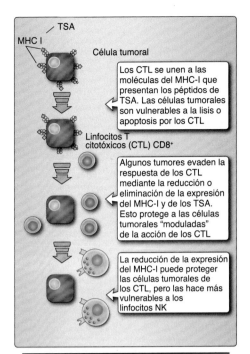

Figura 19-8
La disminución de la expresión del MHC-I puede alterar el reconocimiento por parte de los linfocitos T citotóxicos (CTL), pero aumenta el reconocimiento y la vulnerabilidad a los linfocitos citolíticos naturales (NK). MHC, complejo principal de histocompatibilidad; TSA, antígenos de histocompatibilidad específicos de tumor.

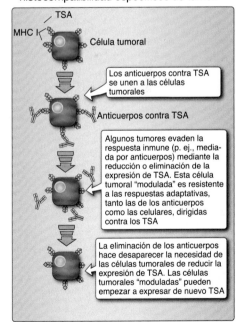

Figura 19-9
Modulación antigénica. Los anticuerpos contra los antígenos tumorales pueden provocar la inhibición de la expresión de los antígenos tumorales. MHC, complejo principal de histocompatibilidad; TSA, antígenos de histocompatibilidad específicos de tumor.

otras citocinas por parte del tumor, lo que da paso a la formación de TAM, que promueven la progresión tumoral. Los TAM producen factores angiogénicos y de crecimiento que promueven la expansión y supervivencia de los tumores. Además, generan enzimas que promueven la metástasis tumoral. Por último, los TAM producen citocinas antiinflamatorias adicionales que aminoran las respuestas inmunes y favorecen aún más el escape de las células tumorales del sistema inmune. Por todos estos factores, una cifra aumentada de TAM dentro del tumor corresponde a un peor pronóstico clínico.

Como ya se describió, las respuestas de los anticuerpos pueden ser benéficas en la activación del complemento y la citotoxicidad celular dependiente de anticuerpos (ADCC, *antibody-dependent cell cytotoxicity*) para aniquilar las células tumorales. No obstante, algunos estudios muestran que hay ocasiones en que los anticuerpos relacionados con tumores refuerzan el crecimiento tumoral. Se encontró que algunas de estas inmunoglobulinas se unen a receptores Fc específicos en las células inmunes y pueden ser inmunodepresoras. No obstante lo anterior, como se explica más adelante, el uso de anticuerpos monoclonales contra marcadores en la superficie de las células tumorales ha propiciado grandes avances en el tratamiento de numerosos tipos tumorales.

V. INMUNOTERAPIA DEL CÁNCER

A. Uso de anticuerpos monoclonales dirigidos contra las células tumorales

Un aspecto elegante de la respuesta inmune de los linfocitos B es la especificidad de las inmunoglobulinas para un epítopo específico. La especificidad de los anticuerpos monoclonales (mAb) se utiliza en clínica para atacar las células tumorales para su destrucción a través de múltiples mecanismos. Uno de los primeros mAb utilizados para tratar tumores es un mAb que se une al receptor *HER2/neu* e interrumpe el circuito de retroalimentación positiva que promueve la proliferación tumoral (Aplicación clínica 19-1). Además, un mAb radioterapéutico contra CD20 dirige la radiación solo hacia las células que expresan CD20, por tanto, este medicamento toma ventaja de la especificidad de los mAb para dirigir la radiactividad hacia la célula tumoral y limitar la toxicidad farmacológica general. Por último, los mAb específicos contra moléculas de superficie en las células tumorales pueden utilizarse para iniciar la aniquilación de las células tumorales por ADCC, opsonización y activación del complemento. Así, por ejemplo, un mAb antiCD20 diferente inicia la activación del complemento y ADCC contra linfomas de células B y provoca una reducción significativa de la carga del linfoma de células B. Debido al éxito de los mAb para tratar el cáncer, se realizan estudios clínicos sobre mAb adicionales para expandir los tipos de cáncer que pueden tratarse de esta manera.

B. Moléculas inmunomoduladoras para incrementar la respuesta inmune antitumoral inherente del individuo

Esta categoría de inmunoterapia está dominada por una clase de moléculas denominadas colectivamente **inhibidores de punto de control (*check-point*)**. Estos medicamentos bloquean las interacciones receptor:ligando que minimizan de modo inherente la actividad de los linfocitos T específicos para TSA. Como se describió en el capítulo 12, las interacciones CTLA-4:CD80/86 y PD-1:PD-L1/L2 sirven como reguladores de la respuesta inmune al disminuir activamente la función de las células inmunes. En la actualidad, estos "puntos de control" de las interacciones reguladoras críticas se manipulan por clínica para amplificar la respuesta inmune antitumoral, con éxito significativo.

1. **mAb antiCTLA-4.** Durante la respuesta inmune, las interacciones receptor: ligando dictan su amplitud y calidad; estas interacciones receptor:ligando pueden amplificar la respuesta (como CD28 en el linfocito T que interactúa con CD80 o CD86 en la APC) o disminuirla (CTLA-4 en el linfocito T que interactúa con CD80 o CD86 en la APC). Además, la estimulación de los linfocitos T_{reg} por CTLA-4 incrementa la actividad inmunosupresora de los linfocitos T_{reg}. Así, la administración de un anticuerpo contra CTLA-4 bloquea la habilidad de CTLA-4 para interactuar con CD80/86 y permite que CD28 en los linfocitos T se estimulen para una activación completa de los linfocitos T. Este bloqueo provoca un reforzamiento amplio de los linfocitos T $CD4^+$ específicos contra tumores y un decremento de la función de T_{reg} en el TME.

2. **PD-1/PD-L1 (múltiples Ab disponibles).** Como ya se mencionó, numerosas células tumorales expresan PD-L1 o PD-L2 para interactuar con PD-1 en los linfocitos T activados en el TME para limitar su función. Además, T_{reg} expresan PD-1, y la evidencia indica que la participación de PD-1 en los linfocitos T reguladores provoca su proliferación. Por ello, el uso de mAb que bloquean el eje PD-1: PD-L1/L2 puede disminuir la cantidad o actividad de T_{reg} en el sitio tumoral y permitir la activación continua de linfocitos T específicos para TSA dentro del tumor. En la actualidad, los anticuerpos dirigidos tanto contra PD-1 como contra PD-L1/L2 que alteran esta interacción se utilizan en clínica con éxito notable.

C. Transferencia adoptiva de linfocitos T

El objetivo de este proceso es proporcionar linfocitos T a un anfitrión para que se dirijan de manera específica hacia el tumor. Ya que los linfocitos T provienen de un paciente, existe la preocupación de rechazo de los linfocitos T reinfundidos. Hasta ahora, hay dos tipos principales de transferencia de linfocitos T que se utilizan en clínica, y las células CAR-T son el tratamiento más exitoso (y costoso) hasta la fecha.

1. **Linfocitos infiltrantes tumorales** (TIL, *tumor-infiltrating lymphocytes*). Son exactamente lo que indica su nombre: linfocitos que infiltran el tumor y de manera predominante son linfocitos T $CD8^+$, algunas células T $CD4^+$ y NKT, que se aíslan de biopsias, se activan/expanden *in vitro* (con IL-2) y se reconstituyen en el paciente. Estos linfocitos T regresan al sitio del tumor y destruyen las células cancerosas restantes. Hasta ahora, los TIL se han utilizado con éxito en el tratamiento de melanoma.

2. **Linfocitos T CAR (CAR-T, receptor de antígeno quimérico** [*chimeric antigen receptor*]). En esta forma de inmunoterapia, los linfocitos T se retiran de los pacientes con cáncer y se modifican genéticamente *in vitro* para que posean un receptor de antígeno quimérico. Este receptor de antígeno quimérico es una fusión de dos partes distintas: un dominio extracelular que reconoce un antígeno diana y un dominio intracelular que activa el linfocito T. El dominio extracelular contiene un fragmento variable monocatenario a partir de una cadena pesada y una ligera que es específica para una molécula en la superficie de la célula tumoral,

mientras que la otra parte del receptor de antígeno quimérico tiene los dominios de señalización intracelular que activarán el linfocito T. Por ejemplo, un receptor de antígeno quimérico que se ha utilizado contiene una región variable de la cadena pesada (*high*) (Vh) y ligera (*light*) (Vl) de una molécula de anticuerpo que es específica para CD19 (que se encuentra en los tumores de linfocitos B) con los dominios de señalización de CD3 y CD28. Los linfocitos T del paciente se obtienen de la sangre periférica y se transducen con el ADN que codifica para este CAR. Estos linfocitos T modificados se expanden y reinfunden al paciente, donde el dominio extracelular (con el fragmento variable de una cadena ligera y pesada que forma un sitio de unión a antígeno) en el exterior de la célula CAR-T encontrará las células CD19⁺ y utilizará la porción intracelular específica para TCR de la molécula quimérica para activar el linfocito T y destruir el tumor (figura 19-10). Debido al éxito de estas terapias iniciales, que han sido aprobadas, se encuentran en investigación nuevos receptores quiméricos en estudios clínicos para eliminar otros tipos de cáncer.

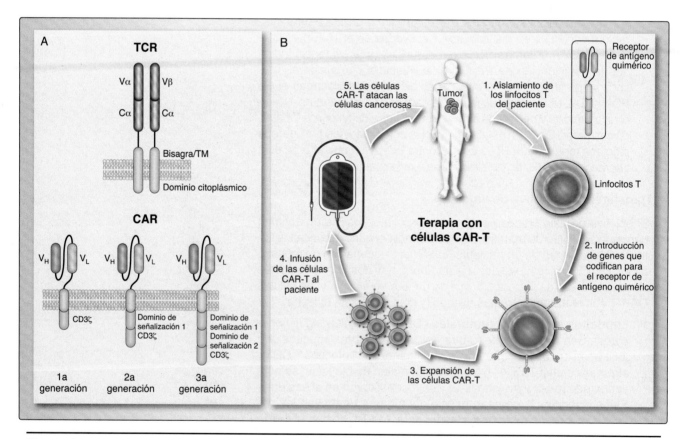

Figura 19-10
Terapia de células T con receptor de antígeno quimérico (CAR). **A.** El receptor de la célula CAR-T es un receptor creado por ingeniería genética que expresa una sola cadena proteica que contiene la región variable de una cadena pesada y una cadena ligera de un anticuerpo (para especificidad de objetivo) con el dominio intracelular del receptor del linfocito T (para activar el linfocito T). Las generaciones más recientes de receptores de células CAR-T contienen dominios de señalización adicionales de moléculas coestimuladoras para aumentar la eficacia del tratamiento. **B.** En el proceso de la terapia con células CAR-T en que los linfocitos T se aíslan del paciente, se modifican genéticamente y expanden *in vitro*, y luego se infunden al mismo paciente para inducir la destrucción tumoral.

D. Vacunas contra el cáncer

La creación de vacunas contra el desarrollo futuro de un cáncer tiene muchos beneficios obvios. La identificación de los virus responsables de la transformación maligna, como el virus del papiloma humano (VPH) en el cáncer cérvico-uterino, ha facilitado el desarrollo de un protocolo de inmunización para evitar la infección por el virus y, por tanto, prevenir el desarrollo del cáncer cérvico-uterino. Múltiples vacunas específicas contra VPH atacan la proteína de la cápside que se encuentra en la superficie de VPH (capítulo 13); estas vacunas disminuyen clínicamente la adquisición de VPH y la incidencia de cáncer cérvico-uterino. También se han desarrollado vacunas para intentar prevenir que el cáncer vuelva a aparecer en personas a quienes se han diagnosticado procesos como el melanoma, que es un cáncer de piel que debe tratarse durante toda la vida, y el carcinoma renal. Para el melanoma, está demostrado que los TSA son muy similares entre las distintas personas y las vacunas se desarrollan con base en los TSA comunes.

E. Estrategias alternativas para utilizar el sistema inmune para destruir células tumorales

Un método para eliminar células cancerosas utiliza la habilidad del sistema inmune para atacar patógenos extraños y no solo TSA. Los pacientes con cánceres vesicales superficiales han recibido tratamiento con el bacilo de Calmette-Guérin (BCG) para inducir una respuesta inmunitaria contra las células cancerosas vesicales. En este tratamiento, BCG se inserta en la vejiga mediante una sonda, con lo cual BCG induce una respuesta inflamatoria que promueve respuestas antitumorales. Además, hay evidencia de que el BCG infecta directamente las células tumorales vesicales, con lo que marca esas células tumorales infectadas para su destrucción por el sistema inmune. Aunque no se ha comprendido del todo el mecanismo a través del cual el sistema inmune erradica el cáncer vesical, los linfocitos T citotóxicos, los linfocitos Th1 y las células inmunes innatas están implicados. La terapia exitosa con BCG se relaciona con menor recurrencia y progresión a enfermedad invasiva.

Aplicación clínica 19-1. Trastuzumab y cáncer de mama que expresa HER2

El trastuzumab es un tratamiento farmacológico para tratar el cáncer de mama positivo para HER2. El trastuzumab bloquea la unión del receptor HER2/*neu,* que se expresa en exceso en las células tumorales, a su ligando. La proteína HER2 es un receptor unicatenario para el factor de crecimiento que normalmente funciona mediante dimerización con otras cadenas del receptor y producción de señales mediante fosforilación de tirosinas. La respuesta biológica normal a las señales de HER es la estimulación de la división celular. Los tumores que expresan HER2 están estimulados en exceso para dividirse. Cuando el tratamiento farmacológico con anticuerpos monoclonales bloquea la unión a su ligando y el envío de señales mediante HER2, las células que expresan HER 2 se detienen en la fase G1 del ciclo celular y su división se interrumpe.

Resumen del capítulo

- Las células cancerosas tienen velocidades de proliferación celular descontroladas e invaden los tejidos sanos.

- Las **metástasis** son una característica de muchas células malignas cuando se separan del tumor principal y viajan a sitios distantes en el cuerpo.

- Los **linfomas** y las **leucemias** son tumores de las células inmunes que proceden de las células hematopoyéticas. Los linfomas son tumores sólidos, mientras que las leucemias crecen de forma dispersa como células malignas individuales.

- La **transformación maligna** es el proceso por el cual una célula normal se vuelve cancerosa.

- Los **oncogenes** a veces están relacionados con la transformación maligna. Las mutaciones de los oncogenes celulares suelen dar por resultado un cambio en la proliferación celular.

- Entre los antígenos tumorales se cuentan los antígenos específicos de tumores (TSA), que se generan a partir de proteínas alteradas que se expresan como consecuencia de mutaciones de los genes en las células tumorales, y los antígenos relacionados con tumores (TAA), que no son únicos de las células tumorales pero tienen expresión atípica en las células tumorales.

- La teoría de la vigilancia inmune sugiere que las células del cáncer se producen en el cuerpo, pero normalmente son eliminadas por el sistema inmune antes de que se desarrolle un tumor.

- Las respuestas de la inmunidad innata contra los tumores incluyen los linfocitos citolíticos naturales (NK), que destruyen los tumores, y los macrófagos, que producen citocinas antitumorales como el factor de necrosis tumoral y los interferones.

- Las respuestas de la inmunidad adaptativa contra los tumores incluyen la generación de anticuerpos antitumorales, respuestas inmunes dirigidas por Th1 y linfocitos T citotóxicos que destruyen los tumores.

- La evasión inmune por parte de los tumores facilita la supervivencia de las células malignas. Los tumores cuentan con numerosos mecanismos para disminuir la respuesta inmune en el microambiente tumoral, que incluyen la regulación descendente de la expresión de MHC, la producción de citocinas amortiguadoras inmunes y el aumento de la expresión de proteínas de superficie inmunomoduladoras.

- La inmunoterapia del cáncer está diseñada para aumentar la respuesta inmune contra las células cancerosas. Los anticuerpos monoclonales, los inhibidores de punto de control, la transferencia adoptiva de linfocitos T y las vacunas se utilizan para reforzar la respuesta inmune para atacar específicamente tumores y esquivar las estrategias de evasión tumoral.

Preguntas de estudio

19.1 ¿Qué se puede esperar en las células que expresan *Src* en exceso?

    A. Aumento de la apoptosis.

    B. Muerte por necrosis.

    C. Aumento de expresión de las moléculas MHC-I.

    D. Senescencia (pérdida de la capacidad de dividirse).

    E. División celular no regulada.

La respuesta correcta es E. Una mutación en el oncogén *Src* provoca la pérdida de las funciones reguladoras de una tirosina cinasa que normalmente regula la división celular. El *Src* no regula la muerte por apoptosis o mediante necrosis ni un mutante de *Src* induce senescencia. El aumento de la expresión de MHC-I no estaría relacionado con una célula tumoral con un *Src* mutado; las células tumorales suelen presentar disminución de la expresión de MHC-I.

19.2 La biopsia de médula ósea de un paciente con leucemia linfoide aguda muestra la presencia de una forma mutada de *p53* en las células tumorales. Esta mutación tal vez es responsable de:

    A. Aumento de la relación *Bax/Bcl-2*.

    B. Disminución de la actividad de la función KIR de los linfocitos citolíticos naturales.

    C. Actividad excesiva de una proteína que se une a GTP.

    D. Crecimiento de las células malignas como un tumor sólido.

    E. Pérdida de la supresión del crecimiento celular.

La respuesta correcta es E. El *p53* es un supresor de genes tumorales. Cuando está mutado, se pierde la acción supresora, lo que resulta en crecimiento celular descontrolado. El aumento en la relación *Bax/Bcl-2* puede favorecer la apoptosis y no el crecimiento tumoral que se ve con la mutación de *p53*. Las mutaciones de *p53* no median la función KIR del linfocito NK. El *p53* es un gen supresor de tumores y no una proteína que se une a GTP, como *ras*. Las leucemias no crecen como un tumor sólido, sino dispersas como células malignas individuales.

19.3 ¿Cuál de los siguientes casos es correcto en relación con los antígenos específicos de tumores (TSA)?

A. También están presentes en concentraciones elevadas en las células somáticas normales.

B. Se suelen encontrar en las células normales fetales, así como en las células tumorales.

C. Son fáciles de identificar en la mayoría de los tumores que aparecen de forma natural.

D. Son resultado de proteínas mutantes expresadas por células tumorales.

E. Estimulan la apoptosis en las células que los expresan.

La respuesta correcta es D. Los TSA son resultado de proteínas mutantes expresadas por las células tumorales. Las mutaciones en los genes de las células tumorales conducen a la expresión de proteínas alteradas en la superficie de las células tumorales. Los TSA no se encuentran en las células somáticas normales ni en las células fetales normales, sino que son exclusivos de los tumores. A pesar de que se han detectado en los tumores inducidos en procesos de experimentación, la identificación de los TSA en tumores que aparecen de forma espontánea ha sido muy difícil. La estimulación de la apoptosis de las células tumorales dará como resultado su eliminación y será beneficiosa para pacientes con tumores. La expresión de los TSA no parece estimular la apoptosis.

19.4 Según la teoría de la inmunovigilancia…

A. Los anticuerpos que pueden destruir los tumores aparecen durante el desarrollo fetal.

B. Las células cancerosas aparecen pocas veces en un individuo normal.

C. Las respuestas de la inmunidad innata eliminan los antígenos específicos de las células tumorales.

D. Los tumores solo aparecen si las células malignas escapan de la detección inmune.

E. Los linfocitos que infiltran los tumores previenen las transformaciones malignas.

La respuesta correcta es D. Según la teoría de la inmunovigilancia, los tumores solo aparecen si las células malignas escapan de la detección del sistema inmune. Esta teoría sugiere que las células cancerosas aparecen con frecuencia en el cuerpo pero suelen ser eliminadas antes de que sean clínicamente detectables. Esta teoría no sugiere que los anticuerpos codificados en la línea germinal se desarrollan para destruir tumores. Las respuestas inmunes innatas contra los tumores están basadas en las características generales de los tumores, no en los antígenos específicos de las células tumorales. Los linfocitos que infiltran los tumores pueden provocar una regresión del tumor y no provocan que una célula normal se transforme en una célula cancerosa.

19.5 ¿Cuál de las siguientes es una citocina con actividad antitumoral conocida?

A. Factor de crecimiento epidérmico.

B. Interferón γ.

C. Interleucina 2.

D. Interleucina 12.

E. Factor de crecimiento derivado de plaquetas.

La respuesta correcta es B. Está demostrado que los interferones (IFN) α, β y γ aumentan la expresión del MHC clase I en las células tumorales. Además, parece que el IFN-γ inhibe la proliferación de las células tumorales. Los factores de crecimiento y las citocinas mencionadas estimulan el crecimiento.

19.6 ¿Cuál de las citocinas siguientes se produce por las células tumorales para disminuir directamente la respuesta antitumoral?

A. TGF-β

B. TNF-α

C. IFN-γ

D. IL-2

E. IL-4

La respuesta correcta es A. El TGF-β se produce por las células tumorales que no solo disminuyen directamente la actividad de los linfocitos T y NK específicos contra tumores, sino que también promueven la producción de macrófagos relacionados con tumores (TAM) que son antiinflamatorios y perpetúan la pérdida de la actividad antitumoral. TNF-α e IFN-γ reforzarían la respuesta inmune antiinflamatoria, por lo que son incorrectos. IL-2 reforzaría la proliferación y supervivencia de los linfocitos T y NK, lo cual no reduce la respuesta antitumoral. Por último, IL-4 no se produce por las células tumorales para reducir las respuestas antitumorales.

19.7 ¿Cuál de las siguientes situaciones provee evidencias de la evasión de la respuesta innmune por parte de las células tumorales?

A. La regulación negativa de las moléculas del MHC-I por parte de las células tumorales.

B. El aumento de la producción del factor de necrosis tumoral por los macrófagos.

C. La inhibición de la proliferación de las células tumorales mediada por el IFN-γ.

D. La generación de anticuerpos contra antígenos específicos de tumor.

E. La estimulación de la apoptosis de las células tumorales por un aumento de la expresión de *Bax*.

La respuesta correcta es A. La disminución de las moléculas del MHC-I es un mecanismo de defensa utilizado por muchas células tumorales para evadir el reconocimiento del sistema inmune. Todos los otros mecanismos mencionados describen respuestas inmunes iniciadas contra células tumorales que tienen el potencial de parar el crecimiento tumoral. El TNF y el IFN-γ son producidos por macrófagos e inhiben la proliferación de las células tumorales. Los anticuerpos dirigidos contra los antígenos específicos de tumor son parte de la respuesta inmune humoral producida para detener la progresión tumoral. El estímulo de la apoptosis por aumento de la expresión de *Bax* puede servir para eliminar las células tumorales y no es, por tanto, un mecanismo para evadir la respuesta inmune.

19.8 Un nuevo método para reducir la incidencia del cáncer de cuello uterino implica:

A. La administración de factor de necrosis tumoral en el cuello uterino.

B. La inyección de anticuerpos generados contra tumores del cuello uterino de otros pacientes.

C. La estimulación de las células que producen la lisis mediada por anticuerpos de las células del tumor de cuello uterino.

D. El uso de las células tumorales del paciente para desarrollar una vacuna personalizada.

E. La vacunación contra el virus del papiloma humano.

La respuesta correcta es E. La vacunación contra el virus del papiloma humano, que es el causante del cáncer de cuello uterino, puede reducir la incidencia futura de ese trastorno. Ni la administración de TNF ni la inyección de anticuerpos contra los tumores de cuello uterino de otros pacientes se han utilizado para prevenir su aparición. Para otros tipos de neoplasias se han administrado vacunas personalizadas en ensayos clínicos. Sin embargo, este tipo de vacuna requiere que el paciente tenga un tumor y, por tanto, no reduciría la incidencia de determinado tipo de cáncer.

19.9 Las células CAR-T expresan un receptor que…

A. Reconoce un péptido tumoral en el contexto de HLA clase II.

B. Es mitad fragmento Fab y mitad dominios de señalización de TCR.

C. Detecta patrones moleculares relacionados con patógenos (PAMP) en las células tumorales.

D. Estimula el receptor de activación de muerte (KAR) de los linfocitos NK.

E. Se une al ligando de muerte programada 1 (PD-L1) en las células tumorales.

La respuesta correcta es B. Las células CAR-T expresan un receptor de antígeno quimérico que tiene una porción extracelular que consiste en una región variable de cadena pesada y ligera que es específica para una molécula en la superficie de la célula tumoral, mientras la otra mitad del receptor de antígeno quimérico contiene los dominios de señalización intracelular que activarán el linfocito T para atacar la célula tumoral. Las células CAR-T no expresan un receptor específico para péptidos tumorales en HLA clase II, patrones moleculares relacionados con patógenos (PAMP) o PD-L1 en las células tumorales, ni KAR en los linfocitos NK.

19.10 ¿Cuál de las moléculas siguientes es blanco de un inhibidor de punto de control para reforzar los ataques antitumorales de los linfocitos T?

A. CD3.

B. CD69.

C. CD154.

D. Ligando FAS.

E. CTLA-4.

La respuesta correcta es E. Los inhibidores de punto de control actúan sobre CTLA-4 o la interacción PD-1: PD-L1/L2 para reforzar la respuesta inmune antitumoral inherente. Aunque se expresan en los linfocitos T activados, CD3, CD69, CD154 (es decir, el ligando de CD40) y el ligando Fas no son blanco de los inhibidores de punto de control para ayudar a aumentar la respuesta antitumoral.

Medición de las funciones inmunes

20

I. GENERALIDADES

En laboratorios clínicos y de investigación se realizan muchas pruebas inmunológicas, gran parte de ellas basadas en anticuerpos. Estos análisis se benefician de la capacidad de los anticuerpos de agregar antígenos particulados (p. ej., durante la tipificación de los grupos sanguíneos) o precipitar antígenos solubles (p. ej., la inmunoelectroforesis [IEF, *immunoelectrophoresis*]). Otros análisis se basan en la utilización de anticuerpos modificados que permiten cuantificar los antígenos de forma muy sensible y específica (p. ej., ELISA). Otros (p. ej., la inmunofluorescencia [IF] y la citometría de flujo) usan anticuerpos marcados con un fluorocromo para determinar la expresión antigénica tanto dentro como en la superficie de las células.

La habilidad para realizar estos estudios depende en gran medida del acceso a anticuerpos de especificidad conocida. En condiciones normales, las respuestas de anticuerpos derivan de múltiples células plasmáticas o linfocitos B; a menudo, sus anticuerpos difieren en cuanto a los epítopos que reconocen, su afinidad e isotipo. Las repuestas de anticuerpos que surgen de múltiples células se denominan respuestas de anticuerpos **policlonales**. Las respuestas de anticuerpos a antígenos difieren entre individuos; esta diversidad de anticuerpos es muy importante para combatir las infecciones microbianas. Aunque los anticuerpos policlonales pueden utilizarse en el laboratorio clínico, su especificidad varía un poco entre lotes.

En 1975, Georges Köhler y César Milstein fusionaron células plasmáticas secretoras de anticuerpos con células tumorales de origen mieloide (mieloma). Las células inmortales resultantes, o **hibridomas**, secretaban anticuerpos de una sola especificidad y un solo isotipo, y se denominaron **anticuerpos monoclonales** por su origen de una célula productora de un solo anticuerpo. Es factible producir vastas cantidades de anticuerpos monoclonales sin variación entre lotes, pues los anticuerpos monoclonales producidos por cualquier hibridoma son únicos, pueden utilizarse junto con tintes fluorescentes u otros marcadores para distinguir epítopos individuales en un antígeno o célula. El hecho de que sea posible producir de manera masiva anticuerpos monoclonales de especificidad conocida, posibilita la generación de estudios diagnósticos.

La función inmune se puede medir tanto en el laboratorio (p. ej., la proliferación celular y la citotoxicidad de los linfocitos T) como en el entorno clínico (determinación de la hipersensibilidad), donde se evalúa la respuesta del paciente a un alérgeno potencial. La valoración para exposición a un agente infeccioso y la evaluación de la posible inmunidad a los microorganismos infecciosos (p. ej., anticuerpos contra SARS-CoV-2, el virus que causa Covid-19) tienen implicaciones importantes para la salud y epidemiología humanas. No es la idea en este libro mencionar todas las pruebas clínicas basadas en las respuestas inmunes; más bien, se ofrecen algunos ejemplos de los procedimientos de análisis más frecuentes, tanto del pasado como de la actualidad.

II. DETECCIÓN DE EPÍTOPOS MEDIANTE ANTICUERPOS

Muchos análisis de laboratorio se basan en la especificidad de los anticuerpos contra el antígeno y en su capacidad de reconocer epítopos, que son una pequeña parte de los antígenos. Los análisis basados en anticuerpos utilizan los epítopos como herramientas y la mayoría se basan en una curva de precipitación cuantitativa (figura 20-1, véase también la figura 11-2).

A. Antígenos particulados

Algunos de ellos, como los eritrocitos, las bacterias o incluso las bolas de látex recubiertas de antígenos, cuando están en suspensión normalmente están dispersos de manera uniforme. Los anticuerpos provocan el entrecruzamiento de las partículas portadoras de antígenos y rompen la homogeneidad de la suspensión. Este entrecruzamiento ocasiona la agregación de las partículas, lo que también se conoce como **aglutinación** (figura 20-2). La reacción recibe distintas denominaciones si el antígeno particulado es un eritrocito (hemaglutinación), si los anticuerpos IgM entrecruzan eficazmente las partículas (aglutinación directa), o si se utiliza una anti-inmunoglobulina para entrecruzar los anticuerpos unidos a antígenos (aglutinación indirecta o pasiva).

1. **Aglutinación directa.** Por lo común, esta reacción utiliza anticuerpos IgM que entrecruzan epítopos en las células o en las partículas. La IgM es la inmunoglobulina más grande ($\sim 10^6$ Da) y dispone de 10 sitios de unión a epítopos (valencia). Su tamaño y valencia relativamente grandes hacen que sea muy eficaz a la hora de entrecruzar los epítopos que se encuentran en las partículas adyacentes (figuras 20-1 y 20-2). Otros isotipos de inmunoglobulina, por su pequeño tamaño y menor valencia, son menos eficientes en la aglutinación directa. Los mismos principios que determinan la reacción cuantitativa de precipitación se aplican a las reacciones de aglutinación (figuras 20-1; véase también la figura 11-2). Cuando hay demasiados anticuerpos se inhibe la aglutinación (equivalente a la zona de exceso de anticuerpo). La inhibición de la aglutinación por parte del anticuerpo se conoce como **prozona**; a fin de escapar del efecto prozona se añaden diluciones de anticuerpo a las mismas concentraciones de antígeno particulado. En general, se preparan diluciones del anticuerpo dobles o seriadas; cada dilución está la mitad de concentrada que la dilución precedente (figura 20-1). La concentración más baja de anticuerpos que causa aglutinación se conoce como **título**. Los títulos de anticuerpos son medidas relativas de su actividad y, a menudo, se expresan como el recíproco de la dilución (p. ej., 1:16, 1:32, 1:64).

2. **Aglutinación indirecta o pasiva.** Esta técnica se usa a menudo para detectar anticuerpos distintos a la IgM o que están en concentraciones tan bajas que no son detectables mediante aglutinación directa. Los anticuerpos humanos a veces no aglutinan directamente las partículas que llevan antígenos (p. ej., bacterias, eritrocitos, partículas de látex) o muestran aglutinación con un título muy bajo. La sensibilidad de la prueba de aglutinación puede aumentarse añadiendo una anti-inmunoglobulina (p. ej., anti-inmunoglobulina humana obtenida en conejo), en lo que se denomina técnica de aglutinación indirecta o pasiva. La introducción del **anticuerpo secundario** se utiliza para aumentar la envergadura de la unión y la valencia, gracias a su capacidad para unirse al anticuerpo primario (figura 20-3).

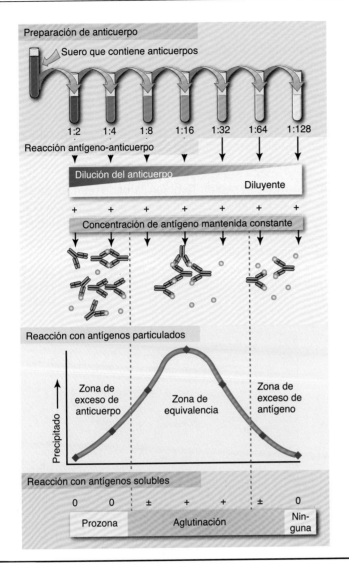

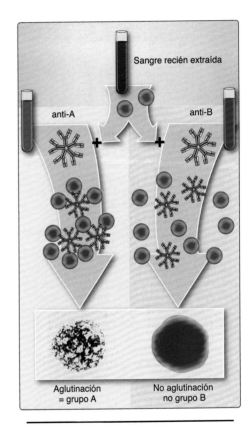

Figura 20-1
Curva cuantitativa de precipitación. **Preparación del anticuerpo.** Se prepara una dilución seriada de un suero que contiene anticuerpos, de manera que cada dilución contiene "la mitad" de la concentración de anticuerpos que la anterior (expresadas como 1:2, 1:4, 1:8, etc.). **Reacción antígeno-anticuerpo.** A las diluciones de anticuerpo se les añade una concentración fija de antígeno (que contiene múltiples epítopos), lo que resulta en diferentes grados de formación de complejos antígeno-anticuerpo. **Reacción con antígenos solubles.** Se forman complejos antígeno-anticuerpo en tres zonas. En la zona de *equivalencia*, tanto el antígeno como el anticuerpo están en concentraciones que originan la formación de una red, lo que provoca la precipitación de los complejos antígeno-anticuerpo. En la *zona de exceso de anticuerpo*, las moléculas de anticuerpo están en exceso en comparación con el número de epítopos y no se forman complejos precipitantes, ya que no se genera una red de suficiente envergadura. En la *zona de exceso de antígeno*, el número de epítopos sobrepasa los sitios de unión de los anticuerpos y los complejos no precipitan porque no se forma una red suficiente. **Reacción con antígenos particulados.** El máximo coágulo o aglutinación se produce en el punto de máxima unión de los epítopos de las partículas o células por parte de los anticuerpos, de forma similar a la zona de equivalencia en el caso de los antígenos solubles. Una cantidad excesiva de anticuerpos evita el entrecruzamiento entre partículas; esto se conoce como la *prozona*. El punto donde el entrecruzamiento de los antígenos particulados ya no se observa se denomina *título*.

Figura 20-2
Aglutinación. Los análisis de aglutinación tienen aplicación directa en diversas pruebas serológicas, como la determinación del grupo sanguíneo ABO. Una pequeña cantidad de sangre recién extraída se mezcla con anticuerpos monoclonales contra los grupos sanguíneos A o B. La reacción de aglutinación ocurre entre 15 y 30 segundos. En esta figura, la sangre de uno de los individuos muestra aglutinación con anticuerpos contra el grupo sanguíneo A, pero no con anticuerpos contra el grupo B.

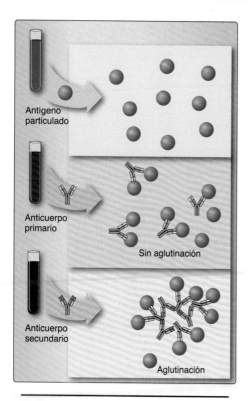

Figura 20-3
Aglutinación indirecta o pasiva. Técnica que se usa para detectar la unión de anticuerpos IgG a un antígeno particulado o para detectar los niveles bajos de unión de anticuerpos. El antígeno particulado se incuba con un anticuerpo primario; en algunos casos, este anticuerpo primario es un anticuerpo preexistente en el individuo. Se añade un anticuerpo secundario, también llamado anti-globulina o anti-inmunoglobulina, que reaccionará con el anticuerpo primario causando el entrecruzamiento o la aglutinación.

B. Antígenos solubles

Con frecuencia, los epítopos presentes en las moléculas solubles precipitan tras reaccionar con la cantidad "correcta" de anticuerpo. La reacción cuantitativa de precipitación (figura 20-1; véase también la figura 11-2) requiere la preparación de diversas muestras antígeno-anticuerpo y es demasiado engorrosa y tediosa como para ser aplicable en el laboratorio clínico. Varias modificaciones sencillas permiten visualizar los inmunoprecipitados en agar, que es un medio de cultivo semisólido.

1. **Inmunodifusión radial.** También llamada **técnica de Mancini**, se basa en la difusión de un antígeno soluble en un gel de agar que contiene una concentración uniforme de anticuerpo. El agar, que se prepara en fase líquida y contiene el anticuerpo, se coloca sobre una placa de cristal o plástico. Cuando el agar se enfría y solidifica, se elaboran unos pocillos en el gel y en ellos se coloca el antígeno soluble (figura 20-4). Los antígenos difunden de

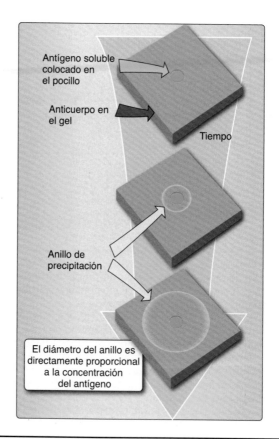

Figura 20-4
Inmunodifusión radial. La técnica se basa en la difusión de un antígeno soluble a través de un gel de agar impregnado de anticuerpo. Sobre una lámina de cristal se coloca agar líquido que contiene anticuerpo y se deja solidificar (gel). Se coloca el antígeno soluble en un pocillo realizado en el gel y, a continuación, el antígeno difunde de forma radial en la matriz del gel. En la *zona de equivalencia* se forma un anillo de precipitación (figura 20-1); el área del anillo cercana al pocillo representa la *zona de exceso de antígeno* y el área exterior al anillo de precipitación representa la *zona de exceso de anticuerpo*. El diámetro del anillo de precipitación es directamente proporcional a la concentración de antígeno. Mediante comparar el anillo con una curva estándar, es factible determinar la concentración del antígeno cargado en el pocillo.

Aplicación clínica 20-1. Prueba de Coombs

En algunas anemias hemolíticas autoinmunes se producen anticuerpos contra los antígenos de los propios grupos sanguíneos. Los individuos afectados producen anticuerpos contra sus propios eritrocitos en isotipos o cantidades que no aglutinan directamente sus eritrocitos. En la prueba de **Coombs directa**, los autoanticuerpos se detectan mediante la inserción de anti-inmunoglobulina humana (anticuerpo secundario). Si el individuo tiene autoanticuerpos que recubren sus eritrocitos, la adición de inmunoglobulina antihumana provoca la formación de grumos, lo cual es un resultado positivo. En el caso de la prueba de **Coombs indirecta**, los eritrocitos se incuban con el suero que se desea analizar; a continuación, se lavan y se les añade la anti-inmunoglobulina humana.

---

forma radial desde el pocillo, lo que produce un anillo de precipitación en el punto de equivalencia. El diámetro del anillo es directamente proporcional a la cantidad de antígeno cargada en el pocillo. La concentración de antígeno en una muestra puede determinarse de forma precisa comparando su diámetro con el de una curva de calibración estándar; esta técnica permite la determinación rápida y precisa de la cantidad de antígeno cargada en el pocillo. Es un procedimiento que se utilizaba para cuantificar los isotipos de anticuerpos encontrados en el suero de un paciente.

2. **Difusión doble (o técnica de Ouchterlony).** Esta prueba se basa en la difusión a través de un gel de agar, tanto del antígeno como del anticuerpo colocado en diferentes pocillos. En el punto de equivalencia se forma una banda de precipitación (figura 20-5). La solubilidad, el peso molecular del anticuerpo y la detección de epítopos en antígenos de diferente masa molecular influyen en la precipitación, de tal forma que casi siempre se pueden desarrollar múltiples bandas de precipitación. Una ventaja de esta técnica es que es posible comparar varios antígenos o anticuerpos para determinar su capacidad de identificación, identificación parcial y no identificación de antígenos o anticuerpos. A diferencia de la inmunodifusión radial, ésta es una técnica cualitativa. Ouchterlony puede utilizarse en el diagnóstico de ciertas enfermedades micóticas.

3. **Inmunoelectroforesis (IEP).** Esta técnica es una modificación de la difusión doble. Los antígenos están cargados en un pocillo en el agar; luego se aplica una corriente eléctrica y los antígenos migran según su tamaño y su carga eléctrica (figura 20-6). La corriente eléctrica se para y se hace un surco a lo largo del agar donde se coloca un anticuerpo; la IEP es cualitativa y no cuantitativa. Desde siempre, la inmunoelectroforesis se utiliza para identificar pacientes con síntesis de cadenas pesadas de inmunoglobulinas anormales o deficiencias de inmunoglobulinas. Por ejemplo, si hay una banda significativa en la fracción de γ-globulina (donde se encuentran los anticuerpos), podría ser indicativa de un mieloma (un tumor derivado de las células plasmáticas). En contraste, la ausencia de una banda en la fracción de γ-globulina podría ser indicativa de hipogammaglobulinemia.

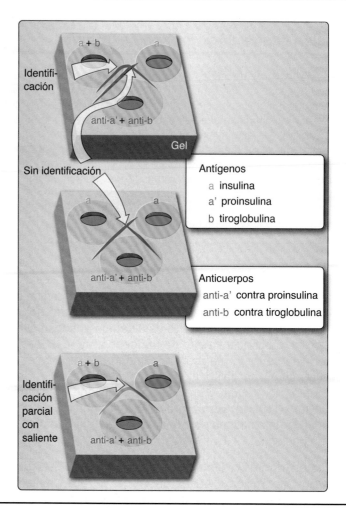

Figura 20-5
Difusión doble o técnica de Ouchterlony. Dicha prueba es una modificación
de la técnica de inmunodifusión radial (figura 20-4); se generan pocillos
en un gel de agar solidificado. Los antígenos solubles se cargan en uno
o más pocillos y los anticuerpos se colocan en otros pocillos desde los
que difunden a través del gel. **Parte superior.** En la *zona de equivalencia*
se forma una banda de precipitación; por ejemplo, los anticuerpos contra
la tiroglobulina (anti-b) reaccionan con la tiroglobulina (b) para formar
una banda de precipitación (*pintada en rojo*). Los anticuerpos contra
la proinsulina (anti-a´) reaccionan con la insulina (a) existente en los
pocillos adyacentes y generan un arco de precipitación (*pintado en azul*),
mostrando así *identificación*. **Parte intermedia.** Las reacciones antígeno-
anticuerpo contra la insulina (a) y contra la tiroglobulina (b) se producen
con independencia entre unas y otras (anti-a´ + anti-b) para formar un
cruzamiento de bandas de precipitación no idénticas. **Parte inferior.**
Los anticuerpos contra la proinsulina (anti-a´) reaccionan contra ambas,
la insulina (a) y la proinsulina (a'). La proinsulina es el precursor de la
insulina y contiene las cadenas de insulina A y B, así como el péptido de
conexión de unos 30 a 35 aminoácidos (péptido C). Los anticuerpos anti-a'
reaccionan con este péptido "adicional" generando un saliente en el arco de
precipitación, lo que indica una identificación parcial.

4. **Inmunoblot (Western blot).** Esta técnica se basa en los principios de la electroforesis, en la cual las proteínas se separan para
   permitir la cuantificación de proteínas específicas, en muestras
   como plasma sanguíneo o un homogeneizado tisular. De manera
   típica, se utilizan geles de poliacrilamida como armazón y se
   preparan soluciones amortiguadas a pH alcalino. Las proteínas
   desnaturalizadas de la muestra de un paciente se colocan para

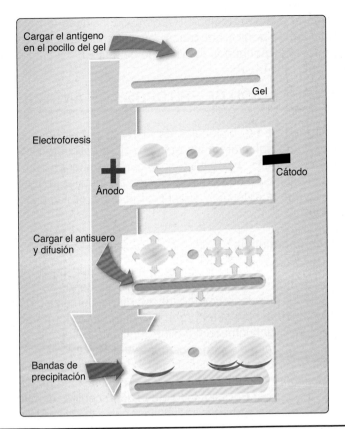

Figura 20-6
Inmunoelectroforesis. La técnica es una variación de la técnica de difusión doble. El antígeno se coloca en un pocillo en un gel de agar. El gel se somete a una corriente eléctrica y los antígenos migran según su carga y tamaño. Se realiza un surco en el gel, que se carga con un antisuero contra uno o más antígenos. Ambos, el antígeno (*azul*) y los anticuerpos (*rojo*), difunden a través del gel para formar las bandas de precipitación (*morado*).

permitir la separación de las proteínas según su tamaño. Las proteínas (que tienen carga negativa a pH alcalino) viajan hacia el cátodo (el electrodo con carga positiva), donde las proteínas de menor tamaño molecular llegan más lejos. Lograda la separación, las proteínas dentro del gel se transfieren a una membrana (nitrocelulosa o fluoruro de polivinilideno [PVDF]). Después de bloquear los sitios de unión inespecíficos en la membrana (p. ej., con leche magra), con la membrana se incuba un anticuerpo primario contra el antígeno de interés (p. ej., anticuerpo de conejo contra una proteína humana en estudio) y en seguida se incuba un anticuerpo secundario marcado (p. ej., un anticuerpo contra IgG de conejo marcado con una enzima o fluorocromo). El anticuerpo secundario marcado unido se detecta, a menudo, por el cambio de color cuando se agrega el sustrato de la enzima. Cuantificar la intensidad de la tinción permite medir la concentración proteica. La prueba Western Blot permite medir proteínas séricas que pueden cambiar en algunos estados patológicos, como el mieloma múltiple. Otros usos incluyen la detección de anticuerpos contra antígenos relacionados con enfermedades, como VIH y antígenos del virus de hepatitis.

III. CUANTIFICACIÓN DE EPÍTOPOS CON ANTICUERPOS

La especificidad de las moléculas de los anticuerpos hace que éstos sean únicos para detectar varios epítopos. Los anticuerpos o los antígenos que detectan (a veces llamados ligandos) pueden marcarse con moléculas radiactivas, fluorocromos, enzimas o metales pesados. A continuación, se puede detectar y cuantificar la unión de los anticuerpos o los antígenos.

A. Radioinmunoanálisis

Los radioinmunoanálisis (RIA) se han usado por mucho tiempo en los laboratorios de diagnóstico clínico. Los antígenos de los anticuerpos primarios se pueden marcar directamente con un isótopo radiactivo, formando así la base para el RIA directo. De forma alternativa, un anticuerpo anti-inmunoglobulina (anticuerpo secundario) puede marcarse con radiactividad y usarse en el RIA indirecto. El RIA es sensible, pero ofrece problemas por la posible exposición del personal de laboratorio a la radiactividad y la necesidad de eliminar residuos radiactivos. Por ello, los tintes fluorescentes remplazaron en grado sumo a las etiquetas radiactivas para análisis. Sin embargo, los principios utilizados para radioinmunoanálisis son conceptos importantes.

1. **Radioinmunoanálisis directo.** Técnica que usa un anticuerpo radiomarcado o su ligando (antígeno). El anticuerpo se incuba con el ligando y todo lo que no se une se elimina del sistema (fase de separación) (figura 20-7 A). La fase de separación puede hacerse con la precipitación de lo que está unido (reacción de precipitación cuantitativa), mediante antígenos particulados (como bacterias que pueden separarse por centrifugación), con la inmovilización en una matriz sólida (como el plástico) del material que reacciona pero no es radiactivo, etc.

2. **Radioinmunoanálisis indirecto.** Esta técnica utiliza anticuerpos secundarios radiomarcados (anti-inmunoglobulinas) para detectar la unión de un anticuerpo primario (figura 20-7 B). Como con el RIA directo, es necesario utilizar un método de separación para eliminar el anticuerpo secundario radiomarcado que no está unido.

B. Análisis inmunosorbente ligado a enzimas

El análisis inmunosorbente ligado a enzimas (ELISA, *enzyme-linked immunosorbent assay*) ha sustituido al RIA en varios análisis, porque ofrece la ventaja de su seguridad y rapidez. Además, no produce pérdida de radiactividad con el tiempo; por tanto, los reactivos que se utilizan son relativamente estables. Su sensibilidad suele ser igual o mayor que la del RIA o los fluoroinmunoanálisis (FIA), ya que se utiliza un reactivo marcado con una enzima para convertir un sustrato cromógeno incoloro en un producto con color (figura 20-8). El cambio de color del sustrato indica que un reactivo marcado con una enzima se ha unido. El aumento del tiempo de incubación del sustrato permite que las bajas concentraciones de la enzima conviertan

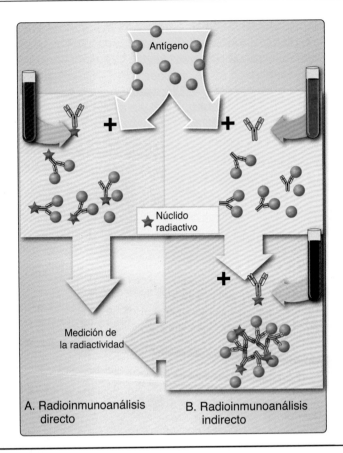

Figura 20-7
Radioinmunoanálisis. Como su nombre indica, se utiliza una molécula
radiactiva, como el I^{125}, para marcar los anticuerpos primarios o
secundarios, o los antígenos. **A.** En el radioinmunoanálisis directo,
los anticuerpos primarios se marcan con radiactividad y se incuban
con el antígeno. El anticuerpo no unido se elimina por lavado y se
determina la radiactividad unida. **B.** En el radioinmunoanálisis indirecto,
el anticuerpo primario que se ha unido al antígeno se detecta con una
anti-inmunoglobulina radiomarcada (anticuerpo secundario), el complejo
antígeno-anticuerpo queda libre de los anticuerpos no unidos mediante
lavado y se procede a la determinación de la radiactividad unida.

Aplicación clínica 20-2. Evaluación serológica para SARS-CoV-2

Durante la pandemia de 2020 de Covid-19, se desarrollaron pruebas serológicas no solo para identificar a los pacientes recuperados, sino también
para diagnosticar casos con enfermedad aguda grave. Se desarrollaron
análisis con ELISA que detectan la presencia de anticuerpos contra antígenos del virus SARS-CoV-2. Se detectaron anticuerpos IgM por ELISA un
día después del inicio de los síntomas. Se encontró que ELISA para IgM
junto con la reacción en cadena de polimerasa con transcripción inversa
en tiempo real (rRT-PCR) para los ácidos nucleicos virales es el método
más eficaz para maximizar el número de casos positivos identificados. Los
inmunoanálisis que detectan anticuerpos IgM e IgG en pruebas portátiles
de muestras en sangre capilar proporcionan resultados en 15 minutos
(véase Guo et al. *Clin Infect Dis*. 2020;ciaa310:1-8; Zhao et al. *Clin Infect
Dis*. 2020;ciaa344:1-22; Li et al. *J Med Virol*. 2020;jmv.25727:1-7).

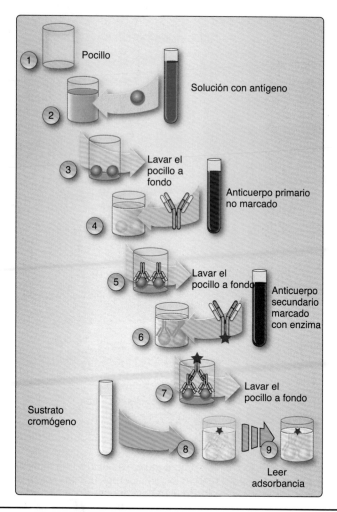

Figura 20-8

Análisis inmunosorbente ligado a enzimas (ELISA). En esta técnica se utilizan anticuerpos conjugados con enzimas para la detección de epítopos. **1.** El análisis suele realizarse en placas de poliestireno de 96 pocillos, en los cuales las proteínas pueden ser adsorbidas (aquí se muestra un único pocillo). **2.** Se añade un antígeno soluble, que se une de forma no covalente al plástico. **3.** El antígeno no unido se elimina del pocillo mediante lavados. **4.** Se añaden anticuerpos primarios no marcados (normalmente el suero problema) al pocillo y se deja que se unan a sus ligandos. **5.** Los anticuerpos primarios no unidos se eliminan del pocillo mediante lavados. **6.** Se añaden anticuerpos anti-inmunoglobulina conjugados a una enzima y se deja que se unan a sus ligandos. **7.** Los anticuerpos conjugados con la enzima no unidos se eliminan del pocillo mediante lavados. **8.** Se añade un sustrato cromógeno que pueda ser fragmentado por la enzima y se permite la incubación. **9.** Los cambios de color indican la presencia de anticuerpos secundarios conjugados con la enzima; puesto que el anticuerpo secundario solo se une al primario y el primario solo lo hace al epítopo, el cambio en la intensidad de color indica la cantidad de epítopo detectado.

más sustrato y aumente así la sensibilidad de la prueba (entre ciertos límites). Los ELISA son específicos y cuantitativos.

C. Fluoroinmunoanálisis (FIA)

Los FIA se basan en anticuerpos o sus ligandos marcados con varios colorantes fluorescentes, como el isotiocianato de fluoresceína (FITC) o la ficoeritrina (PE). Esta técnica no tiene los inconvenientes asociados al uso de etiquetas radiactivas. La fase de separación del anticuerpo y del ligando (antígeno) se lleva a cabo mediante la inmovilización de uno de los reactivos sobre una superficie de poliestireno antes de la adición del reactivo marcado con el fluorocromo. El reactivo acoplado al fluorocromo es retenido gracias a su capacidad de unirse al reactivo inmovilizado. Si no está unido, es eliminado durante los lavados (figura 20-9). La fluorescencia retenida refleja la unión; el FIA es específico y relativamente sensible.

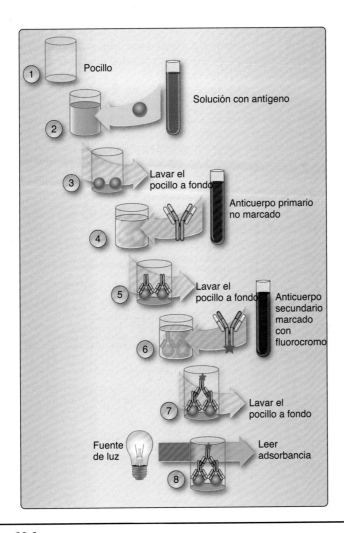

Figura 20-9
Fluoroinmunoanálisis (FIA). Su diseño es similar al del ELISA (figura 20-8).
1. La prueba se puede hacer en placas de poliestireno de 96 pocillos que adsorben proteínas (aquí se muestra un pocillo individual). **2.** El antígeno soluble se añade dejando que se una al plástico de forma no covalente.
3. El antígeno no unido se lava del pocillo. **4.** Se añaden anticuerpos primarios no marcados (normalmente el suero problema) a los pocillos y se les deja unirse a sus ligandos. **5.** Los anticuerpos primarios no unidos se eliminan de los pocillos. **6.** Se añaden anticuerpos anti-inmunoglobulina marcados con fluorocromo a los pocillos y se les deja unirse a sus ligandos.
7. Los anticuerpos no unidos se lavan del pocillo. **8.** La fluorescencia indica la presencia de epítopos.

Aplicación clínica 20-3. Sensibilidad y especificidad: ¿es fidedigna esta prueba?

En la interpretación de los resultados de un análisis se debe tener en cuenta si el análisis es fidedigno, antes de utilizar esas interpretaciones para un diagnóstico o tratamiento. Ningún método de análisis es perfecto; todos los métodos producen falsos positivos o falsos negativos. La fiabilidad que asignemos al resultado de un análisis en particular requiere que conozcamos la probabilidad de que el resultado de dicho análisis sea positivo en un paciente que tenga la enfermedad en cuestión (lo que se denomina **sensibilidad**) y la probabilidad de que el resultado sea negativo en alguien que no padezca la enfermedad (denominado **especificidad**). Mientras mayores sean los valores de sensibilidad y especificidad, más confiables serán los resultados. A mayor sensibilidad diagnóstica, menores serán los falsos negativos; a mayor especificidad diagnóstica, menores serán los falsos positivos. Por ejemplo, en una prueba con sensibilidad diagnóstica de 70%, se espera que 30% de las personas tengan resultado negativo incorrecto (falsos negativos). Otra prueba para la misma enfermedad que tenga sensibilidad diagnóstica de 95% provocará que 5% de los individuos analizados tengan resultados falsos negativos. Sin embargo, dependiendo de la especificidad diagnóstica de las pruebas, los resultados positivos pueden o no ser positivos correctos. Ambos valores son necesarios para la determinación precisa de la confiabilidad de una prueba particular.

En su forma más simple, la sensibilidad y la especificidad de una prueba se pueden determinar usando la tabla 2 x 2 en la que los datos de casos previos se colocan de la siguiente forma (a, b, c y d corresponden a números de observaciones, no proporciones):

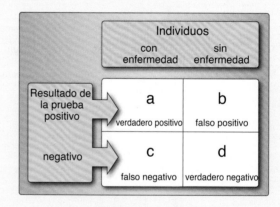

Donde

$$Sensibilidad = \frac{a}{(a + c)}$$

$$Especificidad = \frac{d}{(b + d)}$$

Imaginemos la evaluación de una prueba de diagnóstico desarrollada para predecir una enfermedad hipotética. Los datos de casos anteriores indican que

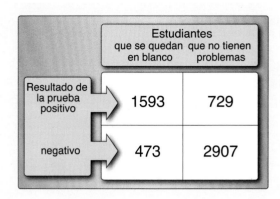

| | Estudiantes | |
	que se quedan en blanco	que no tienen problemas
Resultado de la prueba positivo	1593	729
negativo	473	2907

La sensibilidad y especificidad de este análisis diagnóstico puede calcularse como

$$Sensibilidad = \frac{a}{(a+c)} = \frac{1593}{(1593)+473} = .77 \text{ o } 77\%$$

$$Especifidad = \frac{d}{(b+d)} = \frac{2907}{(729+2907)} = .8 \text{ o } 80\%$$

Por tanto, este análisis fallaría en la identificación de casi una cuarta parte de los individuos afectados por la enfermedad (falsos negativos). Alrededor de una quinta parte de las personas no afectadas serían identificados, de forma errónea, como casos posibles (falsos positivos).

IV. DETECCIÓN DE EPÍTOPOS DENTRO Y FUERA DE LAS CÉLULAS

Los epítopos expresados dentro y en la superficie de las células pueden detectarse utilizando anticuerpos marcados con radiactividad, enzimas o fluorocromos. La extensión y variabilidad de estas metodologías están más allá del objetivo de este libro. De forma breve mencionaremos dos técnicas que tienen muchas aplicaciones clínicas: la inmunofluorescencia (IF) y la citometría de flujo.

A. Inmunofluorescencia

La **IF** utiliza colorantes fluorescentes (p. ej., isotiocianato de fluoresceína, FITC) que están unidos de forma covalente al anticuerpo. Es factible prepararse un fino corte de tejido que luego se baña en una solución que contiene el anticuerpo conjugado con FITC (IF directa, figura 20-10 B) o una solución con un anticuerpo primario. A continuación se lava. En el segundo caso, se añade un anticuerpo anti-inmunoglobulina marcado con FITC (IF indirecta, figura 20-10 A). La presencia de epítopos se visualiza con un microscopio de fluorescencia. La **microscopia confocal** es un uso adicional de la IF. Utiliza óptica de fluorescencia con láser enfocado a una profundidad específica dentro de una muestra y permite obtener imágenes tridimensionales.

Los análisis de inmunofluorescencia directa pueden utilizarse cuando se dispone de muestras de tejidos de un paciente y los anticuerpos derivados del laboratorio tienen especificidad de unión conocida. Por ejemplo, en un sujeto con neumonía, la inmunofluorescencia directa puede utilizarse para detectar cepas particulares de bacterias en el esputo. En contraste, la inmunofluorescencia indirecta funciona mejor cuando se dispone de suero del enfermo; por ejemplo, el suero de una persona con sospecha de sífilis puede utilizarse en una prueba de fluorescencia indirecta con *Treponema pallidum* (microorganismo causal de la sífilis) derivado del laboratorio.

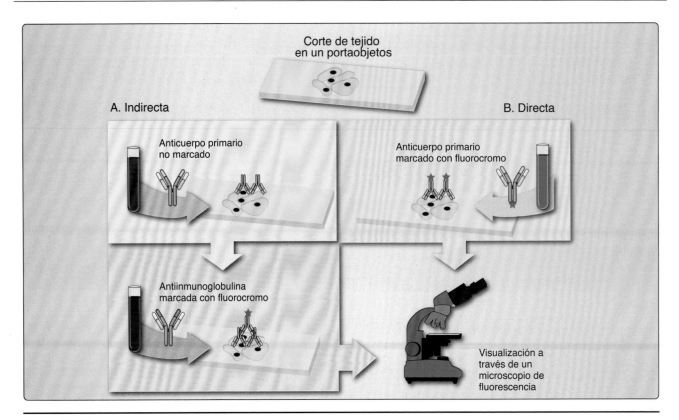

Figura 20-10

Inmunofluorescencia (IF). Para visualizar los epítopos en las células y los tejidos mediante microscopia se utilizan anticuerpos marcados con fluorocromos. Los cortes de tejidos o las células se fijan en un portaobjetos. **A.** En la **IF indirecta**, el tejido o las células montadas en el portaobjetos se incuban con un anticuerpo primario no marcado y el anticuerpo no unido se elimina mediante lavado. Se incuba el portaobjetos con un anticuerpo secundario marcado con fluorocromo. Los anticuerpos no unidos se eliminan por lavado y los epítopos marcados por fluorescencia se visualizan con un microscopio de fluorescencia. **B.** En la **IF directa**, los anticuerpos primarios marcados con fluorocromo se incuban con el tejido montado en el portaobjetos, los anticuerpos no unidos se eliminan por lavado y los epítopos se detectan con un microscopio de fluorescencia.

B. Citometría de flujo

Es un método muy importante para detectar y medir con rapidez las características de las células. Las suspensiones de célula única pueden evaluarse respecto a la expresión de moléculas intracelulares y en la superficie celular, tamaño celular, características de la población celular y fases en el ciclo celular. Los tintes y anticuerpos marcados con fluorocromo se utilizan para marcar las moléculas de interés y luego cuantificarlas mediante un programa analítico. Por ejemplo, los leucocitos de sangre periférica pueden teñirse con anticuerpos monoclonales marcados con fluorocromo para CD4 y CD8, que se encuentran en la superficie de los linfocitos T. En este caso, serían anti-CD4 FITC-marcados y anti-CD8 PE-marcados. Las suspensiones de células, que contienen células marcadas y células no marcadas, fluyen a través de una cámara vibratoria (flujo celular) en un líquido acuoso (fluido envolvente), de tal forma que pasan de una en una a través de un rayo láser (figura 20-11). Cada célula provoca, por un lado, refracción del láser (dispersión frontal) y, por otro, dispersión de la luz en ángulos casi rectos en relación con el eje del rayo láser (dispersión lateral). Los tubos fotomultiplicadores detectan la luz dispersada. Los datos de las señales de los tubos fotomultiplicadores se transfieren a un ordenador para su análisis en directo. Los datos de la dispersión de luz frontal y lateral se utilizan para determinar la morfología celular. La cantidad de fluorescencia por célula se mide con otros filtros y tubos fotomultiplicadores. Las señales de los linfocitos u otras células se identifican de forma electrónica (seleccionadas) y

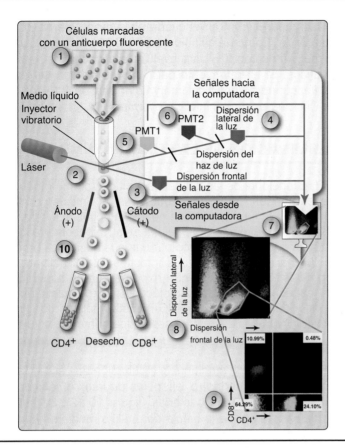

Figura 20-11
Citometría de flujo. **1.** Se preparan suspensiones de leucocitos u otros tipos celulares y se tiñen con los anticuerpos marcados con un fluorocromo apropiado. **2.** Las células marcadas se encuentran en un medio líquido y pasan de una en una por un inyector vibratorio, el cual es atravesado por un haz de luz antes de que se formen las gotas de flujo. En este flujo, las células refractan y reflejan la luz. **3.** Un fotodetector mide la cantidad de luz refractada o dispersión frontal de luz, que es una indicación del volumen celular. **4.** La luz reflejada o la dispersión lateral de luz, detectada en un ángulo recto respecto al haz de emisión de luz, indica la complejidad granular de la célula. Separadores del haz luminoso pasan la luz reflejada a través de filtros hacia los tubos fotomultiplicadores, para medir la cantidad de fluorescencia verde **(5)** o roja **(6)**. **7.** El ordenador analiza las señales generadas y las representa gráficamente en la pantalla. **8.** Los datos de dispersión frontal y lateral de luz permiten al operador del citómetro de flujo distinguir los diferentes tipos celulares basándose en su morfología, y seleccionar electrónicamente ciertas poblaciones para su posterior análisis. **9.** El análisis de la población de linfocitos seleccionada muestra una subpoblación de linfocitos CD4$^+$ teñida de verde (24.10%), una subpoblación CD8$^+$ teñida de rojo (10.99%), una subpoblación CD4$^+$CD8$^+$ (0.48%) y una subpoblación no teñida (64.29%). **10.** Las poblaciones identificadas se pueden aislar o seleccionar. Antes de la formación de las gotas de flujo, la computadora ordena al citómetro de flujo que aplique una carga positiva o negativa con células a la cámara. Las gotas que lleven carga negativa son atraídas por el ánodo y aquellas con carga positiva son atraídas hacia la placa del cátodo, y se recogen en un tubo de ensayo. Las gotas no cargadas y las células contenidas en ellas se desechan.

los datos de las células marcadas con FITC-anti-CD4 y PE-anti-CD8 se pueden representar en gráficos y cuantificarse.

En este ejemplo es factible identificar cuatro poblaciones. Las células no teñidas (CD4$^-$ y CD8$^-$) se ven en el cuadrante inferior izquierdo, los linfocitos CD4$^+$ en el inferior derecho, los linfocitos CD8$^+$ en el superior izquierdo y, si estuvieran presentes, los linfocitos inmaduros

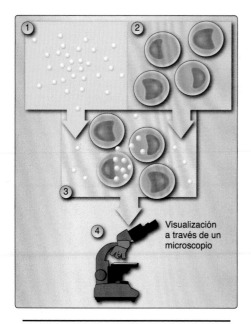

Figura 20-12
Determinación de la fagocitosis.
Los fagocitos se analizan mediante
su incubación con partículas **(1)**
detectables por microscopia óptica, tales
como los antígenos o las partículas
(p. ej., bolas de látex, bacterias,
eritrocitos) recubiertas de anticuerpo
(p. ej., recubiertos de opsoninas).
La captación de partículas **(2)** y la
fagocitosis **(3)** se visualizan con un
microscopio **(4)**.

CD4$^+$CD8$^+$ aparecerían en el cuadrante superior derecho. Este tipo de análisis de citometría de flujo de CD4/CD8 se realiza con frecuencia en pacientes con VIH para evaluar la eficacia de sus esquemas terapéuticos. Si el tratamiento para VIH es exitoso, la razón CD4/CD8 se encontrará dentro del intervalo normal de 2:1 y los porcentajes de CD4 regresarán al intervalo normal.

V. DETERMINACIÓN DE LA FUNCIÓN INMUNE

La capacidad funcional de las células fagocíticas puede medirse por su capacidad para ingerir partículas recubiertas de anticuerpo o de opsoninas. Para medir la función inmune de los linfocitos activados se suele utilizar el aumento del número de células o la respuesta proliferativa en respuesta a un antígeno específico o a una sustancia que produzca activación policlonal (un mitógeno). Los linfocitos T CD8$^+$ activados pueden reconocer y destruir las células que expresen en su superficie celular complejos específicos péptido + moléculas del complejo principal de histocompatibilidad de clase I (pMHC-I). Estas células (los linfocitos T citotóxicos) son capaces de destruir específicamente sus células dianas.

A. Función fagocítica

Dicha función se mide mediante la incubación de células fagocíticas con partículas recubiertas (p. ej., bolas de látex o células recubiertas de anticuerpo) o con bacterias (figura 20-12). La inclusión de las partículas dentro de la célula se analiza mediante microscopia. La actividad enzimática de los fagocitos se determina al medir las concentraciones de las enzimas degradantes u oxidantes (p. ej., la NADPH-oxidasa) producidas por estas células.

B. Proliferación

Las células mononucleares de la sangre periférica (linfocitos, monocitos y células dendríticas) se aíslan y cultivan durante 48 a 72 horas. Se añade al cultivo un estímulo específico (antígeno) al que el individuo haya sido expuesto previamente. De forma alternativa, se añade un estímulo no específico (mitógeno) para determinar la capacidad de respuesta de una subpoblación de leucocitos en particular. En algún tiempo se agregaba un radioisótopo (como la timidina-H^3) durante cierta cantidad de horas (figura 20-13), y la incorporación de la timidina-H^3 en el ADN de nueva síntesis era indicativa de la capacidad proliferativa. Los métodos recientes implican con frecuencia el uso de tintes fluorescentes y citometría de flujo. El diacetato de éster de succinimidil carboxifluoresceína (CFSE) es un tinte que se incorpora a las membranas celulares. La fluorescencia decrece a medida que las células se dividen y el tinte fluorescente se distribuye entre las células hijas, y es posible observar las generaciones sucesivas de división celular.

C. Análisis de citotoxicidad de los linfocitos T

Los linfocitos T CD8$^+$ son efectores importantes del sistema inmune. Destruyen las células que expresan antígenos de superficie extraños a través de MHC clase I y protegen contra las infecciones virales. En el pasado, la valoración de su función implicaba evaluar la capacidad de estas células para inducir la lisis de células diana radiomarcadas. Se utilizaba el cromato sódico radiactivo (CrO$_4$Na$_2$^{51}), que cruza las membranas de las células vivas y se une a las proteínas citoplásmicas (figura 20-14). Ahora existen métodos más novedosos. La medición de la escisión de caspasa-3 en las células apoptóticas puede realizarse para evaluar la actividad de los linfocitos T citotóxi-

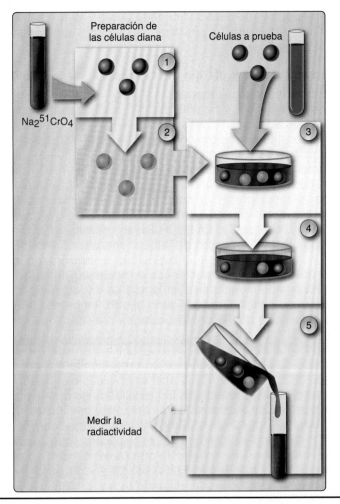

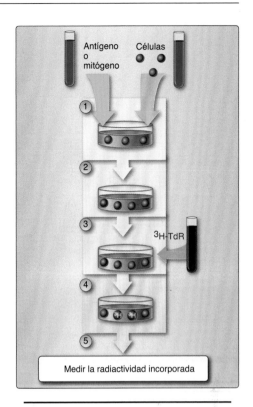

Figura 20-14
Prueba de liberación de cromo. Determina las funciones de los linfocitos T citotóxicos (CTL), los linfocitos citolíticos naturales (NK, *natural killer*) y los linfocitos T con actividad citolítica natural (NKT). **1.** Las células diana se incuban con un metal pesado radiactivo (p. ej., $CrO_4Na_2^{51}$) que se une **(2)** con mucha fuerza a las proteínas citosólicas de la célula. **3.** Las células efectoras o las problema se incuban con las células diana radiomarcadas, utilizando diferentes proporciones de células efectoras frente a células diana. **4.** Si hay actividad CTL, NK o NKT, eso causará la lisis de las células diana y la liberación de radiactividad al medio. **5.** Las células se separan y la cantidad de radiactividad liberada en el medio se mide como indicación de la actividad lítica.

Figura 20-13
Pruebas de proliferación. Se usan para determinar la capacidad de los linfocitos de responder a un estímulo. **1.** El antígeno o el mitógeno se añaden a un cultivo de leucocitos recién establecido y **(2)** se dejan en incubación 24 a 72 horas. **3.** Se añade timidina tritiada (TdR-H^3) u otra molécula precursora de ácidos nucleicos. Las células se incuban durante un periodo adicional de 18 a 24 horas **(4)**. Durante ese tiempo la molécula radiactiva se incorpora al ADN de nueva síntesis. **5.** La radiactividad incorporada en el ADN extraído se utiliza como medida de la proliferación.

cos mediante citometría de flujo e inmunofluorescencia. Se usa una metodología similar para medir la actividad citolítica de los linfocitos citolíticos naturales (NK, *natural killer*) o los linfocitos T con actividad citolítica natural (NKT) sobre las células sensibles a NKT.

VI. MEDICIÓN DE LA HIPERSENSIBILIDAD

El daño producido por el sistema inmune a los tejidos del anfitrión se llama hipersensibilidad (capítulo 14). Hay cuatro categorías de reacciones de hipersensibilidad. Las reacciones de tipo I se denominan de hipersensibilidad inmediata, ya que se manifiestan a los pocos minutos u horas después de la exposición al antígeno. Las reacciones de tipo II conllevan la activación del sistema del complemento en respuesta a las inmunoglobulinas unidas a las membranas o a la matriz extracelular. Las reacciones de tipo III implican la activación del sistema del complemento en respuesta a los complejos antígeno-anticuerpo "solubles". Las reac-

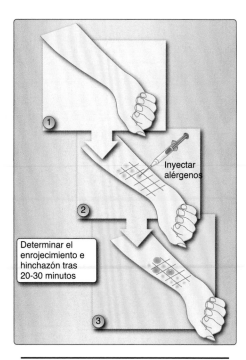

Figura 20-15
Prueba de alergia. Determina la hipersensibilidad de tipo I frente a varios alérgenos posibles.**1.** La prueba suele realizarse en la parte interna del brazo. **2.** Se marca una rejilla y se inyectan en la dermis pequeñas cantidades de las sustancias a analizar. **3.** Las reacciones positivas aparecen como enrojecimiento e hinchazón en el lapso de 20-30 minutos después de la reexposición al alérgeno.

ciones de tipo II y III se desarrollan entre horas y días. Las reacciones de tipo IV son "retardadas" y aparecen en los 2 a 4 días siguientes a la exposición del antígeno.

A. Pruebas cutáneas de alergia (hipersensibilidad de tipo I)

La sensibilidad a los alérgenos (antígenos) (p. ej., el epitelio de los animales, los hongos y los pólenes, o ciertos alimentos) produce enfermedades alérgicas. La sensibilidad se produce por el desarrollo de anticuerpos IgE específicos contra el alérgeno en la superficie de los mastocitos tisulares (capítulo 14). La prueba cutánea es una técnica frecuente, práctica y relativamente indolora para medir la reacción de un individuo frente a un alérgeno; por lo general se emplea una prueba intraepidérmica o de punción donde se administra el alérgeno diluido por medio de una ligera punción en la piel (percutáneo) del antebrazo o la espalda. En los individuos sensibles (atópicos) aparece una reacción en forma de habón (enrojecimiento e hinchazón) 20-30 minutos después de la exposición a un alérgeno específico (figura 20-15). Si la prueba cutánea es negativa, una opción es realizar una prueba intradérmica en la que se inyecta dentro de la piel una pequeña cantidad del antígeno diluido. La prueba intradérmica es más sensible que la prueba cutánea. La reacción está basada en una inflamación causada por la liberación de los gránulos de los mastocitos en la dermis como respuesta a la unión del alérgeno a las IgE. Dado que puede producirse una reacción alérgica muy grave, se debe disponer de fármacos antihistamínicos o epinefrina durante la realización de la prueba. Si los resultados de la prueba cutánea no son definitivos, entonces es factible utilizar estudios en sangre para alergias. Estos incluyen ELISA y la prueba radioalergosorbente (RAST), que mide anticuerpos IgE específicos contra ciertos alérgenos en una muestra de sangre. Ya que no se agregan radioisótopos, en la actualidad, las pruebas ELISA se utilizan con mayor frecuencia.

B. Evaluación para hipersensibilidad tipos II y III

Los **análisis de fijación del complemento** pueden detectar la presencia de complejos antígeno-anticuerpo en las células o en la matriz intracelular (tipo II) o como complejos solubles en la sangre (tipo III). El análisis se divide en dos partes: el sistema indicador y el ensayo. El sistema indicador está formado por el complemento, eritrocitos de cordero y anticuerpos específicos contra los eritrocitos de cordero. Los anticuerpos se unen a los eritrocitos de cordero formando complejos antígeno-anticuerpo en la superficie de las células; el complemento es activado ("fijado") y causa lisis de los eritrocitos y liberación de hemoglobina (figura 20-16). La cantidad de hemoglobina se determina por espectrofotometría. Algunos aspectos adicionales de la valoración para reacciones de hipersensibilidad tipos II y III se describen a continuación.

1. **Hipersensibilidad tipo II.** Las reacciones de hipersensibilidad tipo II implican citotoxicidad mediada por IgM-IgG. Se generan inmunoglobulinas específicas contra los antígenos unidos a proteínas de membrana. Los síntomas ocurren unas cuantas horas después de la segunda exposición y dependen del tipo de célula implicada. Se sabe que algunas reacciones de hipersensibilidad tipo II inducidas por fármacos causan anemia, trombocitopenia (depleción plaquetaria), neutropenia (depleción de neutrófilos) y hepatitis (inflamación del hígado). Es factible emplear pruebas de provocación medicamentosa para diagnosticar la hipersensibilidad tipo II a fármacos particulares, pero conllevan un gran riesgo porque llegan a propiciar la reacción tipo II, junto con los síntomas acompañantes.

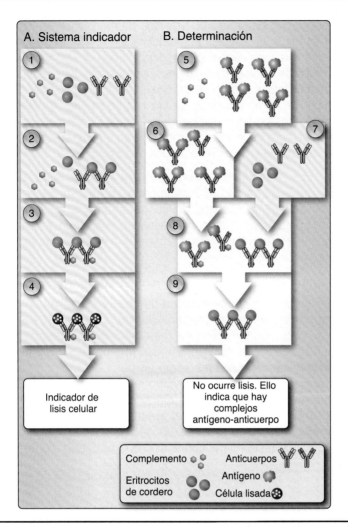

Figura 20-16
Fijación del complemento. Permite determinar la presencia de inmunocomplejos circulantes, el método se conforma por dos partes: un sistema indicador y el análisis o determinación. **A.** En el sistema indicador se combinan los anticuerpos contra los eritrocitos de cordero (SRBC, *sheep red blood cells*), el complemento y los propios eritrocitos en un mismo tubo de ensayo. **1.** Estos últimos se unen a los anticuerpos anti-SRBC **(2).** El complejo antígeno-anticuerpo se une y activa la vía clásica del complemento **(3)**, lo que provoca la lisis de las células indicadoras (SRBC) **(4). B.** En el análisis se obtiene el suero de un individuo **(5)** y se calienta a 56 °C durante 30 minutos para inactivar el complemento propio. A continuación, se añade una cantidad de complemento predeterminada (la misma cantidad utilizada en el sistema indicador) **(6).** La mezcla se incuba para permitir que el complemento se una a los complejos antígeno-anticuerpo si están presentes **(7).** Se añaden los SRBC y los anticuerpos anti-SRBC y se procede a la incubación **(8).** Si hay complejos antígeno-anticuerpo en el suero problema, el complemento se agotará por ellos y las SRBC no se lisarán **(9).** Si, por el contrario, no existen complejos antígeno-anticuerpo en el suero problema, el complemento no se agotará y las células indicadoras (SRBC) se lisarán, liberando hemoglobina hacia el sobrenadante. La hemoglobina liberada puede medirse con un espectrofotómetro.

Los estudios para activación de linfocitos NK podrían ayudar a mejorar el diagnóstico de las reacciones de hipersensibilidad tipo II. Los análisis para linfocitos NK permiten detectar y lisar las células cubiertas con IgG. En un sujeto que tuvo reacción de hipersensibilidad tipo II, como a un fármaco, habrá IgG específica unida a los leucocitos. Los linfocitos NK del paciente se activan específicamente en presencia del medicamento.

1. **Hipersensibilidad tipo III.** Este tipo de reacciones se caracterizan por daño tisular causado por la activación del complemento en respuesta a los inmunocomplejos depositados en los tejidos o en las paredes de los vasos sanguíneos, lo cual detona la respuesta inflamatoria e infiltración por neutrófilos. Los sitios lesionados con mayor frecuencia como resultado de las respuestas de hipersensibilidad tipo III incluyen las membranas mucosas, la piel y los riñones. La fisiopatología de la enfermedad autoinmune lupus eritematoso sistémico implica en gran medida una hipersensibilidad tipo III.

Los análisis para anticuerpos unidos a tejidos implican la incubación de una muestra de tejidos con el complemento. La presencia de complejos antígeno-anticuerpo capaces de fijar complemento agota la limitada cantidad de complemento libre; de manera que cuando se añaden eritrocitos recubiertos con anticuerpos a la mezcla de reacción, éstos no se lisan y no se libera hemoglobina.

C. Dermatitis de contacto e hipersensibilidad retardada (tipo IV)

A fin de medir la hipersensibilidad de tipo IV se aplica un antígeno en la superficie de la piel (sensibilidad de contacto, SC) o se practica una inyección intradérmica (hipersensibilidad retardada [DTH, *delayed-type hipersensitivity*]). En esta prueba, el antígeno se aplica en la superficie de la piel mediante un parche dérmico no abrasivo. Tales análisis evalúan si un individuo ha sufrido una exposición previa a un antígeno específico. A diferencia de las reacciones de hipersensibilidad inmediata (ver el apartado VI.A), las reacciones de hipersensibilidad IV son retardadas; las ronchas solo son evidentes 24 a 72 horas después del contacto con el antígeno (figura 20-17).

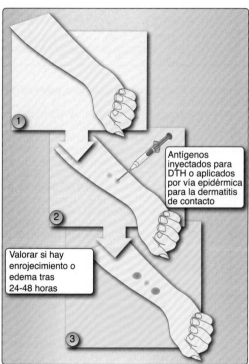

Figura 20-17
Hipersensibilidad de tipo IV. **1.** La prueba se puede hacer en la parte interna del brazo. **2.** Se inyectan en la dermis cantidades pequeñas de las sustancias a analizar o se aplican por vía subcutánea. **3.** Las reacciones positivas aparecen como enrojecimiento e hinchazón durante 24 a 48 horas después de la exposición al antígeno.

Resumen del capítulo

- Numerosos estudios de laboratorio clínico se basan en la especificidad de los anticuerpos por un antígeno y su habilidad para reconocer epítopos, porciones muy pequeñas de un antígeno. Los análisis basados en anticuerpos son herramientas detectoras de epítopos, y en su mayoría se basan en la curva cuantitativa de precipitina.

- Los anticuerpos contra antígenos del grupo sanguíneo propio se producen en algunas anemias hemolíticas autoinmunes. Estos autoanticuerpos se detectan mediante las pruebas de **Coombs directa** e **indirecta**.

- Las pruebas de **aglutinación** tienen utilidad directa en varios análisis serológicos, como la tipificación de los grupos sanguíneos ABO. La técnica de aglutinación indirecta o pasiva se utiliza para detectar la unión de anticuerpos IgG a antígenos particulados o para detectar cantidades reducidas de fijación de anticuerpos.

- La técnica de inmunodifusión radial se basa en la difusión de antígeno soluble a través de un gel de agar impregnado con anticuerpos. La técnica de difusión doble o de Ouchterlony es una modificación de la técnica de inmunodifusión radial. La inmunoelectroforesis es una variación de la técnica de difusión doble.

- En el pasado, el radioinmunoanálisis se utilizaba de manera extensa en los laboratorios de diagnóstico clínico. Se usaba un radionúclido como I^{125} para marcar un anticuerpo o antígeno primario. El **análisis inmunosorbente ligado a enzimas (ELISA)** ha reemplazado al radioinmunoanálisis en la mayoría de los casos. ELISA se usa un anticuerpo marcado con una enzima para detectar epítopos.

- El diseño del fluoroinmunoanálisis (FIA) es similar a ELISA. FIA se basa en los anticuerpos o sus ligandos marcados con varios tintes fluorescentes, como isotiocianato de fluoresceína o ficoeritrina.

- Los epítopos expresados dentro o sobre la superficie de las células pueden detectarse al utilizar anticuerpos radiomarcados, marcados con enzimas o con fluorocromo. Para la **inmunofluorescencia**, se utilizan anticuerpos marcados con fluorocromo, para visualizar epítopos en las células y tejidos por microscopia.

- La citometría de flujo es un método importante para detectar y medir con rapidez las características de las células. Es posible evaluar una sola célula en busca de la expresión de moléculas intracelulares o en la superficie celular, además del tamaño celular, características poblacionales y fases del ciclo celular. Los tintes y anticuerpos marcados con fluorocromo se utilizan para marcar las moléculas de interés y luego cuantificarlas mediante un programa analítico.

- Los fagocitos se evalúan mediante la incubación de partículas ópticamente visibles, como las cubiertas por antígenos o anticuerpos (recubiertos por opsonina) (p. ej., cuentas de látex, bacterias, eritrocitos), con fagocitos.

- Los análisis de proliferación se utilizan para determinar la habilidad de los linfocitos para responder a un estímulo.

- El análisis de liberación de cromo evalúa la función de los linfocitos T citotóxicos (CTL), de los linfocitos NK y de los linfocitos NKT.

- La sensibilidad a alérgenos (antígenos) (p. ej., caspa de mascotas, moho, polen, ciertos alimentos) es una enfermedad alérgica común. La sensibilidad se debe al desarrollo de anticuerpos IgE específicos contra alérgenos en la superficie de los mastocitos tisulares. La valoración cutánea es un procedimiento común, conveniente y relativamente indoloro para evaluar la reacción de una persona a un alérgeno, una hipersensibilidad tipo I.

- Las **pruebas de fijación del complemento** pueden detectar la presencia de complejos antígeno-anticuerpo en las células o en la matriz intracelular (tipo II) o como complejos solubles en la sangre (tipo III).

- La aplicación del antígeno a la superficie de la piel o por inyección intradérmica (hipersensibilidad retardada) se utiliza para medir la hipersensibilidad tipo IV.

- La **sensibilidad** diagnóstica es la probabilidad de que el estudio sea positivo en una persona que tiene la enfermedad en cuestión. La **especificidad** diagnóstica es la probabilidad de que el resultado sea negativo en un paciente que no tiene la enfermedad.

  - A mayor valor de sensibilidad y especificidad, más confiable será el resultado.

  - A mayor sensibilidad diagnóstica, menos falsos negativos; a mayor especificidad diagnóstica, menos falsos positivos.

Preguntas de estudio

20.1   Por lo general, la aglutinación directa implica:

A. Anticuerpos IgA.
B. Anticuerpos IgD.
C. Anticuerpos IgE.
D. Anticuerpos IgG.
E. Anticuerpos IgM.

La respuesta correcta es E. IgM es la inmunoglobulina más grande (~10^6 Da) y tiene 10 sitios de unión a epítopos (valencia). Su alcance y valencia relativamente grandes la hacen muy eficiente al entrelazar epítopos en las partículas adyacentes (figuras 20-1 y 20-2). Otros isotipos, por su menor tamaño y valencia, son menos eficientes en la aglutinación directa.

20.2   Una mujer de 18 años de edad se presenta con signos y síntomas de anemia hemolítica, para la cual se descartan las causas más comunes. A fin de determinar si la anemia es consecuencia de una reacción autoinmune, ¿cuál de los siguientes estudios usaría?

A. Coombs directa.
B. Análisis inmunosorbente ligado a enzimas.
C. Inmunoelectroforesis.
D. Técnica de Mancini.
E. Técnica de Ouchterlony.

La respuesta correcta es A. Se utiliza la prueba de Coombs directa. En algunas anemias hemolíticas autoinmunes, los individuos afectados producen anticuerpos contra los antígenos del grupo sanguíneo propio. Tendrán anticuerpos contra sus propios eritrocitos, pero en isotipo o cantidades que no aglutinan directamente sus eritrocitos. En la prueba de Coombs directa, los autoanticuerpos se detectan al agregar inmunoglobulina antihumana. Si el paciente tiene autoanticuerpos que recubren sus eritrocitos, entonces la adición de inmunoglobulina antihumana provocará la formación de grupos y un resultado positivo. Ninguna de las otras opciones listadas brinda este tipo de información.

20.3   Un niño de ocho años de edad es llevado al consultorio por náusea, vómito y urticaria (ronchas) que se manifiestan después de que come ciertos alimentos. Se sospecha una alergia y se realiza la evaluación cutánea para varios antígenos. Una respuesta positiva a cualquiera de los antígenos evaluados en 20 a 30 minutos indicará el siguiente tipo de hipersensibilidad:

A. Tipo I.
B. Tipo II.
C. Tipo III.
D. Tipo IV.

La respuesta correcta es A. Los estudios cutáneos son un procedimiento común, conveniente y relativamente indoloro para evaluar la reacción de un individuo a un alérgeno, una hipersensibilidad tipo I. Las personas sensibles (atópicas) desarrollan una reacción de pápula y eritema (enrojecimiento y tumefacción) 20 a 30 minutos después de la exposición a un alérgeno específico. Las pruebas de fijación del complemento detectan la presencia de complejos antígeno-anticuerpo en las células o en la matriz intracelular (tipo II) o como complejos solubles en la sangre (tipo III). La hipersensibilidad tipo IV puede evaluarse al aplicar el antígeno a la piel, pero las reacciones se retrasan y son evidentes solo 24 a 72 horas después de la aplicación del antígeno.

Preguntas de revisión

1. A un niño de 10 años se le diagnostica una infección bacteriana aguda. El recuento de leucocitos era de 38 000 células por μL (límites de referencia: 4 500 a 12 500 por μL). El tipo de célula aumentado predominante encontrado en la sangre de este paciente es:

   A. Eosinófilos.
   B. Neutrófilos.
   C. Monocitos.
   D. Linfocitos B.
   E. Células dendríticas.

   Respuesta correcta: B.
   Véase capítulo 4.

2. Se aíslan linfocitos T citotóxicos de una muestra de sangre periférica de una estudiante de medicina sana de 25 años que participa en un estudio de investigación. ¿Cuál de las siguientes moléculas expresarán estas células en su superficie además del CD8?

   A. CCL2.
   B. CD1d.
   C. CD3.
   D. CD4.
   E. CD19.

   Respuesta correcta: C.
   Véase capítulo 7.

3. Un varón de 17 años previamente sano acude para un estudio por un dolor intenso de reciente comienzo en las rodillas y los codos. Tiene fiebre y la exploración revela un exantema en el tronco, los brazos y las piernas; sus antecedentes médicos son anodinos y está al día en su calendario de vacunación. Un interrogatorio adicional revela que tuvo una úlcera faríngea hace tres semanas que se resolvió sin tratamiento. Los signos y los síntomas experimentados ahora por este paciente son probablemente el resultado de una…

   A. Reacción alérgica.
   B. Hipersensibilidad celular.
   C. Reacción citotóxica.
   D. Dermatitis de contacto.
   E. Enfermedad por inmunocomplejos.

   Respuesta correcta: E.
   Véase capítulo 14.

4. ¿Los anticuerpos dirigidos contra cuál de las siguientes proteínas son útiles para identificar los linfocitos T cooperadores en las muestras de sangre periférica?

   A. CCL21.
   B. CD4.
   C. CD56.
   E. CXCR4.
   D. LFA-1.

   Respuesta correcta: B.
   Véase capítulo 6.

5. Un niño de cuatro años tiene el antecedente de infecciones bacterianas recurrentes, incluidos varios episodios de septicemia neumocócica. Tiene una concentración indetectable de inmunoglobulinas en el suero y se le ha diagnosticado un trastorno ligado al cromosoma X. El trastorno que probablemente explique estos hallazgos es...

A. Agammaglobulinemia de Bruton.
B. Síndrome de Chédiak-Higashi.
C. Inmunodeficiencia común variable.
D. Síndrome de DiGeorge.
E. Angioedema hereditario.

Respuesta correcta: A.
Véase capítulo 15.

6. Una mujer de 27 años acude para estudio por astenia, pérdida del apetito y dolores musculares de varios meses de duración. También refiere un aumento de la sensibilidad a la luz solar. Las pruebas revelan la presencia de anticuerpos antinucleares. El gen del HLA que es más probable que se asocie con su trastorno es...

A. B8.
B. B27.
C. Cw6.
D. DR3.
E. DR4.

Respuesta correcta: D.
Véase capítulo 16.

7. Una paciente de 17 años ha montado una respuesta inmune adaptativa considerable. ¿Cuál de las siguientes sirvió probablemente de desencadenante de esta respuesta?

A. Albúmina (una proteína) de su propio plasma sanguíneo.
B. Toxina botulínica de *Clostridium botulinum*.
C. Etinil estradiol (una hormona esteroidea estrógena) de los anticonceptivos orales que toma.
D. Fructosa de jarabe de maíz rico en fructosa.
E. Glicina (un aminoácido) de una proteína múrida.

Respuesta correcta: B.
Véase capítulo 2.

8. Un hombre sano de 27 años de edad participa en un estudio de investigación. Las células aisladas de su sangre periférica expresan moléculas de MHC-II. ¿Cuál de los siguientes tipos de célula se ha aislado?

A. Linfocitos B.
B. Eosinófilos.
C. Eritrocitos.
D. Granulocitos.
E. Linfocitos citolíticos naturales (NK).

Respuesta correcta: A.
Véase capítulo 6.

9. Una cierta población de linfocitos inhibe la actividad de los linfocitos autorreactivos. Tales células inhibidoras expresan...

A. CD4 y CD25.
B. CD19 y CD45.
C. CD28 y CD80.
D. IgA e IgD.
E. IgG e IgM.

Respuesta correcta: A.
Véase capítulo 12.

10. Una niña previamente sana de nueve años de edad se infecta con una cepa de *Streptococcus pyogenes* con la que no se había encontrado antes. No desea perderse su fiesta de cumpleaños, no se queja del dolor faríngeo y no recibe tratamiento médico. Dos semanas después los síntomas han desaparecido y el número de microbios ha disminuido con rapidez. El isotipo del anticuerpo responsable de la eliminación final de esta infección es...

    A. IgA.
    B. IgD.
    C. IgE.
    D. IgG.
    E. IgM.

Respuesta correcta: D.
Véase capítulo 16.

11. Se encuentra una gran cantidad de cierto isotipo de inmunoglobulina asociado con la superficie mucosa del tubo digestivo; este isotipo de inmunoglobulina es probablemente...

    A. IgA.
    B. IgD.
    C. IgE.
    D. IgG.
    E. IgM.

Respuesta correcta: A.
Véase capítulo 13.

12. Un linfocito B virgen emigra desde la sangre a un ganglio linfático y primero rueda a lo largo de las vénulas de endotelio alto del ganglio. ¿Cuál de las siguientes se expresa en el linfocito B para facilitar este proceso de rodamiento?

    A. C3a.
    B. CD4.
    C. ICAM-1.
    D. IgM.
    E. Selectina L.

Respuesta correcta: E.
Véase capítulo 6.

13. Una niña sana de 18 meses de edad, que ha recibido todas las vacunas exigidas para acudir a una guardería autorizada situada cerca de su casa, cambia de domicilio con su familia a una zona donde desde hace varios años se exige una vacuna más con el fin de proteger frente a una enfermedad neumocócica invasora. Se le permite acudir a la guardería después de recibir la primera dosis de esta vacuna, sin embargo, se recomiendan cuatro dosis para conseguir una inmunidad duradera. ¿Cuál de las siguientes situaciones explica mejor por qué no sufre una enfermedad neumocócica invasora antes de conseguir una inmunidad completa?

    A. Anergia.
    B. Cambio génico.
    C. Inmunidad comunitaria.
    D. Evasión de la respuesta inmune.
    E. Tolerancia.

Respuesta correcta: C.
Véase capítulo 13.

14. Un niño de cuatro años de edad acude con signos y síntomas de una enfermedad respiratoria febril causada por un adenovirus. Los linfocitos citolíticos naturales (NK, *natural killer*) del sistema inmune de este paciente detectan células del paciente infectadas por el virus mediante...

    A. Un descenso en la expresión de moléculas de MHC-I en las células infectadas por el virus.
    B. Un descenso en la expresión de patrones de moléculas asociados con microorganismos patógenos en las células infectadas.
    C. Un aumento en la expresión de receptores de reconocimiento del patrón en las células infectadas por virus.
    D. Un aumento en la expresión de receptores generados de forma somática en los linfocitos NK.
    E. La secreción de anticuerpos específicos frente al virus por los linfocitos NK.

    Respuesta correcta: A.
    Véase capítulo 1.

15. Una mujer de 23 años de edad sufrió una candidiasis vaginal (una infección micótica) después de recuperarse de una infección de la vejiga urinaria causada por *Escherichia coli*. La explicación más probable del desarrollo de esta infección micótica es...

    A. El movimiento de hongos desde la vejiga a la vagina.
    B. La reducción de la microbiota comensal inducida por el antibiótico.
    C. La reducción del pH vaginal debida a la infección reciente.
    D. El aumento de la secreción de moco vaginal tras el tratamiento antibiótico.
    E. El crecimiento excesivo de lactobacilos en el orificio cervical.

    Respuesta correcta: B.
    Véase capítulo 3.

16. A un niño de tres años de edad previamente sano se le diagnostica una epiglotitis (infección de la vía respiratoria superior) como resultado de la infección por *Haemophilus influenzae B*. El polisacárido capsular de este microorganismo infeccioso se clasifica como un antígeno TI-2. Al estimular una respuesta inmune, este polisacárido...

    A. Activará los linfocitos B maduros.
    B. Se unirá al MHC-I.
    C. Aumentará la expresión de CD28.
    D. Inducirá el IL4R en el linfocito B.
    E. Exigirá la ayuda de los linfocitos CD4⁺.

    Respuesta correcta: A.
    Véase capítulo 10.

17. Se ha publicado que la vacunación para la varicela tiene una eficacia de 95% en la prevención de la enfermedad grave. Algunos estudios indican que la inmunidad dura al menos 20 años después de la vacunación. En función de estos hallazgos, el tipo de vacuna usada para la varicela es probablemente...

    A. Atenuada.
    B. ADN.
    C. Extracto.
    D. Muerta.
    E. Recombinante.

    Respuesta correcta: A.
    Véase capítulo 13.

18. La unión de genes DJ de inmunoglobulinas y la expresión citoplásmica de la cadena ligera sustituto se produce en el linfocito B en desarrollo. ¿Cuál de los siguientes estadios de desarrollo ha alcanzado esta célula?

A. Preprolinfocito B.

B. Prolinfocito B.

C. Prelinfocito B en fase temprana.

D. Prelinfocito B en fase tardía.

E. Linfocito B inmaduro.

Respuesta correcta: B.
Véase capítulo 9.

19. Se evalúa a una adolescente de 16 años de edad por un cuadro de dolor abdominal intenso y frecuente. Los estudios de imagen no revelan la causa del dolor. Un interrogatorio adicional revela el antecedente de tumefacción en la cara y las manos y un episodio de dificultad deglutoria y tumefacción faríngea que se supuso de naturaleza alérgica. El trastorno que es probablemente responsable de dichos signos en esta paciente es...

A. Síndrome de Chédiak-Higashi.

B. Enfermedad granulomatosa crónica.

C. Angioedema hereditario.

D. Deficiencia de adhesión del leucocito.

E. Síndrome de Wiskott-Aldrich.

Respuesta correcta: C.
Véase capítulo 15.

20. En el curso de una respuesta inmune frente a *Mycobacterium tuberculosis* se produce un daño inespecífico en los axones y vainas de mielina previamente sanos. La respuesta implicada fue probablemente...

A. Lisis celular.

B. Hipersensibilidad tardía.

C. De naturaleza humoral.

D. Mediada por IgE.

E. Muerte celular programada.

Respuesta correcta: B.
Véase capítulo 11.

21. Una cepa de *Escherichia coli* entra en el torrente sanguíneo de un niño de cuatro años de edad que nunca se había expuesto a ella. Ya hay linfocitos B con inmunoglobulinas específicas frente a epítopos únicos de esta cepa de *E. coli*. Este signo podría explicarse por...

A. Maduración de la afinidad de las inmunoglobulinas para reconocer estos nuevos epítopos.

B. Reordenamientos independientes del antígeno de los genes de inmunoglobulinas.

C. Existencia de inmunoglobulinas de origen materno frente a esta cepa de *E. coli*.

D. Linfocitos B de memoria que reconocen epítopos de *E. coli* intestinal.

E. Hipermutación somática de inmunoglobulinas existentes con una especificidad parecida.

Respuesta correcta: B.
Véase capítulo 8.

22. Los linfocitos B B-1...

A. Se distribuyen ampliamente por todo el cuerpo.

B. Surgen en el periodo posnatal de desarrollo.

C. Tienen un repertorio amplio de antígenos que reconocen.

D. Vigilan posibles puertas de entrada de microbios.

E. Muestran una memoria inmune extensa.

Respuesta correcta: D.
Véase capítulo 9.

23. Un paciente de 37 años de edad acude para un estudio de infecciones sinusales recurrentes que exigen tratamiento antibiótico; tiene antecedente de neumonía bacteriana y diarrea crónica. Las pruebas revelan descensos significativos de la IgG sérica y concentraciones ligeramente reducidas de IgA. El trastorno probablemente responsable de los signos de este paciente es…

A. Agammaglobulinemia de Bruton.
B. Inmunodeficiencia común variable.
C. VIH/sida.
D. Mieloma múltiple.
E. Macroglobulinemia de Waldenström.

Respuesta correcta: B.
Véase capítulo 15.

24. Una mujer previamente sana de 58 años de edad acude para un examen de salud rutinario. Destacan un exoftalmos leve (protrusión del globo ocular) y una fibrilación auricular (ritmo cardiaco anómalo); los estudios de laboratorio indican una función tiroidea anómala. La enfermedad autoinmune más probable responsable de los hallazgos en esta paciente es…

A. Enfermedad de Crohn.
B. Síndrome de Goodpasture.
C. Enfermedad de Graves.
D. Miastenia grave.
E. Esclerodermia.

Respuesta correcta: C.
Véase capítulo 16.

25. Durante el curso de pruebas diagnósticas especializadas en un paciente de 49 años de edad se aíslan leucocitos granulares para un estudio adicional. ¿Cuál de los siguientes tipos de células pueden estar implicados en este estudio?

A. Linfocitos B.
B. Monocitos.
C. Células dendríticas.
D. Linfocitos citolíticos naturales (NK, *natural killer*).
E. Basófilos.

Respuesta correcta: E.
Véase capítulo 4.

26. Un hombre de 23 años de edad acude para una evaluación de un dolor en el sacro que en ocasiones se irradia por la pierna; refiere que nota rigidez en la espalda por la mañana. En la exploración se observa una ligera pérdida de la flexión lateral en la columna lumbar. Los resultados de las pruebas revelan un aumento de la velocidad de sedimentación globular y un HLA-B27. El tratamiento inicial del trastorno de este paciente incluirá probablemente…

A. Corticoesteroides.
B. Ciclosporina.
C. IFN-β-1a.
D. Antiinflamatorios no esteroideos.
E. Retinoides.

Respuesta correcta: D.
Véase capítulo 18.

27. Una mujer de 71 años de edad sufre fiebre e inflamación en la rodilla izquierda tres días después del
alta hospitalaria tras una artroplastia de rodilla. Los
microorganismos *Staphylococcus epidermidis* causantes de la infección no son en un principio dianas de las
células fagocíticas de la paciente; sin embargo, tras la
unión de los anticuerpos IgG1 a sus cápsulas, muchas
bacterias *S. epidermidis* se destruyen fácilmente por
medio de la fagocitosis. Este proceso de fagocitosis po-
tenciada por anticuerpos se conoce como...

A. Maduración de la afinidad.
B. Aglutinación.
C. Neutralización.
D. Opsonización.
E. Precipitación.

Respuesta correcta: D.
Véase capítulo 11.

28. Después de una intervención quirúrgica consecuencia
del diagnóstico de cáncer de mama, una paciente de
46 años de edad recibe varios tratamientos farmacológicos,
incluido trastuzumab. Este fármaco se utiliza para detener
la división celular de las células tumorales que expresan...

A. BAGE.
B. HER-2.
C. MART-1.
D. p53.
E. RAS.

Respuesta correcta: B.
Véase capítulo 19.

29. Una mujer de 31 años de edad presenta náuseas y urticaria (habones) después de comer ostras en una fiesta.
Ninguno de los otros asistentes a la fiesta que consumió ostras se puso enfermo. Un mes después consumió
de nuevo ostras y presentó dolor abdominal, vómitos
y angioedema (tumefacción de los labios y la lengua)
además de los síntomas previos. En esta paciente, las
ostras actuaron como...

A. Adyuvante.
B. Hapteno.
C. Inmunógeno.
D. Patrón molecular asociado con microorganismos pa-
tógenos.
E. Tolerógeno.

Respuesta correcta: C.
Véase capítulo 2.

30. Una paciente de 34 años de edad con diabetes sufrió una
infección por *Staphylococcus aureus*. ¿Cuál de las siguientes estructuras expresadas por células de su sistema inmune innato le hace capaz de reconocer la bacteria?

A. Moléculas del MHC-I.
B. Moléculas del MHC-II.
C. Patrones moleculares asociados con microorganis-
mos patógenos.
D. Receptores de reconocimiento del patrón.
E. Receptores generados por mutación somática.

Respuesta correcta: D.
Véase capítulo 1.

31. Se obtienen células de un órgano inmune primario de un
ratón como parte de un proyecto de investigación. ¿De
cuál de los siguientes órganos se aislaron estas células?

A. Suprarrenales.
B. Ganglio linfático.
C. Bazo.
D. Placa de Peyer.
E. Timo.

Respuesta correcta: E.
Véase capítulo 7.

32. Se evalúa a una niña recién nacida por una malformación de la cara y la mandíbula. Pruebas adicionales revelan una pequeña eliminación en el cromosoma 22 así como anomalías en la aorta y la glándula paratiroides. La consecuencia más probable de su trastorno sería un deterioro de...

   A. Expresión del receptor del linfocito B.
   B. Inmunidad celular.
   C. Formación del complejo de ataque a la membrana.
   D. Fagocitosis de microbios.
   E. Unión a receptor depurador.

Respuesta correcta: B.
Véase capítulo 15.

33. Una célula dentro del timo sufre una selección positiva. La finalización satisfactoria de este proceso da lugar a ¿cuál de las siguientes por esa célula?

   A. Activación de la vía clásica del complemento.
   B. Capacidad de unirse a moléculas de MHC de las clases I y II.
   C. Pérdida de proteínas CD4 o CD8.
   D. Muerte celular programada.
   E. Secreción de IgM específica frente al antígeno.

Respuesta correcta: C.
Véase capítulo 9.

34. Se marca una proteína vírica presente en el citosol de una célula anfitriona para que sea destruida mediante una unión covalente de la ubicuitina. La destrucción de esta proteína vírica se producirá mediante...

   A. Acción de hidrolasas ácidas lisosómicas.
   B. Fagocitosis mediada por clatrina.
   C. Creación de un complejo de ataque a la membrana.
   D. Proteólisis mediada por el proteasoma.
   E. La vía de la lectina de unión a manano.

Respuesta correcta: D.
Véase capítulo 10.

35. Tras la unión de la IL-2 a su receptor en un linfocito T, se activan JAK 1 y JAK 3. ¿Cuál de los siguientes se fosforilará y será después inducido a formar dímeros y migrar al núcleo como un paso ulterior en este proceso transmisor de señales?

   A. CD8.
   B. LFA-1.
   C. MAPK.
   D. Ras.
   E. STAT.

Respuesta correcta: E.
Véase capítulo 6.

36. Un linfocito NKT puede distinguirse de un linfocito NK por la capacidad del primero de...

   A. Ayudar a las células plasmáticas a secretar inmunoglobulinas.
   B. Unirse a proteínas KAR y KIR en la superficie de las células diana.
   C. Expresar BCR con un repertorio limitado en sus superficies.
   D. Reconocer los lípidos presentados por las moléculas no clásicas de la clase I.
   E. Responder a varios epítopos presentados por las moléculas del MHC II.

Respuesta correcta: D.
Véase capítulo 7.

37. Se ha desarrollado una célula plasmática de un linfocito B. Comparada con la célula de la que deriva, la célula plasmática...

    A. Muestra más pMHC II.
    B. Es una célula presentadora de antígeno.
    C. Reconoce diferentes epítopos.
    D. Libera inmunoglobulinas solubles.
    E. Sufre un cambio de isotipo más eficiente.

    Respuesta correcta: D.
    Véase capítulo 10.

38. Un linfocito T CD4⁺ se expone a la IL-12 producida por las células presentadoras de antígeno en respuesta al lipopolisacárido derivado del microbio; este linfocito T CD4⁺...

    A. Facilita las respuestas celulares.
    B. Produce mitógenos del linfocito B.
    C. Libera granzimas.
    D. Responde a los microorganismos patógenos extracelulares.
    E. Secreta IL-4.

    Respuesta correcta: A.
    Véase capítulo 10.

39. Un hombre previamente sano de 38 años de edad sufre una infección por *Staphylococcus aureus* después de sufrir múltiples abrasiones en un accidente de bicicleta. Los anticuerpos IgG se unen a los epítopos de *S. aureus*, lo que facilita la unión del C1q. El resultado de la vía que ha estimulado será...

    A. Un cambio de isotipo de anticuerpos frente a *S. aureus* de IgG a IgM.
    B. La destrucción de *S. aureus* por el complejo de ataque a la membrana.
    C. La reducción de la expresión de moléculas de la clase II en las células infectadas.
    D. La secreción de quimiocinas para atraer más células al lugar de la infección.
    E. La liberación de histamina de los mastocitos.

    Respuesta correcta: B.
    Véase capítulo 6.

40. A una paciente previamente sana de 36 años de edad se le diagnostica una septicemia. El microorganismo causal identificado es *Klebsiella pneumoniae*. La respuesta inmune inicial de esta paciente frente a estas bacterias gramnegativas implicará...

    A. La unión a receptores generados por recombinación somática frente *K. pneumoniae*.
    B. La liberación de citocinas específicas frente a *K. pneumoniae*.
    C. El reconocimiento del lipopolisacárido por los receptores del tipo toll.
    D. La secreción de inmunoglobulinas específicas frente a *K. pneumoniae*.
    E. La estimulación de la vía clásica del complemento.

    Respuesta correcta: C.
    Véase capítulo 5.

41. A una niña de nueve años de edad le picó una abeja en el brazo. La primera vez que recibió una picadura hace dos años la zona se hizo dolorosa y tumefacta pero se resolvió sin complicaciones. Pero esta vez se produce una urticaria (habones) generalizada poco después de la picadura. También presenta un edema (tumefacción) facial y refiere dificultad para respirar. La paciente ha experimentado probablemente...

    A. Anafilaxia.
    B. Toxicidad mediada por anticuerpos.
    C. Sensibilidad de contacto.
    D. Enfermedad del suero.
    E. Hipersensibilidad del tipo II.

    Respuesta correcta: A.
    Véase capítulo 14.

42. Se evalúa a una niña de ocho meses de edad por infecciones bacterianas recurrentes. La exploración revela albinismo ocular y cutáneo. Las pruebas descubren una reducción de las funciones de los linfocitos NK y T y un estudio adicional halla una alteración en la fusión de los lisosomas con los fagosomas. El trastorno probablemente responsable de los hallazgos de esta paciente es...

    A. Deficiencia de adenosina desaminasa.
    B. Agammaglobulinemia de Bruton.
    C. Síndrome de Chédiak-Higashi.
    D. Inmunodeficiencia combinada grave.
    E. Macroglobulinemia de Waldenström.

Respuesta correcta: C.
Véase capítulo 15.

43. Como parte de un proyecto de investigación se aíslan células plasmáticas de ratones inmunizados frente a un antígeno específico. ¿Cuál de las siguientes ayudará a identificar las células de interés?

    A. Menor volumen comparado con el de otros linfocitos.
    B. Complejos de membrana de cadenas pesada y ligera.
    C. Estructuras tirosínicas de receptor inmune.
    D. Receptores del linfocito B unidos a la superficie.
    E. Núcleos con patrones estrellados.

Respuesta correcta: E.
Véase capítulo 7.

44. Una mujer de 23 años de edad que nunca ha estado vacunada frente a la gripe estacional se expone al virus de la gripe. ¿Cuál de las siguientes estructuras permite a las células de su sistema inmune innato intentar impedir la infección y la enfermedad?

    A. Receptor para el C3 del complemento.
    B. Complejo de ataque a la membrana.
    C. Receptores de reconocimiento del patrón.
    D. Moléculas de IgM unidas a la superficie.
    E. Receptores para el antígeno del linfocito T.

Respuesta correcta: C.
Véase capítulo 5.

45. Tras encontrarse con el pMHC-I adecuado en la célula del anfitrión infectada por un virus...

    A. Los linfocitos B reordenan sus receptores de superficie.
    B. Los linfocitos T $CD8^+$ sufren apoptosis.
    C. Los linfocitos T citotóxicos liberan granzimas.
    D. Los linfocitos Th1 expresan receptores para la IL-2.
    E. Los linfocitos Th0 se diferencian en linfocitos Th2.

Respuesta correcta: C.
Véase capítulo 11.

46. Un paciente de 11 años de edad con una leucemia linfoblástica aguda recibe un trasplante de médula ósea de su hermana mayor que contiene células madre y linfocitos T maduros. ¿Qué posible trastorno debería preocuparnos en este paciente?

    A. Reacción hemolítica aguda.
    B. Enfermedad de injerto contra huésped.
    C. Rechazo hiperagudo.
    D. Tolerancia.
    E. Hipersensibilidad de tipo IV.

Respuesta correcta: B.
Véase capítulo 17.

47. Una mujer de 28 años de edad acudió con una infección aguda de la vía urinaria y se le administró amoxicilina. Los síntomas se resolvieron y completó el ciclo de tratamiento antibiótico. Dos semanas después acudió con astenia, disnea (dificultad para respirar) y taquicardia (frecuencia cardiaca rápida). Se diagnosticó una anemia hemolítica autoinmune en función de su descenso de la hemoglobina y una prueba de Coombs directa positiva (presencia de anticuerpos en las superficies de los eritrocitos). ¿En qué tipo de hipersensibilidad hacen pensar estos signos?

A. Tipo I, mediada por linfocitos T CD4$^+$.
B. Tipo II, mediada por anticuerpos IgG.
C. Tipo III, mediada por anticuerpos IgM.
D. Tipo IV, mediada por linfocitos T CD4$^+$.
E. Tipo IV, mediada por anticuerpos IgE.

Respuesta correcta: B.
Véase capítulo 14.

48. Tras comerse un bocadillo de mantequilla de cacahuate (maní), dos galletas y un vaso de leche al 2% en un día nublado de junio a 24 °C, un niño de cuatro años de edad se come varias porciones del tamaño de un puño de "pasteles de barro" recién preparados por su hermana de dos años de edad con tierra de jardín, hierba y agua. A pesar de la presencia de varias especies de bacterias dentro del pastel de barro, las bacterias ingeridas no colonizan los intestinos del niño. La explicación más probable de esta falta de colonización es...

A. El ácido del estómago mata a las bacterias antes de que entren en el intestino.
B. La lactosa (azúcar) de la leche que bebió mata a las bacterias en el intestino.
C. La IgE producida en respuesta a la ingestión del cacahuete inhibe el crecimiento de las bacterias.
D. Las condiciones ambientales desfavorables matan a las bacterias antes de ingerirlas.
E. Las bacterias del suelo se digieren y eliminan rápidamente junto al alimento de su comida.

Respuesta correcta: A.
Véase capítulo 3.

49. Un timocito que ha sobrevivido a la selección positiva llega a la unión corticomedular y se une de forma eficiente al pMHC-II de una célula dendrítica; este timocito...

A. Dejará de expresar CD4.
B. Entrará en la circulación.
C. Reordenará sus genes V, D y J.
D. Aumentará la expresión de receptores para la IL-7.
E. Sufrirá apoptosis.

Respuesta correcta: E.
Véase capítulo 9.

50. Un epítopo libre soluble es reconocido por el receptor del linfocito B de un linfocito B circulante. No recibe ningún estímulo adicional de un linfocito T CD4$^+$; este linfocito B...

A. Activa los linfocitos T CD8$^+$ supresores.
B. Deja de ser reactivo.
C. Secreta IgG específica frente al epítopo.
D. Aumenta la IgM de superficie.
E. Será fagocitado por un macrófago.

Respuesta correcta: B.
Véase capítulo 12.

Glosario

Activación

En los leucocitos, la transformación de un estado de reposo a uno de actividad funcional (efector). En las moléculas, la transformación de un estado de inactividad enzimática a uno de actividad enzimática y viceversa.

Adherencia inmune

Naturaleza adhesiva de los complejos antígeno-anticuerpo a las superficies inertes cuando el complemento está unido al complejo.

Adyuvante

Cualquiera de los muchos materiales extraños inyectados junto a un antígeno para potenciar su inmunogenia. Entre ellos están las bacterias muertas (*Bordetella pertussis,* micobacterias) o productos bacterianos (como la endotoxina) o emulsiones (adyuvante completo de Freund, alumbre).

Afinidad

La cuantificación termodinámica de la interacción no covalente entre dos moléculas, habitualmente de un anticuerpo con su correspondiente determinante antigénico; *véase también* AVIDEZ.

Agammaglobulinemia

Deficiencia o ausencia de uno o más isotipos de inmunoglobulina.

Agammaglobulinemia de Bruton

Incapacidad génica ligada al sexo para formar linfocitos B y con ello inmunoglobulinas.

Aglutinación

Agrupamiento de partículas de antígenos (p. ej., bacterias, células, partículas) como consecuencia del entrecruzamiento del anticuerpo que sirve para restringir la diseminación microbiana. Como técnica, la aglutinación proporciona un medio simple y rápido de determinar los grupos sanguíneos como el GRUPO SANGUÍNEO ABO.

Alérgeno

ANTÍGENO, habitualmente INMUNÓGENO, que produce ALERGIA.

Alergia

Una respuesta de HIPERSENSIBILIDAD del tipo I a una sustancia (es decir, ALÉRGENO) que no es antigénica para la mayoría de los individuos en una población. Más a menudo se observa una respuesta de anticuerpos de la clase IgE.

Alergia a alfa-gal

Reacción a la molécula del azúcar alfa-gal (galactosa-α-1, 3-galactosa).

Alo-

Prefijo que significa 'entre miembros de la misma especie con composición génica diferente'.

Aloantígeno

Un antígeno obtenido de otro individuo o línea endogámica de la misma especie. Tales antígenos son el resultado de polimorfismos génicos. Las moléculas de histocompatibilidad son ejemplos frecuentes.

Aloinjerto

Tejido trasplantado entre individuos de la misma especie con una composición génica distinta, *también llamado* homoinjerto.

Alopecia areata

Enfermedad autoinmune caracterizada por pérdida de cabello no cicatrizante.

Alotipo

Estructura en la cadena pesada de una clase de inmunoglobulina particular o en la cadena ligera que difiere entre individuos o líneas endogámicas de la misma especie. Puede utilizarse como un marcador para estudios genéticos.

Amígdalas

Cualquier acumulación de tejido linfático, en particular las acumulaciones linfáticas que hay alrededor de la faringe (amígdalas faríngeas y palatinas).

Anafilaxia	Reacción de hipersensibilidad inmediata sistémica que da lugar a dificultad respiratoria o colapso vascular.
Anafilotoxina	Pequeño fragmento de C3 o C5 (llamado C3a o C5a) que provoca la desgranulación de los mastocitos y la liberación de aminas vasoactivas.
Anergia	Falta de respuesta inmune (*véanse* SUPRESIÓN y TOLERANCIA).
Anergia clonal	Una teoría que sostiene que la interacción de los linfocitos B con el antígeno puede conducir a una inactivación selectiva de linfocitos B específicos, lo que produce tolerancia durante la ontogenia.
Anticuerpo	Molécula de inmunoglobulina capaz de combinarse de forma específica con una sustancia conocida (antígeno) (*véase* INMUNOGLOBULINA). El término anticuerpo implica que se conoce su especificidad.
Anticuerpo homocitotrópico	Anticuerpo que se une a los mastocitos de las especies que lo producen; la IgE es un ejemplo.
Anticuerpo monoclonal	Anticuerpo originado en células que tienen una sola célula precursora. A menudo se aplica a anticuerpos derivados de HIBRIDOMA pero también es aplicable a anticuerpos de paraproteína derivados de células de mieloma (tumor de células plasmáticas).
Anticuerpos neutralizantes	Inmunoglobulinas específicas que inhiben la patogenicidad de un virus o la toxicidad de una molécula.
Antigenicidad	Propiedad de una sustancia que le permite reaccionar con un anticuerpo o RECEPTOR DEL LINFOCITO T específico frente a un antígeno, pero un antígeno no induce necesariamente una respuesta inmune; *véase también* INMUNÓGENO.
Antígeno	Molécula o parte de una molécula que es reconocida por el sistema inmune. Una diana específica de la respuesta inmune. Un antígeno puede estar compuesto de muchos determinantes o EPÍTOPOS; *véanse también* DETERMINANTE, EPÍTOPO, INMUNÓGENO.
Antígeno de diferenciación	Un antígeno de la superficie celular detectable por medios serológicos que se expresa en un estadio particular de diferenciación.
Antígeno heterófilo	Un antígeno encontrado en organismos, células o moléculas aparentemente no relacionados.
Antígeno de histocompatibilidad	Una molécula codificada por genes que puede reconocer el sistema inmune de otro individuo de la misma especie.
Antígeno de trasplante	Un antígeno de histocompatibilidad.
Antígenos de trasplante específicos de tumor	Antígenos que se encuentran en las membranas de las células tumorales, pero no en las células normales del mismo sujeto o de sujetos idénticos, contra los que se dirigen las reacciones inmunes. (TSTA o TSA, *tumor-specific transplantation antigens*).
Antihistamínico	Sustancia farmacológica (no anticuerpo) que bloquea el efecto de la histamina.
Antisuero	El líquido, o porción acelular de la sangre (suero), que contiene moléculas de anticuerpo con una especificidad conocida. Los antisueros se preparan a menudo mediante la INMUNIZACIÓN CON ANTÍGENOS.
Antitoxina	Anticuerpos protectores que inactivan a las proteínas tóxicas solubles de las bacterias.
Apéndice	Una estructura sacular que surge del ciego y contiene una acumulación rica de células linfocíticas.

Apoptosis

Muerte celular programada que sigue una secuencia de aconteci-mientos que incluye la escisión del ADN, la condensación nuclear y la formación de ampollas en la membrana plasmática, que llevan a la fagocitosis de la célula apoptósica. Es importante señalar que este tipo de muerte celular no produce ninguna respuesta inflamatoria.

Asociación

Una correlación estadística entre dos acontecimientos.

Ataxia telangiectasia

Un síndrome complejo con anomalías neurológicas e inmunitarias. *Ataxia:* desequilibrio del control muscular. *Telangiectasia:* vasos sanguíneos capilares dilatados.

Atopia

Un estado anómalo de hipersensibilidad determinado por los ge-nes, se distingue de las respuestas de hipersensibilidad en los sujetos normales.

Auto-

Prefijo que significa "dentro del mismo individuo".

Autoanticuerpo

Un anticuerpo producido por un individuo dirigido contra sus pro-pios epítopos.

Autógeno

Que se origina en el mismo individuo.

Autoinmunidad

Respuesta inmune dirigida contra tejidos, células o líquidos del pro-pio individuo.

Autorreactividad

Actividad inmune, humoral o celular, dirigida contra uno o varios componentes antigénicos del anfitrión o "propios".

Autosomas

Cromosomas diferentes a los cromosomas sexuales X e Y.

Autotolerancia

Falta de respuesta al antígeno expresado por los tejidos propios.

Avidez

Medida de la fuerza de la unión de moléculas de anticuerpo y antí-geno: suele implicar múltiples interacciones moleculares; *véase* AFI-NIDAD.

B

Símbolo de un componente de la VÍA ALTERNATIVA DEL COMPLEMENTO, también conocido como proactivador de C3 (C3PA).

Basófilo

Un leucocito de la serie granulocítica (*véase* MASTOCITO) que tiene receptores para la porción Fc de los anticuerpos homocitotrópicos o heterocitotrópicos. Importante en la respuesta alérgica.

Bazo

El órgano linfático vascular endocrino localizado en el cuadrante supe-rior izquierdo del abdomen divisible en las regiones de la pulpa blanca (rico en células linfocíticas) y de la pulpa roja (rico en eritrocitos).

Bolsa de Fabricio

Órgano linfático del intestino posterior en las aves que influye en el desarrollo del LINFOCITO B. La MÉDULA ÓSEA es su equivalente en los mamíferos.

Bolsa faríngea

Estructura embriológica ectodérmica que aparece en forma de sacos ciegos en la región cervical del embrión y da lugar a los teji-dos epiteliales del timo, las paratiroides, etc.

Cadena J

Un pequeño polipéptido que se encuentra en los polímeros de IgM e IgA: responsable del mantenimiento de la forma polimérica de la inmunoglobulina.

Cadena kappa (κ)

Cadena ligera de inmunoglobulina, uno de los dos tipos conocidos; *véase* CADENA LAMBDA. La clasificación se basa en la secuencia de aminoácidos de la porción constante de la cadena ligera.

Cadena lambda (λ)

Una cadena ligera de inmunoglobulina, uno de los dos tipos conoci-dos (*véase* CADENA KAPPA). La clasificación se basa en la secuencia de aminoácidos de la porción constante de la cadena ligera.

Cadena ligera

La cadena polipeptídica de peso molecular bajo presente en todas las moléculas de inmunoglobulinas; *véanse* CADENA LAMBDA, CADENA KAPPA.

Cadena pesada	La cadena polipeptídica de masa molecular mayor de una molécula de inmunoglobulina: la que determina la clase o isotipo de inmunoglobulina.
Cadherinas	Familia de moléculas de adhesión que sirve para unir las células unas con otras para mantener la integridad de un tejido.
Calostro	Primera leche secretada por la madre después del nacimiento.
Cambio de isotipo	La capacidad de los linfocitos B de alterar la clase o isotipo de anticuerpo producido sin modificar significativamente la especificidad del anticuerpo.
Capa leucocítica	La "capa" de leucocitos que se forma por encima de la capa de eritrocitos cuando se deja sedimentar la sangre completa o se centrifuga.
Carabina	Una molécula que controla el plegado tridimensional y transporte de otra molécula.
Cardiopatía reumática	Una complicación de la fiebre reumática, que puede inflamar varios tejidos del organismo, que incluyen las válvulas del corazón.
Caspasas	Cisteína-proteasas intracelulares implicadas en las vías de apoptosis.
CD	Grupo de diferenciación (*cluster of differentiation*).
Célula efectora	Una célula centrada en influir en otras células mediante la producción de citocinas, otras moléculas o procesos reguladores o con el propósito de destruir a otras células.
Célula madre	Una célula precursora multipotente que puede dar lugar a células de diferentes especificidades morfológicas y funcionales.
Célula nula	Una clase de linfocitos sin marcadores de linfocitos T ni B.
Célula plasmática	Una célula completamente diferenciada del linaje del linfocito B, que secreta activamente grandes cantidades de inmunoglobulinas.
Célula sensibilizada	Una célula que se ha expuesto a una señal estimuladora específica (p. ej., expuesta a un inmunógeno).
Células adherentes	Habitualmente macrófagos procedentes de tejidos linfáticos o exudados inflamatorios que se adhieren con fuerza al vidrio o superficie de plástico.
Células de Langerhans	Células dendríticas epidérmicas.
Células dendríticas	Células presentadoras de antígeno especializadas, las estimuladoras más potentes de las respuestas del linfocito T.
Células diana	Células que son objeto del "ataque" de las células efectoras.
Células inflamatorias	Linfocitos T (Th1 y CTL) y monocitos o macrófagos que median una respuesta inflamatoria.
Células linfoides innatas	Las células derivadas linfoides encontradas en numerosos tejidos, particularmente en piel, pulmones y tracto gastrointestinal, que responden a las señales de los tejidos infectados o lesionados. Liberan numerosas citocinas y pueden promover respuestas inmunes en estos tejidos de barrera.
Células mononucleares	Leucocitos con un solo núcleo no lobulado; en este grupo se incluyen monocitos y linfocitos.
Células presentadoras de antígeno profesionales	Células que inician las respuestas de los linfocitos T vírgenes (p. ej., células dendríticas, macrófagos y linfocitos B).
Centros germinales	Un grupo de linfoblastos, macrófagos y células plasmáticas con actividad metabólica que aparece dentro del folículo primario de los tejidos linfáticos tras un estímulo antigénico.

Cinasa Jano (JAK)   Tirosina-cinasa intracelular activada durante las señales produci-
                               das por las citocinas.

Cis   La disposición de genes no alélicos ligados que se localizan en el
                               mismo miembro de la pareja de cromosomas homólogos (a dife-
                               rencia de *trans*).

-cito   Sufijo que significa "célula" (p. ej., esplenocito o célula del bazo).

Citocinas   Moléculas proteínicas que actúan como mensajeros entre las célu-
                               las e influyen en su comportamiento.

Citotoxicidad celular   La capacidad de las células no sensibilizadas (es decir, células de
dependiente de   un animal no inmunizado) de lisar otras células que se han cubierto
anticuerpos   con un anticuerpo específico. (ADCC, *antibody- dependent cell-
                               mediated cytotoxicity*).

Clase (anticuerpo)   El principal tipo molecular de inmunoglobulina: IgM, IgG, IgA, IgE,
                               IgD; *véase también* ISOTIPO.

Clon   Un grupo de células con un genotipo y fenotipo idénticos, todas las
                               cuales descienden de una sola célula.

Complejo del antígeno   El complejo de histocompatibilidad principal de los humanos. (HLA,
leucocítico humano   *human leukocyte antigen*).

Complejo de ataque de la   Aquellos componentes de la vía terminal del complemento (C5b678)
membrana   que forman un complejo macromolecular estable que sirve de
                               bloque de construcción para el componente final y lítico del com-
                               plemento (C9). (MAC, *membrane attack complex*).

Complejo principal de   Una región de material génico que contiene los genes que codifican
histocompatibilidad   ciertos antígenos de histocompatibilidad predominantes, locus de
                               respuesta inmune y supresión, algunos antígenos de linfocitos y
                               macrófagos y componentes del complemento. Se reconocen tres
                               clases de moléculas del MHC. Las moléculas de la clase I son mo-
                               léculas de una sola cadena de unos 45 000 Da que se asocian
                               a la β_2-microglobulina. Las moléculas de la clase II son heterodí-
                               meros denominados cadenas α (alfa) y β (beta) (unos 29 000 y
                               unos 33 000 Da, respectivamente) que están unidos de forma no
                               covalente. Las moléculas del MHC de la clase III son proteínas del
                               complemento cuyos locus génicos se disponen dentro del MHC. En
                               el humano, el MHC se llama HLA, en el ratón H2 y en la rata Rt-1.
                               (MHC, *major histocompatibility complex*).

Complemento   Un grupo de proteínas séricas activadas en secuencia por com-
                               plejos anticuerpo-antígeno o productos bacterianos (VÍA ALTERNATIVA
                               DEL COMPLEMENTO) y responsable de muchos mecanismos de de-
                               fensa biológicos como la lisis, la opsonización, la quimiotaxis del
                               leucocito, la inflamación, etc.

Componente secretorio o   Una molécula de 70 000 Da producida en las células epiteliales y
pieza secretoria   asociada a inmunoglobulinas secretoras (p. ej., IgA).

Congénito   Que existe desde el nacimiento; puede ser un rasgo hereditario o
                               debido a alguna otra influencia surgida durante la gestación.

Constante de asociación   O valor Ka, la expresión matemática de la afinidad entre el antígeno
                               y el anticuerpo.

Corteza   La región periférica del ganglio linfático o del timo.

D   Símbolo para un componente de la VÍA ALTERNATIVA DEL COMPLE-
                               MENTO.

Dermatitis atópica (eccema) Enfermedad inflamatoria crónica de la piel.

Dermatitis de contacto   Respuesta de hipersensibilidad tardía o celular a inmunógenos
                               aplicados en la piel.

Desensibilización	La reducción o eliminación de la reactividad alérgica. Este término es en realidad un nombre equivocado porque, de hecho, a los pacientes se les inmuniza activamente con el alérgeno con la esperanza de que produzcan una respuesta IgG que reemplace a la IgE.
Desgranulación	Un proceso por el que los gránulos citoplásmicos de las células fagocíticas se fusionan con los fagosomas y descargan su contenido en el fagolisosoma así formado.
Determinante	Parte de la estructura de un antígeno o inmunógeno que se une a la zona de combinación del anticuerpo de una inmunoglobulina o parte de un antígeno o inmunógeno que es reconocida de forma específica por el receptor del linfocito T; *véanse* EPÍTOPO, HAPTENO.
Determinante antigénico	Unidad de reconocimiento mínima de la respuesta inmune también conocida como EPÍTOPO. Se cree generalmente que tiene tan sólo de 4 a 6 aminoácidos de longitud.
Determinante definido mediante pruebas serológicas	Un determinante definido mediante métodos serológicos. A veces se utiliza para referirse a aloantígenos de la clase I del MHC, aunque también pueden definirse por métodos celulares. (SD, *serologically defined*).
Dextrano	Polímeros de peso molecular alto. A menudo, se trata de antígenos independientes de T.
Diapédesis	El paso hacia el exterior de las células a través de paredes vasculares intactas.
Discriminar	Señalar la diferencia entre dos antígenos y especialmente entre antígenos "propios" y "ajenos" (extraños), una propiedad fundamental del sistema inmune.
Diversidad	El gran número de receptores específicos para el antígeno producidos por el sistema inmune.
Diversidad de la unión	Diversidad creada por el proceso de unión de los segmentos V, D y J.
Dominante	Un alelo cuyo efecto fenotípico es evidente ya esté en su estado homocigótico o heterocigótico.
Dominio	Una sola región de homología de una inmunoglobulina, que engloba unos 110 aminoácidos, y que se mantiene unida por un puente disulfuro que abarca alrededor de 60 aminoácidos centrales.
Dominio mortal	Porciones de moléculas de proteínas implicadas en la vía de la muerte apoptósica. Su definición se ha expandido ahora hasta incluir otras interacciones entre proteínas.
Edema	Acumulación de líquido en un tejido.
Eliminación	Pérdida de una sección de material génico de un cromosoma.
Eliminación clonal	Concepto que señala que la tolerancia se debe a la eliminación (es decir, supresión) de clones autorreactivos.
Endocitosis	Interiorización de moléculas o partículas extracelulares por pinocitosis o fagocitosis.
Endógeno	Que se origina dentro del organismo.
Endotoxina	Un lipopolisacárido derivado de las paredes celulares de los gramnegativos (tiene múltiples efectos biológicos) que estimula la respuesta inmune de forma inespecífica, estimula a los linfocitos B murinos y activa la vía alternativa del complemento.
Enfermedad autoinmune	Lesión tisular e inflamación debidas a una respuesta inmune autorreactiva que da lugar a anomalías clínicas y cambios histoinmunopatológicos demostrables.
Enfermedad de Graves	Enfermedad autoinmune en la que se producen anticuerpos contra el receptor de la tirotropina, lo que estimula la secreción de hormona tiroidea y produce hipertiroidismo.

Enfermedad de Lyme Respuesta inmune a la infección crónica causada por la espiroqueta *Borrelia burgdorferi,* a menudo con las características de la artritis reumatoide.

Enfermedad del suero Síndrome sistémico debido al depósito de inmunocomplejos circulantes, lo que lleva a la inflamación mediada por el complemento de los vasos sanguíneos y los glomérulos del riñón.

Enfermedad por coronavirus 2019 (COVID-19) La enfermedad causada por el virus denominado SARS-CoV-2.

Entrecruzamiento La unión de dos moléculas o células similares o distintas por medios químicos covalentes o no covalentes.

Eosinófilo Un leucocito con un núcleo bilobulado y gránulos citoplásmicos teñidos de rojo, que se encuentra a menudo en las zonas de infección parasitaria.

Epistasia Una forma de interacción génica en la que la expresión de un gen depende de la expresión o actividad de otro u otros genes no alélicos.

Epítopo Un solo determinante antigénico: la parte de la molécula que se combinará con una zona particular de combinación de un anticuerpo. Suelen encontrarse múltiples epítopos en el mismo antígeno; *véase* DETERMINANTE ANTIGÉNICO.

Equivalencia Una relación entre la concentración de antígeno y anticuerpo en la que se produce la máxima precipitación.

Eritroblastosis fetal Término médico para la enfermedad por incompatibilidad Rh del recién nacido.

Escleroderma (esclerosis sistémica) Una enfermedad autoinmune crónica caracterizada por un espectro patológico muy variable que incluye de modo universal fibrosis de la piel y también puede afectar órganos internos con disfunción vascular.

Esclerosis múltiple Una enfermedad neuronal que se supone autoinmune y que se debe a la desmielinización de las proteínas.

Especificidad La capacidad de los anticuerpos y los linfocitos T de distinguir entre diferentes determinantes (epítopos). También se usa para referirse a un determinante específico.

Esplenomegalia Incremento del tamaño del bazo. Se usa a menudo como un marcador de las reacciones de injerto contra anfitrión.

Estallido respiratorio El cambio metabólico en los neutrófilos y los macrófagos que se produce tras la fagocitosis de partículas opsonizadas.

Exclusión alélica En la célula, los linfocitos B individuales producen inmunoglobulinas de una sola forma alélica (es decir ALOTIPO) de cadena ligera y cadena pesada. No se expresan diferentes alelos si están presentes. En el ámbito del organismo, los alelos de todos los locus se expresan en diferentes linfocitos B.

Extraño Una sustancia química, organismo o sustancia que no se encuentra de forma natural en su cuerpo, algo que induce al sistema inmune a desencadenar una respuesta protectora.

Extravasación Movimiento de líquidos o células desde los vasos sanguíneos al tejido vecino.

Exudación Salida de plasma al tejido.

Factor activador de las plaquetas Sustancia liberada por mecanismos inmunitarios y que puede agregar y desgranular las plaquetas. (PAF, *platelet-activating factors*).

Factor de inhibición de la migración Proteína producida por linfocitos tras la interacción con antígenos. Inhibe la movilidad de los macrófagos en el cultivo. (MIF, *migration inhibition factor*).

Factor de necrosis tumoral α	Citocina producida por los macrófagos y los linfocitos T con múltiples funciones. (TNF-α, *tumor necrosis factor-α*).
Factor de reposición del linfocito T	Un factor producido por los linfocitos T CD4⁺que induce la diferenciación del linfocito B. (TRF, *T-cell- replacing factor*).
Factor estimulador de colonias	Moléculas que estimulan el crecimiento de las células.
Factor nuclear de los linfocitos T activados	Un factor de transcripción que tras la activación (desfosforilación de serina/treonina y disociación del dímero Fos/Jun, AP-1) se mueve desde el citoplasma hasta el núcleo. (NFAT, *nuclear factor of activated T cells*).
Factor quimiotáctico para los macrófagos	Producido por los LINFOCITOS TH1, provoca la migración de los macrófagos a la zona de las reacciones inmunes celulares.
Factor reumatoide	Un anticuerpo antiinmunoglobulina dirigido contra la IgG desnaturalizada presente en el suero de los pacientes con artritis reumatoide y otras enfermedades reumatoides. (RF, *rheumatoid factor*).
Factores de crecimiento	Moléculas solubles que promueven el desarrollo o proliferación de una célula o tejido particular.
Fagocitos	Células que pueden ingerir partículas.
Fagocitos activados	(p. ej., los macrófagos, las células dendríticas) Aumentan la actividad fagocítica y el tamaño en respuesta a una señal de CITOCINAS procedente de linfocitos activados o en respuesta a moléculas del patrón molecular asociado con patógenos (PAMP, *pathogen-associated molecular pattern*).
Fagocitosis	La ingestión de microorganismos u otras partículas por las células fagocíticas.
Falta de respuesta o tolerancia inmune	Inhibición, por alguno de diversos mecanismos, de la activación y proliferación de un clon inmunocompetente de células linfocíticas.
Fas (CD95)	Miembro de la familia del receptor para el factor de necrosis tumoral (TNF) que se expresa en la superficie celular. La unión de Fas a su ligando activa la apoptosis de la célula portadora de Fas.
FcR	*Véase* RECEPTOR PARA EL FC.
Fenotipo	Característica de un individuo o células de ese individuo que reflejan los genes expresados por ese individuo o célula.
Fiebre del heno	Una enfermedad estacional que produce una inflamación de los ojos y las vías nasales.
Fijación del complemento	La unión del COMPLEMENTO a un complejo antígeno-anticuerpo.
Fluoresceína	Una molécula orgánica que absorbe la luz a 485 nm y la emite a 535 nm. Esta propiedad se explota en inmunología en que la forma isotiocianato de esta molécula (FITC) se usa para reaccionar con aminas a y e como un marcador cómodo de anticuerpos y antígenos.
Fluorescencia	La emisión de luz de un color mientras se irradia la sustancia con una longitud de onda diferente.
Folículo	Región circunscrita de tejido linfático, habitualmente en la corteza superficial de los ganglios linfáticos, que contiene sobre todo linfocitos B.
Folículo secundario	Un CENTRO GERMINAL.
Folículos primarios	Acumulaciones muy densas de células linfocíticas (sobre todo linfocitos B) en el bazo y el timo destinadas a convertirse en centros germinales.
Formación de parches	Agregación de moléculas membranarias en muchas regiones pequeñas en la superficie celular tras el entrecruzamiento por un ligando multivalente como un anticuerpo.

Fragmento F(ab´)₂	Un producto de la digestión con pepsina de las inmunoglobulinas que contiene dos cadenas ligeras intactas y partes de dos cadenas pesadas. Tiene dos lugares de combinación para el antígeno, pero carece de región Fc.
Fragmento Fab	Un producto de la digestión con papaína de las inmunoglobulinas que contiene una cadena ligera intacta y parte de una cadena pesada. Los fragmentos Fab tienen una zona de combinación con el antígeno.
Fragmento Fc	Un producto de la digestión con papaína de la inmunoglobulina con partes de dos cadenas pesadas y ningún lugar de combinación para el antígeno. Este fragmento tiene lugares para la activación del complemento. No tiene capacidad de unión al antígeno, pero determina las características biológicas importantes de la molécula intacta.
Fragmento Fd	Fragmento N terminal de escisión por papaína de la cadena pesada de una molécula de inmunoglobulina. Este fragmento unido por enlaces disulfuro a una cadena ligera forma un fragmento Fab.
Gammaglobulina	Globulinas γ con movilidad electroforética lenta en la región γ, que incluyen la mayoría de las moléculas de inmunoglobulinas. Este término se usa a veces para referirse a todas las inmunoglobulinas de varias clases o isotipos.
Gammapatía	Trastorno que implica alteraciones en las inmunoglobulinas.
Gen	Una unidad hereditaria delimitada que se localiza en un cromosoma en un lugar específico o locus y codifica un producto funcional (p. ej., ARNt, o una cadena polipeptídica).
Gen activador de la recombinación	Codifica las proteínas RAG1 y RAG2, que son cruciales para el reordenamiento de genes del receptor. (RAG, *recombination activating gene*).
Gen de histocompatibilidad	Un gen que codifica una molécula de histocompatibilidad (antígeno).
Generación de diversidad	La generación de una gran diversidad de anticuerpos y receptores del linfocito T para reconocer unos 10^6 a 10^7 antígenos diferentes.
Glóbulo blanco sanguíneo	LEUCOCITO.
Granuloma	Una acumulación local muy densa de macrófagos, que a menudo se fusionan para formar células gigantes, y a veces comprende linfocitos y células plasmáticas. Se observa en infecciones crónicas como la tuberculosis y la sífilis.
Grupo de diferenciación (CD)	Término usado para identificar mediante métodos serológicos moléculas de la superficie celular de los linfocitos detectadas por diferentes anticuerpos monoclonales o policlonales.
Grupo sanguíneo ABO	Moléculas de glúcidos complejos que suelen encontrarse en las superficies de los eritrocitos. El locus ABO tiene tres alelos: A, B y O. Los alelos A y B producen glucosiltransferasas para la *N*-acetil-glucosamina y la galactosa, respectivamente, mientras que el alelo O no produce ninguna enzima funcional.
Grupos sanguíneos	Moléculas de superficie de los eritrocitos que pueden variar entre individuos de la misma especie. Los más importantes grupos sanguíneos en el hombre son el ABO y el Rh.
H2 o H-2	El COMPLEJO PRINCIPAL DE HISTOCOMPATIBILIDAD (MHC) del ratón.
H2K, H2D, H2L	Locus del MHC I del ratón. Son equivalentes a los locus HLA-A, B y C del MHC humano.
Habón	Una tumefacción aguda de una zona circunscrita de la piel debido a un edema de ésta.
Hemaglutinación	*Véase* AGLUTINACIÓN.

Heterólogo	De un individuo, cepa endogámica o especie diferente. A veces se aplica a una molécula transportadora diferente.
Hibridoma	Una célula híbrida derivada en el laboratorio de la fusión celular somática de un linfocito B o T normal con una línea celular tumoral de origen linfocítico B (mieloma) o T (timoma), respectivamente. Tales células híbridas tienen la capacidad de producir anticuerpos (linfocito B) o productos del linfocito T (linfocito T) del "progenitor" normal y están inmortalizadas gracias a la célula "parental" tumoral.
Hiedra venenosa	Una planta que desencadena una sensibilidad de contacto al pentadecacatecol presente en sus hojas.
Hiperinmunización	Respuesta inmune potenciada que es el resultado de la inmunización repetida con el mismo antígeno.
Hiperplasia	Aumento físico del tamaño de un órgano o tejido debido al aumento del número de células.
Hipersensibilidad	Término no tan afortunado, aunque ampliamente utilizado, que suele aplicarse a aquellos fenómenos inmunes que son de alguna forma lesivos para el anfitrión animal.
Hipersensibilidad inmediata	Una reacción inmune específica que tiene lugar a los pocos minutos u horas de la administración de un antígeno y que está mediada por anticuerpos; *véanse* REACCIÓN DE ARTHUS, ANAFILAXIA.
Hipersensibilidad tardía	Reacciones inmunes inflamatorias específicas desencadenadas por el antígeno en la piel de los sujetos inmunizados. Tarda 24-48 horas en desarrollarse y está mediada por linfocitos T y macrófagos, pero no por anticuerpos.
Histamina	Una amina que se encuentra en todos los tejidos vegetales y animales, produce vasodilatación y por ello reduce la presión arterial.
Histiocitos	Macrófagos fijos o inmóviles.
Histocompatibilidad	Capacidad de trasplantar tejidos entre individuos sin rechazo.
HLA-A, HLA-B, HLA-C	Tres locus génicos distintos en el complejo principal de histocompatibilidad (MHC) humano que codifican los antígenos de histocompatibilidad de la clase I. Equivalente a los locus H2K, H2D y H2L en el complejo H2 murino.
HLA-D/DR	Una región del complejo HLA humano que codifica antígenos del complejo de histocompatibilidad principal de clase II expresados sobre todo en los linfocitos B y los macrófagos y que estimula la proliferación específica de linfocitos T alógenos en cultivo. Equivalente a la región I en el complejo H2 múrido.
Humor, humoral	Relativo a los líquidos o humores del cuerpo. En inmunología, este término se refiere a los anticuerpos o el complemento. De acuerdo con los griegos antiguos, el cuerpo está gobernado por cuatro humores: flema, sangre, bilis amarilla y bilis negra.
Idiopático	Enfermedad primaria o estado patológico debido a causas inciertas.
Idiotipo	Determinante antigénico en un anticuerpo específico, característico de ese anticuerpo, y diferente a otros incluso del mismo isotipo y ALOTIPO; los idiotipos suelen localizarse dentro o cerca de la zona de unión al antígeno; *véase* EPÍTOPO.
IgA secretoria	Dímero de moléculas de IgA con un coeficiente de sedimentación de 11S, ligado a la cadena J y al componente secretorio.
Imitación molecular	Inducción de una respuesta inmune frente a un microorganismo infeccioso, cuya consecuencia es una respuesta inmune cruzada frente a antígenos propios que pueden tener similitudes estructurales estrechas con moléculas del microorganismo infeccioso.
Infección oportunista	Infección causada por un microorganismo en sujetos con un sistema inmune alterado.

Inflamación	Enrojecimiento, tumefacción y dolor en un tejido resultado de la infiltración del tejido por microorganismos infecciosos o células linfocíticas.
Inhibición de la hemaglutinación	Una técnica para detectar pequeñas cantidades de antígeno en la que el antígeno homólogo inhibe la aglutinación provocada por el anticuerpo específico de eritrocitos u otras partículas cubiertas con el antígeno.
Inhibidor de punto de control	Tratamientos que ayudan a incrementar la activación de los linfocitos T, de manera típica para aumentar las respuestas antitumorales.
Inmunidad	Un proceso activo realizado por leucocitos y sus productos en la repulsión de un microorganismo o sustancia extraña.
Inmunidad activa	Inmunidad resultante de la sensibilización y respuesta por el sistema inmune de un sujeto, a diferencia de la INMUNIDAD PASIVA.
Inmunidad adaptativa	Capacidad del sistema inmune de adquirir una protección específica como resultado de una infección o una inmunización intencionada.
Inmunidad celular (IC)	*Véase* INMUNIDAD MEDIADA POR CÉLULAS.
Inmunidad humoral	Respuestas inmunes que implican anticuerpos específicos, complemento y otras moléculas solubles.
Inmunidad innata	Componentes mecánicos (p. ej., piel), químicos (p. ej., pH), y biológicos (p. ej., flora simbiótica del intestino, células fagocíticas) que proporcionan barreras naturales a los microorganismos infecciosos.
Inmunidad mediada por células	Respuestas inmunes mediadas por células. Incluye REACTIVIDAD DEL LINFOCITO T CITOTÓXICO, HIPERSENSIBILIDAD RETARDADA, CITOTOXICIDAD CELULAR DEPENDIENTE DE ANTICUERPOS y, en general, cualquier función efectora inmune mediada por células.
Inmunidad natural	Inmunidad conferida sin sensibilización conocida.
Inmunidad pasiva	Inmunidad transferida a un individuo con suero o células inmunes, a diferencia de la INMUNIDAD ACTIVA.
Inmunidad protectora	Resistencia a la infección específica debido a una infección previa o inmunización.
Inmunización	Proceso de inducción de un estado de inmunidad. Esto es el resultado de la introducción consciente de un inmunógeno (antígeno) en el cuerpo en forma de VACUNACIÓN o de la introducción de un organismo extraño como un microorganismo en el sistema inmune.
Inmunoadsorción	Eliminación de sustancias en forma de partículas o solubles de una solución mediante anticuerpos específicos frente a estas sustancias. A menudo, los anticuerpos están unidos a una matriz sólida como microesferas de agarosa o se precipitan de solución por medios químicos.
Inmunoanálisis enzimático sobre adsorbente	Inmunoanálisis que emplea una enzima unida de forma covalente a un anticuerpo o antígeno como marcador. Se utiliza un sustrato cromógeno para detectar la presencia de la enzima y con ello del anticuerpo o antígeno. (ELISA, *enzyme-linked immunosorbent assay*).
Inmunocomplejos	Complejos antígeno-anticuerpo.
Inmunodeficiencia	Ausencia génica de un tipo de célula o tejido o la incapacidad adquirida del sistema inmune de responder a un estímulo o estímulos particulares. Anomalía en la reactividad inmune debido a causa ambiental o factores génicos.
Inmunodeficiencia combinada grave	Deficiencia génica recesiva de la célula madre que afecta a los linfocitos T y B; puede deberse a genes autosómicos o ligados al cromosoma X.

Inmunoelectroforesis   Técnica que combina una separación inicial electroforética de proteínas con una inmunodifusión, lo que da lugar a arcos de precipitación.

Inmunofluorescencia   Técnica histoquímica o citoquímica para la detección y localización de antígenos en la que un anticuerpo específico se conjuga con un compuesto fluorescente, lo que da lugar a un marcador sensible que puede detectarse mediante medidas fluorométricas.

Inmunógeno   Sustancia que, cuando se introduce en un organismo, estimula una respuesta inmune y sirve también de diana de esa respuesta.

Inmunoglobulina   Diversas clases de moléculas de gammaglobulinas que tienen actividad de anticuerpo.

Inoculación   Introducción de una sustancia en el cuerpo o en un cultivo.

Integrina   Cadenas heterodiméricas transmembrana compuestas por subunidades α y β.

Interferón α, β o γ   LINFOCINA que muestra actividad inespecífica en la provisión de protección contra la infección vírica y el crecimiento tumoral. Los linfocitos y los LINFOCITOS CITOLÍTICOS NATURALES (NK) producen tres variedades de IFN.

Interleucina   Término aplicado a cualquiera de un grupo de péptidos señal que producen los linfocitos o monocitos activados.

Interleucina 1   Factor activador del linfocito. Producida por macrófagos y otras células, que promueve la multiplicación y activación de los linfocitos B y T. (IL-1).

Interleucina 2 (IL-2)   Factor de crecimiento del linfocito T. Producida por linfocitos T CD4+. Induce y mantiene el crecimiento clonal de los linfocitos T activados.

Interleucina 4 (IL-4)   Factor de crecimiento del linfocito B, producido por los linfocitos T CD4+. Produce efecto sinérgico con la IL-1 en la activación del linfocito B.

Isotipo   Clase o subclase de una inmunoglobulina.

Lectina   Cualquiera de los diversos productos vegetales a los que se unen las células, habitualmente por medio de una zona de combinación para azúcares específicos.

Lectina de unión a manosa   Proteína de fase aguda que se une a manosas y puede activar el sistema del complemento; es importante en la inmunidad innata. (MBL, *mannose-binding lectin*).

Leucocitos   Glóbulos blancos sanguíneos circulantes. Hay unos 9 000/mm³ en la sangre humana, divididos en granulocitos (68-70% de polimorfonucleares, 3% de eosinófilos y 0.5% de basófilos) y células mononucleares (4% de monocitos y 23-25% de linfocitos).

Ligando   Cualquier molécula que forme un complejo con otra molécula.

Línea germinal   Linaje génico de un individuo o célula.

Linfa   El exudado acelular seroso de los capilares captado por los vasos de drenaje linfáticos y que de este modo circula a través de la red linfática.

Linfáticos   Vasos del sistema inmune que drenan los tejidos intersticiales de líquido, restos y leucocitos.

Linfocinas   Grupo de sustancias producidas por linfocitos que ejercen efectos diversos sobre otras células.

Linfocito   Leucocito de la serie linfocítica, el "caballo de tiro" del sistema inmune. Es capaz de reconocer y responder a antígenos de una forma específica.

Linfocito B	Una de las dos principales clases de linfocitos. Los linfocitos B, derivados de la BOLSA DE FABRICIO en las aves y de la MÉDULA ÓSEA en los mamíferos, responden a señales inmunógenas y se diferencian en células productoras de anticuerpos (es decir, células plasmáticas).
Linfocito B-1	Una clase de linfocitos B que se autorrenueva y se encuentra a menudo en las cavidades peritoneales y pleurales.
Linfocito B-2	Linfocitos B tradicionales.
Linfocito citolítico activado por linfocina	Leucocito citotóxico que exige una linfocina como una de sus señales inductoras. (LAK, *lymphokine- activated killer*).
Linfocito citolítico natural	Tipo de CÉLULA NULA implicada en la destrucción de células tumorales y que se considera una de las células responsables de la VIGILANCIA INMUNE. (NK, *natural killer*).
Linfocito citolítico o linfocito K	Una clase de linfocitos nulos capaz de mediar la citotoxicidad celular dependiente de anticuerpos. A menudo es LINFOCITO CITOLÍTICO NATURAL.
Linfocito memoria	Linfocito B o T que ha sufrido los primeros estadios de diferenciación como consecuencia de haber sido estimulado específicamente por un inmunógeno.
Linfocito NK	*Véase* LINFOCITO CITOLÍTICO NATURAL.
Linfocito T	Una clase de linfocitos derivada del timo y capaz de responder a antígenos dependientes del timo y a productos génicos del complejo principal de histocompatibilidad. Los linfocitos T no producen anticuerpos. Participan en las reacciones celulares, "ayudan" a los linfocitos B y regulan las respuestas.
Linfocitos activados	Los leucocitos no granulares estimulados de forma específica por un antígeno y de forma inespecífica por un mitógeno o por citocinas aumentan a menudo de tamaño, un fenómeno conocido como transformación blástica; esto hace que los linfocitos estimulados realicen funciones efectoras como la secreción de citocinas.
Linfocitos T citotóxicos	Linfocitos (LINFOCITOS T) que se han sensibilizado y son capaces, mediante contacto directo, de lisar de forma específica las células diana a las que se unen.
Linfocitos T cooperadores	Clase de linfocitos T CD4$^+$ específicos necesarios para "ayudar" a los linfocitos B a producir anticuerpos frente a inmunógenos dependientes del timo y a los linfocitos T efectores para desempeñar sus respectivas funciones.
Linfocito T regulador	Subconjunto de linfocitos T CD4$^+$ caracterizado por la expresión de FOXP3 y las citocinas que producen. Con frecuencia implicados en el control de las respuestas autoinmunes y la inflamación.
Linfocitos T supresores	Clase de linfocitos T capaz de suprimir la respuesta inmune a un antígeno. Hay linfocitos T supresores específicos e inespecíficos.
Linfocitos Th1	Subgrupo de linfocitos T CD4$^+$ caracterizado por las citocinas que producen. A menudo implicados en las respuestas inmunes celulares.
Linfocitos Th2	Subgrupo de linfocitos CD4$^+$ caracterizados por las citocinas que producen. A menudo implicados en la estimulación de los linfocitos B para que produzcan anticuerpos; *véase también* LINFOCITOS T COOPERADORES.
Linfocitos Th17	Subconjunto de linfocitos T CD4$^+$ caracterizado la citocina que producen. Con frecuencia implicados en las respuestas que requieren neutrófilos y otras células innatas para la resolución de una infección.

Linfocitos vírgenes	Células que nunca se han encontrado con su antígeno específico.
Linfoma	Cáncer de los órganos linfáticos.
Linfotoxina	Linfocina (factor de necrosis tumoral β, [TNF-β]) que causa directamente citólisis; es liberada por los linfocitos estimulados.
Lipopolisacárido (LPS)	Componente activo de la endotoxina, derivada de las paredes bacterianas, un mitógeno para el linfocito B en el ratón.
Lisosoma	Organela citoplásmica presente en muchas células, rodeada de una membrana lipoproteínica, que contiene varias enzimas. Desempeña una función importante en la digestión intracelular.
Lisozima	Enzimas, glucosidasas, presentes en los gránulos de los polimorfonucleares, en los macrófagos, en las lágrimas, el moco y la saliva. Lisan ciertas bacterias, en especial los cocos grampositivos, mediante la escisión del ácido murámico y el enlace (1-4)-*N*-acetilglucosamina en la pared celular bacteriana, lo que potencia la acción del complemento sobre estas bacterias.
Locus	Posición en un cromosoma en el que se encuentran los genes con un rasgo particular.
Lugar de unión al antígeno	Parte de una molécula de anticuerpo que se une al epítopo correspondiente, localizado en la porción Fab de la molécula.
Lugares privilegiados	Zona anatómica que se cree exenta de una vigilancia inmune normal.
Lupus eritematoso	Enfermedad autoinmune mortal caracterizada por la producción de anticuerpos antinucleares; *véase también* LUPUS ERITEMATOSO SISTÉMICO.
Lupus eritematoso sistémico	Enfermedad autoinmune caracterizada por la producción de autoanticuerpos frente a diferentes autoantígenos y en especial frente al ADN (LES).
Macrófago	Célula fagocítica que se encuentra en los tejidos y la sangre. Cuando se encuentra en la sangre, se llama monocito. A veces se le denomina histiocito.
Mastocito	Leucocito de la serie granulocítica que media las reacciones anafilácticas. Se ha demostrado que los mastocitos expresan receptores para el Fc del anticuerpo anafiláctico (IgE). La interacción de los anticuerpos IgE en la superficie de los mastocitos con el antígeno da lugar a la desgranulación de la célula y a la liberación de aminas vasoactivas (es decir, histamina, heparina, etc.).
Médula	Región central de un ganglio linfático o del timo, que consiste en senos linfáticos y cordones medulares.
Médula ósea	Tejido hematopoyético, donde se localizan los precursores (células progenitoras) de la mayoría de los elementos celulares de la sangre. Los linfocitos que se diferencian en este sitio se denominan LINFOCITOS B, y las células de este linaje dan lugar a las inmunoglobulinas.
Megacariocito	Célula gigante multinuclear de la médula ósea, de la que se desprenden porciones para formar las plaquetas.
Memoria	Capacidad del sistema inmune de montar una respuesta secundaria específica a un inmunógeno introducido antes.
Memoria inmune	Principio primario del sistema inmune, que permite una respuesta rápida a la exposición posterior al mismo estímulo inmunitario o a uno relacionado.

Miastenia grave	Enfermedad autoinmune que implica la producción de anticuerpos contra el receptor para la acetilcolina presente en el músculo esquelético y que conduce a una debilidad progresiva y a la muerte.
Microglía	Células fagocíticas del sistema nervioso; algunos investigadores señalan la expresión de moléculas del MHC II por estas células.
Microglobulina β_2	Polipéptido de 12 000 Da, cuya secuencia de aminoácidos muestra homología a un dominio de cadena pesada de inmunoglobulina, y que se encuentra asociado con antígenos de histocompatibilidad en la superficie de las células.
Microorganismo	Organismos microscópicos que comprenden bacterias, hongos y protozoos.
Microscopia confocal	Uso adicional de la inmunofluorescencia. Utiliza óptica fluorescente con luz láser enfocada a una profundidad específica dentro de una muestra y permite obtener una imagen 3D.
Mieloblasto, mielocito	Célula inmadura derivada de la médula ósea que da lugar a células de la serie polimorfonuclear.
Mieloma	Plasmocitoma. Cáncer de células secretoras de inmunoglobulinas.
Mieloma múltiple	Trastorno que suele involucrar la presencia de una paraproteína sérica, anemia y lesiones óseas líticas.
Mitógeno	Sustancia que induce la mitosis en los linfocitos y que los hace proliferar, independientemente de cualquier inmunógeno específico.
Mitógeno de fitolaca americana	Lectina derivada de la fitolaca americana que estimula los linfocitos B y T en el humano. (PWM, *pokeweed mitogen*).
Modulación	Variación temporal en la expresión de un aloantígeno particular en la superficie de una célula o población de células.
Molécula de adhesión celular mucosa 1	Ligando para las proteínas de superficie del linfocito selectina L y VLA4 que permite el alojamiento específico de los linfocitos en los tejidos mucosos. (MadCAM-1).
Moléculas de adhesión de la célula inmune	Ligandos para las integrinas leucocíticas cruciales para la unión de los leucocitos a otras células (p. ej., células presentadoras de antígeno y células endoteliales). (ICAM, *immune cell adhesion molecules*).
Moléculas de la clase I	Los antígenos clásicos del trasplante o MOLÉCULAS MHC. Glucoproteínas de alrededor de 45 000 Da. Productos de los locus HLA-A, HLA-B y HLA-C.
Moléculas de la clase II	Productos de regiones HLA-D/DR. Son heterodímeros asociados de forma no covalente que constan de las cadenas a (unos 33 000 Da) y β (unos 28 000 Da); *véase también* ANTÍGENOS Ia.
Moléculas de la clase III	Proteínas del complemento (C2, C4, factor B) codificadas por genes dentro del complejo principal de histocompatibilidad.
Monocina	Factores solubles liberados por macrófagos o monocitos activados.
Monocito	Leucocito fagocítico de la sangre, precursor de la mayoría de los macrófagos tisulares. Los monocitos se originan de células presentes en la médula ósea.
Monoclonal	Derivado de un solo clon de células. Recientemente se ha utilizado para describir anticuerpos producidos por un HIBRIDOMA.
Monómero	Una sola cadena polipeptídica.
Muerte celular programada	Apoptosis, muerte celular inducida desde dentro de la célula.
Necrosis	Muerte de célula o tejido debido a lesión química o física, en contraste con la APOPTOSIS.

Neoantígenos	Antígenos extraños que surgen de forma espontánea y se encuentran en las membranas celulares, habitualmente asociados a neoplasias.
Neutralización	Proceso mediante el que el anticuerpo y el complemento neutralizan la actividad de los microorganismos, en particular virus o sustancias solubles como las toxinas.
Neutrófilo	El leucocito más destacado en la circulación, responsable de alrededor del 90% de los granulocitos circulantes o de 60% a 70 % de los leucocitos circulantes. Una célula pinocítica implicada en reacciones mediadas por el complemento y la DTH. El incremento en el número de neutrófilos circulantes indica una infección crónica.
Oncogén	Gen implicado en la regulación del crecimiento celular; la estructura o función defectuosa de estos genes lleva al crecimiento continuo de células formadoras de tumores.
Ontogenia	Historia de desarrollo de un organismo individual dentro de un grupo de animales.
Opsonina	Cualquier sustancia que potencia la fagocitosis de una célula o partícula. Los anticuerpos parecen ser la única opsonina que aparece normalmente en el cuerpo.
Opsonización	Potenciación de la fagocitosis de una partícula o una célula (especialmente bacterias) en virtud del hecho de que está cubierta de anticuerpos.
Órganos linfáticos	Acumulaciones de células linfocíticas en una estructura anatómica regular (p. ej., bazo, timo, ganglios linfáticos, apéndice).
Órganos linfáticos primarios	Tejidos linfáticos que sirven como lugares de diferenciación para los linfocitos. En los mamíferos son el TIMO (LINFOCITOS T) y la MÉDULA ÓSEA (LINFOCITOS B). Las aves tienen un órgano definido para la diferenciación del linfocito B llamado BOLSA DE FABRICIO.
Paraproteína	Inmunoglobulina o cadena ligera de inmunoglobulina producida como consecuencia de una expansión clonal excesiva de células plasmáticas; *véase* PROTEÍNA DE BENCEJONES.
Parásito	Organismo que obtiene su sustento de un anfitrión vivo.
Parátopo	Lugar de unión al antígeno de una molécula de anticuerpo.
Patología	Estudio de los mecanismos de la enfermedad.
Perforina	Proteína citolítica producida por linfocitos NK y citotóxicos, importante en la citólisis mediada por células.
Pinocitosis	Ingestión de materiales solubles por las células.
Pirógenos	Sustancias derivadas a menudo de las bacterias (p. ej., endotoxinas) que causan un aumento característico de la temperatura corporal de un sujeto.
Placas de Peyer	Cúmulos de tejido linfático en la submucosa del intestino delgado que contienen linfocitos, células plasmáticas, centros germinales y zonas dependientes de T.
Plaqueta o trombocito	Fragmento celular derivado de un protrombocito, responsable de la activación de mecanismos de la coagulación.
Plasma	Fase líquida de la sangre completa que contiene agua, sales, proteínas y factores de la coagulación.
Polarización	Movimiento coordinado en la superficie de moléculas membranarias hacia una región de la superficie celular después de unirse a un ligando multivalente como un anticuerpo o un antígeno.
Policlonal	Desde el punto de vista inmunológico, que surge de células con diferentes especificidades antigénicas.

Precipitación

Reacción entre un antígeno soluble y un anticuerpo soluble en la que se forma un enrejado complejo de agregados interconectados que se deposita en el fondo de la solución.

Precipitina

Agregado insoluble formado por la interacción del antígeno soluble con un anticuerpo soluble; *véase también* PRECIPITACIÓN.

Prednisona

Esteroide sintético antiinflamatorio.

Prelinfocito B

Células inmaduras destinadas a convertirse en LINFOCITOS B que, al contrario que los linfocitos B, sólo expresan inmunoglobulinas en el citoplasma.

Presentación

Muestra de pequeños fragmentos peptídicos en proteínas especializadas situadas en la superficie de las células presentadoras de antígeno o de células infectadas por virus.

Presentación del antígeno

Muestra de péptido antigénico unido a moléculas del MHC clase I o del MHC clase II en la superficie celular. Los LINFOCITOS T reconocen al antígeno sólo cuando se les presenta de esta manera.

Procesamiento

Captación y rotura del antígeno por células accesorias del anfitrión que lleva a la presentación del antígeno en una forma inmunógena. Las células dendríticas, los macrófagos y en menor grado los linfocitos B pueden procesar los antígenos y presentarlos a los linfocitos asociados con moléculas Ia propias.

Procesamiento del antígeno

Degradación enzimática intracelular del antígeno que se produce antes de la PRESENTACIÓN DEL ANTÍGENO y suele atribuirse a los macrófagos y las células dendríticas.

Progenitores

Células que dan lugar a subgrupos diferentes de células sanguíneas maduras.

Properdina

Componente de la VÍA ALTERNATIVA DEL COMPLEMENTO.

Prostaglandinas

Ácidos alifáticos con una amplia variedad de actividades biológicas, incluidas la vasodilatación y la contracción del músculo liso.

Proteasoma

Gran complejo proteínico implicado en la degradación de proteínas intracelulares.

Proteína A

Proteína derivada de la cepa *Cowan* de *Staphilococcus aureus* que tiene afinidad por la porción Fc de varios isotipos diferentes de inmunoglobulinas.

Proteína asociada con TAP

Tapasina, una molécula clave en el ensamblaje de las moléculas del MHC clase I.

Proteína de Bence-Jones

Proteína que se encuentra en la orina y consta de cadenas ligeras de inmunoglobulinas o sus fragmentos; con frecuencia se debe a la presencia de crecimientos neoplásicos de un clon de linfocitos o células plasmáticas (p. ej., mieloma múltiple).

Proteína-cinasas activadas por mitógeno

Proteínas que son fosforiladas y activadas tras el estímulo celular por varios ligandos. (MAP, *mitogen-activated protein*).

Protimocito

Precursor de las células del timo; el origen embrionario es la médula ósea en los mamíferos y el saco vitelino en las aves.

Prueba de fijación del complemento

Prueba genética para determinar si dos variantes afectan al mismo locus o segmento cromosómico.

Prueba de radioalergoadsorción

Radioinmunoanálisis que mide la cantidad de anticuerpos IgE séricos unidos a un alérgeno o inmunógeno específico. (RAST).

Pruebas de la tuberculina

Prueba clínica en la que se inyecta por vía subcutánea derivado proteínico purificado (PPD, *purified protein derivative*) para desencadenar una reacción de hipersensibilidad retardada; una reacción positiva indica que el sujeto ha sido infectado por *Mycobacterium tuberculosis* o inmunizado contra éste.

Psoriasis	Enfermedad inflamatoria crónica común de la piel que se caracteriza de manera típica por placas eritematosas prominentes bien delimitadas con escamas plateadas.
Pulpa blanca	Zona del bazo rica en leucocitos.
Pus	Producto líquido de la inflamación que contiene leucocitos.
Quimiocina	Miembro de una gran familia de citocinas de baja masa molecular que estimulan el movimiento y la migración del linfocito desde la circulación a los tejidos.
Quimiotaxis	Proceso por el cual las células fagocíticas son atraídas a la vecindad de los microorganismos patógenos.
Radioinmunoanálisis	Prueba que mide el ligando (o anticuerpo) radiomarcado que se une a un anticuerpo (o ligando). (RIA).
Reacción anafilactoide	Reacción local o sistémica no inmune resultado a menudo de un estímulo físico como un traumatismo, calor, frío, etc.
Reacción de Arthus	Reacción inmune local (hipersensibilidad) mediada por complejos antígeno-anticuerpo y que da lugar a lesión vascular, trombosis, hemorragia e inflamación aguda.
Reacción de fase tardía	Reacción de hipersensibilidad de tipo I resistente a los antihistamínicos.
Reacción de habón y eritema	Zona elevada de la piel, resultado de una reacción alérgica a un alérgeno inyectado en la dermis.
Reacción de injerto contra anfitrión	Las reacciones patológicas causadas por el trasplante de linfocitos T inmunocompetentes en un anfitrión incompetente. El anfitrión es incapaz de rechazar a los linfocitos T y éste se convierte en el objetivo de su ataque.
Reacción o cultivo de mezcla de linfocitos (o leucocitos)	La proliferación en el laboratorio de los linfocitos T como resultado del "reconocimiento" del antígeno extraño en otro linfocito o monocito. (MLR o MLC, *mixed lymphocyte [or leukocyte] reaction or culture*).
Receptor	Desde el punto de vista inmunológico, estructuras proteínicas que son solubles o están dentro de las membranas de las células y que interaccionan con ligandos.
Receptor para C3	Lugar en la superficie de los linfocitos B y los fagocitos, capaz de unirse al C3 activado. (C3R, *C3 receptor*).
Receptor para el Fc	Receptor para la porción Fc de la molécula de inmunoglobulina; presente en varias subclases de linfocitos.
Receptores de lectina tipo C	Familia de receptores que se unen a carbohidratos de modo dependiente de calcio y ayudan a la respuesta inmune innata contra hongos y micobacterias. (CLR, *C-type lectin receptors*).
Receptor del linfocito T	Molécula heterodimérica que consiste en las cadenas α y β en la mayoría de los linfocitos T y en las cadenas γ y δ en el resto.
Receptores activadores de muerte	Proteína encontrada en la superficie de los linfocitos citolíticos naturales (NK, *natural killer*) que provoca la activación de las células NK a menos que haya una regulación negativa por los receptores inhibidores de muerte (KIR, *killer inhibitory receptors*). (KAR, *killer activation receptors*).
Receptores inhibidores de muerte	Proteína encontrada en la superficie de los linfocitos citolíticos naturales (NK, *natural killer*) que se une a HLA clase I y regula de modo negativo la activación de los linfocitos NK al limitar la señalización a través de los receptores activadores de muerte (KAR, *killer activation receptors*). (KIR, *killer inhibitory receptors*).

Receptores tipo dominio de oligomerización de unión a nucleótido	Grupo especializado de patrón molecular asociado con patógenos (PAMP, *pathogen-associated molecular pattern*) sensores intracelulares que regula la respuesta inmune innata del anfitrión contra bacterias. (NOD, *nucleotide-binding oligomerization domain*).
Receptores tipo gen inducible por ácido retinoico 1	PRR implicados en la respuesta de los sistemas inmunes innatos contra virus. (RIG-1, *retinoic acid-inducible gene-1*).
Recesivo (alelo)	Alelo cuyo efecto fenotípico es evidente sólo cuando está presente en el estado homocigótico.
Rechazo (trasplante)	Efecto negativo que vuelve al trasplante insatisfactorio debido a una reacción inmune (celular y humoral) frente al tejido trasplantado.
Rechazo del injerto	Reacción inmune desencadenada por el injerto de un tejido con una composición génica diferente. Conduce a la destrucción y posterior rechazo del tejido trasplantado.
Rechazo de segundo grupo	Rechazo rápido del injerto debido a una sensibilización previa del receptor del injerto.
Recuerdo (de antígeno)	Provocación secundaria con un antígeno.
Región bisagra	Esa porción de la molécula de inmunoglobulina dispuesta entre las porciones Fc y Fab; así llamada por la "flexibilidad" de esta región de la molécula, sobre todo debido a sus prolinas.
Región C$_H$	Segmento de la cadena pesada de la inmunoglobulina con una secuencia de aminoácidos relativamente constante. Existen varias de estas regiones de homología o DOMINIO en la cadena pesada que se denominan C$_H$1, C$_H$2 y C$_H$3 (a veces C$_H$4).
Región C$_L$	Región de la cadena ligera de las inmunoglobulinas con una secuencia de aminoácidos relativamente constante.
Región constante	Región de una cadena de inmunoglobulina con una homología de secuencia encadenada a otras cadenas de esa clase o subclase.
Región hipervariable	Porciones definidas de la región variable de las cadenas pesadas o ligeras de inmunoglobulinas que tienen una variabilidad extrema en su secuencia de aminoácidos en diferentes moléculas. El lugar de combinación del anticuerpo abarca las regiones hipervariables.
Región variable	Aquella porción de una molécula de inmunoglobulina o del receptor del linfocito T que porta la especificidad frente al antígeno. Dado su nombre, la secuencia de aminoácidos de una molécula varía comparada con la de otra molécula de especificidad diferente.
Región V$_H$	Secuencia de aminoácidos variable de la cadena pesada.
Región V$_L$	Secuencia de aminoácidos variable de la cadena ligera.
Repertorio (de antígenos)	Grupo de antígenos que reconoce el sistema inmune de un individuo.
Respuesta anamnésica	Igual que la RESPUESTA INMUNE SECUNDARIA O DE MEMORIA.
Respuesta inmune primaria	Respuesta que se produce tras la primera exposición a un inmunógeno.
Respuesta inmune secundaria	Respuesta que se produce en la segunda o siguientes exposiciones a un inmunógeno (memoria). La respuesta inmune secundaria suele caracterizarse por ser mucho más rápida que la observada en la reacción primaria.
Restricción clonal	Capacidad de un linaje de células de reaccionar sólo tras la estimulación con un ligando en el contexto de una MOLÉCULA DE MHC particular.
Sangre	Tejido circulante del cuerpo, está compuesta de un líquido amarillo pálido llamado plasma, de eritrocitos (glóbulos rojos), de leucocitos (glóbulos blancos) y de fragmentos celulares (plaquetas).

Selección negativa	Eliminación de timocitos que reconocen los propios durante el desarrollo intratímico.
Selectinas	Moléculas de adhesión de la superficie del leucocito que se unen a glucoproteínas específicas y a moléculas similares a mucinas.
Sensibilidad de contacto	Forma de HIPERSENSIBILIDAD TARDÍA en la que la sensibilidad a sustancias químicas simples aplicadas en la piel se manifiesta mediante una reacción cutánea.
Sensibilización	Exposición de un individuo o célula a una forma inmunógena del antígeno.
Sensibilizado	Animal o población celular que se ha expuesto antes a un inmunógeno y que es capaz de producir una respuesta secundaria.
Septicemia	Infección de la sangre.
Seroconversión	Primera aparición de anticuerpos en la sangre frente a un microorganismo infeccioso particular.
Serología	Estudio del suero.
Síndrome de Chédiak-Higashi	Enfermedad basada en una deficiencia en la destrucción fagocítica de los microbios ingeridos y relacionada con anomalías en la membrana de los lisosomas.
Síndrome de DiGeorge	Anomalías que aparecen desde el nacimiento en el desarrollo embrionario del timo que dan lugar a la pérdida de la competencia inmune que exigen los linfocitos T.
Síndrome de inmunodeficiencia adquirida (sida)	Enfermedad humana grave, a menudo mortal, causada por un retrovirus que infecta de forma preferente a los linfocitos T CD4$^+$y los macrófagos humanos. Menos de 40 años después de su primera descripción clínica, el sida es ahora una pandemia mundial. El largo periodo de latencia (a menudo > 5 años) de la enfermedad contribuye a sus características epidemiológicas.
Síndrome de choque tóxico	Reacción tóxica sistémica a *Staphylococcus aureus* debido a la producción masiva de citocinas por los linfocitos T CD4$^+$.
Síndrome de Sjögren	Enfermedad autoinmune crónica caracterizada por función lagrimal y salival disminuida debido a la inflamación de dichas glándulas exocrinas.
Síndrome de Wiskott-Aldrich	Enfermedad génica ligada al sexo con una pérdida combinada de linfocitos T y B, lo que afecta especialmente a la producción de IgM.
Sistema linfático cerebral	Drenaje y eliminación de productos de desecho del líquido intersticial del cerebro hacia los ganglios linfáticos cercanos.
Sistema reticuloendotelial	Sistema de células que captan partículas y ciertos pigmentos inyectados en el cuerpo. Se compone de células de Kupffer del hígado, histiocitos tisulares, monocitos y los macrófagos del ganglio linfático, esplénicos, alveolares, peritoneales y pleurales.
Sistema Rhesus (Rh)	Un sistema de antígenos proteínicos de los eritrocitos humanos bajo un control génico complejo. Las madres Rh negativas que tienen una descendencia Rh positiva pueden producir anticuerpos contra el Rh, que pueden atravesar la placenta y producir una enfermedad hemolítica en los niños recién nacidos.
Subclase	Inmunoglobulinas de la misma clase (p. ej., IgG), pero diferente movilidad electroforética o con un determinante antigénico detectable en la región CH (p. ej., IgG$_1$, IgG$_2$, IgG$_3$, IgG$_4$).
Suero	Porción líquida de la sangre coagulada que queda después de haber eliminado las células y la fibrina ("coágulo") (habitualmente por centrifugación).

Superantígeno	Molécula que estimula a subgrupos de linfocitos T mediante su unión a moléculas del MHC II y al dominio V_β del receptor del linfocito T.
Superfamilia de inmunoglobulinas	Moléculas que comparten características estructurales de las inmunoglobulinas.
Tat	Producto proteínico del gen *tat* del VIH que se une al potenciador transcripcional de la repetición terminal larga del provirus, lo que incrementa la transcripción.
Tejido linfático asociado con mucosas	La parte del sistema inmune relacionada con las superficies mucosas, que a menudo se considera que es una porción separada e independiente del sistema inmune global. (MALT, *mucosa-associated lymphoid tissue*).
Tejido linfático asociado con el tubo gastrointestinal	Acumulaciones de tejido linfático (p. ej., amígdalas, apéndice, placas de Peyer y lámina propia) que son responsables de vigilar y proteger el tubo digestivo. (GALT, *gut-associated lymphoid tissue*).
Tejido linfático periférico	El bazo, los ganglios linfáticos, las amígdalas, las placas de Peyer, etc. Se trata de acumulaciones linfocíticas en las que puede tener lugar una respuesta inmune inducida por un antígeno.
Teoría de la línea germinal	Explicación propuesta de la diversidad de receptores en la que todos los genes responsables de todos los posibles receptores están completamente formados y son transmisibles dentro del genoma.
Teoría de la plantilla	Teoría que proponía que los linfocitos usan el antígeno como un molde para la construcción de un receptor. Fue descartada cuando se vio que cada linfocito era de forma inherente específico frente a un antígeno.
Teoría de la selección clonal	Hipótesis que explica la naturaleza específica de la respuesta inmune en la que existe diversidad entre varias células en cuanto al reconocimiento de antígenos específicos antes de exponerse al antígeno. La posterior exposición a un antígeno particular da lugar a la proliferación de las células específicas frente al antígeno adecuadas.
Timo	Órgano linfático central, el lugar de desarrollo del linfocito T.
Timocito	Linfocito residente en el timo, considerado generalmente en proceso de maduración funcional, y que una vez que abandona el timo se llama LINFOCITO T.
Tipo natural	Forma alélica de un gen que se encuentra con más frecuencia en la naturaleza, y que arbitrariamente se designa como "normal".
Tirosina-cinasas de la familia Src	Tirosina-cinasas de proteína asociadas con receptor que tienen dominios denominados dominios homólogos a Src (SH) 1, 2, 3 o SH1, SH2, SH3.
Título (antisuero)	Término usado para connotar la fuerza relativa de un antisuero. Un antisuero se diluye progresivamente hasta que cierta propiedad medible del antisuero (aglutinación, facilitación de la lisis mediada por el complemento, etc.) se reduce en una cantidad predeterminada. Esa dilución (p. ej., 1:256) se define entonces como el título de ese antisuero particular.
Tolerancia	Falta de respuesta posterior del sistema inmune, debido a un contacto previo con un antígeno, al mismo antígeno, aunque el sistema es capaz de responder a otros. La tolerancia se establece mejor mediante la inyección neonatal del antígeno.

Tolerógeno

Sustancia que induce preferentemente tolerancia.

Toxina

Sustancia tóxica que es la parte intracelular o extracelular de la célula o tejido.

Toxoide

Toxina tratada de forma que inactiva o elimina su actividad tóxica.

Trans

Genes no alélicos ligados que se localizan en diferentes miembros de una pareja de cromosomas homólogos (a diferencia de *cis*).

Transactivador del MHC II

Una proteína que activa la transcripción de los genes del MHC II. (CIITA, *class II transactivator*).

Transducción

Transferencia de un fragmento génico de una célula a otra, especialmente la transferencia de genes bacterianos de una bacteria a otra por un bacteriófago.

Transfección

Inserción de segmentos de ADN en células. Se produce una transfección estable cuando el fragmento de ADN se integra en el ADN del anfitrión; si no es así, se llama transfección transitoria.

Transportadores asociados al procesamiento del antígeno

Proteínas bloque ligador de ATP implicadas en el transporte de péptidos cortos desde el citosol hasta la luz del retículo endoplásmico para su carga en moléculas del MHC I. (TAP-1, TAP-2).

Urticaria

Habones o edema enrojecido delimitado que suele deberse a una reacción alérgica.

Vaccinia

Virus de la viruela vacuna. Produce una infección limitada en los humanos, pero induce inmunidad frente al virus de la viruela humana.

Vacunación

Inoculación de un virus o bacteria no virulento o inactivado como un medio de inducir inmunidad específica. El término deriva de *vaccinia* o virus de la viruela vacuna, usado por Edward Jenner para inducir una inmunidad específica frente a la viruela humana.

Valencia

Término aplicado a moléculas de anticuerpo que indica el número de epítopos a los cuales puede unirse una molécula de anticuerpo. La IgG, la IgE, la IgD y la IgA tienen una valencia de 2, la IgA secretora tiene una valencia de 4 y la IgM tiene una valencia de 10.

Valor S

Constante de sedimentación de 1×10^{-13}, usada habitualmente como medida del tamaño relativo de la proteína y que se determina por centrifugación.

Vasculitis

Inflamación de un vaso linfático o sanguíneo.

Vasoconstricción

Estrechamiento de vasos sanguíneos, a menudo debido a la contracción de las fibras musculares lisas.

Vasodilatación

Aumento de tamaño temporal de la luz de un vaso sanguíneo.

Vecindad

Una célula o tejido no implicado activamente en la zona de una reacción inmune, pero tan cerca de esa reacción que sufre daño como consecuencia de ella.

Vénulas de endotelio alto

Vasos especializados que permiten el paso de células linfocíticas circulantes al interior del parénquima. (VEH).

Vénulas poscapilares

Pequeños vasos que se encuentran a continuación del lecho capilar a través de cuyas paredes las células linfocíticas emigran con frecuencia.

Vía alternativa del complemento

Una de las tres vías de activación del complemento. La vía alternativa se inicia por la unión de los componentes C3 y B a ciertos patrones moleculares asociados con patógenos (PAMP, *pathogen-associated molecular pattern*) producidos por los microbios.

Vía clásica del complemento

El mecanismo de activación del complemento mediante complejos antígeno-anticuerpo implicados en la unión de C1, C4 y C2 al C3 activado.

Vía de la properdina *Véase* VÍA ALTERNATIVA DEL COMPLEMENTO.

Virus de inmunodeficiencia humana (VIH) Retrovirus que produce el síndrome de inmunodeficiencia humana adquirida (sida).

Xeno- Prefijo que significa 'entre especies'.

Xenoinjerto Intercambio de tejido entre varias especies diferentes.

Zimosán Preparado de paredes celulares de levaduras que activa la vía alternativa del complemento.

Zona dependiente del timo Región dentro del tejido linfático periférico que contiene sobre todo linfocitos B y que no se atrofia después de la timectomía (p. ej., el folículo del ganglio linfático y del bazo encontrado en la corteza superficial).

Zona de unión Porción de un receptor (p. ej., RECEPTOR DEL LINFOCITO T o molécula de INMUNOGLOBULINA) que muestra una AFINIDAD significativa por un ligando.

Índice alfabético de materias

Nota: Los números de página en **negritas** indican tabla, los números de página en *cursiva* indican figura.